中文翻译版

Atlas of Pelvic Anatomy and Gynecologic Surgery

盆腔解剖与妇产科手术图谱

原书第 4 版

中卷：宫颈、阴道、外阴及会阴部手术

主　编　Michael S. Baggish

　　　　Mickey M. Karram

主　译　魏丽惠

科学出版社

北　京

图字：01-2017-4853 号

内 容 简 介

《盆腔解剖与妇产科手术图谱》是美国著名的妇产科专家 Michael S. Baggish 的著作，历经多次再版重修，并被译成多种文字，本书为第 4 版（中文版）。书中将盆腔解剖学与妇产科手术学结合，妇科手术学与相关的外科手术学结合，从局部解剖到手术步骤，以图片显示，辅以文字注释及讲解，由浅入深，内容广泛。全书分上、中、下三卷，内容几乎涵盖了妇产科所有的手术及所涉及的各个相关领域，是一部难得的、与妇产科手术相关的综合性国际精品专著。

第 4 版在第 3 版的基础上对 15 章的内容进行了修改，新增加 4 章和 100 多幅新插图，并对 200 幅原有插图进行了彩色化处理。本卷为中卷，分为第三篇。主要阐述宫颈、阴道、外阴及会阴部手术。新增加 3 章：第 57 章（使用生物和合成网片加强阴道脱垂修补术）、第 59 章（尿失禁和盆腔器官脱垂手术后合成网片并发症的规避和处理），以及第 66 章（外阴疾病）。

本书适合妇产科临床医师、普通外科医师、泌尿外科医师和乳腺外科医师、医学生等参考阅读。

图书在版编目（CIP）数据

盆腔解剖与妇产科手术图谱：原书第 4 版. 中卷，宫颈、阴道、外阴及会阴部的手术 /（美）迈克尔·S. 巴吉胥（Michael S. Baggish），（美）米基·M. 卡然（Mickey M. Karram）主编；魏丽惠主译. —— 北京：科学出版社，2019.1
书名原文：Atlas of Pelvic Anatomy and Gynecologic Surgery
ISBN 978-7-03-059470-9

Ⅰ．盆… Ⅱ．①迈… ②米… ③魏… Ⅲ．①女性－骨盆－人体解剖学－图谱②妇科外科手术－图谱③产科外科手术－图谱 Ⅳ．① R323.5-64 ② R713-64 ③ R719-64

中国版本图书馆 CIP 数据核字 (2018) 第 255876 号

责任编辑：王海燕 / 责任校对：蒋 萍
责任印制：肖 兴 / 封面设计：吴朝洪

ELSEVIER

Elsevier(Singapore) Pte Ltd.
3 Killiney Road, #08-01 Winsland House I, Singapore 239519
Tel: (65) 6349-0200; Fax: (65) 6733-1817

Atlas of Pelvic Anatomy and Gynecologic Surgery, fourth edition
Copyright © 2016 by Elsevier, Inc. All rights reserved.
ISBN-13: 9780323225526

This translation of Atlas of Pelvic Anatomy and Gynecologic Surgery, fourth edition by Michael S. Baggish and Mickey M. Karram was undertaken by China Science Publishing & Media Ltd. (Science Press)and is published by arrangement with Elsevier (Singapore) Pte Ltd.
Atlas of Pelvic Anatomy and Gynecologic Surgery, fourth edition by Michael S. Baggish and Mickey M. Karram 由科学出版社进行翻译，并根据科学出版社与爱思唯尔（新加坡）私人有限公司的协议约定出版。
《盆腔解剖与妇产科手术图谱》（原书第 4 版）上、中、下卷（魏丽惠 主译）
ISBN: 978-7-03-059470-9
Copyright © 2018 by Elsevier (Singapore) Pte Ltd. China Science Publishing & Media Ltd. (Science Press).
All rights reserved. No part of this publication may be reproduced or transmitted in any form or by any means, electronic or mechanical, including photocopying, recording, or any information storage and retrieval system, without permission in writing from Elsevier (Singapore) Pte Ltd and China Science Publishing & Media Ltd. (Science Press).

科学出版社 出版
北京东黄城根北街 16 号
邮政编码：100717
http://www.sciencep.com
北京汇瑞嘉合文化发展有限公司印刷
科学出版社发行 各地新华书店经销
*
2019 年 1 月第一版 开本：889×1194 1/16
2020 年 3 月第二次印刷 印张：29 1/4
字数：474 000
定价：288.00 元
（如有印装质量问题，我社负责调换）

译者名单

主　译　魏丽惠

副主译　王　杉　王建六　王晓峰　刘继红

译　者　(以姓氏笔画为序)

王世军　王建六　邓　浩　刘继红　安　方

孙秀丽　李　艺　李明珠　李静然　杨　帆

杨莹超　苗娅莉　赵　昀　赵　超　祝洪澜

程文瑾　魏丽惠

秘　书　李明珠

主编简介

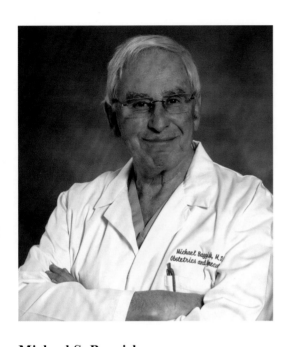

Michael S. Baggish

圣海伦娜医院圣海伦娜妇科中心妇科医师

加利福尼亚大学妇产科教授

加利福尼亚，旧金山

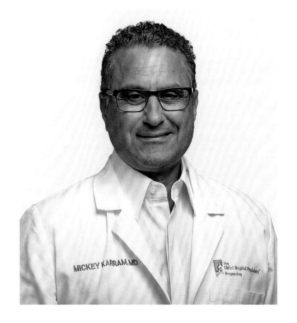

Mickey M. Karram

辛辛那提大学基督医院妇产科及泌尿科教授

女性骨盆医学与再造手术基金项目主任

辛辛那提，俄亥俄州

（李明珠　译　魏丽惠　校）

编者名单

Brian J. Albers, MD, FACS
Margaret Mary Community Hospital
Batesville, Indiana

Michael S. Baggish, MD, FACOG
Gynecologist
The Women's Center of Saint Helena and Saint Helena
  Hospital
Saint Helena, California
Professor
Department of Obstetrics and Gynecology
University of California, San Francisco
San Francisco, California

Jack Basil, MD
Chairman Department of Obstetrics and Gynecology
Good Samaritan Hospital/TriHealth
Cincinnati, Ohio

Alfred E. Bent, MD
Professor and Head
Division of Gynecology
IWK Health Center
Dalhousie University
Halifax, Nova Scotia, Canada

Lesley L. Breech, MD
Associate Professor
Division of Pediatric and Adolescent Gynecology
University of Cincinnati Department of Obstetrics and
  Gynecology
Cincinnati, Ohio
Division Director
Pediatric and Adolescent Gynecology
Cincinnati Children's Hospital Medical Center
Cincinnati, Ohio

Karen S. Columbus, MD
Cincinnati Breast Surgeons, Inc.
Cincinnati, Ohio

Geoffrey W. Cundiff, MD, FACOG, FACS, FRCSC
Head, Department of Obstetrics and Gynaecology
University of British Columbia
Vancouver, British Columbia, Canada

Bradley R. Davis, MD, FACS, FASCRS
Associate Professor of Clinical Surgery
Director
Division of Education
Director
Residency Program in General Surgery
University of Cincinnati
Cincinnati, Ohio

Roger Dmochowski, MD, FACS
Professor of Urology
Director, Pelvic Medicine and Reconstruction Fellowship
Executive Physician for Safety
Vanderbilt University Medical Center
Nashville, Tennessee

Tommaso Falcone, MD, FRCSC, FACOG
Professor and Chair Obstetrics
Gynecology and Women's Health Institute
Cleveland, Ohio

John B. Gebhart, MD, MS
Professor
Departments of Obstetrics/Gynecology and Surgery
Fellowship Director—Female Pelvic Medicine and
  Reconstructive Surgery
Mayo Clinic
Rochester, Minnesota

Bryan Henry, MD, FACOG
The Women's Center of Saint Helena and Saint Helena
  Hospital
Saint Helena, California

Audra J. Hill, MD
Fellow in Female Pelvic Medicine and Reconstructive
  Surgery
Cleveland Clinic
Cleveland, Ohio

Bradley S. Hurst, MD
Director of Assisted Reproduction
Professor
Reproductive Endocrinology and Infertility
Carolinas HealthCare System
Charlotte, North Carolina

Mickey M. Karram, MD
Director of Fellowship Program
Female Pelvic Medicine and Reconstructive Surgery
The Christ Hospital
Professor of Obstetrics/Gynecology and Urology
University of Cincinnati
Cincinnati, Ohio

John H. Kirk, MD, FACOG
The Women's Center of Saint Helena and Saint Helena
    Hospital
Saint Helena, California

David J. Lamon, MD, FACS
Naples Surgical Associates
Naples, Florida

Michael Maggio, MD, FACS
Good Samaritan Hospital
Cincinnati, Ohio
Dearborn County Hospital
Lawrenceburg, Indiana

Javier F. Magrina, MD
Professor of Obstetrics and Gynecology
Barbara Woodward Lipps Professor
Mayo Clinic Arizona
Phoenix, Arizona

Ayman Mahdy, MD, PhD
Associate Professor of Urology
Director of Voiding Dysfunction and Female Urology
University of Cincinnati College of Medicine
Cincinnati, Ohio

Chad M. Michener, MD
Assistant Professor of Surgery
Cleveland Clinic
Obstetrics, Gynecology and Women's Health Institute
Cleveland, Ohio

James Pavelka, MD
Director, Division of Gynecologic Oncology
TriHealth
Cincinnati, Ohio

W. Stuart Reynolds, MD
Instructor in Urology
Vanderbilt University Medical Center
Nashville, Tennessee

John A. Rock, MD
Founding Dean
Senior Vice President for Health Affairs
Professor of Obstetrics and Gynecology
FIU Herbert Wertheim College of Medicine
Miami, Florida

Helmut F. Schellhas, MD
Senior Gynecologic Oncologist
Good Samaritan Hospital
Cincinnati, Ohio
Adjunct Professor
Department of Obstetrics and Gynecology
University of Cincinnati Medical Center
Cincinnati, Ohio

Kevin Schuler, MD
Division of Gynecologic Oncology
TriHealth
Cincinnati, Ohio

Enrique Soto, MD, MSc
South Florida Institute for Reproductive Medicine
Miami, Florida

Donna L. Stahl, MD
Breast Surgeon
Private Practice
Cincinnati, Ohio

Emanuel C. Trabuco, MD, MS
Assistant Professor of Obstetrics and Gynecology
Department of Obstetrics and Gynecology
Mayo Clinic
Rochester, Minnesota

Mark D. Walters, MD
Professor and Vice Chair, Gynecology
Center of Urogynecology and Female Pelvic Medicine
Obstetrics, Gynecology, and Women's Health Institute
Cleveland Clinic
Cleveland, Ohio

James L. Whiteside, MD, MA, FACOG, FACS
Associate Professor
Obstetrics and Gynecology
Residency Program Director
Department of Obstetrics and Gynecology
Division of Female Pelvic Medicine and Reconstructive
    Surgery
University of Cincinnati College of Medicine
Cincinnati, Ohio

第 4 版中文版序

魏丽惠教授主译的第 4 版《盆腔解剖与妇产科手术图谱》得以顺利出版。

这是一部以妇产科手术为主的综合性精准解剖及手术图谱的国际经典著作，目前已被译成各种语言文字在多国出版。由美国教授 Michael S. Baggish（加利福尼亚大学妇产科教授）所著。全书将盆腔解剖学和妇产科手术学结合，详尽诠释了各种解剖学，包括系统解剖、局部解剖、比较解剖和临床解剖等，及至数字医学引入的三维、可动和虚拟成像。从盆腔局部解剖到手术步骤，由浅入深，内容几乎涵盖了妇科与产科所有的手术，同时还包括了与盆腔相关的各个领域的手术，如盆腔部位相关的肠管手术、膀胱手术、美容手术及乳腺手术等。而有些手术是在一般妇产科手术学中所或缺的，乃为独到之处，或呈互补作用。乃为有史以来最完整的骨盆解剖学和妇科手术的图集。

第 4 版系在第 3 版的基础上进行补充、修改、编撰而成，共对 15 章的内容进行了修改，同时新增加了 4 章，可见编著者之用心良苦！如第一部分新增加了独创的 Max Brödel 盆腔解剖，Max Brödel 是世界著名的医学艺术家，最早于 1898 年就为美国霍普金斯医院妇产科主任 Howard Kelly 的《妇科手术学》绘制了翔实、精细的医学插图，闻名遐迩；第九部分的肠疝及穹窿脱垂的经腹手术；第十一部分的使用生物和合成网片加强阴道脱垂修补术，尿失禁和盆腔器官脱垂手术后合成网片并发症的规避和处理；第十八部分的机器人妇科手术等操作技巧，都颇具特色。第 4 版还增加了 100 多幅新插图，对近 200 幅原有插图进行彩色化，使其更加逼真。第 4 版（中文版）依然分为上、中、下三卷，共分为六篇，123 章。

这是一部难得的即蕴含学术理论价值又具有临床实用意义的妇产科医生必读、必藏之书。对于妇产科临床医师、医学生都是极有价值的身边读物，对其他相关专业，如普通外科、泌尿外科、乳腺外科的临床医师也会有参考价值。我们有理由相信，这部著作会极大地促进国内临床的诊断、治疗及手术技术的发展。

我很荣幸能为这部国际经典之作的第 4 版再次写序，并对魏丽惠教授及她的团队为此书所付出的努力和辛劳致以敬意。

中国工程院院士
中国医学科学院北京协和医学院
北京协和医院妇产科主任、教授
中华医学会妇产科学分会主任委员
《中华妇产科杂志》总编辑
中国医师协会妇产科医师分会会长

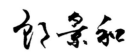

此书献给我的妻子 Leslie Baggish，我的孩子们 Cindy Baggish、Julia Baggish、Mindy Baggish、Stuart 及 Pamela Baggish，我的孙子、孙女 Owen 和 Scarlet Reagan Baggish，已故的大儿子 Jeffrey Baggish。

Michael S. Baggish

本图谱献给我的妻子 Mona，我的 3 个女儿 Tamara、Lena 和 Summer，感谢她们的爱和对我事业的支持。此外，感谢所有一起工作的同事及合作者，是他们不断激励我在对患者的手术治疗中努力追求卓越。

Mickey M. Karram

第 4 版中文版前言

《盆腔解剖与妇产科手术图谱》第 4 版在第 3 版的基础上再编，共对 15 章的内容进行了修改，同时新增加了 4 章。本版增加了 100 多幅新插图，对近 200 幅原有插图进行了彩色化处理，继续由资深艺术家 Joe Chovan 对文中大量照片和细节图进行高质量地修饰和完善，加强了黑白图谱彩色化，使其更加逼真，预计在下一版将达到 100% 的彩图。正如原著前言所说，是有史以来最完整的盆腔解剖学和妇产科手术图谱。

本书继续将盆腔解剖学和妇产科手术学结合，妇科手术学及相关的外科手术学结合，从局部解剖到手术步骤，以图谱、文字注释并加以讲解，由浅入深，内容广泛。书中内容几乎涵盖了妇产科所有手术及所涉及的各个相关领域，如妇科手术、产科手术、肿瘤手术、开腹手术及腔镜手术，以及与盆腔部位相关的肠管手术、膀胱手术及乳腺手术，而变性手术更是被列为独立章节。

全书的结构与上一版相同，共分上、中、下三卷。上卷分为第一篇和第二篇，第一篇阐述盆腔解剖与妇科手术的主要内容，包括盆腔解剖（增加了 Max Brödel 盆腔解剖）、妇科手术基本操作；第二篇阐述腹部手术，包括前腹壁、子宫、妊娠期腹部手术、附件、耻骨后间隙、后腹膜腔和骶前间隙、肠疝及穹窿脱垂的经腹手术。中卷为第三篇，阐述宫颈、阴道、外阴及会阴部手术，此部分新增了 3 章，第 57 章（使用生物和合成网片加强阴道脱垂修补术）、第 59 章（尿失禁和盆腔器官脱垂手术后合成网片并发症的规避和处理），以及第 66 章（外阴疾病）。下卷分为第四篇、第五篇及第六篇，第四篇阐述其他相关妇科手术，包括下尿路手术操作、肠道手术、美容手术和乳腺手术；第五篇阐述内镜检查与内镜手术，包括宫腔镜、腹腔镜和膀胱尿道镜检查；第六篇阐述变性手术。此部分新增了第 120 章（机器人妇科手术），重点介绍机器人手术操作技巧。

本书是一部难得的、与妇产科手术相关的综合性精品专著，对于妇产科临床医师、医学生均为一部有价值的参考书，对其他相关专业，如普通外科、泌尿外科、乳腺外科的临床医师也有参考价值。在翻译第 4 版的过程中，也能感受到编者在第 3 版基础上的精益求精的工匠精神，目的就是为了继续保持本书的卓越品质。本书已被译成多种不同语言文字在国外出版，这次再将最新版译成中文版引进国内，尽管有些内容与我国医疗常规略有差别，但译者仍然相信，对我国临床医师而言会有很高的参考价值。

在翻译过程中，我们组织了以妇产科医师为主的多学科医师联合，共同完成。在此对所有参加翻译的译者，以及未列入译者名单的黄熙祺、俞畅、李星辰、左立莹、冯琦慧、曹婷婷、洪凡凌、张琪、王青、王靖元表示感谢。特别感谢在翻译工作中做了大量工作的李明珠秘书。由于时间仓促，难免有不妥之处，敬请读者谅解。

最后感谢郎景和院士继续为本版作序。

中国医师协会妇产科医师分会副会长
中国女医师协会副会长
中国优生科学协会阴道镜和宫颈病理学分会（CSCCP）主任委员
北京大学妇产科学系名誉主任

致　谢

原著主编谨以此书感谢如下原著参与者的贡献：

绘图艺术家 Joe Chovan 精湛的技艺和辛勤的付出，使本书得以成为妇产科学类出版物的标杆。在第4版的内容中出现了大量错综复杂的绘图和照片，Joe Chovan 独特的艺术天赋再一次被充分证明。

感谢 Elsevier 的 Marybeth Thiel，作为高级内容拓展专家，Marybeth 不辞劳苦地工作才使得本书的出版工作持续推进。

感谢 Elsevier 的 Kate Dimock 订立了第4版的合同，迎接了一个迈向成功的出版团队。

感谢 Elsevier 的高级项目经理 Claire Kramer，在最终的编辑环节，她花费了大量的时间来确保第4版的终稿完成。

最后感谢一流的编创团队为本书的第4版锦上添花，增加了引人入胜的光芒。

第 4 版原著前言

　　《盆腔解剖与妇产科手术图谱》第 4 版继续保持并拓展了两位作者的原始思维模式。如同第 3 版，"一幅好图胜过千言万语"。当照片和插图可以更好地反映解剖学和手术技巧时，临床工作繁忙的妇产科实习医师、住院医师、研究员及学生阅读时就不需要费力阅读冗长的描述。视觉图像不仅产生的印象更迅速，而且更有可能永久地保留在大脑的前额叶和边缘部分的记忆中心。

　　本书新增加一些重要章节，如第一部分第 3 章新增加了独创的 "Max Brödel 盆腔解剖" 结构，Max Brödel 是世界著名医学艺术家，最早于 1898 年为 Howard Kelly 的《妇科手术学》做了详细精美的医学插图，闻名遐迩。Howard Kelly 为约翰·霍普金斯大学的 4 位创始人之一，其他 3 位分别为 Welch（病理学）、Osler（内科学）和 Halstead（外科学）。Joe Chovan 在 Brödel 原先黑白图谱的基础上，创作了彩色图谱，使得 Kelly 的百年原创作品其中的两卷精美再现。

　　其他修改的部分包括第 5、6、9、10、13、14、19、20、29、42、54、55、56、58 和 60 章。本书自第 1 版再版以来，一直进行黑白图谱逐步彩色化，预计下一版将达到 100% 彩图。第 12 章（经腹全子宫切除术）有大的改动，并且加入了经腹和经腹腔镜的 "一步一步式" 比较。

　　在第 32 章及第 37 章采用了新颖的插图技术，即一幅真实的照片通过艺术家电脑图像合成为单一的、高分辨率的图片。

　　本版还新增加了 4 章：第 57 章（使用生物和合成网片加强阴道脱垂修补术）提供了准确详尽的关于补片在盆底重建中的正确的应用方法；第 59 章（尿失禁和盆腔器官脱垂手术后合成网片并发症的规避和处理）聚焦于 FDA 发布的最新警告及目前商业用补片的现状，此部分大量图片显示各种并发症的发生及处理方式；第 66 章（外阴疾病）显示大量常见及不常见的外阴疾病案例，通过大量图片使读者对诊断及合适的治疗方案有较清晰的认识；第 120 章新增加机器人妇科手术，介绍机器人手术操作技巧。

　　在疾病的处理中也新增加了一些照片，如外阴肥大的治疗，应用循序渐进的外科处理方式进行解析。对部分章节腹腔镜手术进行修正，包括单孔腹腔镜手术技术。第 121 章（腹腔镜手术相关的常见并发症）通过照片和插图显示腹腔镜手术过程中可能出现的严重损伤。

　　《盆腔解剖与妇产科手术图谱》第 4 版是有史以来最完善的盆腔解剖学和妇产科手术图谱，书中包括大量高质量的照片和细节图。本版增加了 100 多幅新插图，并对近 200 幅原有插图进行彩色化处理。总的目标是继续保持全书的卓越品质。

Michael S. Baggish

Mickey M. Karram

（李明珠　译　魏丽惠　校）

第 3 版中文版序

我欣喜地看到魏丽惠教授主译的《盆腔解剖与妇产科手术图谱》。

这部《盆腔解剖与妇产科手术图谱》是美国教授 Michael S．Baggish，MD（原俄亥俄州 Cincinnati 大学医学院妇产科临床教授）的著作，此书是在第 2 版的基础上进行补充、修改、再编的第 3 版。第 3 版（中文版）分为上、中、下三卷，共分为五篇、123 章。可谓名校大家，钜著鸿篇。

解剖是医学，特别是外科学的基础，是手术者的"行车路线"。解剖在患者身上，在图谱上，更要在手术者的心里！包括观念、知识、技术和关爱。有各种解剖学：系统解剖、局部解剖、比较解剖和临床解剖等，以及数字医学引入的三维、可动和虚拟成像，极大地促进了诊断、治疗及手术技术发展。

该书的特点是将盆腹腔解剖学和妇产科手术学结合，妇科手术学及相关的外科手术学结合，文图并茂，详加注释、讲解。从盆腔局部解剖到手术步骤，由浅入深，内容广泛。是难得的既蕴含学术理论价值又具有临床实用意义的妇科、外科医师必读、必藏之书。书中内容几乎涵盖了妇科与产科所有手术，还包括了与盆腔相关的各个领域手术，如盆腔部位相关的肠管手术、膀胱手术及乳腺手术、美容手术等。而有些手术是在一般妇产科手术学中所或缺的，乃为独到之处，或呈互补作用。

所以，本书是一部以妇产科手术为主的综合性精准解剖及手术图谱专著，已被译成多种文字在多国出版，此为首次译成中文版引进国内。相信该书对于我国的妇产科临床医师、医学生而言，是一部有价值的身边读物，对其他相关专业，如普通外科、泌尿外科、乳腺外科的临床医师也会有参考价值。

我荣幸地在付梓前浏览书稿，赘言如是。并顺致对魏丽惠教授等译、著者的辛劳以敬意。

郎景和

中国工程院院士
中国医学科学院北京协和医学院
北京协和医院妇产科主任教授
中华医学会妇产科学分会主任委员
《中华妇产科杂志》总编辑
中国医师协会妇产科医师分会会长

第 3 版中文版前言

《盆腔解剖与妇产科手术图谱》第 3 版在第 2 版的基础上重新修订。书中将盆腹腔解剖学和妇产科手术学结合，妇科手术学及相关的外科手术学结合，从局部解剖到手术步骤，以图谱、文字注释并加以讲解，由浅入深，内容广泛。书中内容几乎涵盖了妇产科所有手术及所涉及的各个相关领域，如妇科手术、产科手术、肿瘤手术、开腹手术及腔镜手术，以及与盆腔部位相关的肠管手术、膀胱手术、美容手术等，同时还包括女性乳腺手术等。

全书共分上、中、下三卷。上卷分为第一篇和第二篇，第一篇阐述盆腔解剖与妇科手术的主要内容，包括盆腔解剖、妇科手术基本操作；第二篇阐述腹部手术，包括前腹壁、子宫、妊娠期腹部手术、附件、耻骨后间隙、后腹膜腔和骶前间隙、肠疝和子宫脱垂的腹部手术。中卷为第三篇，阐述宫颈、阴道、外阴及会阴部手术。下卷分为第四篇和第五篇，第四篇阐述其他相关妇科手术，包括下尿路手术操作、肠道手术、美容和变性手术、乳腺手术；第五篇阐述内镜检查与内镜手术，包括宫腔镜、腹腔镜和膀胱尿道镜检查。

本书是一部难得的、与妇产科手术相关的综合性精品专著，对于妇产科临床医师、医学生均为一部有价值的参考书，对其他相关专业，如普通外科、泌尿外科、乳腺外科的临床医师也有参考价值。本书已被译成多种不同文字在国外出版，这次译成中文版引进国内，尽管有些内容与我国医疗常规略有差别，但译者仍然相信对我国临床医师而言会有很高的参考价值。

在翻译过程中，我们组织以妇产科医师为主，多学科医师共同完成。在此对所有参加翻译的医师们，以及未列入译者名单的杨莹超、张博雅、杨帆、王睿、王佳睿、董薇、张岚、张石英、彭媛等年轻医师们，特别对在翻译工作中做了大量工作的刘昱、李明珠两位秘书表示感谢。由于时间仓促，有不妥之处，敬请读者谅解。

中华医学会妇产科学分会副主任委员
中国医师协会妇产科医师分会副会长
中国女医师协会副会长
中华医学会北京分会妇产科学会主任委员
北京大学妇产科学系名誉主任
北京大学人民医院妇产科主任

第 3 版原著前言

　　《盆腔解剖与妇产科手术图谱》在不断完善的第 3 版图谱中对一些内容进行了重大修订，并增加了一些新的章节。目录编排也更具有合理性。本版与以往版本基本相同，分为几篇，每篇再细分为几个部分，每个部分最后分为几个章节。第 3 版分为上、中、下三卷，共分为五篇、123 章。第 3 版达到了我们最初的设想，通过照片及绘图增强了视觉效果。实际上，在本版中我们对更多照片进行了着色。所有固定的尸体照片都进行了电子着色以利于读者理解。我们的美术家 Joe Chovan，用他苹果电脑上的图形软件包完成了这项工作。在第 3 版中我们引入了一个新的演示技术，很好地体现在第 31 章。

　　本书的盆腔解剖显示了所有新数据及新的彩色绘图，这些资料包含了详细的盆腔脏器的神经调控。我们从爱思唯尔出版社获得了出版许可，包括 Frank Netter 绘制的 4 个自主神经系统的图片。盆丛、结肠、膀胱及盆腔支撑结构的原创新绘图在这个新的单元中完成。其他新添加的章节是关于能源设备；定位及神经损伤；缝合、缝合技术及打结；子宫内膜癌的淋巴结取样；根治性外阴切除术及腹股沟管切开；阴唇肥大的外科手术；非宫腔镜的微创子宫内膜切除术；腹腔镜术的并发症；机器人手术；麦克尔憩室术；阴道穹窿脱垂的阴道修补术；子宫脱垂阴道闭合术；脱垂修补的网片应用；简单的前庭切除术；尿道脱垂修补；逼尿肌顺应性异常的外科治疗；外阴阴道的妇科整形术；经会阴直肠脱垂修补术。本书添加了以上 20 个新的章节。我们对很多章节还进行了修改，并在子宫切除术、前庭切除术、避免输尿管损伤、下尿路外科手术等章节中增添了许多内容。

　　本版增加了 200 多页内容。我们的目标是不断对外科手术过程及解剖过程增添新的素材。此外，还包含了对尿道、膀胱及阴道支撑组织的近期尸体解剖的新绘图。"会阴体"或"会阴中心腱"是否存在仍是我们感兴趣的焦点。我们补充了绘图、静止照片。让我们高兴的是，西班牙文、意大利文、波兰文、俄文版的第 2 版已经出版。更值得我们骄傲的是，这本书激发了很多妇科住院医师、刚毕业的妇科医师及临床妇科医师的热情。

　　作为教材，我们希望这本图谱可以经受时间的考验。精准的绘图及照片显然是以后版本所必备的内容。我们承诺将持续不断地更新资料，并增加新的插图以改进本书，使其更加实用。

Michael S. Baggish

Mickey M. Karram

（刘　昱　译　魏丽惠　校）

目　录

第五篇

内镜检查与内镜手术

第六篇

变性手术

宫颈、阴道、外阴及会阴部手术

第十部分

宫颈手术

第 44 章

宫颈的解剖

Michael S. Baggish

子宫颈（宫颈）是子宫的最下部分（图 44-1）。宫颈由宫颈阴道上部及宫颈阴道部组成。宫颈阴道部突入阴道，检查阴道时可见，平均长约 2 cm（图 44-2）。宫颈阴道上部平均长约 1.5 cm。总体而言，非妊娠育龄期女性宫颈全长约 3.5 cm，直径 2 cm。绝经后或子宫脱垂的女性，宫颈相对长度将增加（图 44-3A 和 B）。相似的，宫颈环扎术后，在超声下观察宫颈相对长度会大大增加（图 44-4A 和 B）。这种外观的增加无疑是由于手术缝合使子宫峡部成为宫颈的一部分。通过窥器观察，宫颈呈圆柱形且中心有一开口，为宫颈外口。未经产女性宫颈外口直径为 3~5 mm，经产妇可至 1 cm（图 44-5）。宫颈阴道上部与突入阴道的宫颈部连接处构成阴道穹窿，分为前、后、左、右四个部分（图 44-6）。

宫颈表面大部分由复层鳞状上皮细胞覆盖，外观呈粉色。宫颈管由单层黏液腺上皮细胞覆盖，呈红色（图 44-7）。宫颈管狭窄（0.5 cm），连接阴道顶端（宫颈外口）和宫腔入口（宫颈内口）（图 44-8A~C）。黏液腺上皮覆盖于向下方子宫间质延展不同深度的皱襞及陷窝间（图 44-9）。这些皱襞及陷窝在不增加宫颈管长度的情况下大大增加了宫颈管黏液腺的表面积（图 44-10）。然而，一个不恰当的说法称这些皱襞及陷窝为"宫颈腺体"，并在妇科中广泛流传。那些陷窝并非腺体，而是单层宫颈管腺细胞覆盖着的皱襞及凹陷。有研究显示，宫颈管黏液腺细胞可深至基质 3 mm，甚至有些可达 6 mm（图 44-11A 和 B）。

宫颈血供丰富，由子宫动脉下行支和阴道动脉供血。这使得宫颈具有很强的修复能力。

妊娠期间，宫颈细胞及基质成分的增加使得其长度及直径均增加。大量增加的血供导致宫颈外观呈昏暗的蓝紫色，并使宫颈变软（图 44-12）。高雌激素水平导致宫颈黏膜外翻超出宫颈外口。实际上，这是基底细胞向柱状上皮细胞而非鳞状上皮细胞化生。

支配宫颈的神经自宫骶韧带发出。这部位包含位于直肠周围间隙之下的血管，以及混合着脂肪、淋巴、神经、结缔组织，使得结构辨认困难。此区域需要通过宫骶韧带末端来进行精确定位。

下腹下丛神经发出盆腔内脏神经。这些纤维来自骶神经根，交感神经纤维来自腰椎及骶椎椎前神经丛（第 1 章和第 2 章）。

宫颈和阴道相对于皮肤、口腔黏膜来说，对疼痛不敏感。但是，宫颈有较多的压力温度感受器。副交感神经丛及神经节（Frankenhaüser 神经节）会感受来自阴道侧穹窿的压力，较轻的压力显示的是一种舒适的刺激，而过大的压力呈现一种不舒适的刺激。

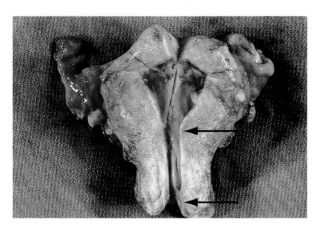

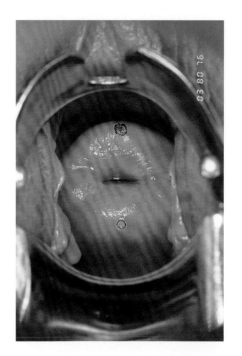

图 44-1　全子宫切除标本。宫腔打开。箭头指示宫颈（长），包括阴道上部及阴道部

图 44-2　宫颈直径平均为 2 cm，长 2~2.5 cm。圆柱状外观。图片显示宫颈前、后唇。宫颈外口位于前、后唇中间

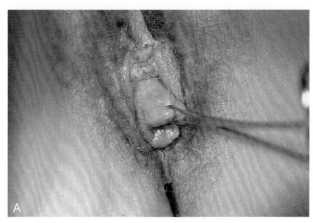

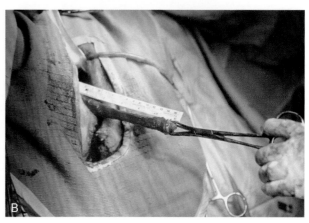

图 44-3　A. 在脱垂的女性中，增大及增长的宫颈并非少见；B. 术中，实测宫颈长度。皮肤呈黄色是由于碘伏消毒导致

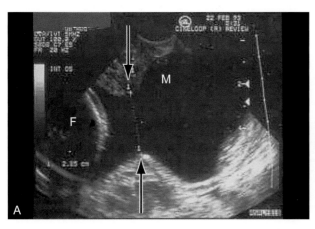

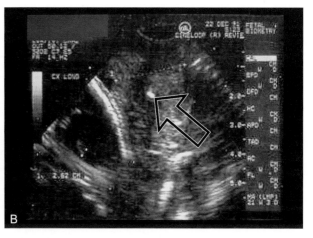

图 44-4　A. 宫颈环扎术前后超声下宫颈的相对长度。宫颈长度小于 1 cm。箭头所指为增大的宫颈外口。M. 脱入阴道的羊膜。F. 胎儿头部。B. 箭头所指（白色密度）为宫颈缝线。注意宫颈长度在环扎后增加

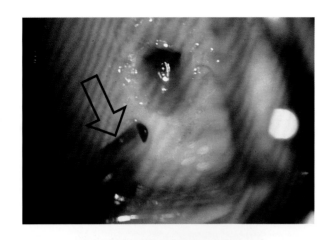

图 44-5　直径为 6 mm 的宫腔镜（箭头所指）就位，准备进入宫颈管。注意颈管在排卵期会更加松弛。红色的组织为黏膜上皮，位于宫颈管

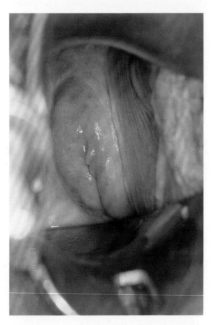

图 44-6　阴道穹窿为宫颈突入阴道部分和阴道顶端连接形成。图片显示阴道前穹窿及左侧穹窿

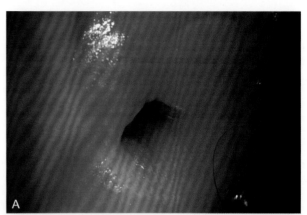

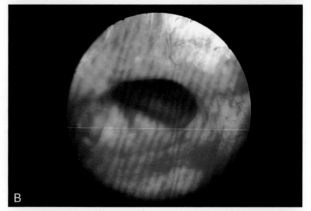

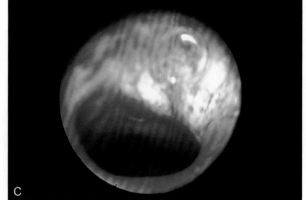

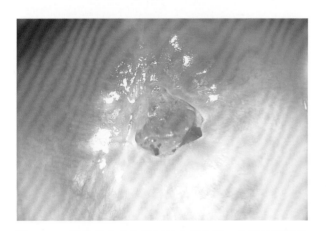

图 44-7　鳞柱状上皮交界区放大示意图。宫颈外周呈粉红色，内为红色。颜色差异是由于表面黏膜及基质血管对于光线不同的穿透性造成的。外周为 20~40 层的复层鳞状上皮，内为单层颈管黏液腺上皮

图 44-8　A. 宫颈管入口（宫颈外口）；B. 宫腔镜下宫颈管内直视宫颈内口；C. 宫腔镜位于宫颈内口时直视子宫（漏斗形部分）

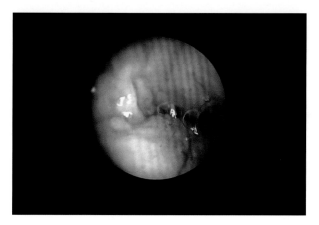

图 44-9 二氧化碳宫腔镜下宫颈管全貌。注意皱襞及陷窝

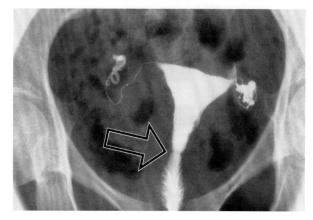

图 44-10 子宫输卵管造影下的子宫颈。箭头所指狭窄处为宫颈内口。延伸入基质的颈管皱襞产生了羽毛样外观

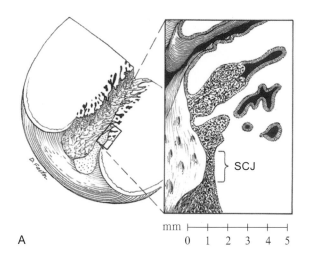

A

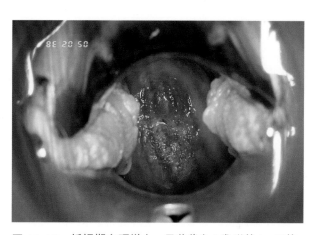

图 44-12 妊娠期宫颈增大，呈蓝紫色（发绀的），柔软，外翻。增生的血管使任何在妊娠期间进行的手术需更多考虑

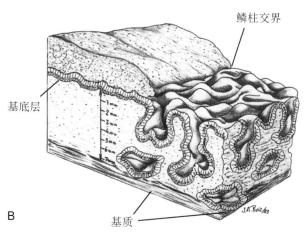

B

图 44-11 A. 颈管皱襞模式图。小图为颈管黏膜表面及基质的详细示意。注意颈管黏膜皱襞延展至胶原基质达数毫米深。B. 三维空间示意宫颈管。最深黏液腺细胞可至 6 mm 处

（赵　超　杨莹超　译　赵　昀　魏丽惠　校）

第三篇 ■ 第十部分

第 45 章

宫颈活检、宫颈管搔刮术、妊娠期的宫颈活检

Michael S. Baggish

一、宫颈活检

宫颈活检均需在阴道镜直视下进行。在 21 世纪，不进行直接活检是没有任何合理借口的。异常转化区的定义为用棉拭子蘸取 3%～4% 的醋酸染于宫颈上，在不典型区域观察到发白的颜色变化（醋白上皮）伴或不伴血管异常（图 45-1A 和 B）。宫颈活检部位取决于阴道镜下观察病变的严重程度。如果活检在阴道镜检查时取样，并且活检钳足够锋利时一般不需要麻醉。如果患者对活检特别焦虑，可以用 1.5 in 25～27 号针头将 1% 利多卡因直接注射在宫颈上。多数患者在活检时会感到夹痛或是轻微的绞痛。

活检钳需要在阴道镜引导下在合适部位取活检（图 45-2A 和 B）。活检钳下叶需要固定在宫颈上，这样在钳夹时宫颈表面不会从中滑脱（图 45-3）。夹闭活检钳，此时会有一小块组织切取并保留在活检钳的颌间（图 45-4）。取出标本，用棉签蘸取蒙塞尔液（一种含铁的止血铁剂），压迫在活检位置，左右轻轻擦拭，直到出血停止（图 45-5A 和 B）。

如果在使用蒙塞尔液后出血仍不停止，或者可以观察到活动性出血，在阴道镜下可以用 3-0 号薇乔线 8 字缝合出血处。长针持或 Haney 针持需要在此步骤中使用（图 45-6）。

或者，可以使用大环形电极进行活检（图 45-7A 和 B）。

二、宫颈管搔刮术

宫颈管搔刮术需要在固定宫颈后进行。用单齿带钩的宫颈钳固定宫颈前唇。然后，将 Telfa 垫置于宫颈后唇之下（阴道后穹隆）。使用 Kevorkian 刮匙通过宫颈外口，延颈管纵轴进入 2.5～3 cm（图 45-8）。刮匙口应正对 12 点钟方向搔刮。顺时针依次搔刮 3、6、9 点钟方向，直到回到 12 点钟方向（图 45-9）。一般来说，刮出物为宫颈管黏液（图 45-10）。如长意大利面条状的黏液标本可用长弯钳集于 Telfa 垫中。标本需存放于方形纸巾上，并尽快保存于固定液中。直接有针对性的宫颈管搔刮可以获得更精确的病变。这可以通过在搔刮宫颈管之前行宫颈管镜以定位（图 45-11A～C）。

三、妊娠期的宫颈活检

偶尔，我们需要在妊娠期进行宫颈活检以确定是否存在浸润性宫颈癌。妊娠期进行宫颈管搔刮是不可取的。妊娠期由于血供丰富宫颈外观呈蓝色。即使是一个小创口的活检也可能导致大量失血（图 45-12）。因此，3-0 薇乔线（Vicryl）及长针持需要在活检前准备好，以备缝扎止血。在阴道镜检查确定病变部位之后，置活检钳于合适位置。另一手需持已蘸有蒙塞尔液的棉签备用。当活检钳准备取活检时，棉签必须准备完毕（应当靠近活检钳）（图 45-13A）。当标本一旦移开，蒙塞尔棉签迅速置于创口，并轻轻旋转，擦拭宫颈，保持轻微压力有利创口止血（图 45-13B）。棉签需要按压伤口 20～30 秒，然后轻轻移开。

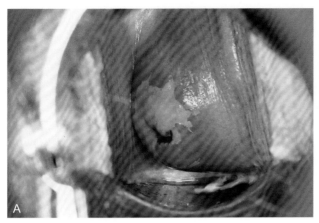

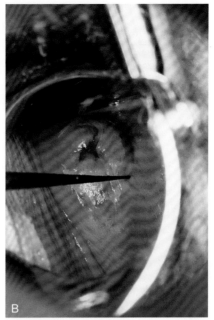

图 45-1　A.阴道镜下异常宫颈转化区，主要位于宫颈前唇，宫颈后唇也可见；B.使用钛钩辅助观察宫颈外周病变范围

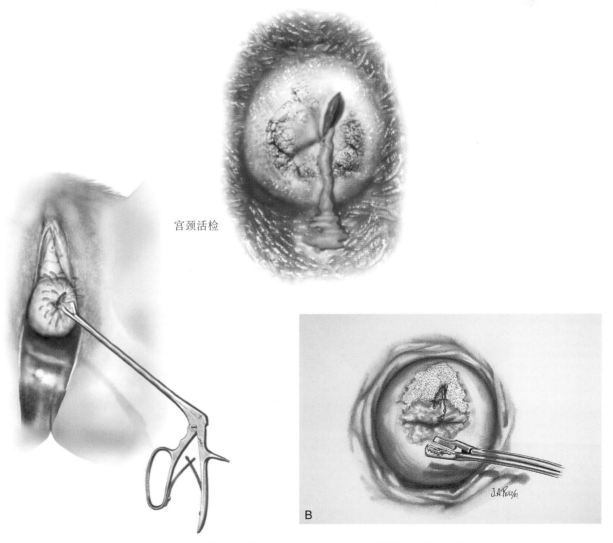

宫颈活检

图 45-2　A.直接活检。阴道镜下活检示意图。B.从周围宫颈组织中用活检钳取一定量组织

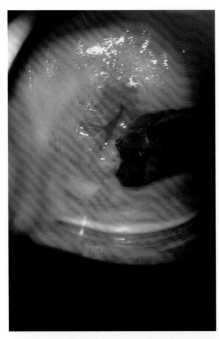

图 45-3　图片显示活检钳夹取鳞柱交界区的组织

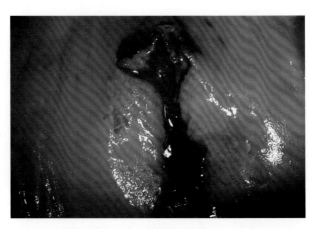

图 45-4　图片显示一个合适的活检取材。注意标本边界清楚，并且延伸至不典型转化区。并且，图示说明所有的活检都会出血

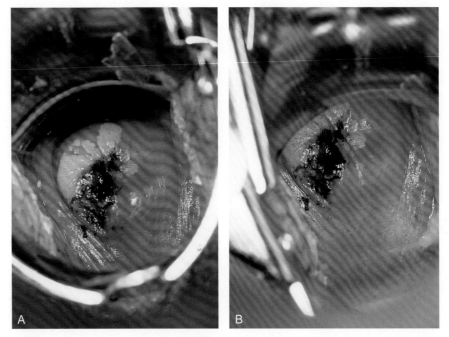

图 45-5　A. 蒙塞尔液用于活检部位的止血，导致组织呈深棕色的外观；B. 蒙塞尔液使用后宫颈活检部位放大图。注意良好的止血效果

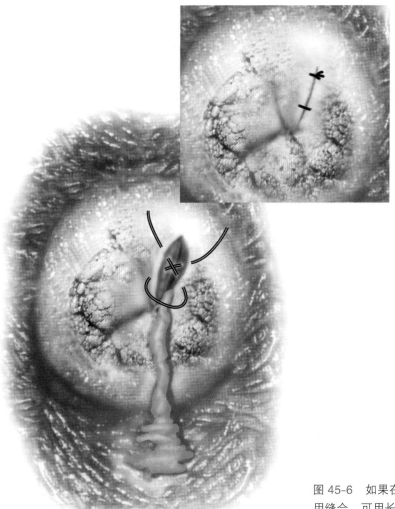

图 45-6　如果在使用蒙塞尔液后出血仍未停止，必须使用缝合。可用长针持及 3-0 薇乔线 8 字缝合活检区域

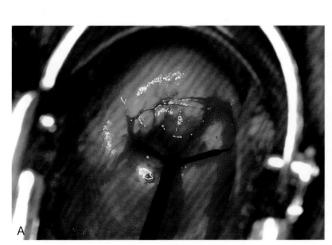

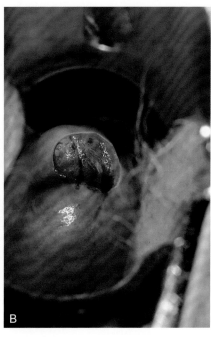

图 45-7　A. 可用大环形电极取活检，出血相对少；B. 盘状标本并不深，但是足够病理确诊

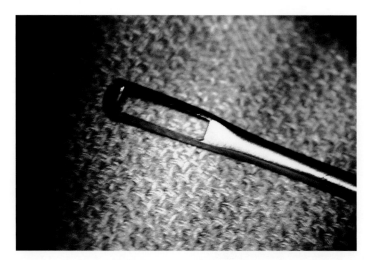

图 45-8　Kevorkian 刮匙狭窄的外形及锐利的边缘更适合宫颈管搔刮

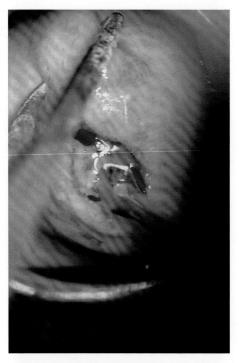

图 45-9　单齿宫颈钳固定宫颈上唇（12 点钟方向）以便搔刮。刮匙正要进入宫颈管内

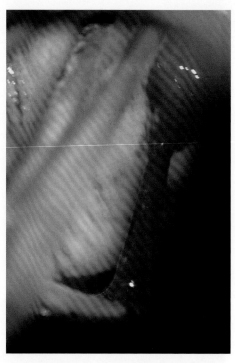

图 45-10　诊刮完成。注意线状黏液包含了许多宫颈管腺上皮细胞

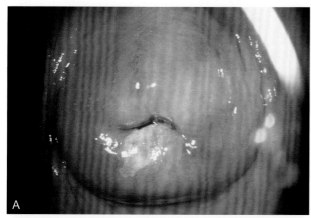

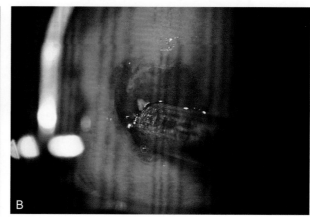

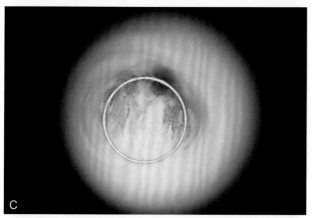

图 45-11 A. 非典型转化区位于 6 点钟方向并延伸入宫颈管内；B. 宫腔镜进入宫颈外口准备检查宫颈管；C. 宫腔镜清楚显示宫颈管病变部位的位置及病变范围

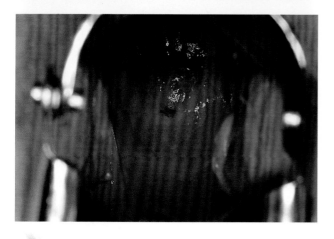

图 45-12 妊娠期宫颈外观呈蓝紫色，且柱状上皮外翻。广泛的非典型转化区可在此阴道镜图片上看到

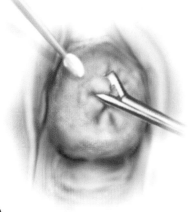

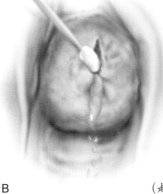

图 45-13 A. 活检钳靠近妊娠期宫颈准备取样。同时蘸有蒙塞尔液的棉签应靠近活检钳。B. 活检钳取样一旦离开，蘸有蒙塞尔液的止血棉签应当迅速置于创口，并轻轻旋转，保持一定压力以止血

（赵 超 译 李明珠 魏丽惠 校）

第46章

宫颈锥切

Michael S. Baggish

宫颈锥切的概念不仅仅指几何学意义上的圆锥形切除，而且包括了圆柱状及盘状的宫颈活检（环状切除转化区）。在过去30年中，有许多围绕宫颈锥切的研究和争论。原则上，锥切的目标是获得一个包括宫颈外周、宫颈管、宫颈侧面、标本周围深部都干净（无瘤变）的边界。宫颈锥切可用于诊断和治疗。由于许多行宫颈锥切的患者为育龄期女性，因此，宫颈锥切术后仍需保留生育功能。若宫颈锥切在妊娠期进行，应注意避免引起妊娠终止。

除了原位腺癌构成的少数癌前的肿瘤性宫颈病变，癌细胞一般沿鳞柱交界区连续分布至宫颈管及阴道部。癌细胞向宫颈管延续更为常见。另外，分布至宫颈外周的病变可在阴道镜下看到，而延续至宫颈管内的病变却不可见。鳞状上皮内瘤变（异型增生、宫颈上皮内瘤变）很少沿宫颈管进展，一般深1~1.5 cm。相似的，这些病变如果侵袭宫颈管皱襞（腺体），一般进入基质深度为3~3.5 mm，很少有超过6 mm。因此，锥切的深度不需要超过15 mm，宫颈管边缘深度应在3~3.5 mm。这样的锥切范围将使95%的高级别病变的患者得到治愈，包括鳞状上皮内瘤变Ⅱ级（中度不典型增生）和Ⅲ级（重度不典型增生和原位癌）。在低级别病变（轻度不典型增生、异型性尖锐湿疣、宫颈上皮内瘤变Ⅰ级）患者中需采取更保守的做法，因为此种病变沿宫颈管分布要少于高级别病变。低级别病变切除范围锥高不超过8~10 mm，转化区周围不超过3 mm。

在此基础上，有一些技术可以用于锥切。本章将不介绍消除性技术，因为其不能为病理提供一个准确的标本（唯一的例外是对独特的结合锥切的描述）。

一、冷刀锥切

作为另一项活检和治疗技术，运用阴道镜监视更具有优点，其为术者提供一个放大的视野，允许更精密的切除，而且光线更适当、集中，不占用操作空间。

止血是冷刀锥切的关键。先在9点钟及3点钟方向用0号薇乔线（Vicryl）缝扎宫颈以控制子宫动脉下行支及起到固定宫颈的作用(图46-1A和B)。这样使得手术视野更好地显露。在宫颈表面注入血管收缩药使得止血效果更好（图46-1A）。最强效的血管收缩药为垂体后叶素，需稀释后使用。垂体后叶素为粉剂，需溶于无菌水中，每毫升中含20 U。或者将10 U垂体后叶素溶于0.5 ml无菌水中（图46-2）。宫颈注射时，垂体后叶素需稀释至1：100（如，每1 ml配制好的垂体后叶素溶液加入99 ml稀释液稀释，使得每1 ml中含垂体后叶素0.2 U）。一般来说，宫颈需注入10 ml稀释后的垂体后叶素溶液。如果使用1%不含去甲肾上腺素的利多卡因溶液稀释垂体后叶素，配制好的溶液将起到收缩血管及麻醉宫颈双重作用（图46-3）。

在注射前，需先行阴道镜，宫颈外周区域需要标记。一旦注射垂体后叶素，异常转化区（ATZ）将很难看到（图46-4）。

阴道镜需处于工作状态。在异常转化区边缘外3 mm用环形刀切除。刀的角度需朝向宫颈管，向深方并超过间质深度达1.5 cm。宫颈管边缘被切除（图46-5A~E）。可将球形电极设置为50 W汽化，或者凝固用于止血。靠近固定缝线的线结处剪线，并再次检查有无出血。确定没有棉球或纱垫留于阴道内或伤口上。宫颈管搔刮是可选择的。如果术者希望进行残余宫颈管的搔刮，需在锥切后，电凝止血前进行操作。

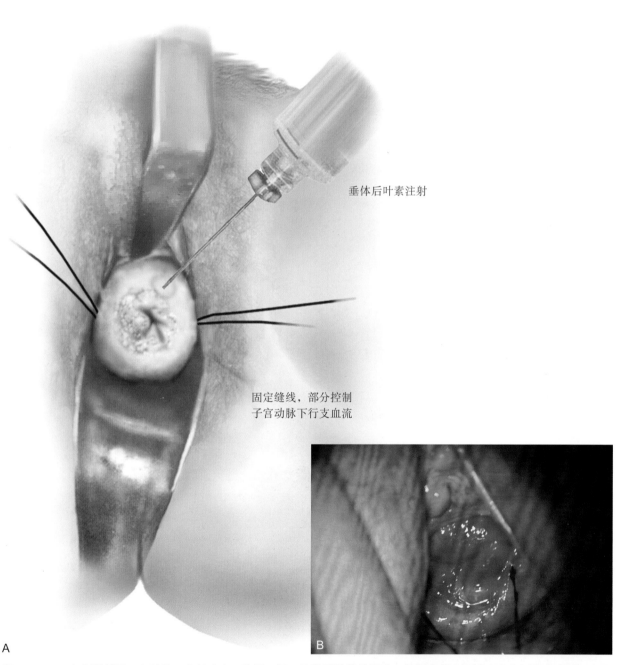

垂体后叶素注射

固定缝线，部分控制
子宫动脉下行支血流

A

B

图 46-1　A. 在宫颈侧面 3 点钟和 9 点钟方向，使用 2 根 0 号薇乔线缝扎固定。它们在术中可减少出血及固定宫颈。B. 可向下牵拉固定缝线以更好地显露宫颈。尽管阴道拉钩置于阴道后壁，阴道仍在宫颈后方突出

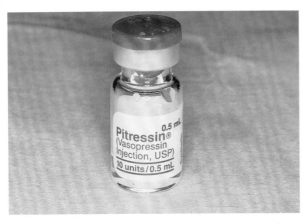

图 46-2 1 ml (20 U) 垂体后叶素需稀释至 1:100。如图，0.5 ml 含有 10 U。因此，0.5 ml 需要加入 50 ml 无菌水，结果得到合适浓度

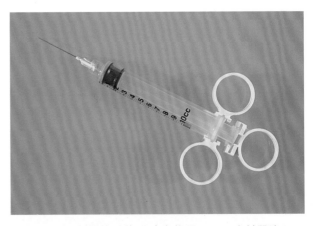

图 46-3 混合好的垂体后叶素将用 10 ml 注射器注入，使用 1.5 in（译者注：1 in=2.54 cm）25 号针头

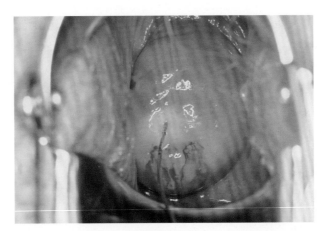

图 46-4 注射器刺入宫颈表面，在压力下垂体后叶素注入。随着液体进入，宫颈表面变白

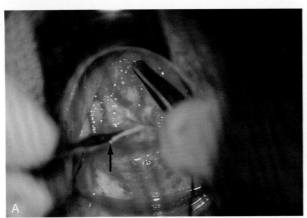

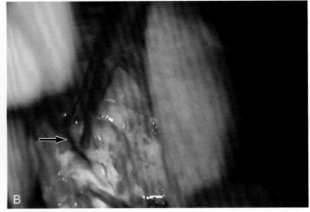

图 46-5 A. 手术刀切除 6 点钟方向，距离异常移行区约 3 mm 深（箭头所指为手术刀）；B. 在 Allis 钳的牵引下，手术刀继续切除（箭头所指为手术刀）

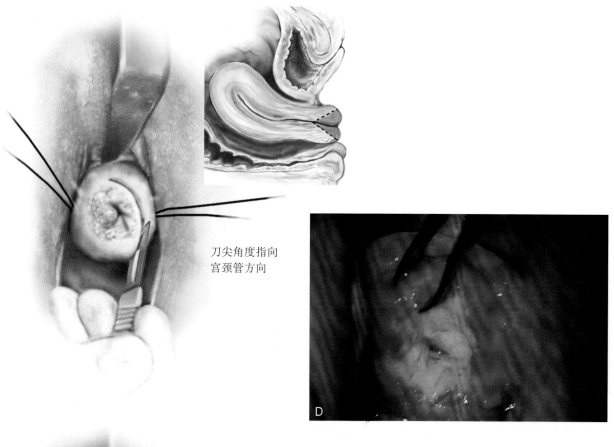

刀尖角度指向
宫颈管方向

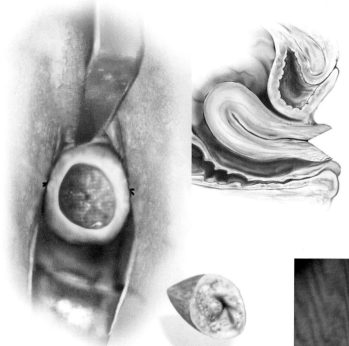

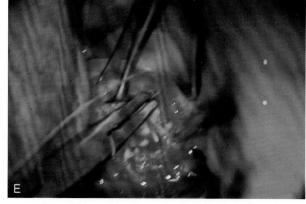

C

图 46-5 续　C. 手术刀的角度指向宫颈管，切缘距宫颈
外口深 1.5 cm。切下的宫颈标本需置于盐水海绵中送病
理检查。可以用电凝球电极止血或缝扎止血。D. 标本已
切除，剩余组织缺损的创面。注意相对干燥的区域。E. 使
用 0 号薇乔线连续间断缝合切缘

二、激光锥切

激光锥切与冷刀锥切相似，除了其使用超脉冲二氧化碳激光替代手术刀以外（图46-6A～C）。激光锥切的优点为激光器与显微镜相连，可以达到更精确的锥切（图46-7A～C）。另外，激光所产生的热量也更利于止血。其缺点为这项技术需要更多时间完成，并且激光可能对标本造成热损伤（人为）（图46-8）。

三、妊娠期间宫颈锥切

由于需要整块组织活检，妊娠期的锥切出血风险更大。因此，锥切高度在能够保证排除或诊断宫颈癌的前提下，必须限制在最低的范围内。需要准备好荷包缝合或0号薇乔线（图46-9A）。而后，用手术刀或者环形电极切除宫颈。拉紧荷包缝线并打结（图46-9B）。

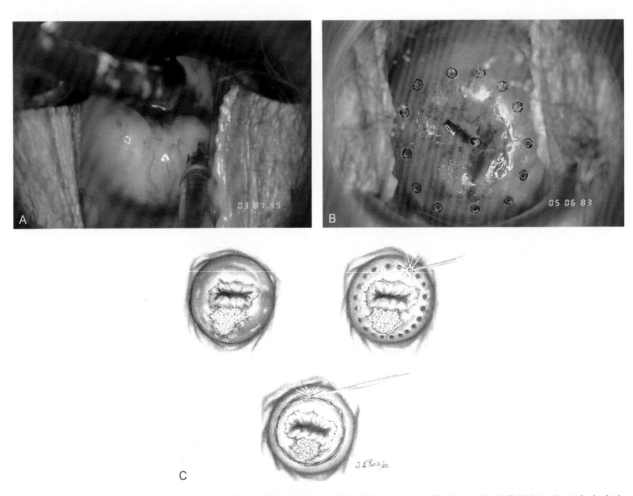

图46-6　A.在二氧化碳激光锥切中，也需要提前注射垂体后叶素利于止血；B.激光可以在异常移行区标记多点痕迹以利于确定切除的边缘；C.激光束直径为1~1.5 mm。功率设置为40~60 W。将标记好的烙点连上，并沿周边切除

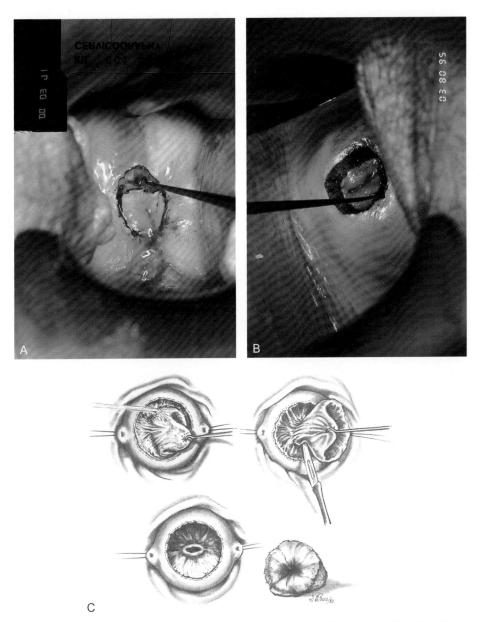

图 46-7　A. 激光钛钩牵拉宫颈边缘，激光束继续向深部切除；B. 切除方向朝中心汇聚使标本呈锥形；C. 当标本切至足够的高度，切断宫颈管边缘，移除标本

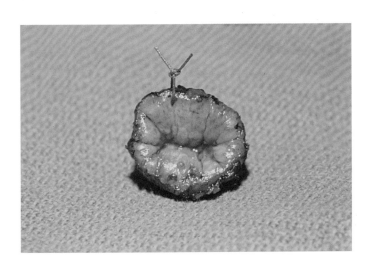

图 46-8　在 12 点钟方向用缝线标记标本并送病理检查

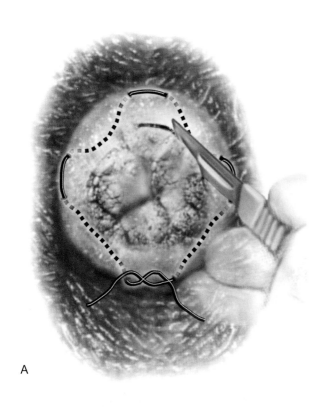

A

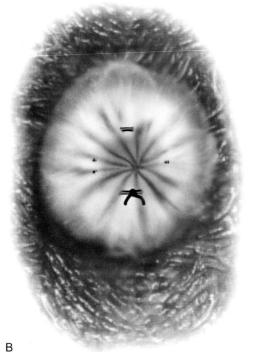

B

图 46-9 A. 在妊娠期间，锥切极易出血。为了更好地止血，可在高于切口处做荷包缝合，用文氏钳夹住线头。B. 一旦标本移除，拉紧缝线并打结。拉紧缝线使得宫颈收缩，这样对停止或减少出血非常重要

四、环形电极切除术

这项技术可以在门诊进行。标记异常移行区后，使用稀释的 1∶100 的垂体后叶素（利多卡因液）注射入宫颈周围（图 46-10）。之后，需要选取大小合适的环形电极刀头。切割电流功率应设为 50~60 W。当接通电流时，使电极轻微接触宫颈（图 46-11A 和 B）。一般切割深度可至 10 mm。电极环切全部移行区，包括水平及垂直方向（图 46-11C 及图 46-12）。移开环形电极，置大棉签于创面处止血（图 46-13A 和 B）。将标本送病理检查。用球形电极取代环形电极。当止血棉签移开后，用球形电极置于创面处，电凝止血（图 46-14）。当出血停止，可用小棉签蘸取蒙塞尔液防止小血管持续出血（图 46-15）。

五、运用选择性双相（高帽）环形电极切除术

选择性双相环形电极切除用于治疗宫颈高级别病变。目的是保留宫颈间质的同时切除更多宫颈管组织，并提供干净的切缘，从而获得更高的治愈率（图 46-16A 和 B）。基本上，此手术的第一个步骤同上介绍的环形电极切除术（图 46-17A 和 B）。但是，随着标本的移除和出血的停止，将一个小的电极环（4~5 mm）接入手柄（使用 30~40 W 电流功率），将得到一个 5 mm 高的宫颈管标本。标记标本，并连同第一块标本一起送病理检查（图 46-18A 和 B）。

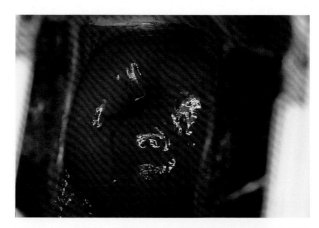

图 46-10 宫颈已注射 1∶100 垂体后叶素，准备进行环形切除。因注射到更深的组织，因此未见宫颈变白

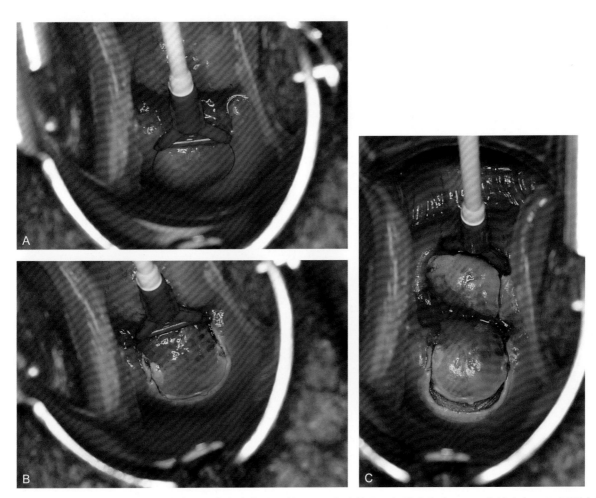

图 46-11　A. 环形电极位于 6 点钟方向（在电流接通之前）；B. 电流接通，切除方向为 6~12 点钟方向；C. 环形电极结束其单次滑动切除

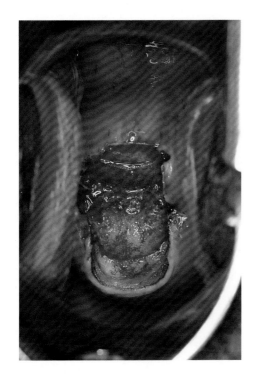

图 46-12　对异常移行区的切除完成

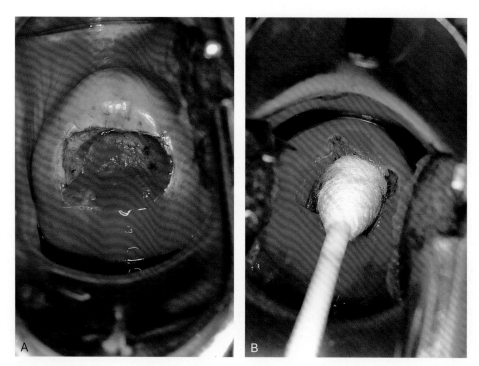

图 46-13　A. 环形电极切除的患者，出血需要电凝止血；B. 在将环形电极更换为球形电极时，使用大棉签暂时压迫创面止血。功率调至电凝模式

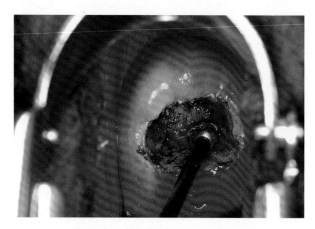

图 46-14　使用球形电极通过加压及高热汽化凝固出血的血管，功率为 40~50 W

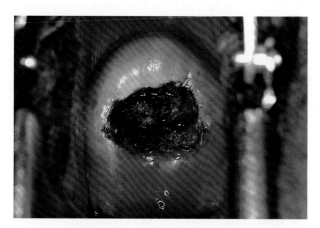

图 46-15　术野干燥，结束手术操作。确认宫颈没有残留棉球。任何小血管的出血可用小棉签蘸取硫酸亚铁溶液（蒙塞尔液）以止血

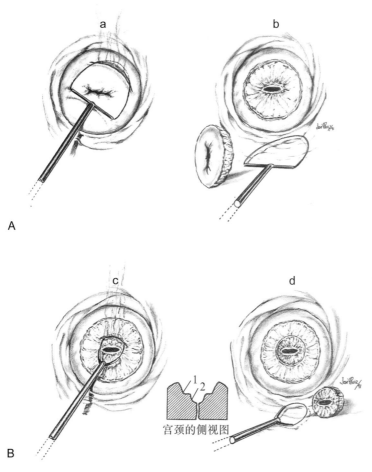

图 46-16　A. 选择性双相电极切除术示意图。环形电极切除移行区，深度不超过 10 mm (a 和 b)。B. 之后，一个较小的电极连于手柄（调整功率）。此电极大小为 5 mm×5 mm。切除一个锥高为 5 mm 的颈管组织。标本分装于病理瓶中。创面类似圆锥体

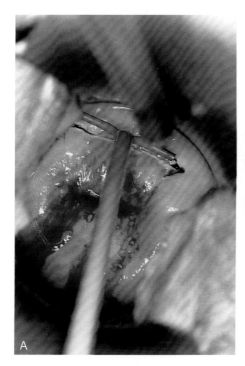

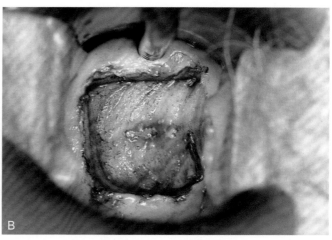

图 46-17　A. 环形电极已接通，从 12 点钟方向切除宫颈；B. 移行区已被切除约 10 mm 深。注意在开始切除前注射 12~15 ml 1 : 100 的垂体后叶素有非常有效的止血效果

六、联合锥切

如果一个年轻的患者存在广泛的宫颈外周上皮内瘤变，并且延伸至宫颈管内，在阴道镜下无法见到病变边缘，这样的患者对于妇科医生而言，处理起来是很困难的（图 46-19）。如果可以确定病变适当的边界和深度，可采用传统的技术进行宫颈锥切（图 46-20A 和 B）。联合锥切可以消除病灶，并留下更多的宫颈间质和体积。为了获得更好的结果，这项技术必须使用二氧化碳激光实施。

需要在宫颈上标记两套烙点：一套距宫颈外口 3 mm，另一套位于鳞柱交界区。将进行高度为 1.0～1.5 cm 的狭窄锥形的切除（图 46-21A～C）。

接着，对宫颈表面病变进行深度为 4～5 mm 的表浅激光汽化（病变已行采样，且其上皮的性质已被病理确诊）（图 46-21D）。伤口将用大量盐水冲洗。

在后续 4～6 周，患者需每 2 周复诊一次，6 周后进行最后检查（图 46-22）。

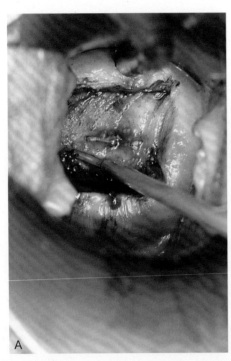
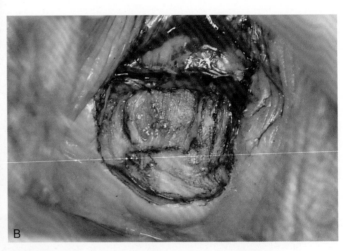

图 46-18　A. 将一个 5 mm 的环形电极置入宫颈黏膜下 (6 点钟方向) 的间质中；B. 第二次切除 (高 5 mm)。标本需分开放置于固定液中。创面有一个顶帽，粗略估计圆锥形锥高 15 mm

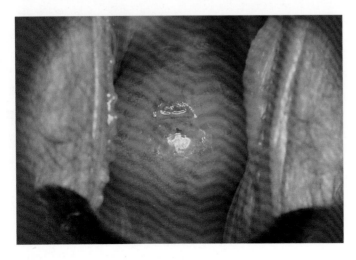

图 46-19　这个宫颈显示广泛的异常移行区。在白色背景下的异型血管，延伸至宫颈管内、宫颈外甚至到阴道后穹窿。用任何传统方法进行的宫颈锥切术都将很难进行

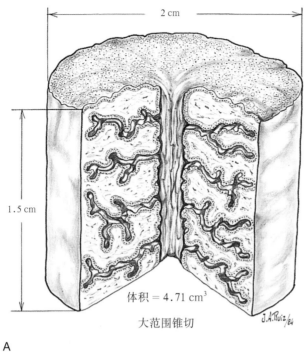

体积 = 4.71 cm³

大范围锥切

A

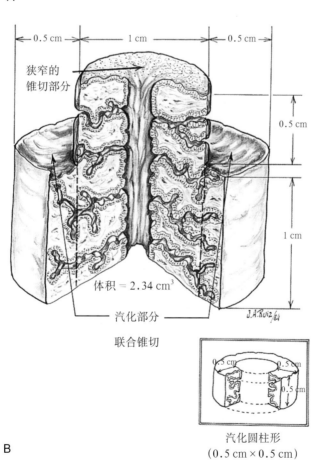

狭窄的
锥切部分

体积 = 2.34 cm³

汽化部分

联合锥切

汽化圆柱形
(0.5 cm × 0.5 cm)

B

图 46-20　A. 图 46-19 的患者宫颈情况量化评估示意图。1.5 cm × 2.0 cm 圆柱形体积约为 4.73 cm³。B. 相对的，激光联合锥形切除，联合切除一个较小的圆柱形区域，以及边缘较大范围的汽化切除，总计切除组织体积为 2.43 cm³。切除及汽化的联合将保留宫颈的完整性

联合激光切除及汽化

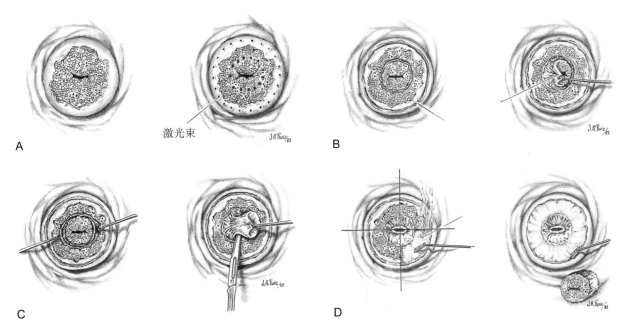

图 46-21　A. 进行联合锥切，需要准备二氧化碳激光。需要标记两套烙点。内环为较小的切割区域。外环为宫颈外周待切除的异常移行区。B. 激光束连接烙点画出内环及外环的轮廓。使用激光锥形切除组织（超脉冲及聚焦激光），如图 46-6 至图 46-8 的描述。C. 切除中心（狭窄圆柱）锥高约 1.5 cm。宫颈管边缘使用冷刀切除，标本需用固定液保存。D. 宫颈外周用汽化去除，靠近中心深度达 5 mm，周边范围为 2 mm。汽化电凝可以去除宫颈外周病变。注意切下的标本示意在汽化后的宫颈下方

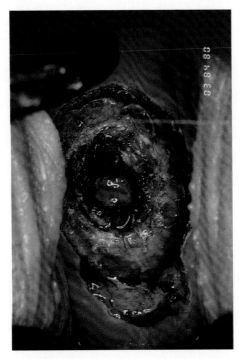

图 46-22　完成的联合切除。注意狭窄切除但完整的宫颈外周汽化区域，以及更深一些的中心锥形（圆柱形）腔洞。注意对周围异常移行区的汽化区域已扩展至阴道后穹隆

（赵　超　杨莹超　译　赵　昀　魏丽惠　校）

第47章

宫颈息肉切除术

Michael S. Baggish

宫颈息肉常为良性，但需要切除并送病理检查。息肉大小不等（图47-1）。大息肉可能脱入阴道内（图47-2）。无论何种情况，息肉常常伴有接触性出血或白带增多。较小的息肉，可用弯钳夹住息肉蒂，顺时针或逆时针方向旋转直至息肉分离（图47-3）。蘸有蒙塞尔液的棉签置于残余蒂的基底部以止血。

大息肉伴蒂部基底宽或蒂部血管丰富，需要夹紧并缝扎切断血管，有时只需要结扎及切除（图47-4）。如果息肉蒂部不易显露，需要切开宫颈后壁展示清晰视野。先于宫颈后唇注射10～15 ml 1：100垂体后叶素。然后使用二氧化碳激光或针状电极，沿中线垂直切至内口下1 cm（图47-5A和B）。使用3-0薇乔线间断缝合宫颈（图47-6A～D及图47-7）。

或者，对于位置较高的息肉（如附着于宫颈内口水平），可使用宫腔镜或针状电极可更易达到息肉蒂部。实际上，诊断性宫腔镜建议在息肉位置较高时进行，以鉴别子宫内膜息肉。

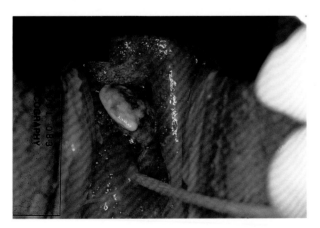

图 47-1　较小的宫颈管息肉，用棉签下压宫颈管壁将其显露

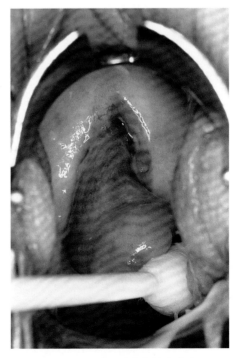

图 47-2　脱入阴道内的大息肉

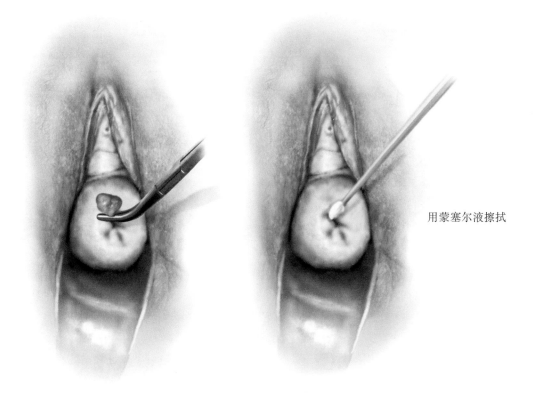

用蒙塞尔液擦拭

图 47-3　弯钳置于息肉蒂部并旋转，息肉与宫颈管分离并送病理检查。蒙塞尔液涂于残留的蒂部以止血

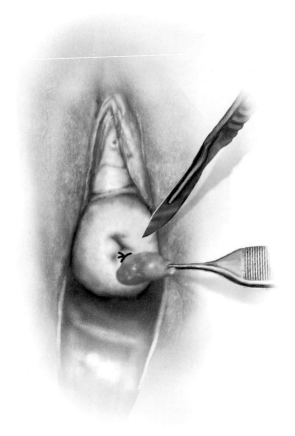

图 47-4　大息肉需牵引并缝扎基底部，然后切除

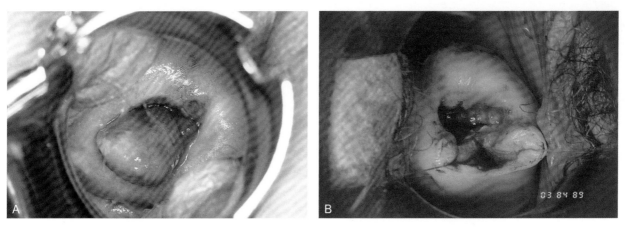

图 47-5　A. 大息肉无法见其蒂部；B. 宫颈后唇被切开以显露息肉蒂部

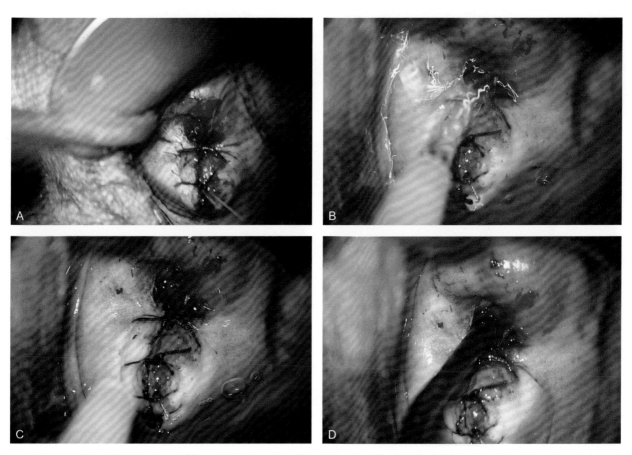

图 47-6　A. 息肉连接部可在宫颈管内见到。两根 0 号薇乔线缝合之前被打开的宫颈后唇。B. 在切除息肉后用生理盐水充分冲洗创面。C. 宫颈后唇一共缝合 4 针。D. 探查宫颈管确保无宫颈狭窄形成

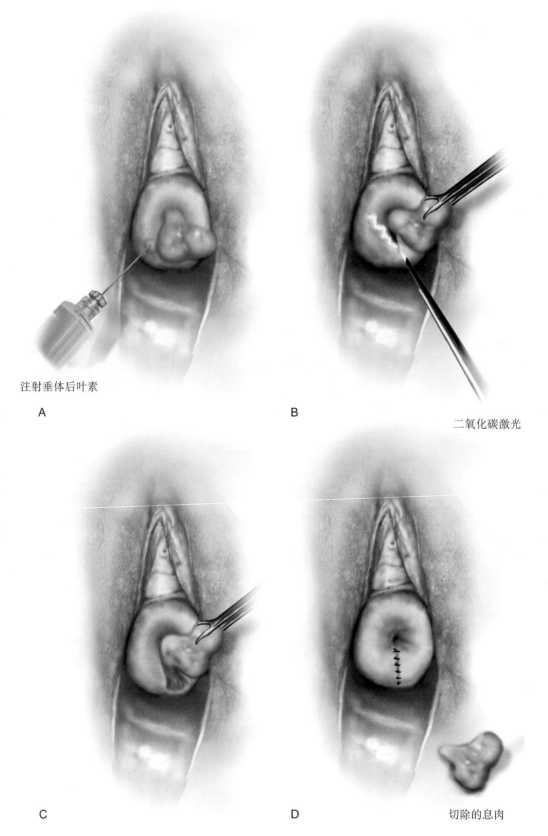

注射垂体后叶素

A

B

二氧化碳激光

C

D

切除的息肉

图 47-7 A. 垂体后叶素注入宫颈后唇；B. 激光切开宫颈后唇；C. 缝扎息肉基底以准备切除息肉；D. 切下的息肉标本及后唇修补后的宫颈

（赵　超　杨莹超　译　魏丽惠　校）

第48章

宫颈管狭窄松解术

Michael S. Baggish

宫颈管狭窄是指宫颈管瘢痕形成，而使得其直径小于 1 mm。狭窄程度从轻微 2 mm 至比针孔小的 0.5 mm（图 48-1A～C）。偶尔，狭窄的宫颈外口只能见到隐窝状凹陷。宫颈管狭窄的原因一般是由于分娩损伤、冷刀锥切、电切手术、激光手术、冷冻手术或切除术所继发的宫颈黏液腺体减少。刮宫术，创伤性的宫颈管吸引，宫颈管搔刮常导致宫颈外口粘连或轻微的狭窄，而很少导致真性的宫颈管狭窄。

宫颈管狭窄的诊断需在阴道镜下进行，通过使用一个两头直径分别为 2 mm 及 1 mm 的小探针（小型 Hegar 扩张器）探入宫颈管（图 48-2）。如果需要，可以使用更细的泪腺探针探宫颈管是否与宫腔相通。

宫颈管狭窄最简单的治疗为直接的，逐渐轻柔扩开宫颈管。最好先使用小型 Hegar 扩张器，而后逐渐加大扩张器直径。该步骤需要在门诊每周重复进行共 4 周。患者需要复诊，如果有必要，每月重复扩张，共 6 个月。这种方法对轻微狭窄有效，不过在严重的病例中，治疗效果不佳。

严重的宫颈管狭窄可以移除纤维化组织，找到可见的腺细胞、外置腺细胞，最终扩大宫颈管。这项操作需要用到精确的超脉冲二氧化碳激光束及操作显微镜，显微操纵器。需要用到小直径激光束（1 mm）。

如果在阴道镜放大之下可以见到宫颈管开口，小探针可以探入并轻轻向前通过宫颈管。之后，向宫颈注入 1：100 稀释后的垂体后叶素。激光功率调至 10～12 W 超脉冲模式，在宫颈管开口周围打出标记点（图 48-3A 和 B）。汽化去除周围瘢痕组织直到看见橙红色宫颈管黏膜（图 48-4）。此时，宫颈管被激光沿中线到边缘切除，分为两部分（图 48-5A 和 B 及图 48-6A）。蘸湿的棉签可通过宫颈管探入宫腔（图 48-6B）。之后，将激光功率减至 5～10 W，激光束灼烧宫颈管黏膜下方边界，使其外翻（图 48-6A）。使用温盐水冲洗炭化的无活性组织。

术后，需每天使用 5 mg 结合雌激素（倍美力）至术后 30 天（图 48-7）。

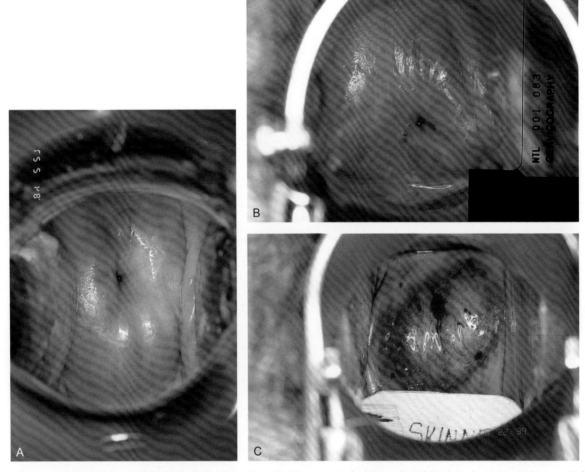

图 48-1　A. 锥切后宫颈，长度缩短约 30%，宫颈管中度狭窄。B. 重度狭窄。外口位于隐窝处，可见血液。C. 非常严重的狭窄。在宫颈中央可见如针头大小的开口

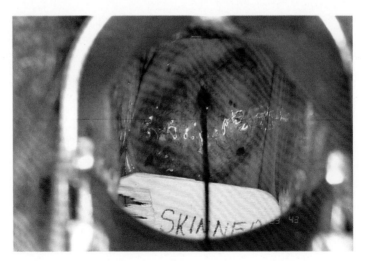

图 48-2　将小型 Hegar 扩张器探入宫颈外口，尝试扩张宫颈管的小开口

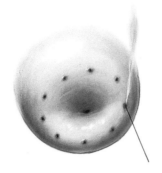

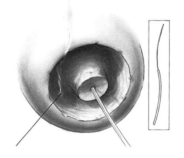

A

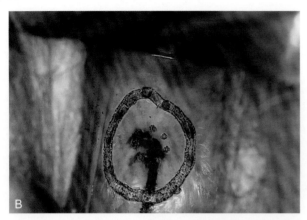

B

图 48-3　A. 注射垂体后叶素后，超脉冲激光灼烧标记点为重建宫颈管做准备；B. 连接成环形的标记点距离宫颈管狭窄的开口 3~5 mm。此步骤的目的是去除周围致密的瘢痕化的宫颈组织以重建宫颈

A

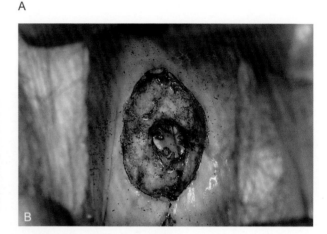

B

图 48-5　A. 小型 Hegar 扩张器再次探入宫颈管；B. 一旦宫颈管与周围瘢痕组织分开，可用更大号的探针扩张宫颈管。注意现在 2 mm 的扩张器可以探入

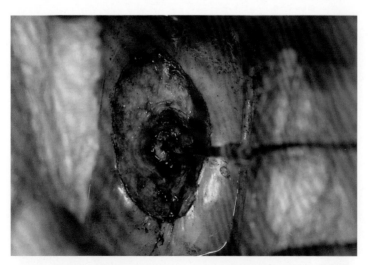

图 48-4　周围瘢痕已被汽化去除。可见到并触及瘢痕下柔韧的组织

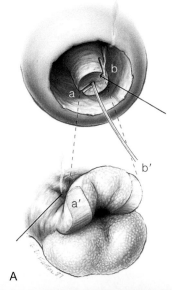

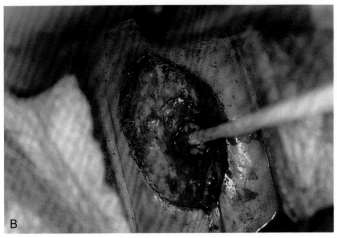

图 48-6 A. 可见红色宫颈管黏膜。激光束聚焦切除，宫颈管从 1 点 (b) 至 7 点 (a) 被打开。激光束直径扩大至 2 mm，功率调至 5~10 W，直接灼烧黏膜下方，使黏膜外翻。a′原 7 点钟位置切缘；b′原 1 点钟位置切缘。B. 蘸湿的棉棒现在可探入扩张的宫颈管内

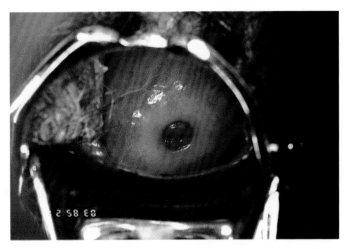

图 48-7 术后 6 周，可见无狭窄的宫颈管

（赵 超 杨莹超 译 魏丽惠 校）

宫颈环扎术

Michael S. Baggish

宫颈功能不全指在妊娠中期或妊娠晚期的早些时候出现无痛性宫颈扩张及宫颈管缩短（图 49-1）。一般伴随着羊膜脱出宫颈，最后，胎儿娩出伴有或不伴有胎膜破裂（图 49-2）。诊断宫颈功能不全需要一次或以上的产科由于无痛性分娩及宫颈扩张造成的妊娠终止病史。

一旦怀疑此诊断，需要决定是否环扎宫颈。多数宫颈环扎术经由阴道进行。

子宫颈环扎术（Shirodkar 术式）的目的是重建宫颈，使其处于不扩张的状态，并延长宫颈管的长度。一般来说，术中使用不可吸收缝线环扎于宫颈内口或内口水平之上。如果需要增加宫颈管长度，那么部分宫颈峡部需要在术中缝扎。这将消除宫颈管上部黏膜的漏斗效应并增加 1~2 cm 宫颈管长度。在术中需要小心将阴道与宫颈分离，并在靠前上方操作，避免损伤远处输尿管（在子宫膀胱接合处）。输尿管位于阴道前方，并越过阴道前外侧穹隆处进入膀胱底（膀胱三角区）。

放置大小合适的阴道拉钩于阴道后穹隆以显露宫颈。小型 Dever 拉钩置于阴道两侧穹隆，指状（小的 Richardson）拉钩于阴道前穹隆。使用 0 号薇乔线先于宫颈的 3 点钟、9 点钟位置 8 字缝合以牵拉宫颈（图 49-3A）。缝线不应该过于深入侧穹隆，以免损伤输尿管。缝线需要在宫颈上朝向阴道方向。

之后，在宫颈前唇阴道反折位置注射 10~20 ml 生理盐水以创造切开空间。对宫颈后唇也重复同样步骤。用手术刀切开长约 2 cm 的阴道反

折。阴道黏膜很容易与宫颈分开。对后唇重复相似的步骤。阴道拉钩现在可置于宫颈和阴道之间（图 49-3B 和 C）。

需要将两头连有双针的 Mersilene 带引入宫颈前唇切口中以完成宫颈内口水平或内口水平以上的环扎。针在阴道及宫颈间滑动，相对应的，分别穿过右侧和左侧，在后唇切口中穿出（图 49-3D）。绑带在宫颈后唇打结，注意不要过度拉紧，以免切入宫颈组织中，甚至更严重的会穿破宫颈。避免这种情况可以通过在宫颈置入一个金属导管，或者坚硬的橡胶导管，而让绑带沿导管打结（图 49-3E）。3-0 聚丙烯缝线应该分别在宫颈前、后唇将绑带和宫颈固定，以免绑带脱位。黏膜切口可以用 2-0 薇乔线单纯间断缝合（图 49-3F）。

McDonald 最初认为，可用 4 号编织丝线缝扎宫颈，从宫颈前唇开始（12 点钟方向），从阴道皱襞过渡至平滑的宫颈黏膜处，依次顺时针或逆时针，环绕宫颈缝合宫颈外周组织，分别穿过 3、6、9 点钟位置直到回到 12 点钟位置（图 49-4A 和 B）。此时，助手配合将示指或小指置于宫颈管中拉紧缝线，并确保打 3~4 个线结（图 49-4C）。尽管 McDonald 认为宫颈阴道接合部等同于宫颈内口，但实际上，接合部位于内口下方（图 49-4C，插图）。于宫颈内口处缝合意味着缝线进入阴道前壁，存在损伤输尿管和膀胱的可能。现在，2 号聚丙烯缝线及 Mersilene 带在环扎技术中应用更普遍。

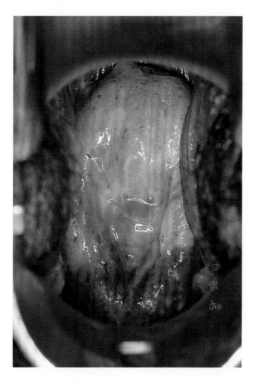

图 49-1　患者由于异常的宫颈细胞学涂片而行阴道镜检查。宫颈口打开，并且可以见到宫颈管扩张缩短。可以很明显看到淡蓝色的羊膜

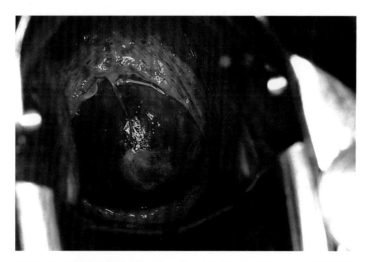

图 49-2　进展迅速的无痛性分娩。宫颈口扩张约 5 cm 接近完全扩张，羊膜脱入阴道

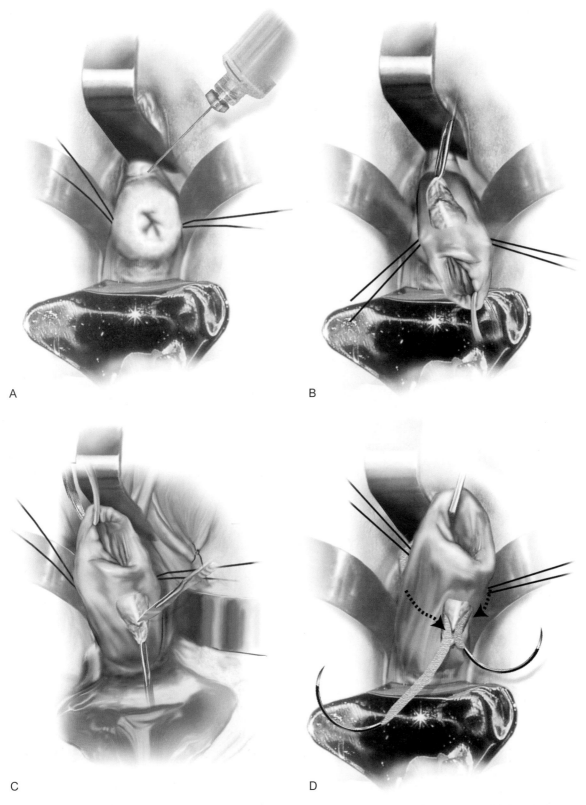

A

B

C

D

图 49-3　A. 阴道上子宫颈环扎术 (Shirodkar 环扎术)。宫颈使用 2 根 0 号薇乔线在宫颈阴道返折处 3 点钟和 9 点钟方向缝扎以固定宫颈。注射 10~20 ml 生理盐水入宫颈黏膜下创造一个可以切开的环境。B. 在宫颈前唇表面 12 点钟方向做一个横行 2 cm 的切口，往下牵引耻骨宫颈筋膜。向上推开膀胱 (膀胱位于宫颈上方)。C. 相似的切开宫颈后唇表面。在该病例中，需要切开道格拉斯陷窝，使宫颈与其分开。D. 带着两根大弯针的 Mersilene 带分别从两侧经过宫颈前唇切口，从后唇切口穿出。现在宫颈完全被 Mersilene 带环绕

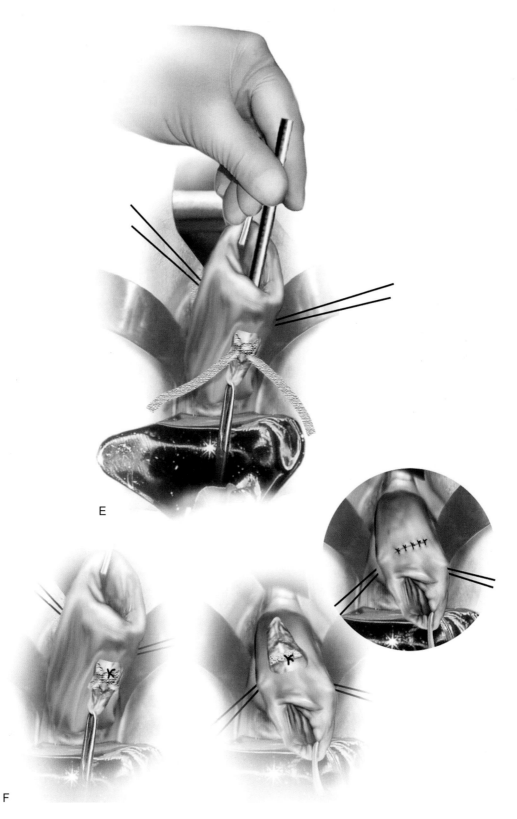

E

F

图 49-3 续　E. 剪去弯针，绑带绕过橡皮导管在 6 点钟方向系紧；F. 3-0 尼龙线分别在宫颈前、后唇将绑带与宫颈表面固定在一起，防止绑带移位。最后，切口用 2-0 薇乔线连续或间断缝合

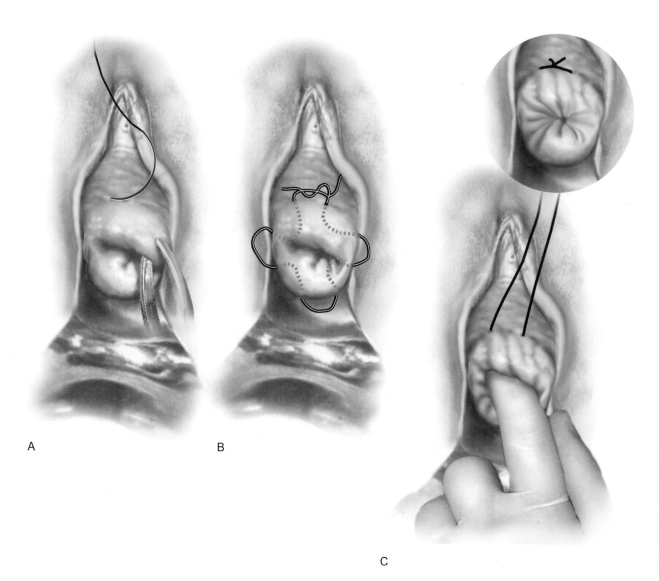

A   B

C

图 49-4 子宫颈阴道环扎术 (McDonald 环扎术)。前唇用宫颈钳固定。A. 2 号聚丙烯缝线从宫颈前方开始，在宫颈阴道黏膜接合处之下缝合；B. 分段顺时针缝合宫颈一周，确保缝合位于宫颈黏膜和基质中；C. 绕过助手手指拉紧缝线。这样防止缝线过紧，切伤宫颈组织。插图所示为最后缝合完毕的褶皱的宫颈表面 (荷包式或烟草袋缝合效果)

（赵　超　杨莹超　译　魏丽惠　校）

第50章

宫颈残端切除术（宫颈切除术）

Mickey M. Karram, Michael S. Baggish

　　宫颈残端是指在子宫部分切除术后残留的宫颈部分（图 50-1）。历史上，宫颈水平以上的子宫部分切除一般在不利的情况下进行，比如，需要快速终止的手术（复杂妊娠等）。但是，近年来，更多开展选择性腹腔镜下或机器人子宫部分切除术。随之而来的宫颈残端切除或子宫颈切除术，需在某些因素，如持续出血、脱垂、疼痛或宫颈疾病情况下进行。

　　经阴道宫颈残端切除有一些固定步骤。尽管打开腹膜腔并非必需，但需要优先保证完全切除宫颈，闭合道格拉斯窝，悬吊阴道以防脱垂。宫颈残端用单齿宫颈钳钳夹并向下牵引。用 25 号针头连接 10 ml 注射器将 1:100 稀释后的垂体后叶素注射液注入宫颈及阴道黏膜下。这样可以形成一个可供切除的空间。注射区为宫颈周围（图 50-2A）。使用手术刀，在阴道宫颈接合处下方环形切开宫颈黏膜（图 50-2B）。向前仔细游离膀胱，向上推开阴道及输尿管，使其远离宫颈（图 50-2C 及图 50-3A）。道

格拉斯窝及直肠可在宫颈后方游离开（图 50-3B）。主韧带下部可用 Zeppelin 钳钳夹（图 50-2D 及图 50-4）。确认并钳夹宫骶韧带（图 50-2E 及图 50-5）。切断钳夹组织，并用 0 号薇乔线缝合。持续向下牵拉宫颈断端，直到宫颈在后方彻底与直肠分离（直肠阴道间隙可以钝性分离）（图 50-6）。膀胱有可能与残端粘连，此时可能需要锐性分离膀胱与宫颈（图 50-7）。组织剪从膀胱方向朝宫颈方向小心剪开组织。剪下并移开残端（图 50-2F，图 50-8 和图 50-9）。主韧带及宫骶韧带残端分别缝至阴道两侧，然后用 0 号薇乔线间断水平缝合阴道残端。如果有脱垂，应进行阴道后穹窿悬吊术（第 53 章和第 55 章）。

　　需要注意的是，应知道在宫颈残端切除术中，膀胱腹膜也许就在宫颈断端上方，向后下缝合膀胱腹膜将会覆盖残端并使其腹膜化。相反的，为了相同目的，需要向前缝合乙状结肠腹膜。

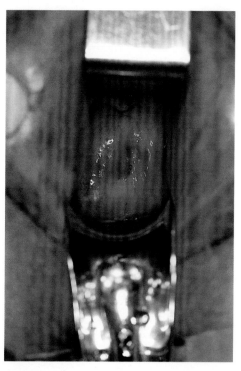

图 50-1 在腹腔镜子宫次全切除术后，宫颈仍保持在原位。患者后续因持续异常白带及接触性出血需要行宫颈残端切除术

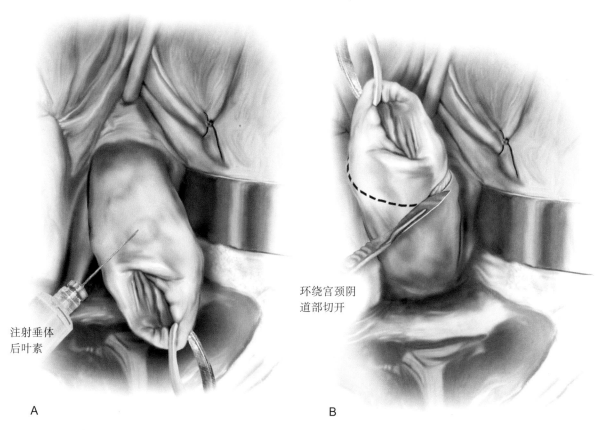

注射垂体后叶素

环绕宫颈阴道部切开

A   B

图 50-2 A. 使用宫颈钳钳夹宫颈并向下牵拉。细针刺入黏膜下，将 1:100 垂体后叶素注入宫颈 12 点钟方向，继续注射至环绕宫颈一周。B. 在距离宫颈外口 5~10 mm 处环形切开宫颈黏膜

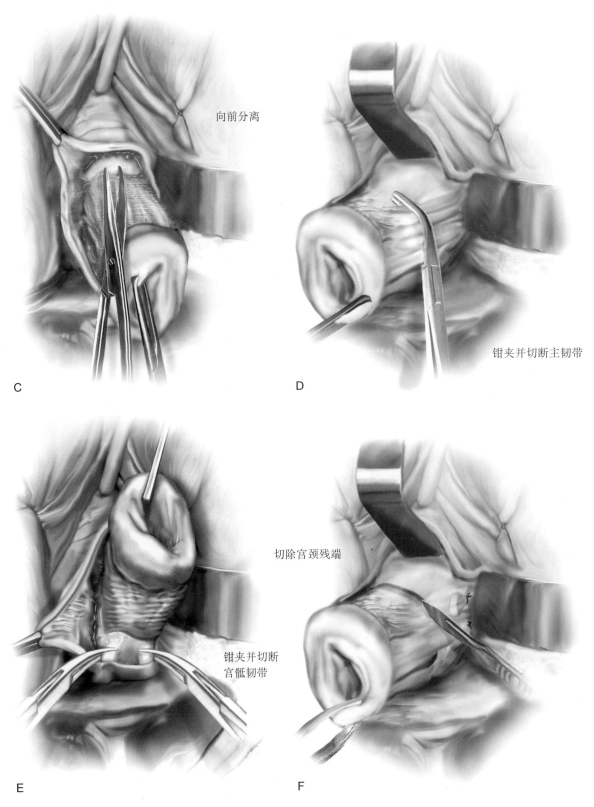

图 50-2 续　C.锐性分离膀胱及阴道前壁，相似的，将阴道后壁及道格拉斯窝与宫颈分开。D.钳夹主韧带下部。E.相似处理宫骶韧带：钳夹、切断及缝合。F.在处理其韧带及血管后，宫颈残端用尖刀或剪刀从原位置切除

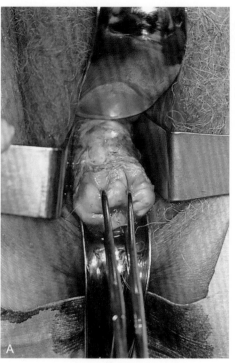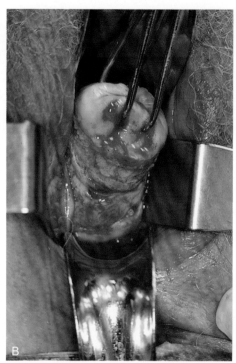

图 50-3　A. 使用组织剪将膀胱从宫颈前方分离。注意保持宫颈下方紧张度。B. 将道格拉斯窝和直肠从宫颈后方分离。注意向上方牵引宫颈，以有利于后方分离

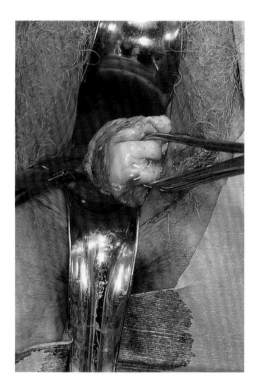

图 50-4　主韧带被钳夹切断并用 0 号薇乔线缝合

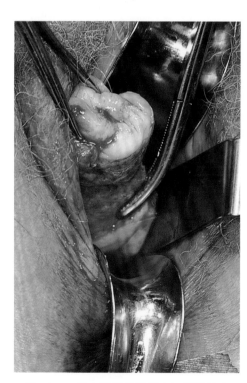

图 50-5　子宫骶韧带被钳夹切断并缝合

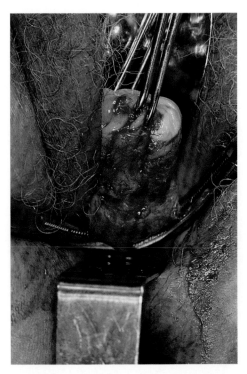

图 50-6　横行钳夹宫颈顶端。注意直肠从宫颈后方完全分开

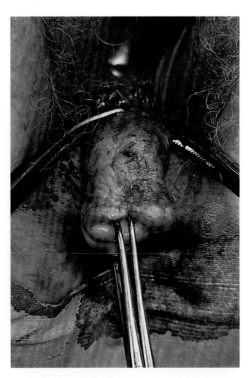

图 50-7　将膀胱及输尿管推向上方，为弯钳钳夹提供空间

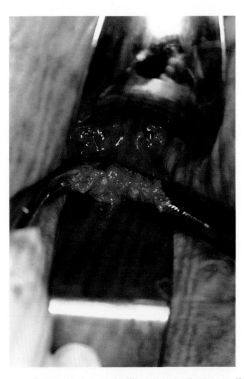

图 50-8　残端已切除。主韧带剩余的部分用 0 号薇乔线或聚二噁烷酮缝线 (PDS) 缝合

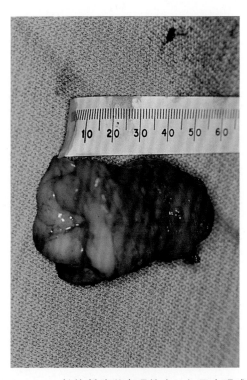

图 50-9　4 cm 长的断端送病理检查。如果表现或可疑宫颈上皮内瘤变，可以将宫颈类似锥切标本连续切片进行检查

（赵　超　杨莹超　译　魏丽惠　校）

第十一部分

阴道手术

第51章

阴道的解剖

Michael S. Baggish, Mickey M. Karram

阴道是连接子宫下部（子宫颈）和外界环境的潜在通道。处女膜环至阴道前壁顶端长 8~8.5 cm，到侧穹窿顶端长 7~7.5 cm，到后穹窿顶端则为 9~9.5 cm。为了清楚阐述结构，可将阴道分为三个部分：上段、中段和下段。阴道上 1/3 段与子宫颈密切相连，附着其上（图 51-1）。阴道前壁全程与膀胱和尿道相邻，后壁与直肠相邻。在阴道的下 1/3 段，阴道、直肠和尿道共同附着在盆壁上。阴道的下 1/3 段还与外阴紧密相联，附着于阴道前庭（图 51-2A）。这一特别区域可被视为阴道的出口和入口。事实上，在阴道的下 1/3 段，尿道、阴道、直肠-肛门可视为一个相互关联、相互依赖的整体而不是解剖学上的独立个体（图 51-2B 和 C）。如果我们把耻骨联合锯开并将膀胱和尿道从阴道前壁解剖开来，我们可以更好地理解其相互关系（图 51-2D~F）。

显微镜下阴道是由多层非角化的鳞状上皮构成。上皮下为由胶质和弹性组织构成的基质。其下为平滑肌组织，其间夹杂有胶原。上皮从顶部到底部厚 0.15~0.30 mm（从表层到基底膜）。生育年龄女性月经周期中阴道全层厚度为 2~3 mm。

一、阴道下 1/3 段

处女膜缘构成了阴道和前庭的边界（图 51-3A和 B）。尽管正常情况下阴道内没有腺体，但其附近有数个能够分泌黏液的结构：尿道旁腺和前庭腺体（图 51-4）。前庭大腺位于阴道后壁下部距离前庭 15 mm 处（图 51-5A 和 B）。在 6 点钟位置，直肠位于阴道下 3~4 mm，尿道位于阴道前壁 12 点钟方向上 2~3 mm 处（图 51-6A 和 B，图 51-7A）。

阴道血流丰富，尤其是从处女膜缘至尿道膀胱接合处的阴道前壁及侧壁（图 51-7B）。大的静脉窦及海绵窦是主要的血供源泉，在前庭处尤其明显。球海绵体在前庭下 1.5 cm 处，位于阴道前侧壁，紧邻尿道。尿道前壁及侧壁放射状覆盖着从阴蒂至球海绵体分支的海绵体组织（图 51-8A~G）。在分离这个区域时，我们需要特别注意阴道这段前部及两侧的血管分布，考虑使用血管收缩药物。

二、阴道中 1/3 段

阴道中 1/3 段起始于尿道膀胱连接处，跨越耻骨联合的下面（后下缘）（距离处女膜缘 2.5~3.5 cm）。在阴道中下 1/3 交界处的阴道侧壁和后壁附着于肛提肌（图 51-7C）。此部分与阴道下 1/3 段一起，构成阴道活动性最大的部分。

三、阴道上 1/3 段

阴道上段与膀胱紧密相邻，但不与尿道相邻。中间一层松弛的结缔组织可将膀胱和阴道轻松分开（图 51-2D~F）。与此相似，直肠与阴道也可轻易分离。但如果从下部开始分离，由于阴道壁、膀胱及尿道接合紧密，则分离较困难。阴道终止环绕于宫颈，其顶端被分为前后穹窿。阴道顶端基质实际上与子宫主韧带和骶骨韧带密不可分（图 51-7D）。在阴道后穹窿与道格拉斯窝（直肠子宫陷凹）之间有一个无血管区（即腹膜腔入口）。要想理解阴道上部与膀胱、尿道及宫颈的关系需要我们对直肠骶骨间隙及耻骨后（腹膜外）间隙的解剖有精确的了解。尽管许多妇科专家认为阴道的两侧为阴道旁，但实际阴道旁间隙由环阴道的全部范围构成。其耻骨后间隙前部的边界是耻骨联合和耻骨，后部边界是膀胱。膀胱旁间隙延伸至膀胱的各个边界，上部终止于耻骨和闭孔内肌，下部终止于闭孔内肌和坐骨。肛提肌起源于耻骨下支下缘和闭孔内筋膜，向下与阴道中 1/3 与下 1/3 交接处相通并延伸至会阴体及肛周。只有将耻骨去除掉后才能清晰地看出该处的解剖（图 51-9A～D）。

关于有哪些结构支撑并维持着阴道及其相邻脏器，包括膀胱、尿道和直肠的位置及完整性，存在很多争议。我们标记出了单独及成对起支持作用的解剖位点（图 51-10A～C）。尿道和膀胱的稳固与阴道前壁上部及前、侧穹窿密切相关（图 51-11A 和 B）。尿道、膀胱及阴道前壁依赖共同的壁并与阴道后壁及直肠相关。图 51-11C 显示去除耻骨后尿道（尿道阴道复合体）和膀胱的整体观（图 51-11C～G）。阴道上部的支持主要来源于主韧带及阴道与膀胱和直肠接合部，并部分依赖于子宫骶韧带。因此阴道顶端的支持主要源于深部的主韧带（图 51-12A～C）。同时，在宫颈、阴道上段及膀胱之间存在着一层银白色的筋膜。这就是耻骨宫颈筋膜，也可被认为是阴道旁筋膜的一部分（图 51-13）。深部的主韧带延伸至膀胱旁间隙直至侧盆壁，即闭孔内肌、盆筋膜腱弓并向后达坐骨棘及坐骨直肠间隙（图 51-14A～G，图 51-15A～C）。

阴道上部的神经支配来源于汇入下腹神经丛的盆丛、椎前神经节及骶神经。阴道下段的神经支配为阴部神经。奇怪的是，阴道对于活检钳和轻微的触碰也很敏感（图 51-14A）。

阴道的血供来源于子宫动脉的分支、阴道动脉和阴部内动脉。

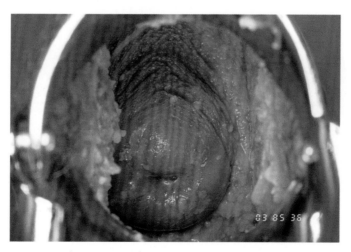

图 51-1　阴道上 1/3 段紧邻子宫，尤其是子宫颈。在围绕子宫颈的阴道顶端可见多皱的阴道黏膜逐渐融入子宫颈的光滑黏膜。阴道顶端围绕宫颈中央形成阴道穹窿

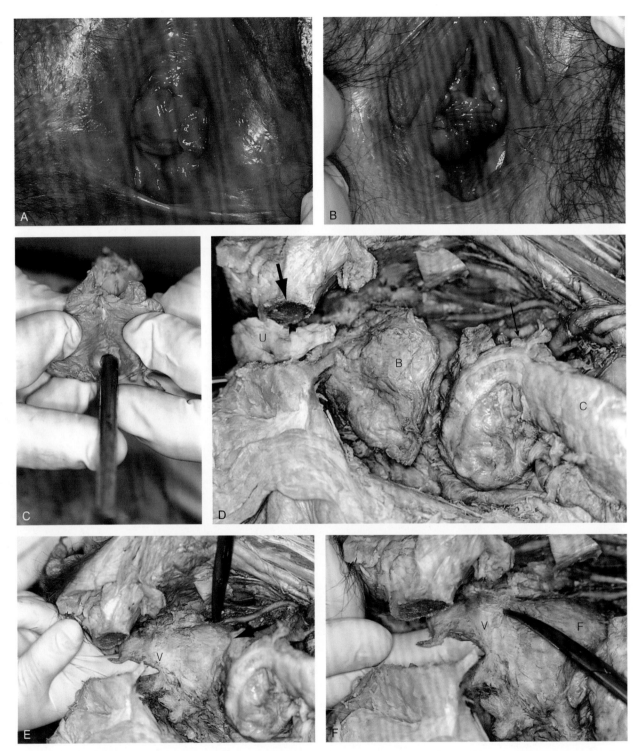

图 51-2　A. 阴道下 1/3 段与小阴唇、前庭、尿道和直肠形成一个单元，尿道与阴道前壁融合，阴道前后壁紧贴在一起；
B. 与图 51-2A 的阴道下段相比，这个女性的阴道前后壁之间有可见的空隙，注意增大的尿道外口的大小和形状；C. 图
显示的是从阴道前壁解剖下来的膀胱、尿道和前庭，一个金属导管从尿道插入近膀胱处；D. 耻骨被锯开（箭头所示），
之前被分离的膀胱 (B) 和尿道 (U) 被重新放回至盆腔，膀胱覆盖在后倾的子宫上，乙状结肠 (C) 覆盖在子宫上，后者
位于道格拉斯窝，小箭头指向右侧输尿管；E. 膀胱尿道复合体被移开，显露出阴道前壁 (V)，医生的手指在部分切开
的阴道内，并触及右侧穹窿（箭头），剪刀位于尿道旁；F. 图 51-2E 的详解，剪刀剪断指向阴道壁的耻骨宫颈筋膜，
剪刀的刃部位于前述的筋膜并抵住阴道前穹窿 (F)，注意被锯开的耻骨两端位于戴着手套的医生手指上

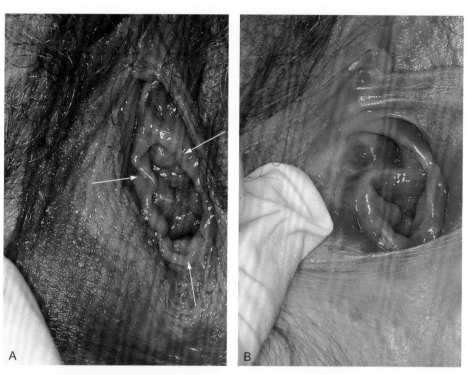

图 51-3　A. 处女膜环（箭头所指）将阴道和前庭分开；B. 这是一例前庭炎症患者，阴道与前庭之间的边界更加明显

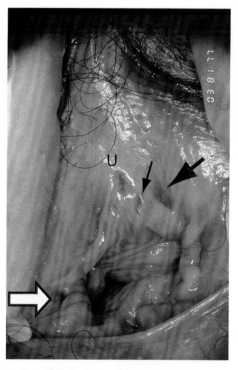

图 51-4　明显的阴道附近的数个腺体。斯基恩腺（小箭头）、尿道旁腺（大箭头）和巴氏腺（白色箭头）均与阴道外口关系密切。U. 尿道终末端

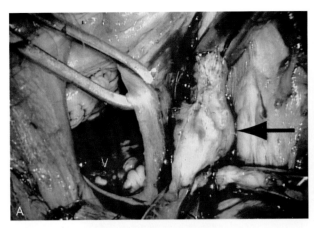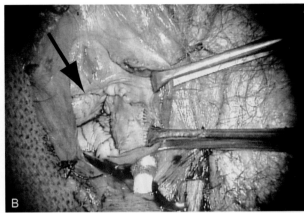

图 51-5 A. 图片显示巴氏腺与两侧阴道后壁 (V) 之间的关系。V 覆盖在血供丰富的阴道后壁黏膜上。镊子所夹的是巴氏腺的上下缘（箭头指向腺体）。Allis 钳所触的是阴道下段侧壁（阴道口）。B. 箭头所指为阴道。Allis 钳抻开处为覆盖着巴氏腺位置的阴道侧壁。直肠镜拭子放置在去除了腺体的缺损部位。腺体位于距离阴道口边缘下 15 mm 处

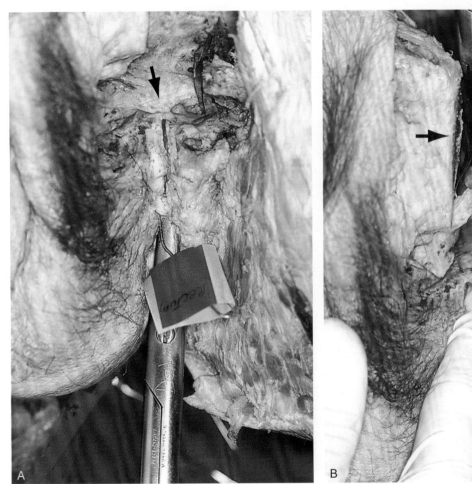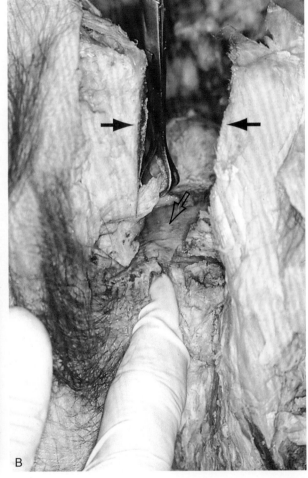

图 51-6 A. 剪刀被放置在肛门内。注意肛门（剪刀）到达阴道后壁的方向。阴道内的突出物有箭头指示。B. 肛门括约肌和会阴体被切开，以便可以清楚地看到放置在肛门内的手指与阴道后壁的关系。巴布科克钳所触的是切开的阴道前壁。空心箭头指向阴道后壁。两个黑色箭头指示的是切开的耻骨

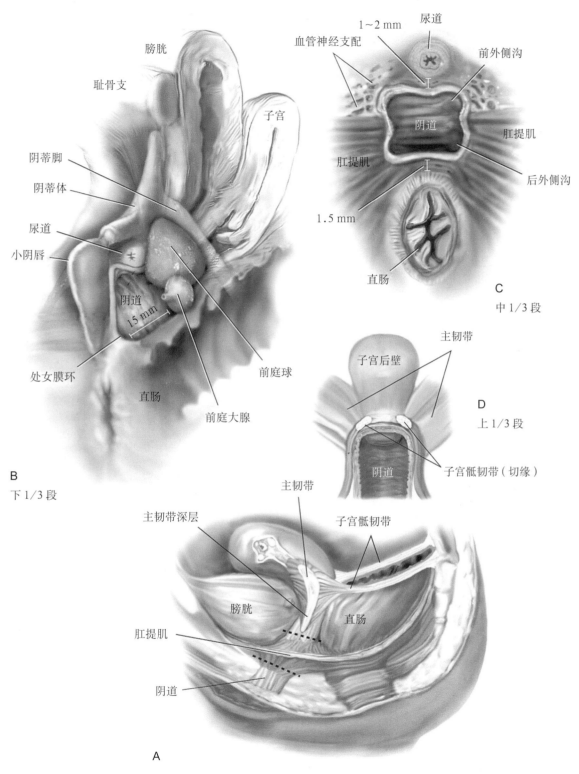

图 51-7 A. 阴道按照长度被分为三段。下 1/3 段与处女膜环附着并与外阴前庭相连。阴道中段及下段上部两侧与肛提肌相接。上段与子宫颈相连。主韧带和子宫骶韧带对阴道上段及子宫起支撑作用。阴道前壁全层与膀胱及尿道相邻，后壁全层与直肠相邻。B. 阴道下段左侧壁被移走。阴道下段右侧壁可见。从前庭表面向下约 15 mm 为巴氏腺和左侧前庭球。它们位于左侧阴道侧壁和后侧壁的暴露空间。从耻骨降支跨越阴道和尿道的是阴蒂壶腹部（阴蒂海绵体）。C. 阴道中 1/3 段的横截面。注意直肠和尿道的关系。肛提肌深入阴道侧壁。前壁和侧壁的沟槽由阴道前后壁共同形成，与较固定的侧壁相比，它们的活动度更大些。D. 阴道上 1/3 段，后壁被切除。注意子宫骶韧带及主韧带下部与阴道顶端的关系

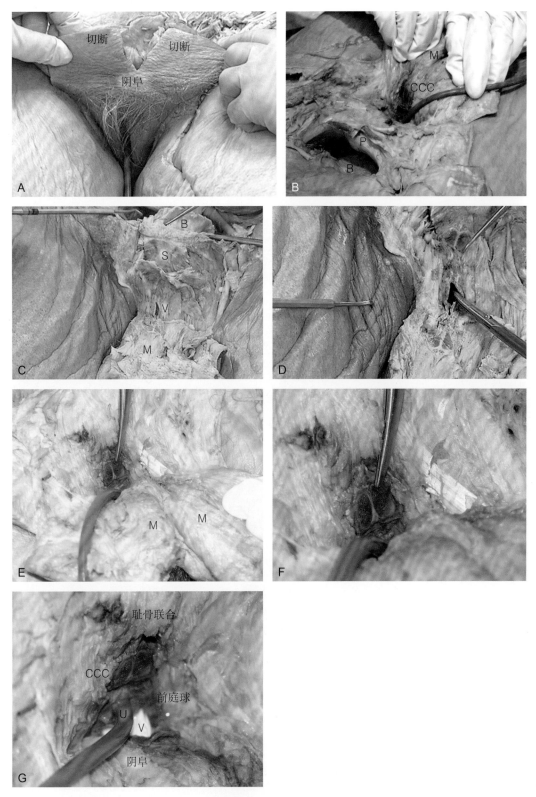

图 51-8　A. 阴阜突起部位被切开。尸体的尿道内放置了尿管。B. 阴阜 (M) 被切开拿掉。这幅图可以看到阴蒂海绵体 (CCC) 的远端位置。耻骨后间隙被打开了，可以更好地理解耻骨、耻骨联合 (P)、膀胱 (B) 与阴道中段的关系。C. 这幅图是从足部向头部侧看。阴阜 (M) 下翻，可看到阴道中段 (V) 位于耻骨联合 (S) 下方。膀胱 (B) 位于耻骨后方。D. 为图 51-8C 特写，解剖剪置于阴道中段。上面的吊钩指示的是阴蒂海绵体。E. 尿管在尿道内。剪刀所指为尸体的阴蒂，位于尿道中段上方。阴阜 (M) 已经切除，折向尾端。F. 特写图显示海绵样结构与海绵体组织相符。G. 术者手指在阴道 (V) 内，前庭球三面围绕尿道 (U)。阴蒂海绵体 (CCC) 位于尿道前方，前庭球状组织位于两个结构之间

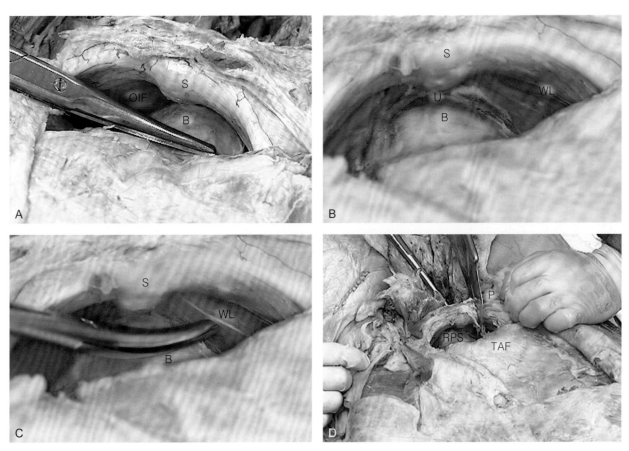

图 51-9　A. 通过充分显露耻骨后间隙可以更好地理解尿道、阴道和膀胱之间的关系。重要的指示点包括耻骨联合 (S)、闭孔内肌及其筋膜 (OIF) 和膀胱 (B)。B. 耻骨后间隙的这个视角可以清晰地看到尿道膀胱汇合处 (U 和 B) 及耻骨联合 (S) 下缘。闭孔内肌筋膜有部分增厚外观呈白色，即为白线 (WL)。C. 剪刀尖部放置在闭孔内肌筋膜的白线 (WL) 处。D. 分离开的耻骨后间隙 (RPS) 位于腹膜外。腹腔内容物位于腹横肌筋膜 (TAF) 下，后者与前腹壁的壁层腹膜相连。如果不锯开并拿掉部分耻骨 (P)，就不能够很好地理解阴道中上段与尿道和膀胱的关系

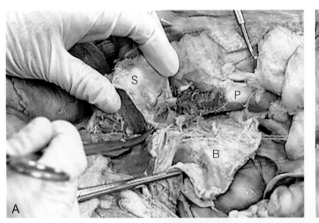
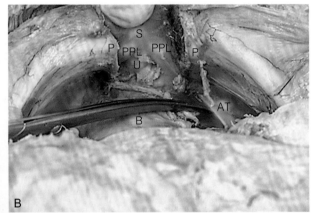
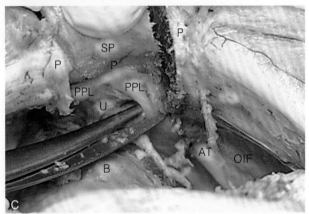

图 51-10　A. 耻骨联合 (S) 被锯开。耻骨 (P) 的切缘清晰可见。尿道越过耻骨联合下方与膀胱 (B) 接合处最重要的支撑结构是后面的耻骨前列腺韧带 (耻骨尿道韧带)。钳子指向为左侧的韧带。B. 切开的耻骨被向前拉开，显露出尿道 (U) 膀胱 (B) 接合处。注意切开的耻骨 (P) 边缘。在耻骨联合 (S) 下缘可清楚地看到右侧和左下侧耻骨前列腺韧带 (PPL)。注意盆筋膜腱弓 (AT) 终止在双侧的耻骨前列腺韧带 (PPL)。C. 右侧耻骨前列腺韧带 (PPL) 似乎被切断以便可将耻骨联合 (SP) 从尿道 (U) 和膀胱 (B) 处游离下来。P. 耻骨切缘；OIF. 闭孔内肌筋膜；AT. 盆筋膜腱弓

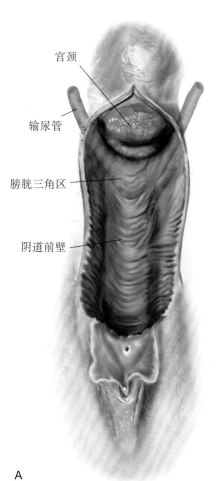

宫颈

输尿管

膀胱三角区

阴道前壁

A

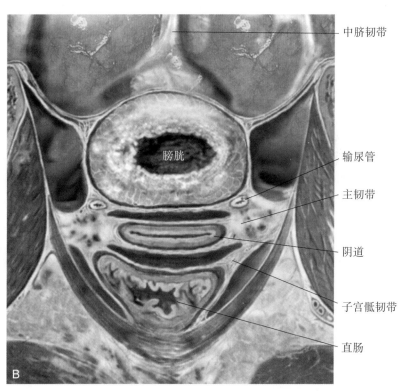

中脐韧带

膀胱

输尿管

主韧带

阴道

子宫骶韧带

直肠

B

图 51-11 A. 直肠和阴道后壁被切开。图例为尿道和膀胱底与阴道前壁的关系。尿路结构为粉色。如果该图反过来，尿道和前庭与阴道前壁的关系更易理解。B. 冠状切面可详细看到阴道上段、子宫、主韧带、膀胱阴道间隙和直肠阴道间隙之间的关系

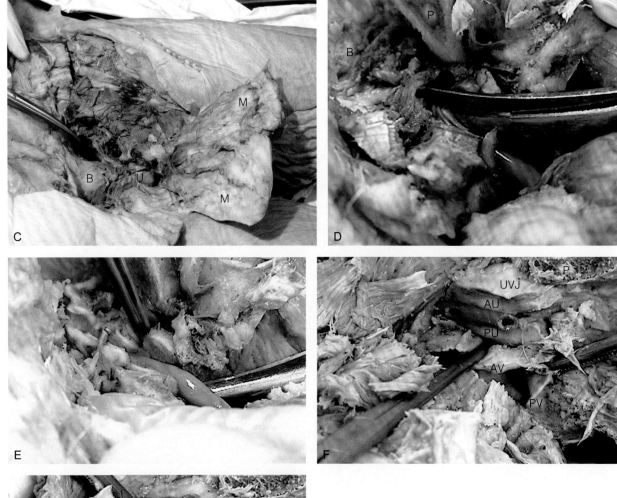

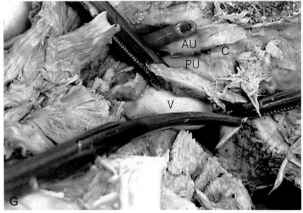

图 51-11 续　C. 只有将耻骨大部分被切除后才能看清楚尿道 (U)、膀胱 (B) 及膀胱周围间隙（剪刀指处）的全景。D. 将耻骨切开可有效地解剖出之前位于耻骨联下方的尿道。尿道前壁及膀胱前壁被剖开。E. 尿道前壁被完全打开，膀胱前壁同样被打开。F. 尿道和阴道有共同的壁。在尿道被切开之前先放置了尿管。一纵行切开尿道旁连接处 (UVJ)。尿道 (AU) 前后壁 (PU) 可见。剪刀指向尿道阴道壁，尤其是阴道壁 (AV)。阴道后壁 (PV) 同样可见。G. 尿道 (AU 和 PU) 与阴道 (V) 上段的关系由放置在阴道内的医生的手指显示处

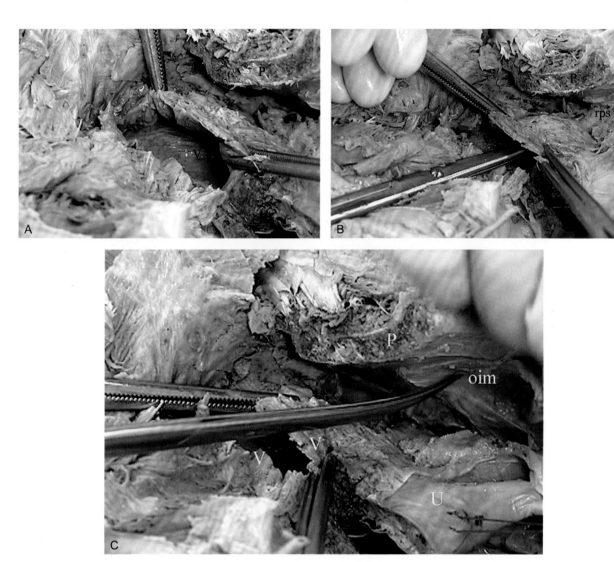

图 51-12　A. 位于耻骨联合后的阴道 (V) 上 1/3 段和中 1/3 在这幅图上可清晰地看到。切开的斜行的耻骨 (P) 断端在图右上角。B. 剪刀通过阴道右上壁到达切开的耻骨后 (头侧) 的耻骨后间隙。C. 子宫被切开呈矢状面，子宫被蓝色的牵引针向上牵拉，克氏钳位于宫颈阴道部。宫颈也是矢状面，阴道纵行切开，阴道前后壁清晰可见。剪刀指向闭孔内肌 (oim)。P. 切开的耻骨边缘

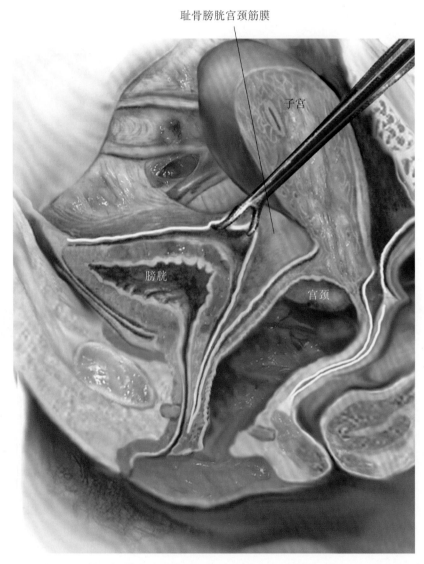

图 51-13　图片显示耻骨膀胱宫颈筋膜。筋膜达到宫颈部位，随着这一间隙的延伸，如果解剖正确，可以将阴道从尿道和膀胱上分离下来

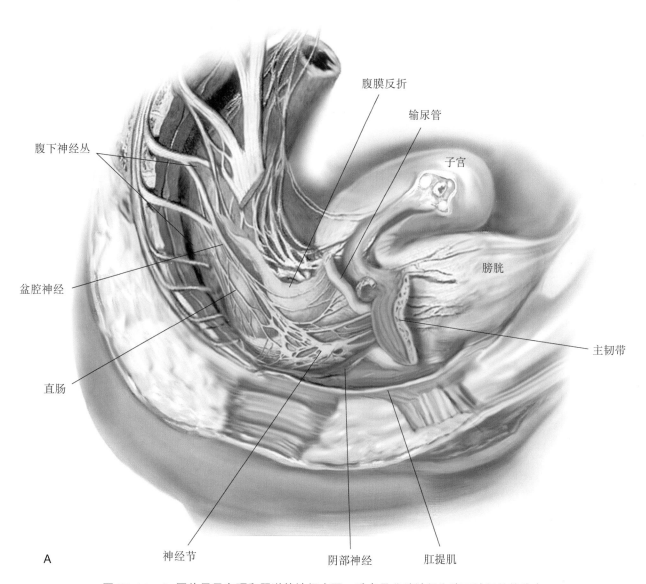

图 51-14　A. 图片显示宫颈和阴道的神经支配。重点是盆腔神经和腹下神经丛的分布

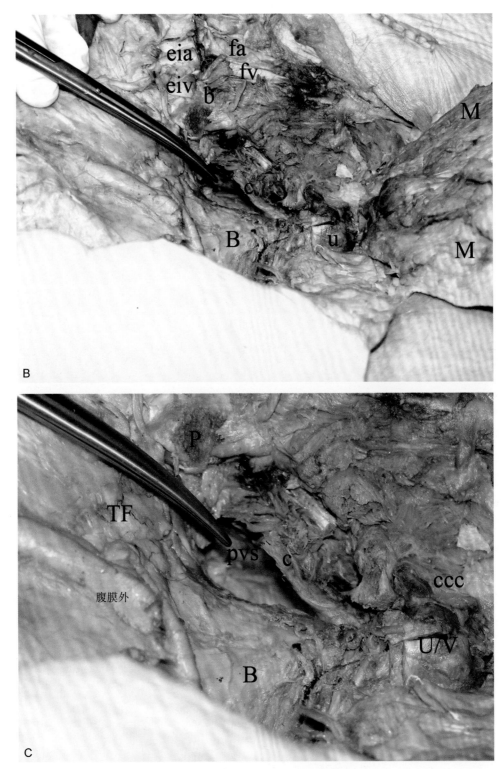

图 51-14 续　B. 为从上俯视的耻骨后和耻骨下的全部区域。髂外动脉、静脉 (eia, eiv) 直至达大腿部位，可见绕过耻骨 (b) 切缘的股动脉、静脉 (fa, fv)。尿道 (u) 沿着阴道壁被大部分切开。主韧带深支附着在膀胱底和阴道上段。阴阜 (M) 被剖开翻向足侧。C. 是图 B 的放大，可精细地看到尿道阴道复合体 (U/V)、膀胱和膀胱侧间隙 (pvs) 及主韧带的深部 (c)。左侧阴蒂壶腹部在 U/V 中部的左侧。背景处是被切开的耻骨 (P)。腹横肌筋膜 (TF) 覆盖在容纳前腹腔内容物的腹膜（即腹膜外）

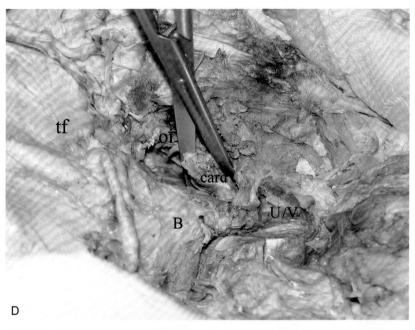

D

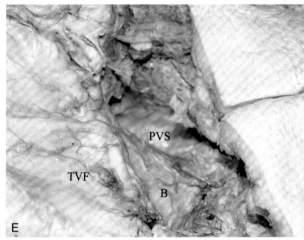

E

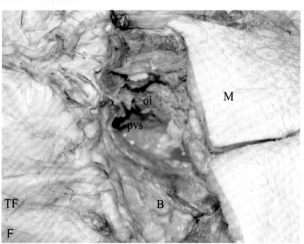

F

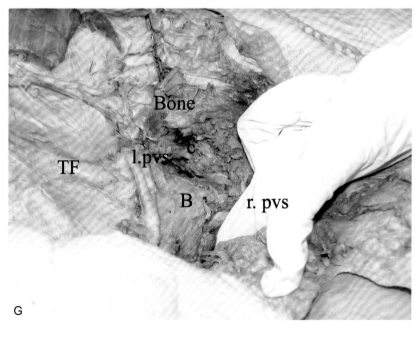

G

图 51-14 续　D. 剪刀所剪部位是深部主韧带 (card)。E. 深部主韧带被切开，充分显露出膀胱周围间隙 (PVS)，延伸至坐骨后下方。F. 为放大图，切开的阴阜 (M) 被放置回原位，主韧带被切开，可以看清闭孔 (oi) 和深部膀胱侧间隙 (pvs) 之间的关系。G. 本图显示的是左侧主韧带深部 (c)、左侧膀胱间隙 (l.pvs) 和膀胱 (B)。医生的手指放在右侧膀胱间隙 (r.pvs)

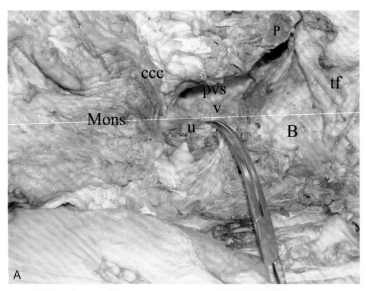

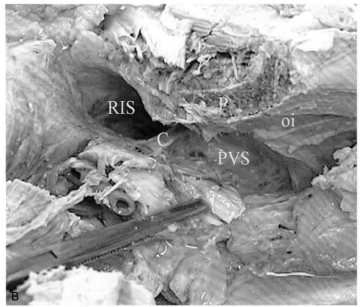

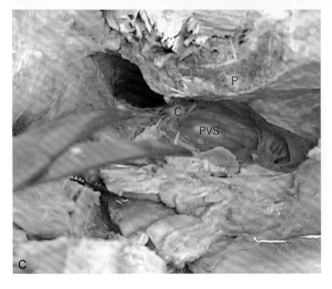

图 51-15　A. 这是一幅左侧观图。阴阜再次被拿下来。耻骨 (P) 被锯开。操作者的手指放在阴道 (v) 内，阴道被推向右侧尿道 (u) 与膀胱 (B) 连接处。钳子指向膨出的阴道。右侧阴蒂海绵体 (ccc) 位于原本耻骨联合位置的前面。B. 右侧膀胱间隙 (PVS) 和坐骨后间隙 (RIS) 的近观。注意深部主韧带 (C) 沿着盆筋膜腱弓后面的走行和弓形，呈现出比由闭孔内筋膜形成的盆筋膜腱弓更结实的结构。C. 剪刀在剪开右侧主韧带 (C)，后者将坐骨后间隙和膀胱侧间隙 (PVS) 连接起来。P. 切开后的耻骨缘

（程文瑾　译　孙秀丽　校）

第 52 章

阴道前后壁的解剖支持

Mickey M. Karram

结缔组织连接结构，在不同水平稳定阴道结构（图52-1）。Ⅰ级结构是指子宫骶韧带／主韧带复合体，代表了头端的支持结构。Ⅱ级结构由沿阴道走行的前后连接结构组成。Ⅲ级结构为包括会阴在内的阴道最下端和远端部分。每一个层级都在维持盆腔器官支持方面起着重要的作用。

为了安全地进行女性盆底手术操作，医生必须先很好地理解这一区域的三维解剖。主要包括对这一区域重要的血管神经的走行，以及各结构与它们所支撑的脏器之间的关系。图52-2是盆腔的横截面图，显示了供应阴道的多个血管、盆腔内脏、输尿管及髂尾肌-骶棘韧带复合体之间的关系。图52-3显示的是从耻骨后间隙看到的阴道前壁的支持结构。注意白色标志处为阴道壁内部。在一个盆底支撑良好的女性，其阴道前壁与两侧的盆筋膜腱弓（标注为白线）和宫颈相联。因为许多抗尿失禁手术和治疗脱垂的手术方式要涉及经过靠近大腿内侧的穿刺，所以对这一区域解剖结构的深刻理解非常必要。图52-4显示了这一部分及其邻近的阴道和耻骨后间隙的解剖。

在了解了阴道上、中、下段的结构后，通过将阴道解剖开来，可以有助于拟行盆底重建手术的医生们知道他们在进行阴道手术时会看到些什么。首先，当把阴道后壁从直肠前壁上分离下来后，可以看到阴道和直肠在阴道下1/3段紧密地融合在一起。这种融合在进行会阴整形手术和阴道后壁修补术时可以感受到。术者在试图分离阴道和直肠时，发现没有很清楚的界线可循。这在距离阴唇系带3~4 cm处尤其明显。图52-5是阴道后壁的尸体解剖。这里可以看到这部分紧密连接处的上缘。在

此边缘之上，就进入了阴道的中1/3段。在这部分，阴道和直肠很容易分离。在图52-5中，这个区域标志为高位直肠膨出。

当解剖超过阴道下段，通过钝性分离可以很容易地找到阴道直肠间隙并直达道格拉斯窝（图52-5）。在进行后盆腔修补时，解剖应延伸至图52-5所示水平，以充分评估直肠膨出的范围，并明确是否存在肠疝。

与阴道后壁相似（图52-6），阴道前壁的远端与尿道结合紧密。当解剖超过阴道前壁远端3~4 cm后，可以较容易地找到疏松的间隙将阴道前壁从膀胱上分离开来（图52-7）。与阴道后壁结构相似，阴道前壁中段至上段顶端近宫颈处，其肌纤维及下层逐渐变薄分界欠清。在两侧，阴道的肌纤维层及下层与盆筋膜腱弓连接紧密（图52-8）。准确地讲，阴道是由肌纤维及下层中的胶原和弹性纤维来支撑的。这些连接组织向两侧连接、覆盖着肛提肌的筋膜，向顶端与子宫骶韧带和主韧带复合体连接。肛提肌或阴道壁内的肌纤维及胶原的完整性如果被破坏，患者就容易产生解剖缺陷并出现相关的功能失调。图52-9显示为从耻骨后间隙观的阴道旁侧的支持。注意剪刀的尖端通过阴道肌层到达盆筋膜腱弓。图52-10显示为从阴道方向看到的其两侧支持结构的脱离。阴道侧壁的支持应达到腱弓水平，后者固定在坐骨棘上，这样才形成了阴道侧穹窿（图52-11）。总之，阴道前壁的支持结构可被看作是一个梯形（图52-12和图52-13），两侧与盆筋膜腱弓结合，横行的是阴道顶端或宫颈，以及牢固的中线组织。

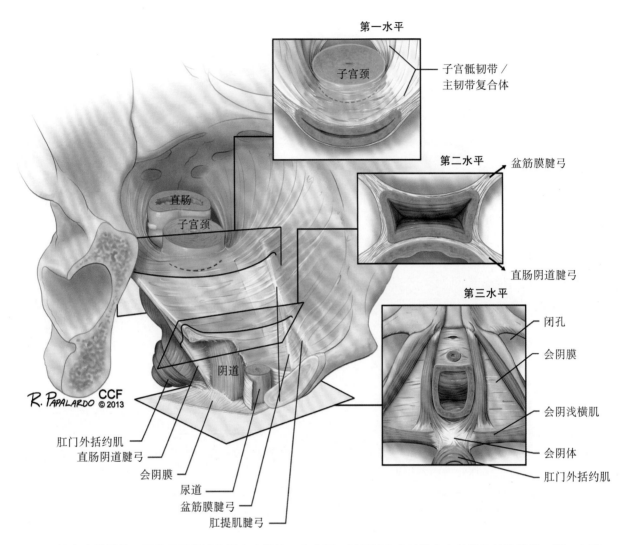

图 52-1　综合支持结构。图片显示阴道和子宫支持的三个水平，显示整个生殖道上支持结构的连续性。第一水平，盆腔内筋膜从外侧骨盆壁悬吊上部阴道和宫颈。第一水平的纤维垂直向后伸向骶骨。第二水平上，阴道附着于盆筋膜腱弓和肛提肌腱弓上部。第三水平上，阴道远端由会阴膜和肌肉支持 (再版许可：Walters MD, Karram MM: Urogynecology and Reconstructive Pelvic Surgery, ed 4. Philadelphia, Saunders, 2014.)

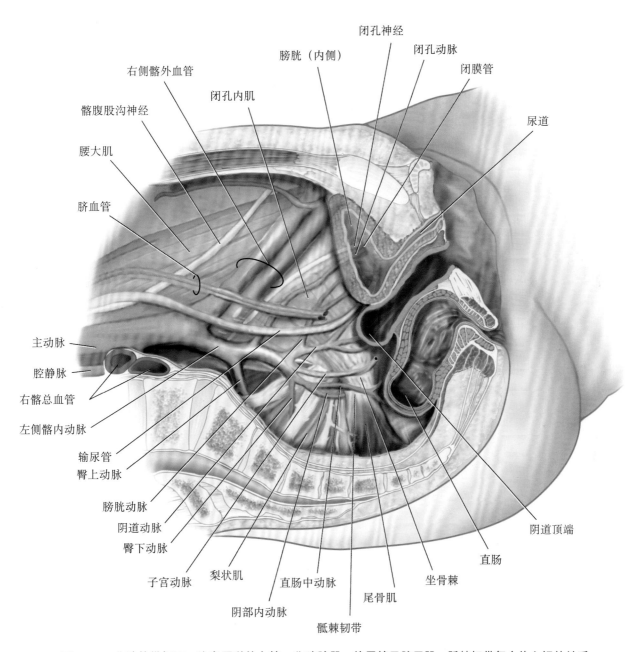

图 52-2 盆腔的纵切面。注意阴道的血管、盆腔脏器、输尿管及髂尾肌 - 骶棘韧带复合体之间的关系

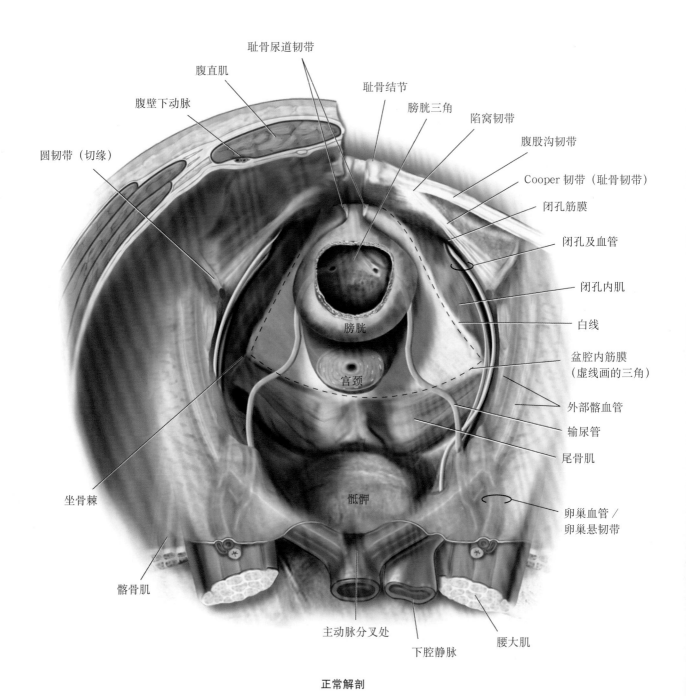

耻骨尿道韧带
腹直肌
腹壁下动脉
耻骨结节
膀胱三角
陷窝韧带
腹股沟韧带
圆韧带（切缘）
Cooper 韧带（耻骨韧带）
闭孔筋膜
闭孔及血管
闭孔内肌
膀胱
白线
盆腔内筋膜
（虚线画的三角）
宫颈
外部髂血管
输尿管
尾骨肌
坐骨棘
骶骨
卵巢血管／
卵巢悬韧带
髂骨肌
主动脉分叉处
下腔静脉
腰大肌

正常解剖

图 52-3　正常解剖图。从耻骨后间隙看到阴道前壁的支持。白色标志的盆腔内筋膜实际上是阴道壁内的肌层。注意其在两侧与白线连接，在近端与宫颈或阴道口连接

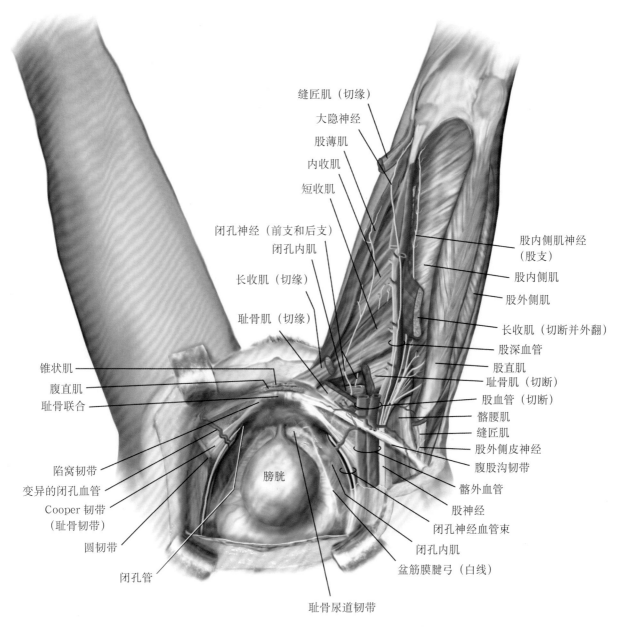

图 52-4　此图为大腿内侧的解剖，显示这些结构与耻股后间隙和阴道的关系

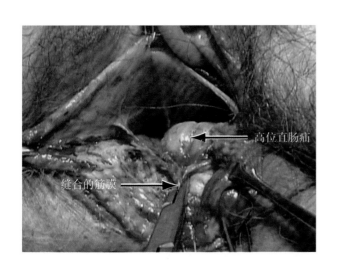

图 52-5　阴道后壁的尸体解剖。注意阴道远端的组织间的紧密连接。注意在这一水平上阴道与直肠前壁的融合。随着解剖上移，阴道后壁与直肠前壁之间出现了一个清楚的层次直至道格拉斯窝。直肠内的手指显示出了位于阴道中上段的直肠膨出

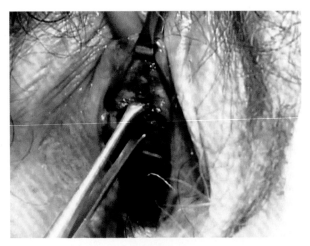

图 52-6 阴道前壁远端的尸解。注意这部分的阴道，局部解剖显示出尿道与阴道远端的融合；这与前面描述的阴道后壁远端的解剖相似

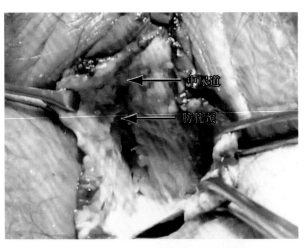

图 52-7 同一个尸体解剖。阴道前壁从尿管外口水平至阴道顶端被剖开。尿道中段及膀胱颈被标志出。随着解剖向上达膀胱颈水平，在阴道和膀胱之间出现了一个非常清晰的间隙，可延伸至耻骨降支

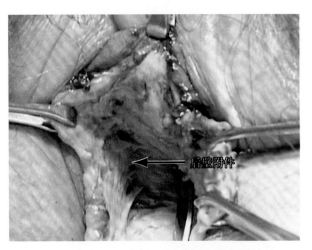

图 52-8 解剖延伸到两侧和近端来显示阴道旁侧的正常结构。支撑膀胱的阴道肌层向两侧达到盆筋膜腱弓；这是一个前壁支撑非常完整的尸解的阴道旁的正常结构

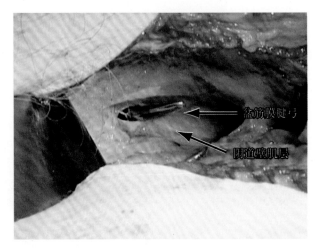

图 52-9 图片显示耻骨后间隙的解剖。该图显示出膀胱底位于的阴道肌层，右侧的是盆筋膜腱弓。注意剪刀进入尿生殖膈的尿道近端及膀胱颈水平，在盆筋膜腱弓 (ATFP) 内侧

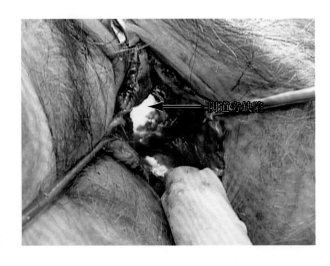

图 52-10 尸检显示正常应连接的阴道右侧壁的完全脱离

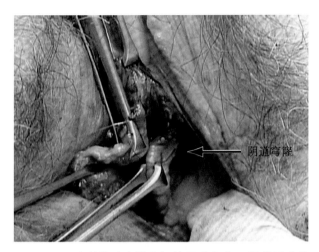

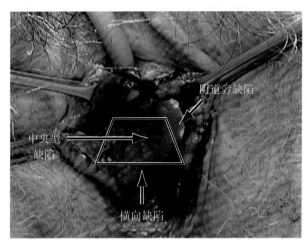

图 52-11　阴道前壁支撑完好的阴道穹窿。阴道近端的两侧应连接在盆筋膜腱弓汇入坐骨棘处。这种正常的连接为阴道侧壁提供了支撑并帮助形成阴道前穹窿

图 52-12　阴道前壁的支撑可以看作一个梯形。梯形两侧是阴道旁支撑，梯形的横面是阴道肌层与阴道顶端及宫颈前壁的连接，而梯形中部的牢固的支撑可支撑膀胱底部从而避免了膀胱的中央型膨出

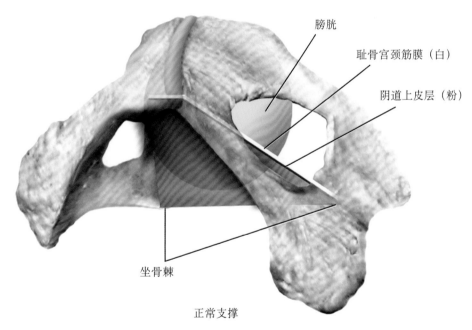

图 52-13　正常支持结构。图片显示一个支持结构良好的阴道前壁。注意梯形的支持组织（耻骨宫颈筋膜或阴道壁的肌肉部分），从近端尿道下方一直到宫颈或顶端（中线支持），两侧到盆筋膜腱弓，一直到坐骨棘（阴道旁支持）（再版许可：Karram MM, Maher CF: Surgical Management of Pelvic Organ Prolapse: Female Pelvic Surgery Video Atlas Series. Philadelphia, Saunders, 2012.）

（程文瑾　译　孙秀丽　校）

第53章

阴式子宫切除术

Mickey M. Karram

一、单纯阴式子宫切除术

　　如果有指征行子宫切除术，要选择最适宜的子宫切除方式。子宫切除可选择经阴道、经腹、腹腔镜或腹腔镜辅助。选择经阴道子宫切除手术需要有一些条件，包括术者的经验和对手术技巧的掌握程度，子宫大小及活动度，是否存在有盆底松弛，肿瘤的良、恶性等。一般来讲，经阴道子宫切除手术比经腹及腹腔镜辅助下子宫切除手术恢复快、并发症少。与经腹子宫切除术相比，经阴道子宫切除手术受子宫的大小，特别是子宫的活动度、阴道容量和弹性的影响。以上条件是相对的，因为大的子宫可行粉碎术，狭窄的阴道可行切开术。经阴道子宫切除需要更多的训练，因为目前这是美国使用最少的子宫切除的方法。

　　进行经阴道子宫切除术时首先需要有个正确的体位。患者需要摆成膀胱截石位，臀部要超出手术床沿一些，以便行后路穿刺时的操作。大腿要轻度外展，髋关节适当屈曲（图 53-1）。要避免大腿过度外展和屈曲，以免造成体位性神经损伤。用导尿管将膀胱排空，消毒液进行阴道准备。麻醉后行妇科检查以确定子宫脱垂的程度、阴道口的宽度及是否存在盆腔的病理情况。

（一）手术技巧

　　1. 用窥器下压阴道后壁，以 Dever 或 Hanney 拉钩向上拉开阴道前壁。两把单齿钳钳夹并向下牵拉宫颈。

　　如果没有禁忌证，如心脏病、高血压病等，可以在宫颈周围注射血管收缩药，如血管加压素、苯肾上腺素或肾上腺素。我们推荐用 1%～2% 的利多

卡因或 0.5% 布比卡因肾上腺素溶液（1 : 200 000）。可以应用制备好的药液来代替在手术室现配制的溶液，其还能起到镇痛药的作用。外科医师需要记住，正常成年人利多卡因肾上腺素溶液的最大用量不超过 7 mg/kg 或总量不超过 500 mg，布比卡因肾上腺素的极量是 225 mg。经阴道子宫切除时通常需要注射的剂量是 5～10 ml。如果手头没有血管收缩药，局部注射生理盐水也可达到分离的目的且没有心血管系统疾病的风险。

　　首先用冷刀或电刀沿阴道黏膜切开（图 53-2）。切口的位置选择和深度非常重要，因为它决定着是否能找到正确的层次进入前壁及后壁直达后穹窿。切口正确的位置应在膀胱反折处，这可通过向内轻推宫颈看到阴道壁上形成的皱褶位置来判断。如果通过上面的方法仍不能找到界线，那么切口要宁低勿高，以免伤及膀胱。围绕宫颈形成一个圆形切口（图 53-3）。以拉钩分别向下和向上牵拉可协助掌握切口的适宜深度（图 53-4）。切口应延续到宫颈基质。一旦切口到达了适宜的深度，阴道壁就会从宫颈上分离至远端，因宫颈和阴道壁之间有一层清楚的界线（图 53-5 和图 53-6）。

　　2. 阴道向前向后都有一定的活动度。一旦层次正确，通过钝性分离就可将阴道后壁轻易分离直达道格拉斯窝（图 53-7 和图 53-8）。一旦进入腹膜腔，就可看到是否存在有粘连或其他潜在的增加子宫切除难度的病变。将 Haney 或重锤拉钩放置在道格拉斯窝内。

　　3. 向下及对侧牵拉子宫。半张开的 Haney 钳或类似钳通过道格拉斯窝钳夹子宫骶韧带（图 53-9）。钳尖尽量靠近宫颈以保证钳夹的宫旁组织沿着切口内的阴道前后壁之间的方向（图 53-10）。然

后将 Haney 钳转到水平方向。然后用组织剪或刀切开钳夹的组织。

作者推荐用可吸收线缝合蒂部，那种有粗针的 0 号 Dexon 或 1 号薇乔线为宜（图 53-11）。有时候会碰到后壁断端的出血，可用电凝或连续锁边缝合来止血。针应在超过钳子一点的地方缝合，采用贯穿缝合打结法。线结位于蒂中点位置。作者推荐一侧断蒂结扎后就做对侧而不是完全做完一侧后再切另一侧。这样做的好处是可以逐渐增加子宫的活动度并显露清楚。膀胱宫颈间隙的分离宜用锐性分离，使用 Mayo 或 Metzenbaum 剪刀完成这个步骤，尤其是对于有剖宫产史的女性。剪刀的尖端应该保持靠近子宫，直到将膀胱同子宫分离开来，进入膀胱子宫间隙，显露前盆腔的腹膜下缘（图 53-12 和图 53-13）。不要着急想要快速进入子宫膀胱间隙，这样做很容易造成膀胱损伤。要在膀胱子宫陷窝显露出来后再进入前盆腔内（图 53-12 和图 53-13）。当膀胱推上去后（图 53-14），可钳夹两侧主韧带图 53-15）。该蒂包括后方腹膜组织，和骶韧带缝合方法相似。注意，该蒂缝合时应与前一蒂连接起来，避免留下无效腔从而降低出血和组织撕裂的危险。

4. 当主韧带切断结扎后，放置拉钩在膀胱子宫陷窝，将膀胱从子宫上拉开（图 53-16）。当达到前壁顶端后，即可进入前盆腔（图 53-16 至图 53-18）。下一钳子因可能包括子宫血管，因此如果已进入前盆腔的话需要达到前后腹膜反折（图 53-19）。双侧的钳夹要与子宫颈长轴垂直并从宫颈上滑下两侧，以免出血多或损失输尿管。如前所述，断蒂的缝合第一次进针要略超钳尖，第二针要穿过前一个断蒂。这样做的目的是消灭无效腔，避免断蒂之间的出血隐患（图 53-20）。还要注意缝合时针不要穿过血管，后者可能会引起腹膜后血肿。

5. 子宫从前穹窿或后穹窿翻入阴道内（图 53-21）。拉钩将子宫底部向阴道内牵拉。手指触及对侧子宫卵巢韧带，紧贴子宫钳夹。最后的断蒂中通常包括有输卵管、圆韧带和卵巢固有韧带。

有时会一把钳子一次性钳夹，但更常用的方法是两把钳子从上下分别钳夹（图 53-22）。以一指放置在断蒂后方以确保后方没有组织落下也没有多余的组织被加入（图 53-21 至图 53-23）。当最后的蒂部被切断后，子宫离体送病理。断蒂要双重结扎。如果用一把钳子钳夹，要先结扎断蒂，再缝扎。如果是两把钳子钳夹，应先分别缝扎，再用 8 号线将两断端共同结扎。此两结先保留缝线，查看各个断端明确止血效果（图 53-24）。因每一断蒂的缝扎均与前一断蒂相连，因此不应有无效腔及裂伤存在（图 53-25）。

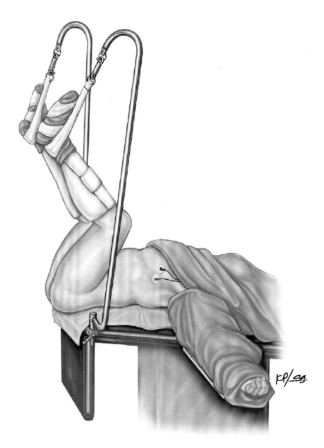

图 53-1　经阴道子宫切除手术的正确体位，两腿像"棉花糖"样绑起（再版许可：Walter MD, Barber M: Hysterectomy for Benign Disease: Female Pelvic Surgery Video Atlas Series. St. Louis, Elsevier, 2010, F7-1.）

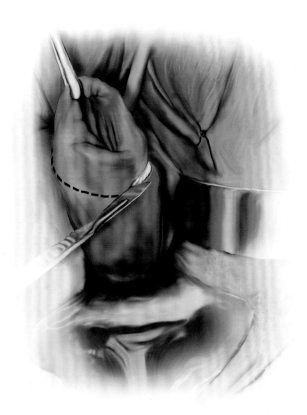

图 53-2 初始的切口是环宫颈阴道黏膜与宫颈上皮连接处。可以使用手术刀或电刀

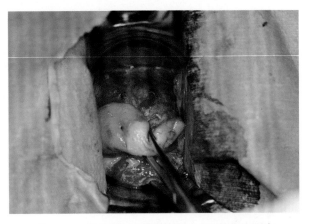

图 53-4 图片显示宫颈前壁切口的适宜的深度

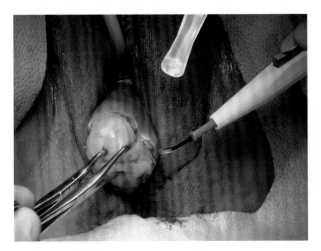

图 53-3 宫颈周围的圆形切口

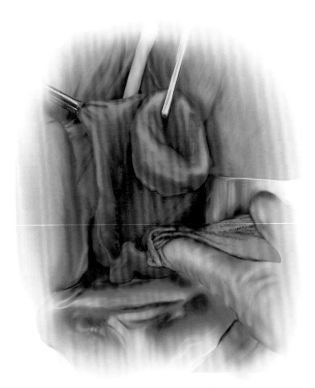

图 53-5 一旦找到正确的间隙,就可通过钝性分离直达后腹膜反折处

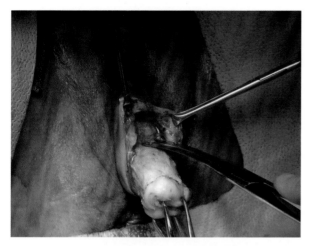

图 53-6　一旦进入正确的平面，阴道组织很容易从下面的宫颈解剖出来，最终可以进入前面的腹膜反折

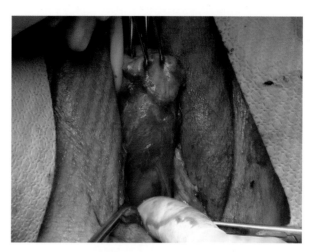

图 53-8　进入后盆腔

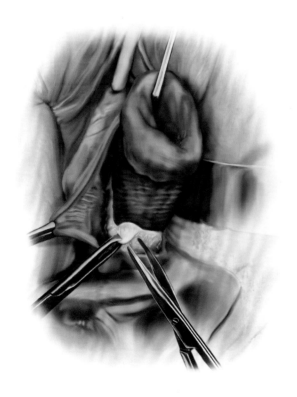

图 53-7　锐性分离进入后盆腔

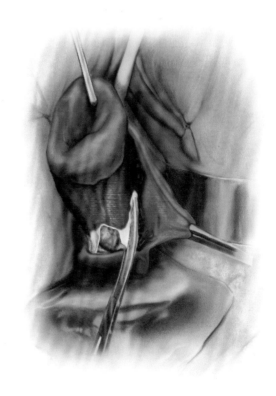

图 53-9　钳夹右侧子宫骶韧带

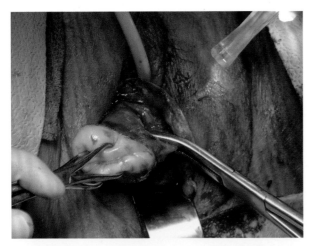

图 53-10   使用 Haney 钳钳夹右侧子宫骶韧带

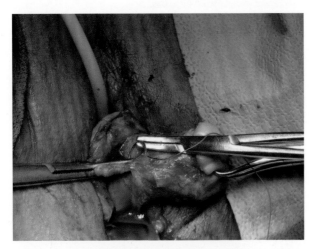

图 53-11   左侧子宫骶韧带剪断后用 0 号薇乔缝合线穿过 Haney 钳钳尖处。注意钳子要尽量靠近宫颈

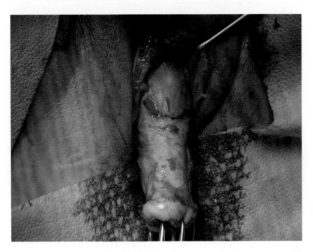

图 53-12   阴道从宫颈前壁分离开，注意蓝色标记，描记了宫颈和膀胱子宫间隙的边界

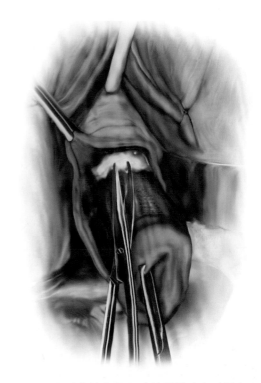

图 53-13   在到达前穹窿顶端前锐性分离耻骨宫颈筋膜进入膀胱子宫间隙

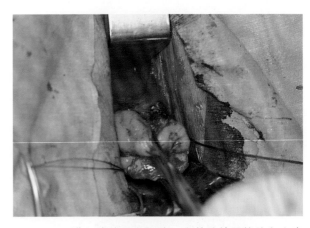

图 53-14   进入膀胱子宫间隙。在前壁放置拉钩向上牵拉，可将膀胱从宫颈前壁上拉开，显露前腹膜反折

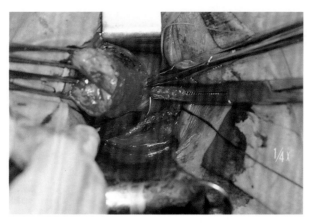

图 53-15　钳夹并剪断主韧带，然后缝扎。缝合时将此断蒂与骶骨韧带的断蒂连在一起

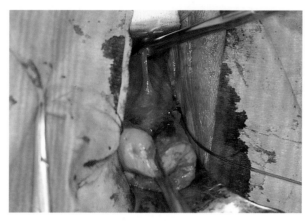

图 53-16　进入膀胱子宫间隙后通常可以很容易地看到前腹膜反折

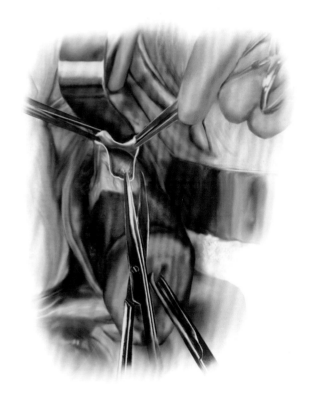

图 53-17　锐性分离剪开前腹膜反折

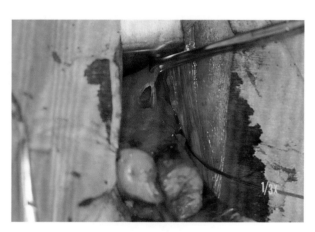

图 53-18　进入前腹膜反折

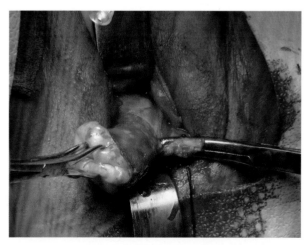

图 53-19　钳夹子宫血管。此钳夹将前后腹膜反折融合。注意钳子与宫颈间的正确角度

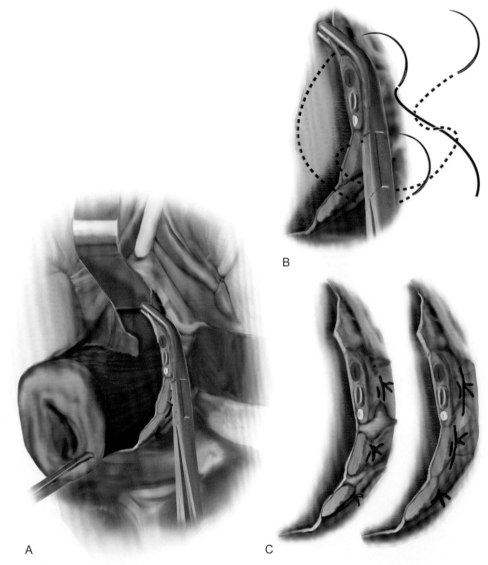

图 53-20　A. 钳夹子宫血管的正确的技巧；B. 结扎断蒂，同时与上一断蒂一起缝扎。从钳尖处进针，从上一断蒂的远端出针；C. 这种缝合技术可以避免两断蒂之间留有无效腔。与此法相对的是每个断蒂单独缝合，后者可在两蒂之间留有空隙，易使组织被拉断引起断蒂之间的血管出血

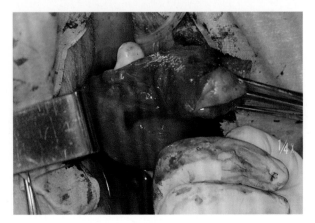

图 53-21　将子宫从后方拉出

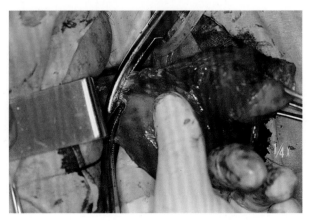

图 53-22　贴近子宫钳夹。此蒂中包括输卵管、圆韧带和卵巢韧带。注意两把钳子在中间部位的交叉

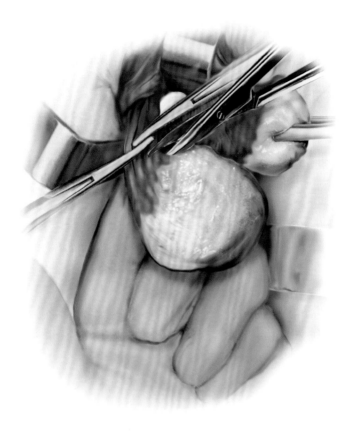

图 53-23　用刀切断或用剪刀剪断蒂部。注意将手指放置在蒂后方以免损伤其他组织

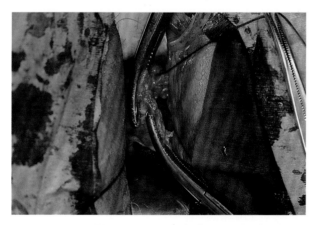

图 53-24　子宫被切除。附件的断蒂要双重缝扎。每把钳夹的组织先单独缝扎，然后再用 8 号线将两蒂结扎在一起

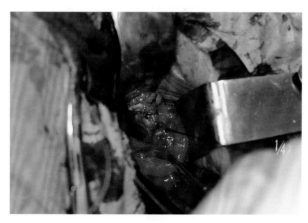

图 53-25　检查左侧断蒂，查看有无出血

（二）经阴道输卵管 - 卵巢切除术

据报道，有约 50% 的经阴道子宫切除术同时进行了输卵管 - 卵巢切除术，个别报道甚至高达90%。要想成功切除附件需要暴露出输卵管卵巢并可及其根部。使用缝线在圆韧带上轻轻牵拉，有助于暴露输卵管和卵巢。通常情况下可用 Babcock 钳抓住附件并尽可能向下牵拉（图 53-26）。然后用 Haney 弯钳，或更理想的，用 Statinsky 血管钳钳夹圆韧带、输卵管及输卵管系膜。非常重要的一点是要确保卵巢动脉被钳夹住而没有滑出钳子外。为避免损伤输尿管，要尽量靠近卵巢钳夹，然后切断（图 53-27）并以 2-0 延迟可吸收缝线缝合断蒂。第一道结扎，第二道贯穿缝合。如果看不到卵巢，往往是因为圆韧带短且结实，使其不易被钳夹和牵拉。这种情况下，应先单独夹切圆韧带，之后附件可移动，再直接钳夹骨盆漏斗韧带。

（三）评估道格拉斯窝

经阴道子宫切除时要常规到达道格拉斯窝（图 53-28 和图 53-29）。很多时候有潜在或明显的小肠膨出存在。另外，如果有子宫脱垂，还需要决定是否同时行阴道顶端悬吊术，或者行简单的道格拉斯窝封闭术来进行加强阴道顶端的支持并保证阴道有足够的长度。

McCall 后穹窿封闭术就是将两侧的骶骨韧带越过中线对扎缝合以封闭后方的子宫直肠凹陷。这种术式将阴道向前方牵拉固定，因此阴道后壁得以延长。McCall 后穹窿封闭术通常使用不可吸收缝线在子宫骶韧带上及其附近的腹膜行 2~3 针 McCall 内部缝合（图 53-30 和图 53-31）。缝合时术者要以左手示指和中指将乙状结肠向右下牵拉，用单股编织的 0 号线深深缝入左侧骶骨韧带内，然后绕过乙状结肠顶部及壁层腹膜到达对侧，再从右侧骶骨韧带穿过，然后打结，依此法再缝合第二针、第三针（图 53-30 和图 53-31）。McCall 外部缝合用延迟可吸收缝线，首先从阴道内缝合穿过腹膜进入盆腔，然后从左侧骶骨韧带进针，穿过乙状结肠表面的腹膜到达右侧骶骨韧带，再经阴道顶端传出，在阴道内结扎（图 53-31）。如果道格拉斯窝非常浅而阴道后壁膨出不明显时，外部 McCall 缝合一针就足够（图 53-31）。然而，根据阴道后壁的冗余程度，有时会放置第二根（甚至第三根）外部 McCall 缝线（图 53-32）。当阴道后壁冗长严重，道格拉斯窝过大时，在 McCall 内缝合时可切除部分阴道和腹膜再行缝合（图 53-29 和图 53-33）。

McCall 内部缝合结扎、外部缝合要等到阴道顶端关闭后再结扎（图 53-34）。如果需要行阴道前壁修补术，在关闭阴道断端前进行。如果不需要或者前壁修补术完成后，将阴道顶端的前后壁上皮及其下筋膜用 2-0 延迟可吸收线间断缝合。这时再将 McCall 外缝合结扎（图 53-35 至图 53-38）。这些缝合将阴道后壁固定在子宫骶韧带上，同时封闭道格拉斯窝并对阴道顶端提供支撑。McCall 封闭术后要常规进行膀胱镜检，看到输尿管开口喷尿，以明确有无输尿管损伤。

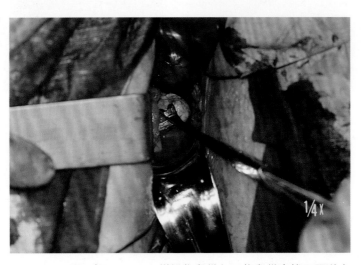

图 53-26　用一把 Babcock 钳抓住卵巢向下将卵巢牵拉至阴道内

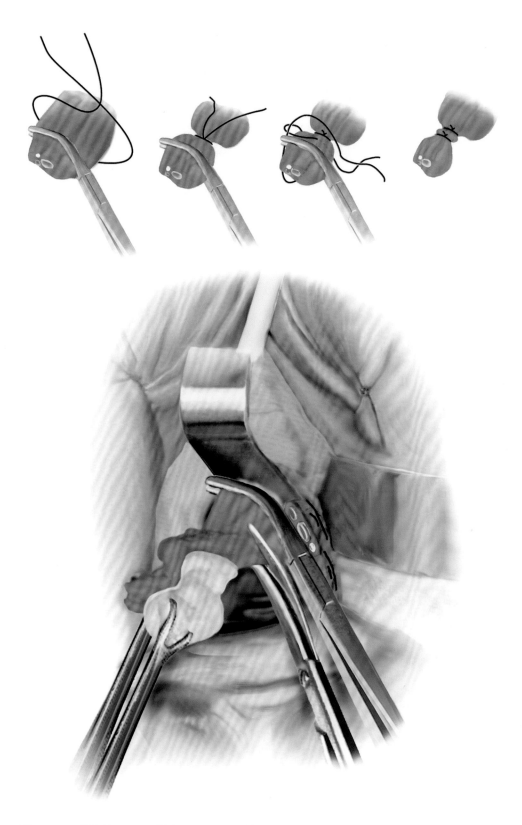

图 53-27　用弯的 Haney 钳或 Statinsky 血管钳钳夹附件蒂部。用剪刀剪断附件，双重结扎

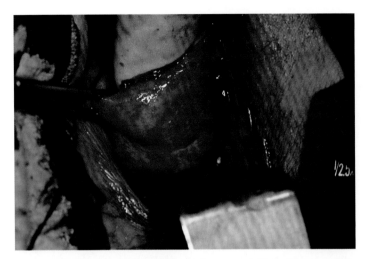

图 53-28　取出子宫后，触摸后盆腔。用示指放在盆腔内，将腹膜和阴道后壁上端向远端移动

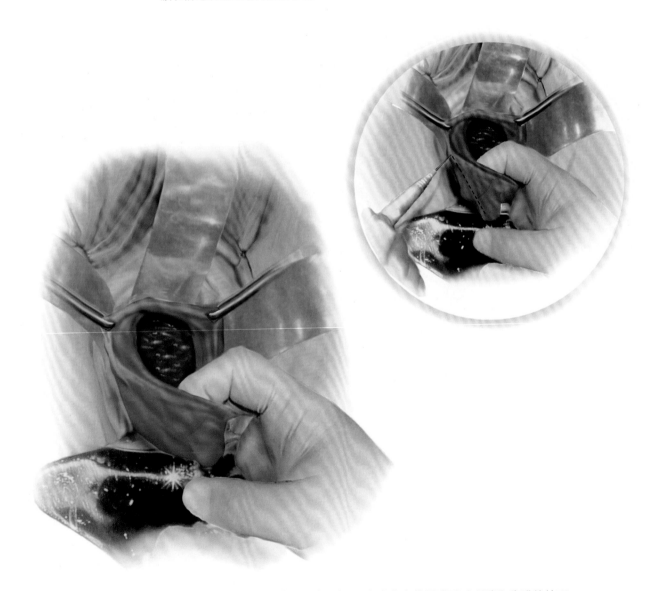

图 53-29　用手指触摸阴道后壁顶端和肠疝（内）。去除多余的阴道后壁顶端和腹膜的技巧

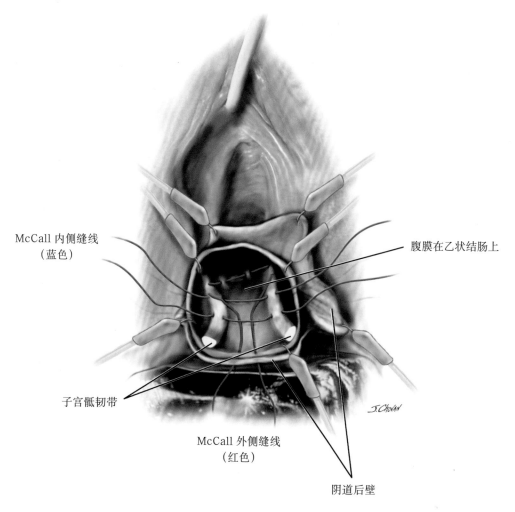

McCall 内侧缝线
（蓝色）

腹膜在乙状结肠上

子宫骶韧带

McCall 外侧缝线
（红色）

阴道后壁

图 53-30　图片显示 McCall 内外正确缝合位置 (再版许可：Karram MM, Maher CF: Surgical Management of Pelvic Organ Prolapse: Female Pelvic Surgery Video Atlas Series. St. Louis, Elsevier, 2012, F4-11.)

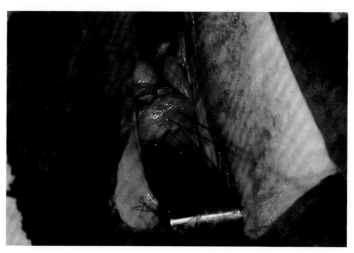

图 53-31　内侧的两针 McCall 缝合已完成，这些缝线在关闭阴道断端后打结

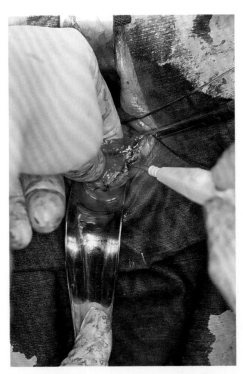

图 53-32 阴道后壁多余的边缘。用 Bovie 电刀切除部分腹膜

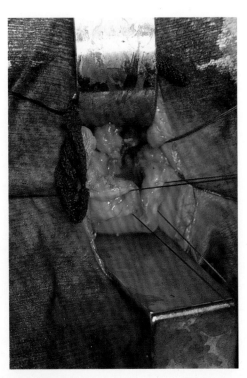

图 53-33 图片显示标志的两针 McCall 缝线，它们是在切除部分腹膜后缝合的

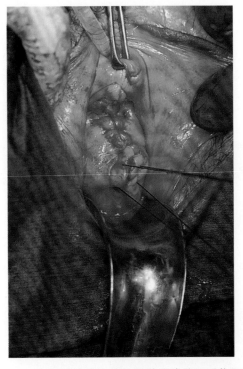

图 53-34 在阴道前壁修补及阴道顶端关闭后将两侧外部 McCall 缝线结扎在一起

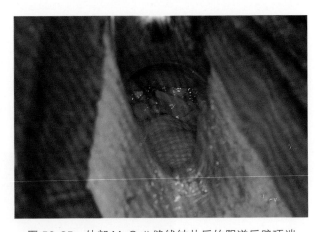

图 53-35 外部 McCall 缝线结扎后的阴道后壁顶端

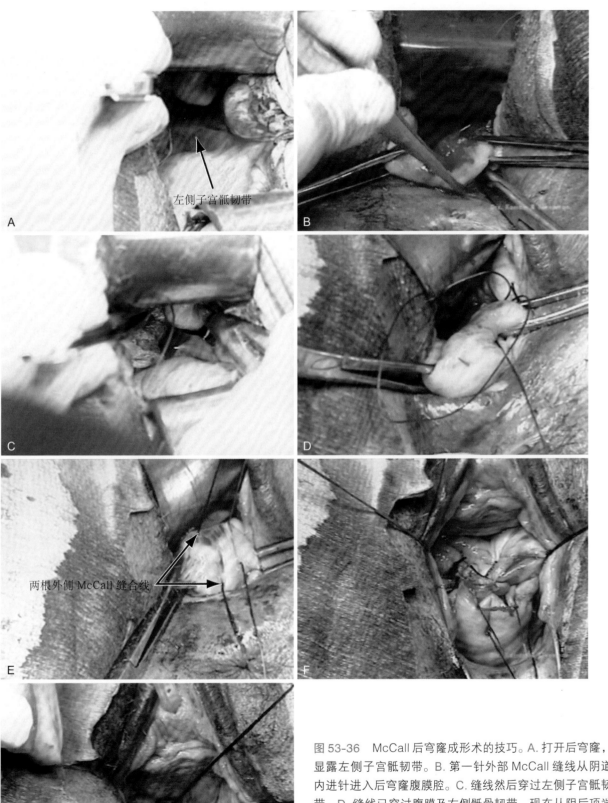

左侧子宫骶韧带

两根外侧 McCall 缝合线

图 53-36 McCall 后穹窿成形术的技巧。A. 打开后穹窿，显露左侧子宫骶韧带。B. 第一针外部 McCall 缝线从阴道内进针进入后穹窿腹膜腔。C. 缝线然后穿过左侧子宫骶韧带。D. 缝线已穿过腹膜及右侧骶骨韧带，现在从阴后顶端后壁再穿回至阴道内。E. 第二针 McCall 路径与第一针相似，但更远。图片显示为关闭阴道顶端前的两针 McCall 缝线，正在准备打结。F. 阴道断段用延迟可吸收缝线间断缝合。G. McCall 缝线打结。注意阴道顶端已完美地升高至骶骨水平

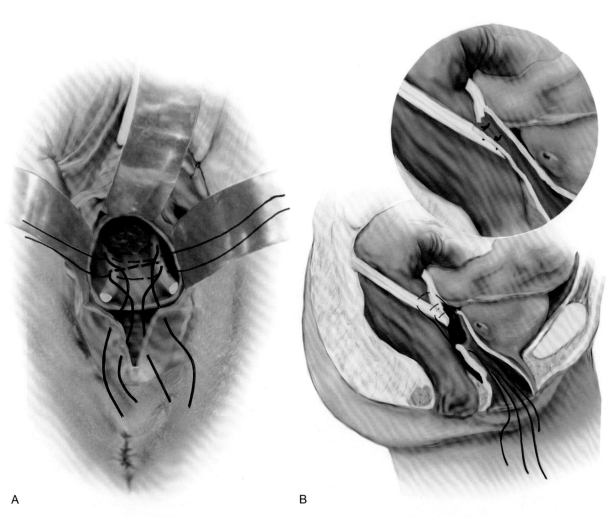

图 53-37   A. 在切除阴道后壁顶端边缘后缝合 McCall 内部缝线；B. 缝合前后阴道上端及顶端的横断面

二、困难的经阴道子宫切除术

有时因为子宫过大或者盆腔内有粘连，经阴道子宫切除可能会很困难。一些严重的子宫脱垂时，经阴道子宫切除也会有难度。图 53-38 展示了进行困难的经阴道子宫切除手术所需的器械。

（一）完全性子宫脱垂

要在术前确认是否存在子宫脱垂，重要的一点是要判定是真正的子宫脱垂还是宫颈延长，还要评价是否存在盆底其他支持部位的特异性缺陷。这些检查包括：首先通过触摸来判断宫颈长度的程度（图 53-39），评估两侧阴道穹窿（图 53-40）、阴道前壁（图 53-41）和后壁外翻的情况（图 53-42）。这些信息对于手术方式的选择非常重要。子宫脱垂患者的经阴道子宫切除手术步骤同其他的经阴道子宫切除术基本一致（图 53-43 至图 53-54）。如果宫颈延长明显（图 53-50 至图 53-64），则在进入盆腔前先要在宫颈上多次夹切直至到达前后腹膜反折（图 53-58 至图 53-60）。严重的子宫脱垂会使整个盆腔的解剖发生变化。要时刻记住重要的一点，即输尿管的位置可因严重的子宫脱垂和膀胱膨出造成的向下的牵引力而发生移位（图 53-65）。

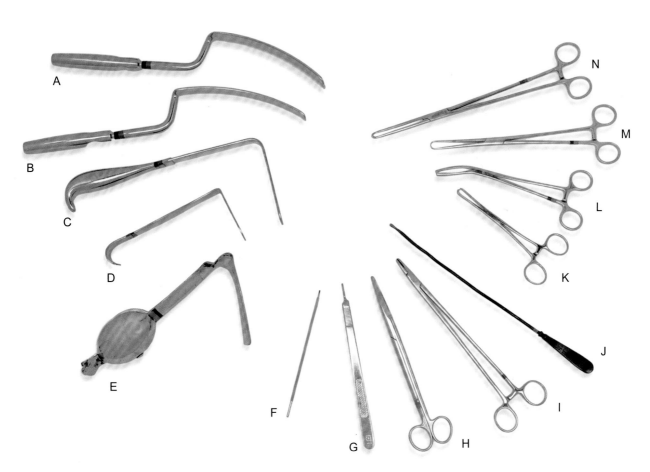

图 53-38　有难度的阴式子宫切除术手术器械。Breisky-Navratil 阴道牵开器 (A 和 B)；长希尼牵开器 (C)；短 Heaney 牵开器 (D)；Steiner-Auvard 窥器 (E)；Bovie 扩展 (F)；长手术刀手柄 (G)；长重型梅奥剪刀 (H)；长针驱 (I)；可调节子宫探针 (J)；Leahy 把持钳 (K)；雅各布森双齿牵引力 (L)；单齿牵引钩 (M)；长组织钳 (N)(再版许可：Walter MD, Barber M: Hysterectomy for Benign Disease: Female Pelvic Surgery Video Atlas Series. St. Louis, Elsevier, 2010, F8-1.)

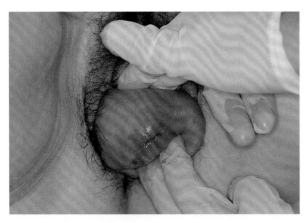

图 53-39　完全脱垂的患者。术前触诊来确定是否有宫颈延长

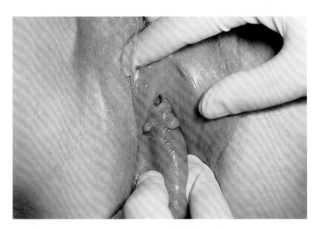

图 53-41　阴道前壁完全外翻

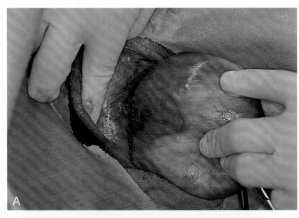

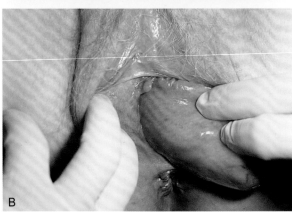

图 53-40　A. 双侧阴道穹窿。注意因长期脱垂引起的巨大的溃疡。B. 阴道前壁两侧的完全外翻

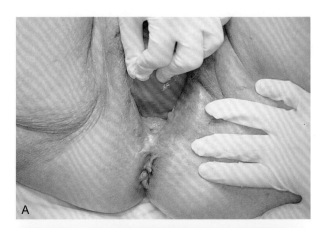

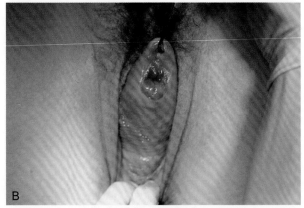

图 53-42　A. 约 75% 的阴道后壁外翻同时伴有子宫脱垂；B. 此为宫颈延长的患者。阴道后壁完全外翻

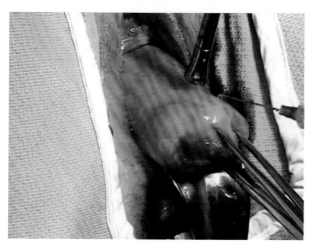

图 53-43　切口水平选择依赖于宫颈延长的程度。所谓膀胱沟通常并不明显。此其口选择的见靠外侧，因为宫颈没有延长

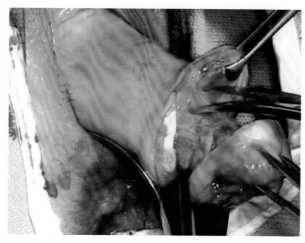

图 53-44　锐性分离进入后道格拉斯窝

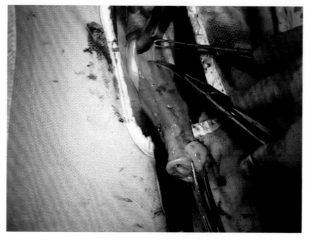

图 53-45　拉钩放置在后道格拉斯窝处。注意没有宫颈延长

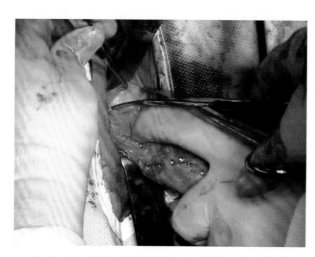

图 53-46　锐性分离至光滑、色白的耻骨宫颈筋膜

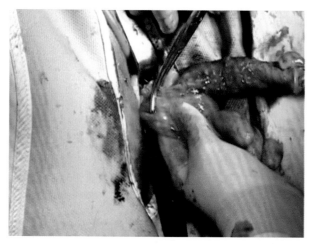

图 53-47　一根手指通过后穹窿，向上环绕子宫到前穹窿，撑起前穹窿腹膜

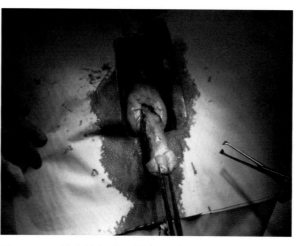

图 53-48　子宫被切除。钳夹后壁及附件。注意两把钳子在中线部位要交叉

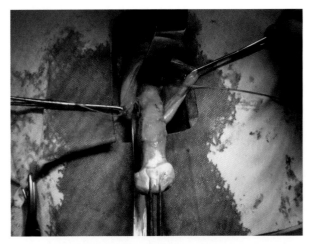

图 53-49　从阴道后壁分离并切除小肠疝囊

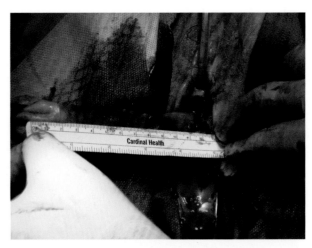

图 53-50　子宫完全脱垂伴阴道前壁外翻

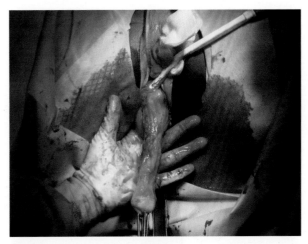

图 53-51　注意宫颈明显延长。锐性分离膀胱宫颈前壁直至膀胱子宫间隙

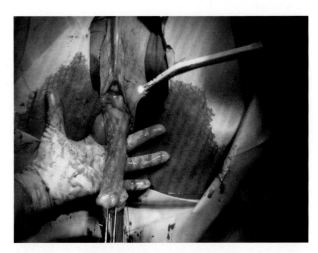

图 53-52　显露膀胱子宫间隙

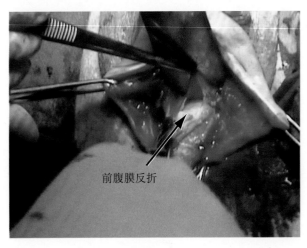

图 53-53　锐性分离进入前盆腔

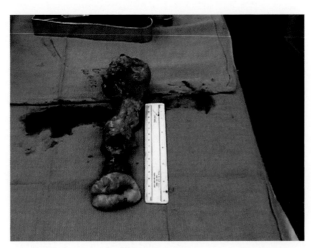

图 53-54　子宫脱垂患者伴有明显的宫颈延长

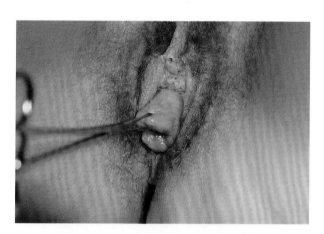

图 53-55 子宫脱垂伴有明显宫颈延长

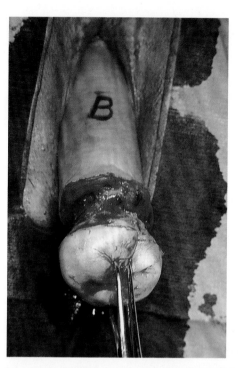

图 53-56 宫颈上的最初的切口。B 点标识的是膀胱及前腹膜反折可能的部位

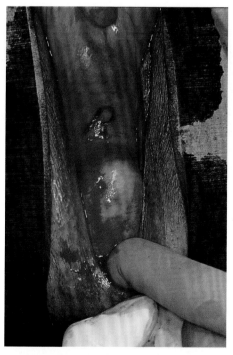

图 53-57 将宫颈向前上牵拉显露阴道后壁。手指放置在直肠内指示直肠前壁。R 点代表的是后腹膜反折的位置

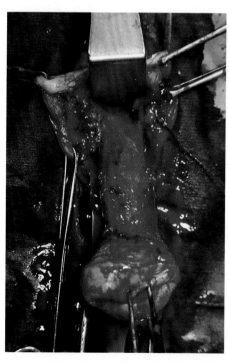

图 53-58 腹膜外的多次分离。在阴道前壁很高的位置才到达膀胱子宫间隙

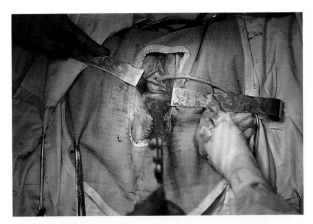

图 53-59　图片显示宫颈延长，其上有多处腹膜外组织夹切的痕迹

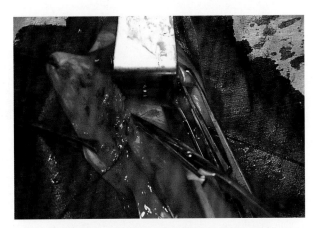

图 53-60　在延长的宫颈的顶端锐性剪开进入前盆腔

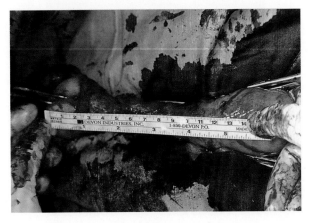

图 53-61　带状尺测量宫颈长度为 12 cm

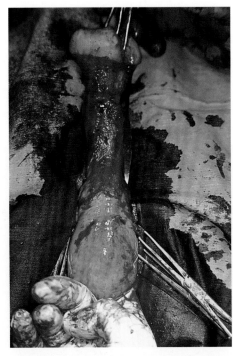

图 53-62　一旦进入后盆腔，子宫即可切除

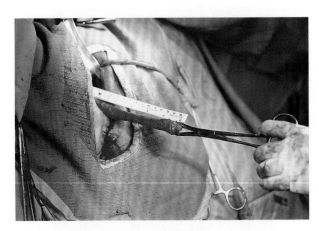

图 53-63　测量宫颈长度为 15 cm

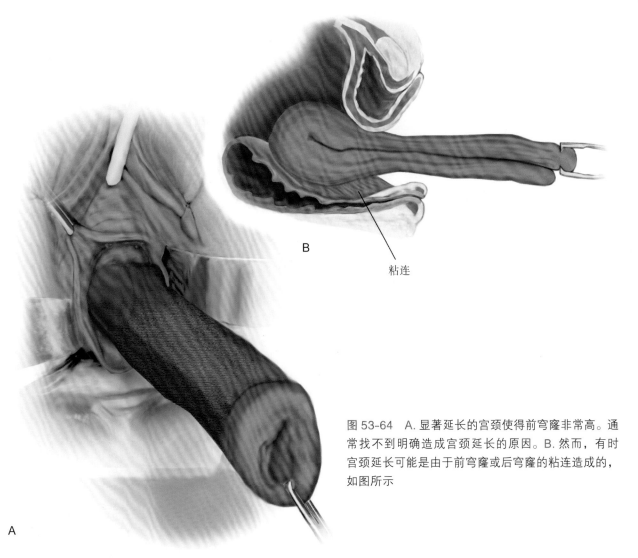

粘连

B

图 53-64　A.显著延长的宫颈使得前穹窿非常高。通常找不到明确造成宫颈延长的原因。B.然而，有时宫颈延长可能是由于前穹窿或后穹窿的粘连造成的，如图所示

A

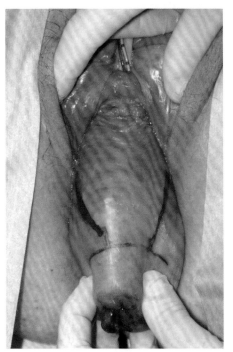

图 53-65　子宫阴道脱垂。图片显示膀胱和输尿管的移位位置，水平线标记了远端膀胱反折，该水平线在前宫颈上方 2~3 cm，已经放置双侧输尿管导管，方便触及输尿管，输尿管口位于远端膀胱反折的正上方

（二）膀胱子宫反折消失

有时行经阴道子宫切除术时找不到前腹膜反折，往往是因为盆腔炎症或有盆腔手术史，较常见的是剖宫产。如前所述，术者通常是在看到膀胱子宫反折后才从前面进入盆腔，而膀胱子宫反折腹膜在经过几次夹切宫旁组织后即可看到。如不能顺利找到膀胱子宫反折腹膜，应采用锐性分离，因为钝性分离会增加膀胱损伤的机会（图53-66和图53-67）。钝性分离时手指会进入阻力最小的部位，如果有严重的粘连存在时，这样的钝性分离很容易进入膀胱。如果在经阴道子宫切除术中确实发生了膀胱损伤，要通过此破损来协助找到正确的间隙进入盆腔。子宫切除后行膀胱损伤修补术。阴道手术时膀胱损伤的修补应遵循所有瘘修补的原则。首先要行膀胱镜检查术来确定输尿管开口及膀胱三角区没有受累。游离破口周围的组织使其活动以便在缝合时没有张力。膀胱破口的修补往往用3-0可吸收线分两层缝合。损伤修补后，要留置尿管保持膀胱空虚7~10天。

（三）道格拉斯窝粘连

尽管并不多见，但有时确有道格拉斯窝粘连发生，尤其是子宫内膜异位症患者。查体时如在后穹窿处触及结节且子宫不活动，应高度怀疑道格拉斯窝粘连。当环宫颈切开阴道黏膜后发现不能从后穹窿进入盆腔，最好改为从前面分离进入盆腔。如果仍不能进入盆腔，可将手指放入直肠内指示，锐性分离阴道后壁和直肠间隙，希望能够安全找到子宫直肠腹膜反折。如果子宫固定不活动，通过以上方法仍不能顺利进入盆腔，最好改为经腹或腹腔镜下切除子宫。

（四）大子宫的切除

有时子宫大且不活动，往往是因为多发子宫肌瘤存在的缘故。

将子宫粉碎或切开分次取出是巨大子宫切除时的常见方法。作者建议将子宫从后穹窿处尽量外拉，在子宫后壁做椭圆形切口，分次切除子宫体组织，每次切除后将切口两边对合尝试，直至子宫缩小至能够顺利从阴道取出（图53-68至图53-70）。

有时用手术刀将子宫颈切下即能轻易取出子宫。如果已经从前穹窿进入盆腔或黏膜下肌瘤可以切除，可经阴道前壁切口或纵行切成两部分（图53-71和图53-72），行肌瘤切除术，待子宫体积缩小后经阴道娩出（图53-73）。

另一种切除大子宫的技巧是子宫肌瘤核除术。将子宫尽量向下牵拉，尽量高地环形切除子宫颈，用手术刀沿子宫纵轴向上行圆柱状切口（图53-74）。切除的圆柱形要尽量宽，包含宫腔，但不要超出子宫底。向外牵拉切开的柱形部分，直至子宫自内向外翻出。

图53-75显示一例妊娠17周大的子宫经阴道切除的方法，结合采用了子宫碎除术和核除术。

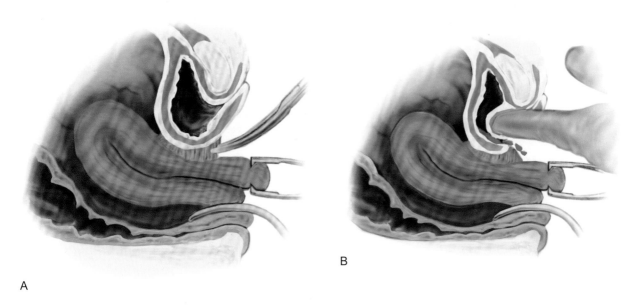

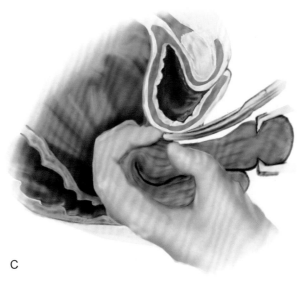

图 53-66　A. 膀胱与宫颈前壁之间的紧密粘连，最好行锐性分离；B. 此位置的钝性分离容易损伤膀胱，因为手指很容易进入阻力低的部位；C. 如可能，用一手指环绕子宫，此法有利于分离时找到正确的间隙

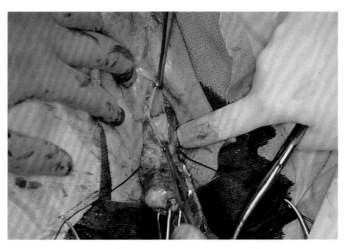

图 53-67　此图为一有剖宫产史的患者，前穹窿有粘连，通过锐性分离进入前盆腔

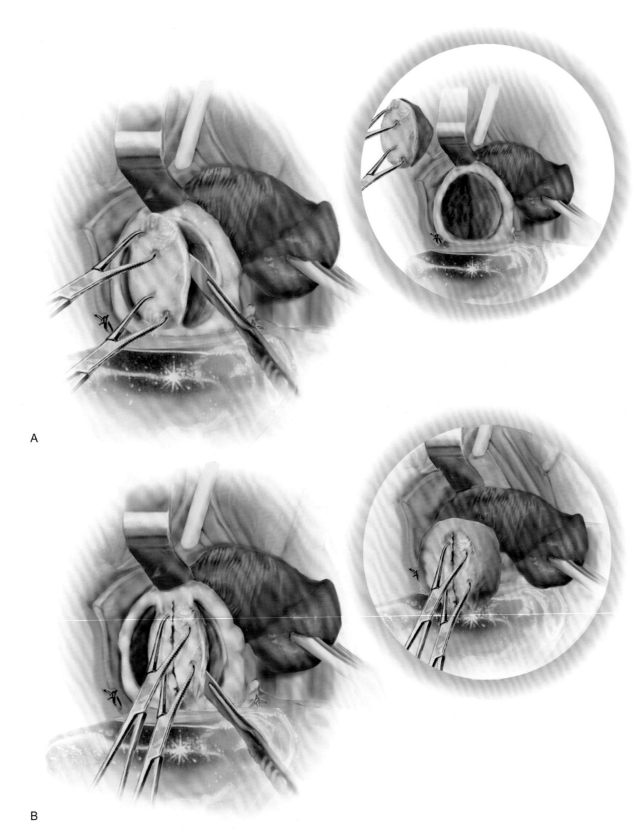

A

B

图 53-68　经阴道切除巨大子宫的子宫分碎术技巧。A. 阴道后壁椭圆形切口的边缘；B. 用两把单齿钳将切开的边缘两侧夹在一起。同法继续切除子宫组织，直至子宫可以完全切除（插图）

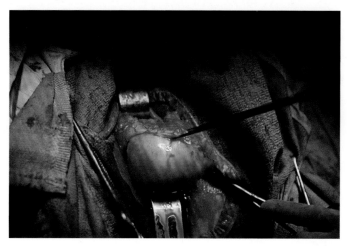

图 53-69　切碎子宫后将大子宫切除

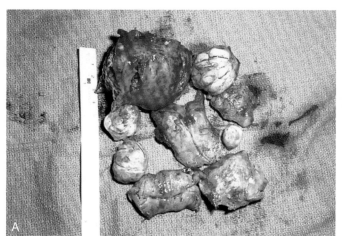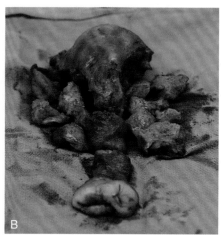

图 53-70　A 和 B. 两个切碎子宫后经阴道切除子宫的例子

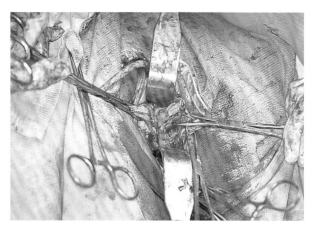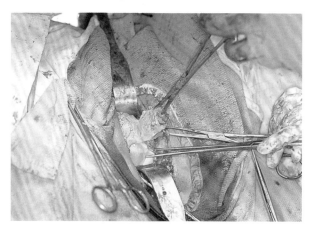

图 53-71　子宫颈被截掉。将子宫纵行剖开　　　　　　图 53-72　子宫颈切除后将子宫劈开。注意多个子宫肌瘤

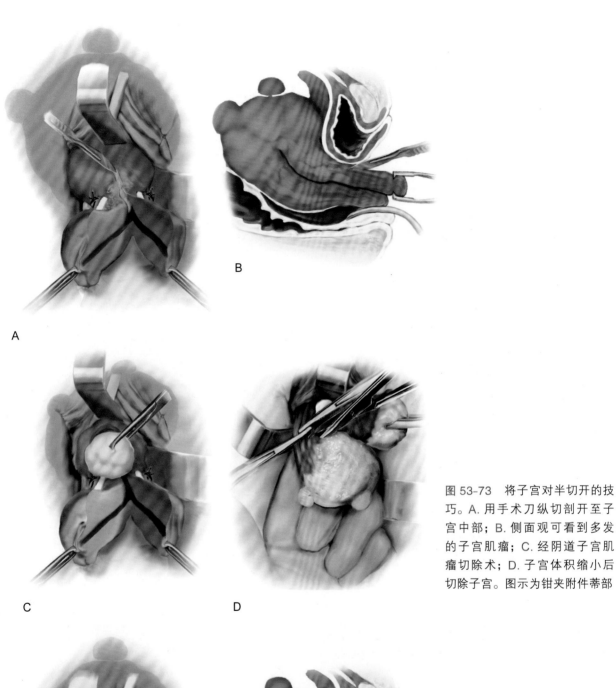

A

B

C

D

图 53-73　将子宫对半切开的技巧。A. 用手术刀纵切剖开至子宫中部；B. 侧面观可看到多发的子宫肌瘤；C. 经阴道子宫肌瘤切除术；D. 子宫体积缩小后切除子宫。图示为钳夹附件蒂部

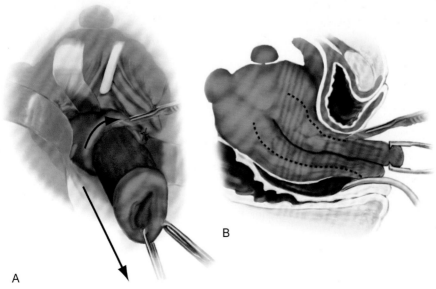

A

B

图 53-74　子宫肌层核除术技巧。A. 先用手术刀切出一圆柱形，尽量向下牵拉宫颈方便切除；B. 子宫肌层核除术的侧面观。向下牵拉切除的部分，直至子宫由内翻出

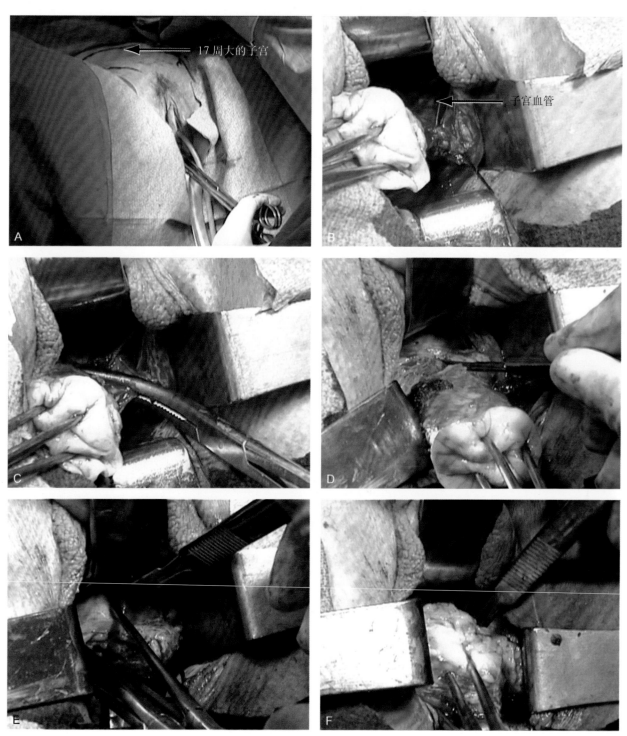

图 53-75　图片显示用子宫碎除术结合子宫肌层核除术经阴道切除妊娠 17 周大的子宫。A. 测量子宫为妊娠 17 周大小。B. 经阴道子宫切除术开始。很重要的一点是，不论碎除术还是核除术，之前要确定钳夹供应子宫的血管。C. 用 Haney 钳以正确的角度钳夹子宫血管。D. 子宫颈被截除以便可以进入增大的子宫体。E. 子宫肌层核除术的技巧：用手术刀从子宫前壁浆膜切入浆膜下。F. 用单齿拉钩向下牵拉有助于将子宫切开

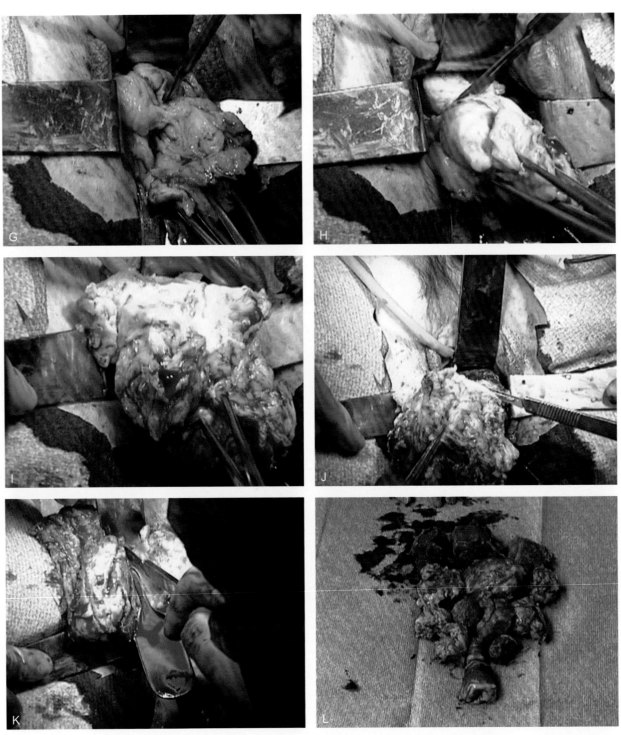

图 53-75 续　G.现在大子宫被切碎并成块取出；H.继续切碎子宫；I.大的子宫肌瘤从后壁取出；J.大子宫肌瘤正在被从剩余的子宫上切除；K.子宫的上半部分被一分为二，以利于钳夹附件；L.从阴道切除的妊娠 17 周大的子宫碎块

（程文瑾　译　孙秀丽　校）

第 **54** 章

膀胱膨出、直肠膨出和小肠膨出的阴道修补术

Mickey M. Karram

一、阴道前壁脱垂

　　阴道前壁脱垂，或称膀胱膨出，其定义为阴道前壁及膀胱底部的下移。引起阴道前壁脱垂的原因还没有完全阐明，但应该是多因素作用的结果，并因人而异。直至前不久，阴道前壁脱垂分为两种类型：膀胱膨出及膀胱移位。膀胱膨出是由于阴道前壁过度牵拉及薄弱造成的，而膀胱移位的病理基础则是因为阴道侧壁与盆筋膜腱弓之间连接的分离及延长断裂造成的。最新的观点认为，有 3 种缺损可以引起阴道前壁脱垂：中央型缺损，即前述的膀胱膨出；阴道旁缺损，即阴道与盆筋膜腱弓（白线）的正常连接的分离；横向缺损为耻骨宫颈筋膜从宫颈环处或阴道顶端的撕裂分离（图 54-1 至图 54-5）。阴道前壁脱垂，尤其是子宫切除后的阴道前壁脱垂，通常会伴有顶端的小肠疝，或更少见的阴道前壁的真正的小肠疝（图 54-6）。

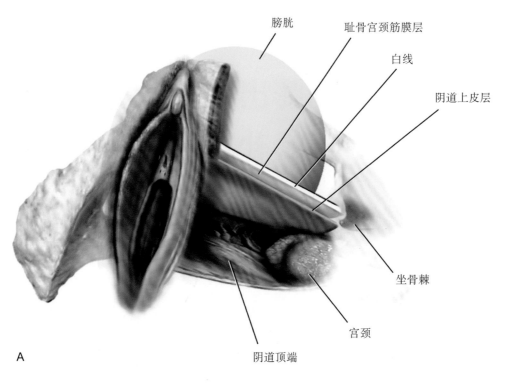

膀胱

耻骨宫颈筋膜层

白线

阴道上皮层

坐骨棘

宫颈

阴道顶端

A

正常支撑

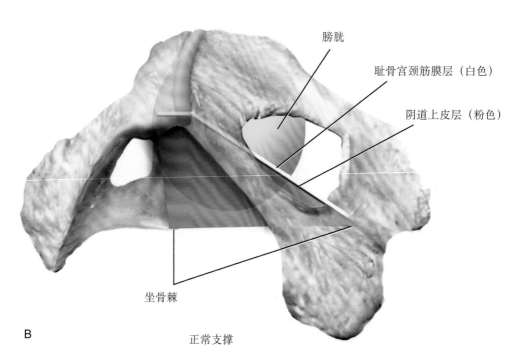

膀胱

耻骨宫颈筋膜层（白色）

阴道上皮层（粉色）

坐骨棘

B   正常支撑

图 54-1   阴道前壁支撑正常和异常的两张视图。A. 阴道前壁支撑正常情况下的侧面观，膀胱的支撑向后达坐骨棘水平。注意正常情况下中间和旁侧的支撑。B. 阴道前壁梯形支撑的概念。注意此梯形支持向后达坐骨的两侧，筋膜或阴道下层从盆壁的一侧达另一侧，有完好的中线、旁侧及横向的支撑

膀胱膨出

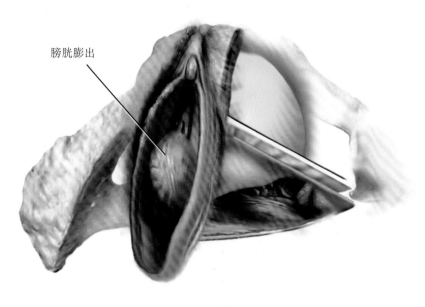

C

中央型缺损

阴道上皮下中央型
缺损的筋膜缘

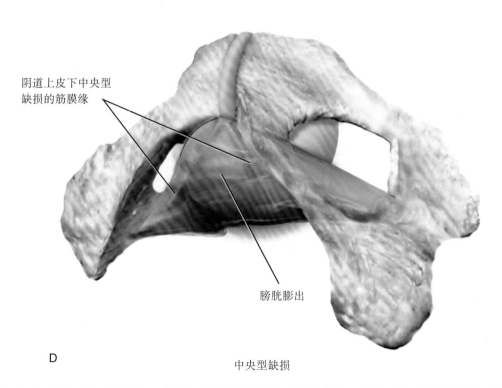

膀胱膨出

D

中央型缺损

图 54-1 续　C. 中央型缺损的侧面观。注意膨出的膀胱位于阴道中央部位，旁侧的支撑良好。因此，阴道前壁顶端的支撑在两侧。D. 中央型缺损的薄弱区位于阴道前壁梯形支撑的中央部

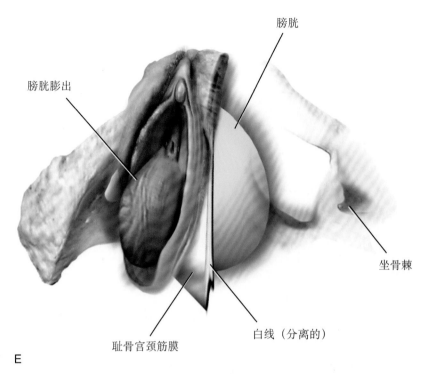

膀胱

膀胱膨出

坐骨棘

白线（分离的）

耻骨宫颈筋膜

E

双侧阴道旁缺损

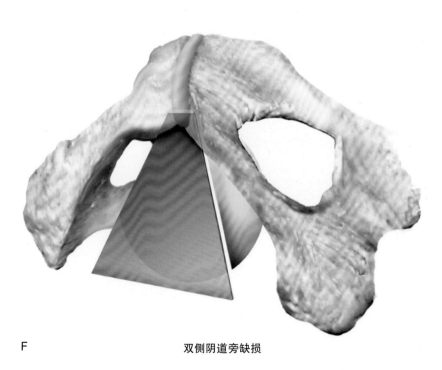

F　　**双侧阴道旁缺损**

图 54-1 续　E. 两侧阴道缺损的侧面观。注意白线从正常位置完全脱离下来，导致阴道前壁两侧旁的支撑完全消失。F. 两侧阴道旁缺损。当将支撑的表面旋转一定角度后，能更清楚地看到旁侧支持的完全脱离

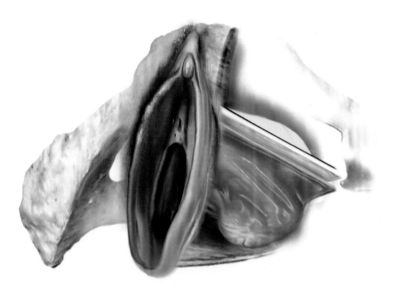

横向缺损

G

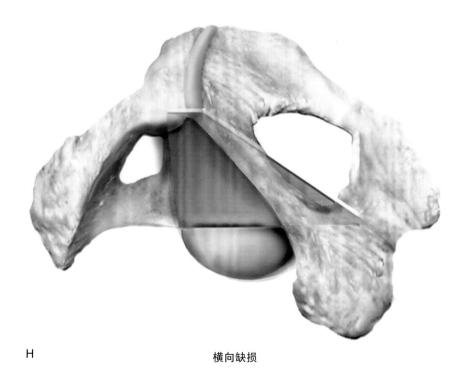

H　　　　　　　　　　　　　横向缺损

图 54-1 续　G. 横向缺损的侧面观。注意脱出的膀胱位于正常情况下与宫颈或阴道顶端连接的部位。引起通常所谓的高位膀胱膨出。H. 注意膀胱下移的部位在阴道肌层或筋膜的上段

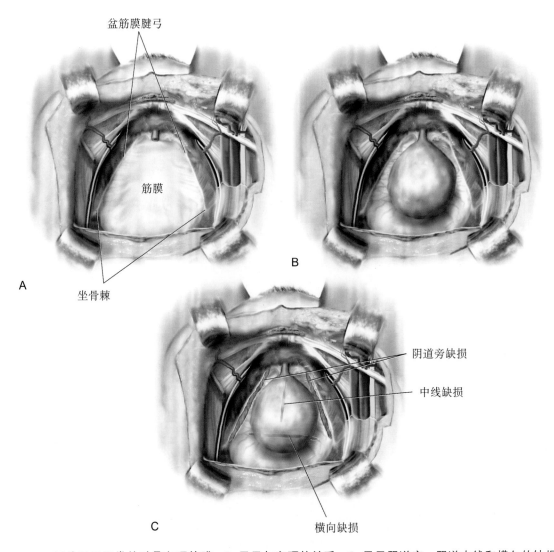

图 54-2　A. 图片显示正常的耻骨宫颈筋膜；B. 显示与宫颈的关系；C. 显示阴道旁、阴道中线和横向的缺损（经许可引自：Karram MM, Maher CF: Surgical Management of Pelvic Organ Prolapse: Female Pelvic Surgery Video Atlas Series. Philadelphia, Saunders, 2012.）

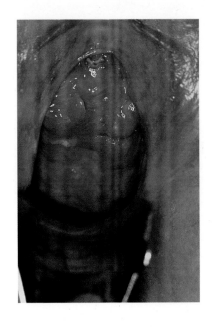

图 54-3　阴道前壁显示尿道尿道下沟。注意在膀胱底部位的阴道处皱褶减少，中央型缺陷时这种现象会更明显

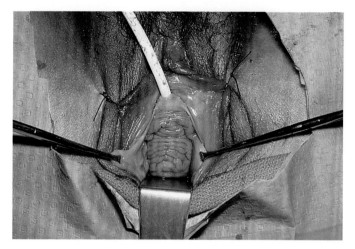

图 54-4 有皱褶的阴道前壁，阴道旁缺陷时更明显

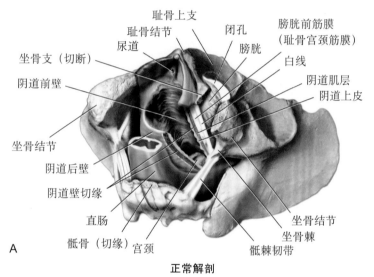

耻骨上支
耻骨结节　　　　　　　闭孔　　　膀胱前筋膜
尿道　　　　　　　　　　膀胱　（耻骨宫颈筋膜）
坐骨支（切断）　　　　　　　　　　白线
阴道前壁　　　　　　　　　　　　阴道肌层
　　　　　　　　　　　　　　　　阴道上皮
坐骨结节
阴道后壁
阴道壁切缘
直肠　　　　　　　　　　　　坐骨结节
　　　　　　　　　　　　　坐骨棘
骶骨（切缘）宫颈　　　骶棘韧带
A
正常解剖

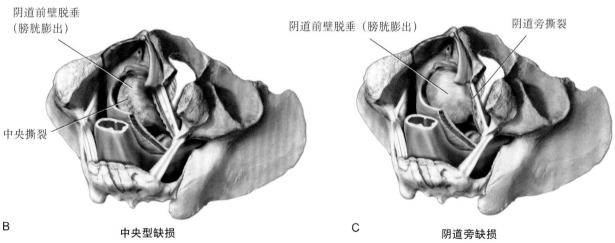

阴道前壁脱垂
（膀胱膨出）　　　　　　　　　阴道前壁脱垂（膀胱膨出）　　阴道旁撕裂

中央撕裂

B　　　　　中央型缺损　　　　　　C　　　　阴道旁缺损

图 54-5 盆底的横断面显示正常解剖 (A)，中央型缺损的阴道前壁 (B) 和阴道旁缺损的阴道前壁 (C)

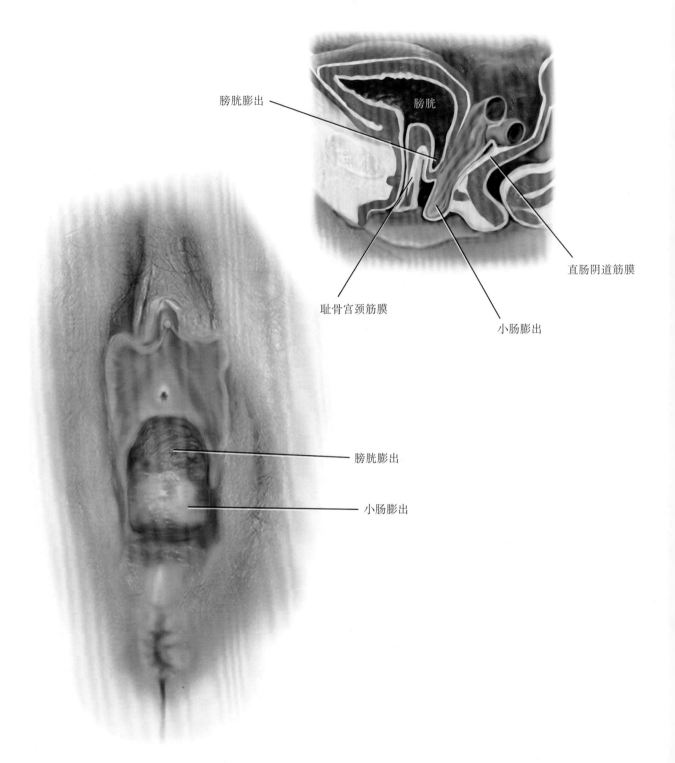

膀胱膨出

膀胱

直肠阴道筋膜

耻骨宫颈筋膜

小肠膨出

膀胱膨出

小肠膨出

图 54-6　阴道前壁支撑缺失。为子宫切除后的患者，膀胱膨出合并顶端脱垂，可能同时有阴道前壁小肠疝。注意覆盖在小肠疝表面的阴道上皮要比膀胱膨出表面的阴道上皮薄

（一）中央型膀胱膨出的修补术

中央型修补的目的是将阴道壁肌层及膀胱外筋膜（耻骨宫颈筋膜）缝合加固。术前患者取膀胱截石位，其术前准备同阴式子宫切除术。手术开始前留置尿管以利于判断膀胱颈位置。沿中线切开阴道前壁（图 54-7）。如果先做了阴式子宫切除，切口就从阴道顶端开始，以两把 Allis 钳钳夹此处（图 54-8）。有些医生喜欢在切开阴道壁前先注射有止血作用的溶液，这类溶液的种类在经阴道子宫切除章节中已有详述。如果只有膀胱体部的下移，膀胱颈的支撑良好或之前做过耻骨后吊带手术，则切开仅延伸至膀胱颈水平。然而多数情况下此类患者会合并有尿道高活动性，此时应将切口延长至尿道水平。

最初的切口完成后，用 Mayo 或 Metzenbaum 剪插入阴道上皮和肌层之间，或黏膜肌层之间，然后轻轻地张合向上分离（图 54-8B）。然后切开阴道壁，切口至之前确定的水平。切开阴道壁后，用 Allis 钳或 T 钳钳夹切开至边缘并向两侧牵拉，然后将示指放在钳子的后下方，用剪刀或手术刀分离阴道壁的黏膜肌层（图 54-9）。助手夹住膀胱或部分阴道壁肌层及膀胱阴道筋膜，并向中线方向牵拉。继续向两侧分离直至脱垂的膀胱完全从阴道壁上分离下来（图 54-10 至图 54-13）。向两侧充分分离至可评估阴道壁的支撑情况。要求分离到两侧的耻骨降支。在此位置可以清楚地看到是否有阴道旁缺损存在（图 54-10）。对于已切除子宫者很重要的一点是要将膀胱体从阴道壁顶端分离下来（图 54-11）。

多数情况下，不论患者有无尿失禁症状，都应缝合加固尿道膀胱连接处以加强尿道后壁的支撑，希望此种方法有助于预防术后新发尿失禁的发生。为了使尿道下方两侧缝合的组织持久，应向尿道旁分离至尿道旁组织与耻骨降支接合处（图 54-12 和图 54-13）。通常可看到一白色闪亮的膜直至次连接处。图 54-14 和图 54-15 显示了通过中线行膀胱膨出修补术时尿道膀胱接合部位的缝合技巧。当完成膀胱颈部位的缝合打结后（图 54-14），就要开始转而注意膀胱体部的脱垂。通过正中切口修复膀胱脱垂的目的是缩小膨出，为脱垂的膀胱提供支撑，同时也为膀胱颈提供支持。手术医生应注意，不要将尿道膀胱角度抬高至平，因为理论上讲这样可能会引起尿失禁。标准的阴道前壁修补术，是采用 2-0 延迟可吸收线缝合阴道筋膜及黏膜肌层。视脱垂的严重程度，可做 1~2 层折叠缝合或荷包缝合。如果可能，作者推荐尽量缝合两层。第一层用 2-0 延迟可吸收缝线，第二层用 2-0 延迟可吸收线（图 54-9，图 54-14 和图 54-15 至图 54-17）。修剪阴道壁（图 54-18），用 3-0 可吸收缝线连续缝合关闭阴道前壁切口（图 54-19）。图 54-9，图 54-14 和图 54-20 显示了经中线切口修复膀胱膨出的手术步骤。

有时患者会同时有膀胱膨出和小肠膨出（图 54-21A）。这种情况下应注意分离找到特异性缺损部位，并将小肠疝囊完全从膀胱膨出处游离下来。然后要进行针对特异性缺损进行修复，如有指征，还要同时做阴道穹隆悬吊术（图 54-21）。

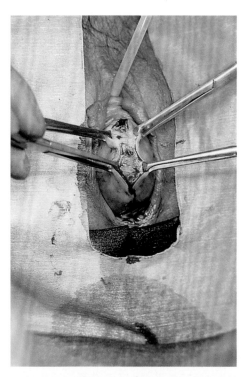

图 54-7　切除子宫后修复膀胱膨出的阴道前壁最初的切口

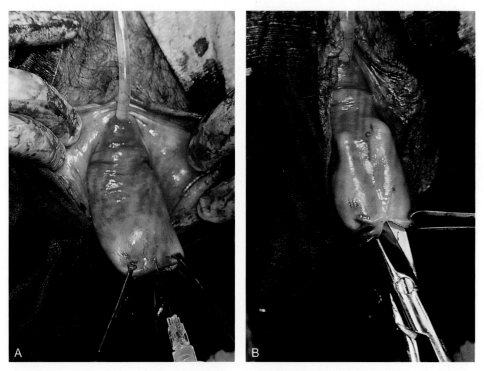

图 54-8　A. 阴道前壁注射（水分离）。注意切除子宫后用 Allis 钳钳夹阴道顶端。B. 剪刀张开，为阴道前壁中央的分离找到适当的间隙

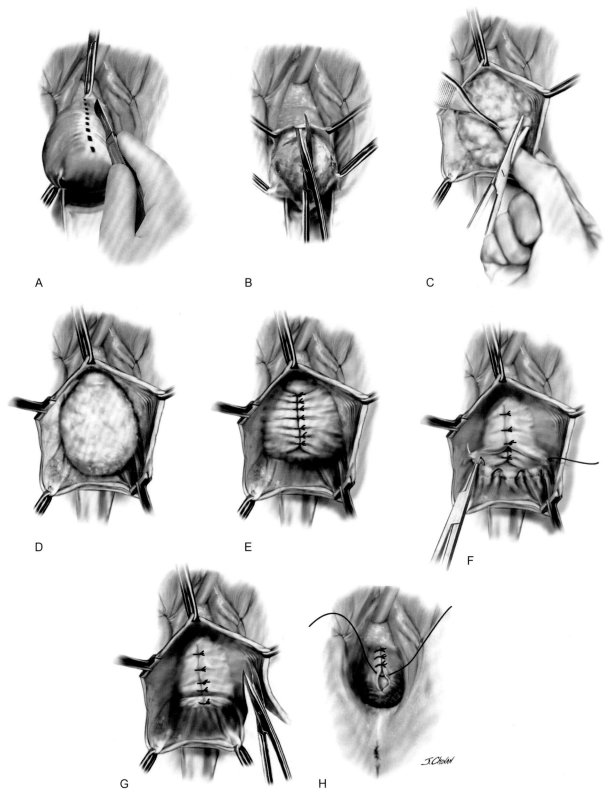

图 54-9　经典前壁修补。A. 阴道前壁正中的切口。B. 用剪刀扩大中线切口。C. 锐性分离膀胱和阴道壁，应该在耻骨上支的外侧，并且应该将膀胱底部从阴道断端或宫颈上分离至前盆腔的腹膜前间隙。D. 膀胱完全从阴道分离出来。E. 缝合第一层。F. 第二层缝合，需要进一步将阴道肌肉和阴道上皮层分离开。最近端的缝合需要包括在阴道顶端或宫颈上段部位将阴道壁包括进来。切口达接近尿道水平。G. 完成第二层缝合，剪除多余的阴道黏膜。H. 显示完全闭合的阴道黏膜

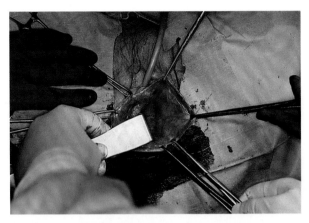

图 54-10　向两侧分离达耻骨宫颈筋膜与侧盆壁交界处。注意此患者无阴道旁缺损存在

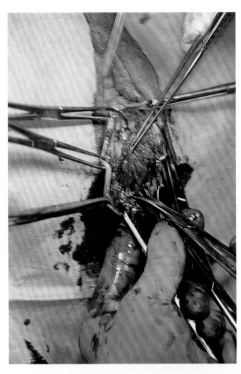

图 54-11　继续分离膀胱至阴道顶端直至见到前腹膜反折

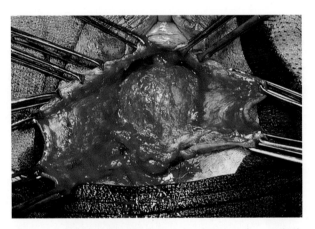

图 54-12　膨出的阴道侧缘完全从阴道壁游离。注意膀胱底仍与阴道顶端连接在一起

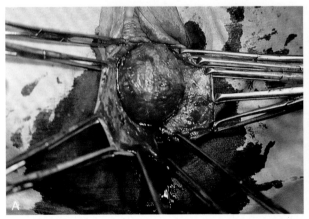

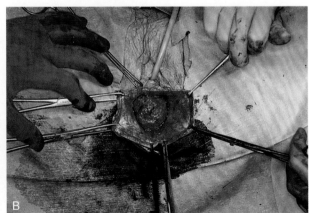

图 54-13　A 和 B 两例膨出的膀胱完全从阴道前壁游离

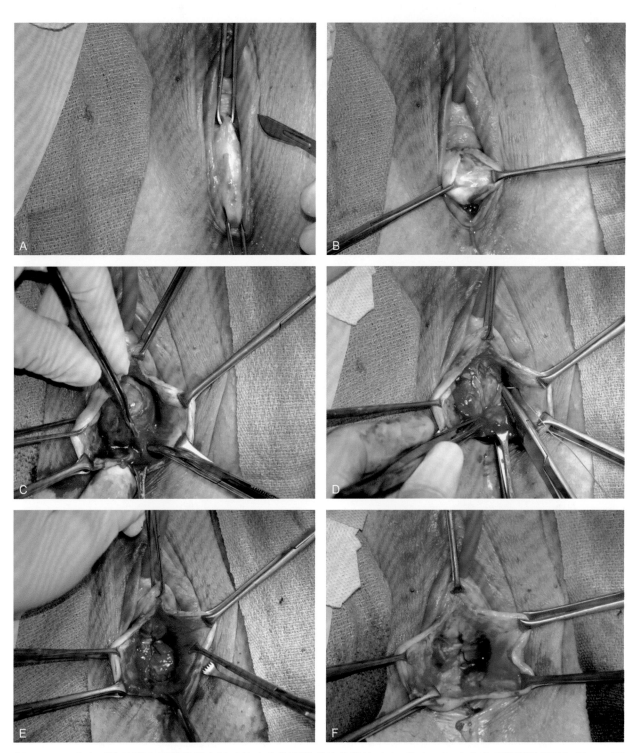

图 54-14　中央型膀胱膨出及膀胱颈高活动性患者的阴道前壁修补的 Kelly 缝合。A. 水分离后行阴道前壁切开。B. 正确分离间隙。C. 阴道旁间隙的分离达到耻骨降支水平。图片显示锐性分离膀胱底部与阴道顶端。D. 缝合从膀胱颈部开始。E. 第一针缝合，提供尿道附近及膀胱颈的支撑 (Kelly 缝合)。F. 接下来的缝合完成了阴道前壁修补

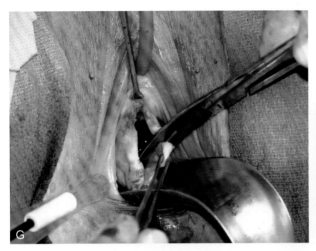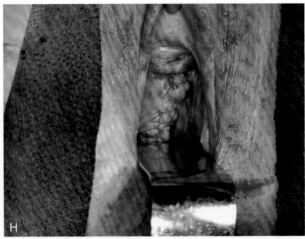

图 54-14 续　G. 剪除多余的阴道黏膜；H. 阴道前壁已经缝合完毕

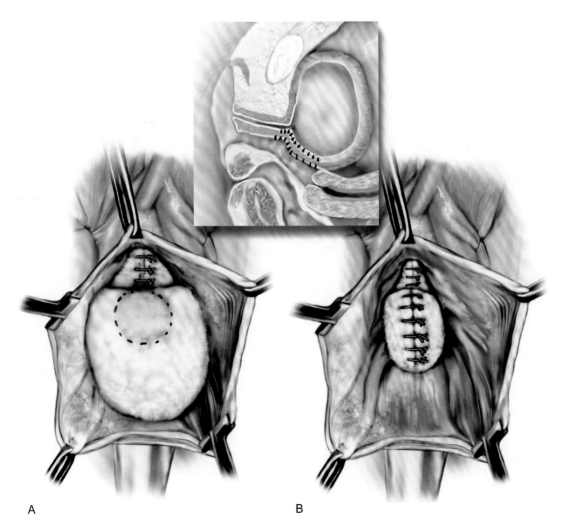

A　　　　　　　　　　　　　　　　B

图 54-15　阴道前壁 Kelly-Kennedy 修补。A. 打开阴道黏膜，在尿道下方开始间断缝合；B. 完全中线间断缝合。对提供膀胱颈部近端尿道提供优先支持

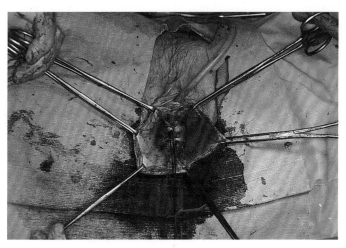

图 54-16　膀胱底部的缝合打结

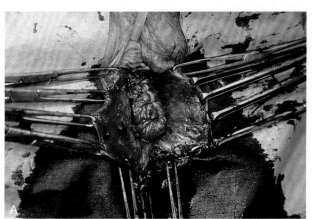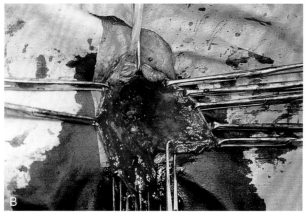

图 54-17　A. 第一层缝合，修补膀胱膨出；B. 第二层缝合，完成膀胱膨出的修补

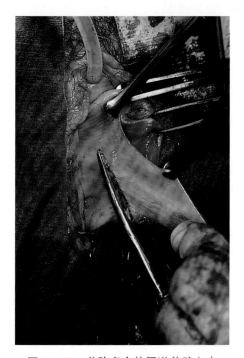

图 54-18　剪除多余的阴道前壁上皮

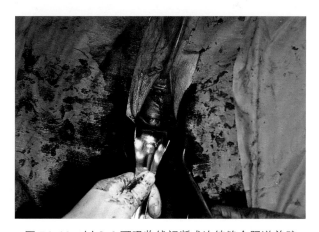

图 54-19　以 3-0 可吸收线间断或连续缝合阴道前壁

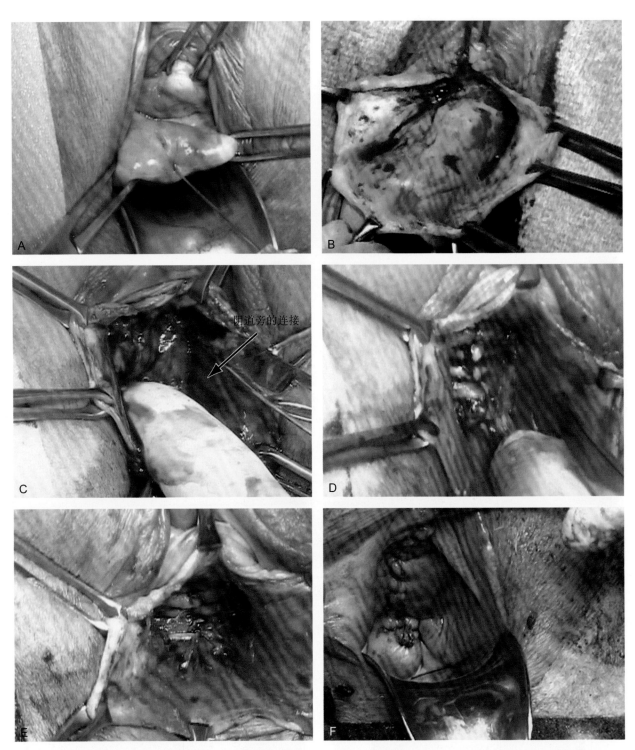

图 54-20　Kelly 缝合修复中央型膀胱膨出的技巧。A. 这是一例子宫切除后的患者。用两把 Allis 钳钳夹阴道前壁,注射血管收缩药以利于分离正确的间隙。B. 切开阴道前壁,向两侧分离阴道膀胱间隙,注意要将膀胱底从阴道顶端游离下来。C. 向两侧的分离要到达耻骨降支。注意阴道旁的连接紧密,说明此患者没有阴道旁缺陷。D. 首先用延迟可吸收线缝合膀胱膨出的中央。注意:缝合达到膀胱颈附近,较之缝合膀胱底能提供更好的支撑。E. 近一步向两侧分离以使有更多的筋膜便于缝合,第二层缝合使用不可吸收缝线,完成中央型膀胱膨出的修补。F. 修剪阴道壁后,用 3-0 延迟可吸收线关闭阴道前壁。注意:阴道前壁中央有利的支撑及完好的阴道侧沟

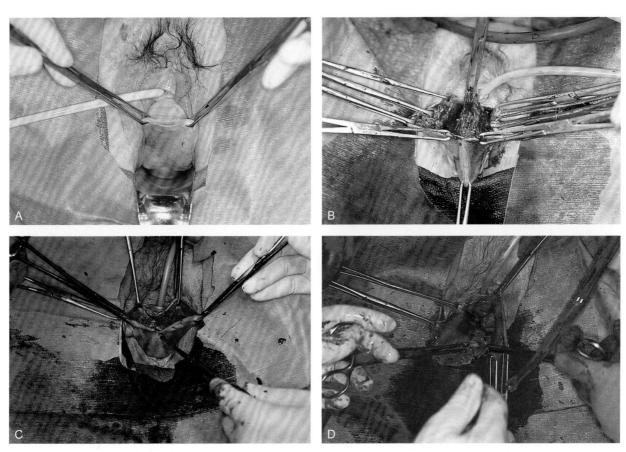

图 54-21　膀胱膨出和小肠膨出的修补。A. 膀胱膨出伴有穹窿脱垂；B. 阴道前壁被切开，找到膀胱底部的解剖位置；C. 阴道壁的切口要延伸到可疑小肠膨出位置；D. 缝合脱垂的膀胱底部。将小肠疝从膀胱底部游离下来，打开腹膜疝囊

（二）阴道旁修补

阴道旁修补术的目的是将分离的阴道旁组织重新锚定在双侧盆筋膜腱弓（白线）上。此类手术可采用经阴道或经耻骨后途径。尽管有时阴道旁缺陷可以在术前诊断出来，但多数情况下是在手术过程中诊断的。要想经阴道途经诊断阴道旁缺陷，手术当中分离阴道膀胱间隙时要达到耻骨降支。当两侧分离达到此处，就要主观判定其连接的紧密程度。有时阴道旁支撑的完全缺失显而易见，这意味着分离可直达耻骨后间隙，并可见到耻骨后的脂肪组织。虽然有时阴道旁组织没有明显的分离，但却非常薄弱，此时要决定是否要先将其完全游离下来，以利于选择合适的阴道旁修补方式。要完成真正的阴道旁修补，必须充分分离至耻骨后间隙。一个重要的标志是要从阴道前壁触及坐骨棘。一旦触及坐骨棘，通常就可以触及两侧的盆筋膜腱弓，并沿着两侧的盆壁直达耻骨联合的后面。

阴道旁修补术的术前准备同阴道前壁修补术。在阴道前壁或尿道膀胱交界处（轻拉导尿管可判定）两侧及阴道顶端做标记。如果同时做后穹窿成形术，其缝线要在阴道旁修补完成及关闭阴道前壁后再打结。至于阴道前壁修补术，可在阴道前壁中线纵行切开，向两侧分离阴道壁，直达耻骨后间隙。术者手指引导下沿着耻骨降支钝性分离，向中间达耻骨联合后，向两侧至可及坐骨棘。如果患者存在阴道旁缺陷，分离间隙正确的话可以很容易的进入耻骨后间隙并见到耻骨后脂肪。然后即可触及双侧坐骨棘。盆筋膜腱弓从坐骨棘发出后达耻骨联合后方。分离成功后，可先行阴道黏膜肌层的中线缝合，也可在阴道旁修补后再行阴道中线缝合。在两侧盆壁，可触及并看到闭孔内肌及盆筋膜腱弓。用 Breisky-Navratil 拉钩轻轻牵拉膀胱及尿道，用有轻微吸力

的装置牵拉后壁。以 0 号延迟可吸收线在近坐骨棘处穿过白线，如果看不到白线、白线从侧盆壁上剥脱或临床判断白线不结实持久，可缝合穿过闭孔内肌筋膜。接下来的缝合是为了增加张力，顺着白线至尿道膀胱连接水平缝合 4~6 针。缝合大部分从前部开始，术者在尿道膀胱结合水平钳夹尿道旁组织（阴道黏膜肌层或耻骨宫颈筋膜），然后是之前已做标志的阴道下的筋膜。接下来逐渐向后缝合直至达距离坐骨棘最近的缝线并穿过之前的在阴道顶端标志处。阴道旁修复的缝线要松紧适当以留下足够的组织进行接下来的中央部位的缝合。一侧缝合好后，另一侧照此缝合。缝合完毕后从尿道水平至阴道顶端逐渐打结，一侧完成后打结另一侧。这种修复是阴道上皮、阴道黏膜肌层、耻骨宫颈筋膜及两侧的盆筋膜腱弓之间的三点的缝合。这些结构之间的缝合要紧密相连。一定要仔细缝合避免各结构之间的空隙。所有的缝线都结扎后再修剪阴道壁。如前所述，如果之前没有做中线修补，如果需要，此时可间断缝合行中线修复。然后修剪阴道壁，用延迟可吸收缝线连续缝合阴道壁。图 54-22 显示为三点阴道旁修补术的完整的步骤。也可以采用其他方法进行阴道旁修补。有些医生认为阴道修补时不必要缝合阴道壁内侧。这样的话就变成了两点式缝合，即将脱离的筋膜直接缝合在白线或闭孔内肌筋膜上（图 54-23）。如果阴道旁只是需要简单的修复，或者术者不需要分离进入耻骨后显露耻骨弓，那么可采用改良的两点式缝合方法，把筋膜缝合在阴道前壁的上部（图 54-24）。这种手术方式可以加强膀胱侧旁的支撑，但不能重建正常的阴道沟，因为筋膜和阴道没有缝合在白线或闭孔内肌筋膜上。一些医生在做传统阴道壁修补术时常规将阴道内层缝合进去（图 54-25）。尽管这样做可以关闭所有的阴道旁缺陷，但通常会引起阴道前壁瘢痕、挛缩。

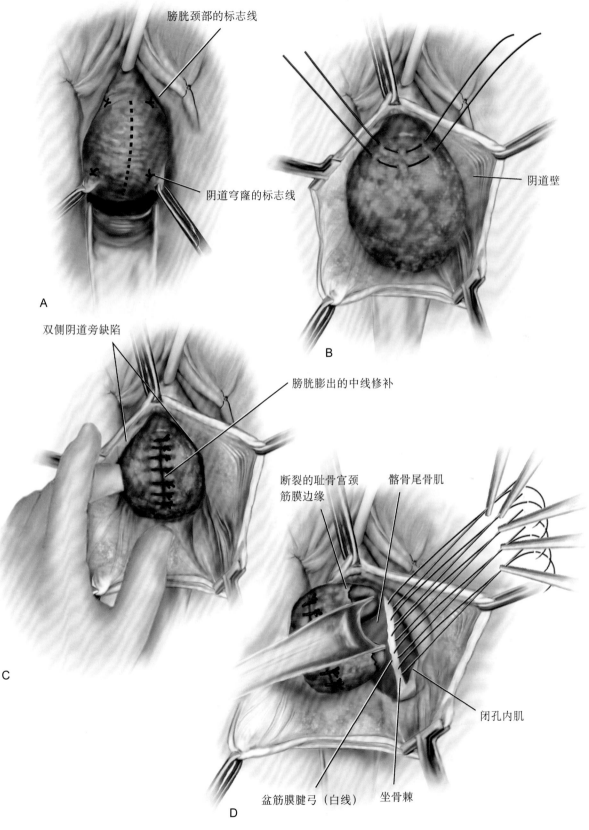

膀胱颈部的标志线

阴道穹窿的标志线

阴道壁

A

B

双侧阴道旁缺陷

膀胱膨出的中线修补

断裂的耻骨宫颈
筋膜边缘

髂骨尾骨肌

闭孔内肌

C

盆筋膜腱弓（白线）

坐骨棘

D

图 54-22　阴道旁修补的技巧。A. 在膀胱颈部和阴道顶端缝合标志线。切开阴道前壁中央。B. 分离膀胱的两侧并将其从阴道顶端游离。进行中线缝合。C. 中线缝合完成。两侧的阴道缺陷明显。D. 轻轻拉开膀胱，在盆筋膜腱弓上缝合（白线）数针

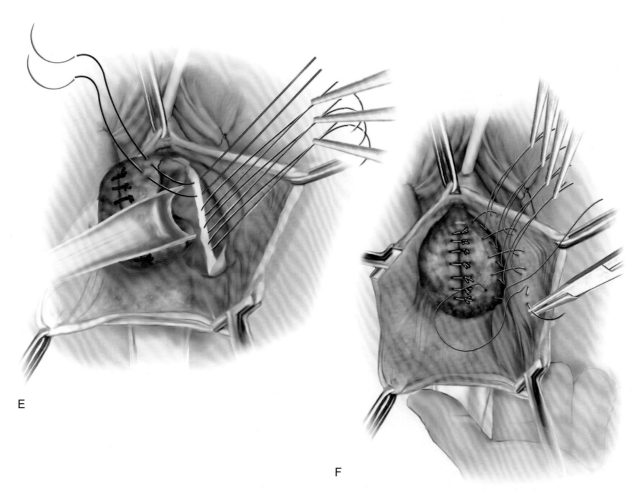

E

F

图 54-22 续　E. 然后将缝线穿过脱离的耻骨宫颈筋膜或盆腔内筋膜；F. 缝线再穿过阴道壁内侧，此时完成了 3 点钟方向的关闭

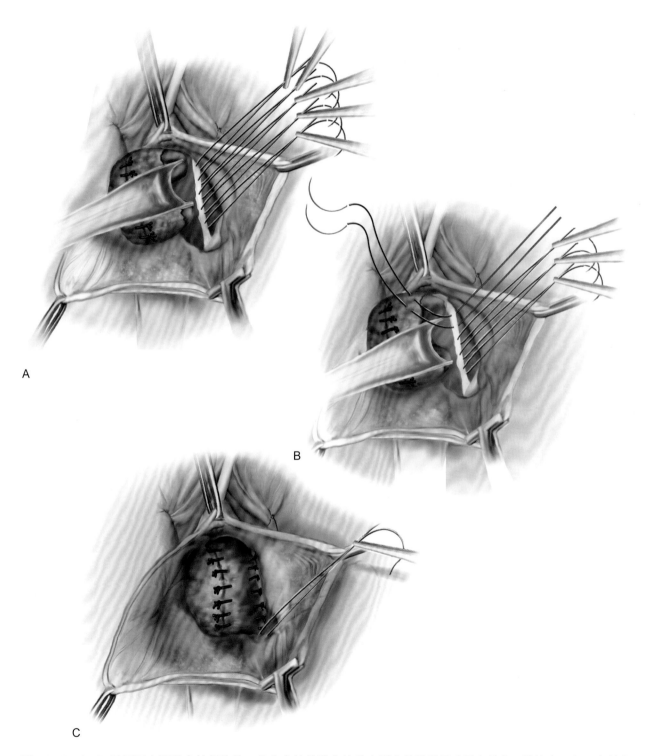

图 54-23 A~C. 显示两点阴道旁缺损修补。将分离的筋膜直接缝合到盆筋膜腱弓或是白线上。请注意,与 3 点钟方向的闭合不同,阴道内壁不包含在修复中

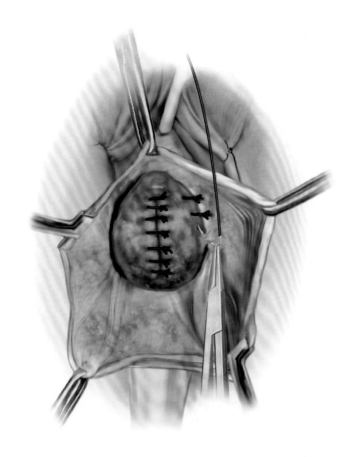

图 54-24　阴道旁缺损的两点式缝合技术：将脱离的筋膜的边缘缝合在阴道壁的上部。注意此种缝合方式不要求完全进入耻骨后间隙，或者看到并找到闭孔内肌和盆筋膜腱弓

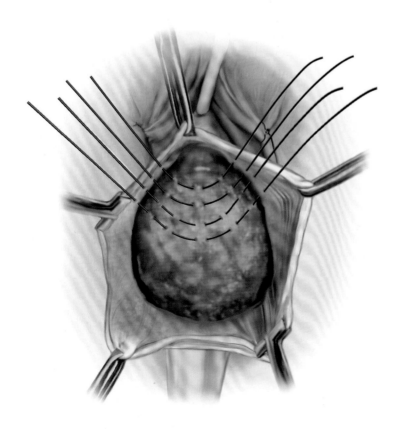

图 54-25　阴道前壁的简单缝合：将阴道部内侧缝合进去。注意这种缝合方法不能恢复阴道前壁侧沟并可导致阴道前壁的缩短和瘢痕

二、阴道后壁缺损

后盆腔缺陷包括各种盆底支持障碍和肛门括约肌的解剖缺损。这些异常可能没有症状，可能表现为传统的脱垂症状，或是导致各种功能紊乱。在高达 50% 的患者中，阴道后壁脱垂和前部脱垂、顶端脱垂同时存在。各种类型的后壁脱垂包括后部肠疝、直肠疝、乙状结肠疝和会阴下降（图 54-26）。尽管这些不同的缺损也会单独发生，但通常会伴随发生。肛门外括约肌是会阴体解剖的重要组成部分，其损伤可能形成会阴体缺损，从而导致气体、液体或固体粪便失禁。

（一）阴道小肠疝修补

直至不久之前，后穹窿及其与小肠膨出的关系的解剖还没有被很好的阐明。切除子宫后，阴道顶端应固定在主韧带及子宫骶韧带上。小肠疝的形成是由于耻骨宫颈筋膜和直肠阴道筋膜分离，腹膜在此形成疝，其内容物可通过此薄弱处（图 54-27）。因此，无疑的，当腹膜没有筋膜的阻碍得以直接与阴道上皮接触。如果患者有子宫，那么小肠疝通常位于宫颈后方和直肠前方。如果已切除子宫，则小肠疝可位于阴道前壁、阴道顶端或穹窿后面。对于穹窿小肠疝，前方的耻骨宫颈筋膜和后方的直肠阴道筋膜在顶端分离。前壁小肠疝较少见，是由于耻骨宫颈筋膜的横向缺损引起，要注意与膀胱膨出鉴别。腹膜疝囊连同其腹腔内容物疝入阴道顶端的前方和膀胱底的后方。后壁小肠疝发生的原因是由于直肠阴道筋膜的上方或横向缺损，使得疝囊及其腹腔内容物进入直肠的前方和阴道穹窿的后方。

由于小肠疝是一种真正意义上的疝，因此最好的修复方法是找到筋膜缺损、分离并切除疝，将疝内容物还纳，然后修复缺损。经阴道小肠疝修复，患者取膀胱截石位。术前要先排空膀胱。用 Allis 钳钳夹覆盖在膨出的小肠表面的阴道壁，然后可见小肠膨出小肠的边界（图 54-28 和图 54-29A）。用手术刀切开膨出的小肠疝表面的阴道上皮（图 54-29A），然后充分游离小肠疝直至疝颈部（图 54-29 至图 54-32）。这种游离要包括将疝囊从膀胱游离出来（图 54-33），同时要把会阴疝囊从直肠前壁游离出来（图 54-32 和图 54-34）。如果小肠疝囊和直肠区分开，要通过直肠检查来协助鉴别进行疝囊与直肠前壁之间的分离（图 54-32A 和图 54-34B）。有时候小肠疝与大的膀胱膨出难以鉴别。这种情况下，可用尿道探子或膀胱镜来协助鉴别。在将疝囊从直肠和阴道分离下来后，用两把 Allis 钳钳夹牵拉疝囊，锐性剪开进入疝囊（图 54-32 至图 54-37）。显露疝囊，用手指探查确定没有小肠或网膜粘连。修补缺损的手术方法取决于是否需要做顶端悬吊，如果需要，做何种类型的悬吊。如果阴道长度足够且不需要做顶端悬吊，荷包缝合将子宫骶韧带远端融合在一起即可关闭缺损部位（图 54-30）。缝合阴道下层的筋膜来进行筋膜的重建。如果需要做阴道顶端悬吊，则缺损部位的关闭可作为顶端悬吊的程序之一。如果需要做阴道子宫骶韧带或髂尾肌筋膜悬吊，先荷包缝合关闭疝囊，要达到阴道旁间隙的疝囊处，这样才能彻底缝合修复缺损。

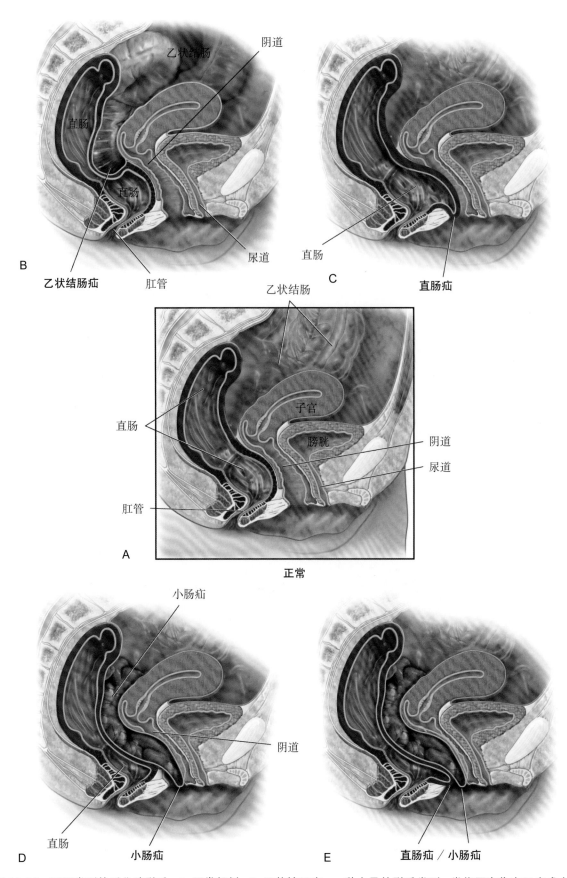

图 54-26　不同类型的后盆腔脱垂。A. 正常解剖；B. 乙状结肠疝。一种少见的脱垂类型，类似于高位直肠疝或小肠疝；C. 单纯直肠疝；D. 单纯小肠疝；E. 小肠疝加直肠疝

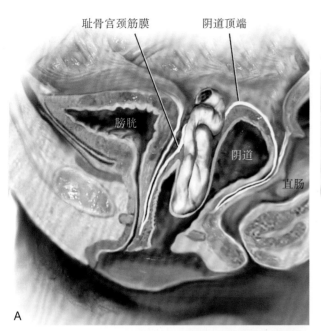

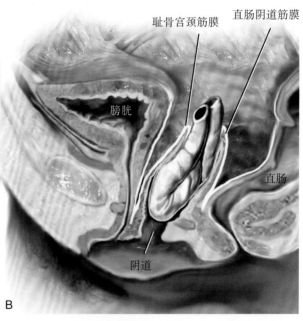

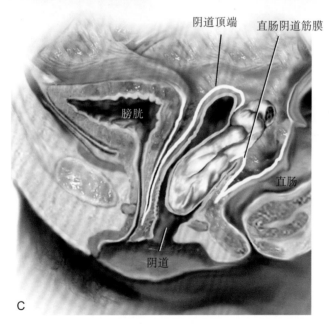

图 54-27　盆底的横断面，显示不同类型小肠疝的解剖。A. 阴道前壁小肠疝，缺陷部位在耻骨宫颈筋膜与阴道顶端接合处。腹膜疝囊及其内容物从前方进入阴道断端。B. 阴道顶端缺陷造成的顶端小肠疝。腹膜疝囊从前面的耻骨宫颈筋膜和后面的直肠阴道筋膜见疝出。C. 阴道后壁小肠疝为阴道后壁及陷窝处缺陷，疝囊从缺损部位进入直肠阴道筋膜，在阴道断端后方

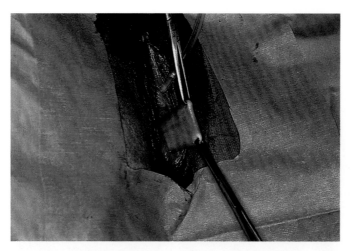

图 54-28 后壁高位小肠疝。用 Allis 钳抻开小肠疝部位。此患者的阴道顶端、阴道前壁和阴道后壁远端都支撑良好。这样才产生了这种独立的高位小肠疝

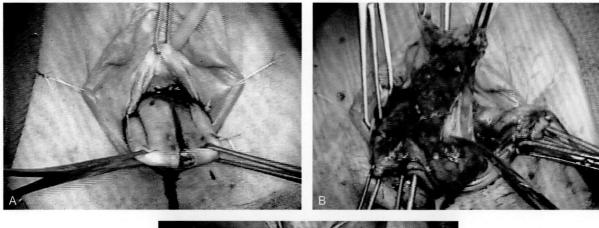

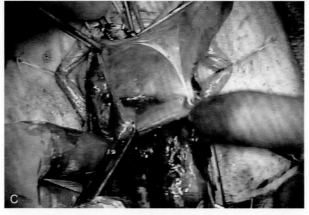

图 54-29 与阴道穹窿脱垂伴随的巨大的小肠疝。A. 阴道后壁的切口从耻骨宫颈筋膜的近端边缘直达直肠阴道筋膜的近端；B. 锐性分离肠疝囊和直肠前壁；C. 游离小肠疝囊直至其颈部

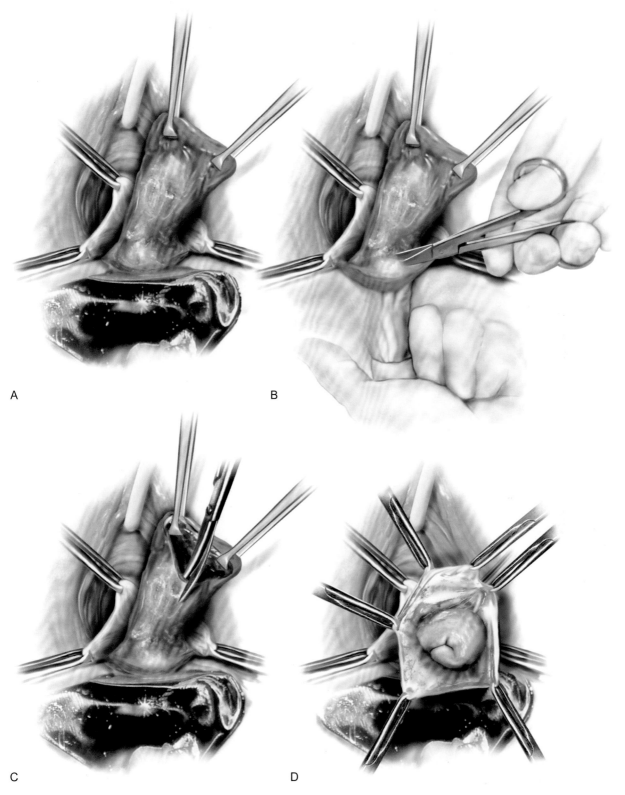

图 54-30 小肠疝的分离和经阴道修补。A. 将小肠疝囊完全从阴道壁上游离下来；B. 一手指置于直肠内以便于将小肠疝囊从直肠前壁上分离下来；C. 锐性进入疝囊；D. 剪开腹膜，显露道格拉斯窝

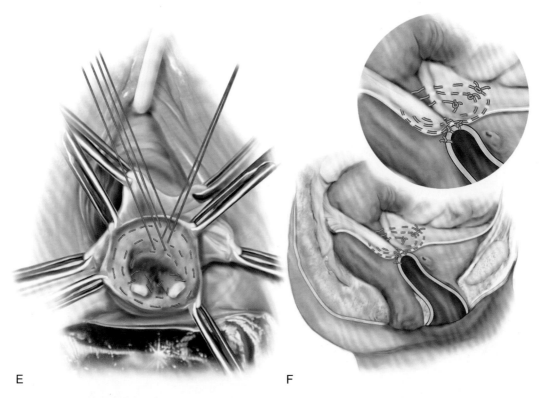

E　　　　　　　　　　　　　　　　　　F

图 54-30 续　E. 一系列荷包缝合结合子宫骶韧带远端一起，在颈部关闭缺损；F. 阴道顶端附着于缝合的子宫骶韧带上

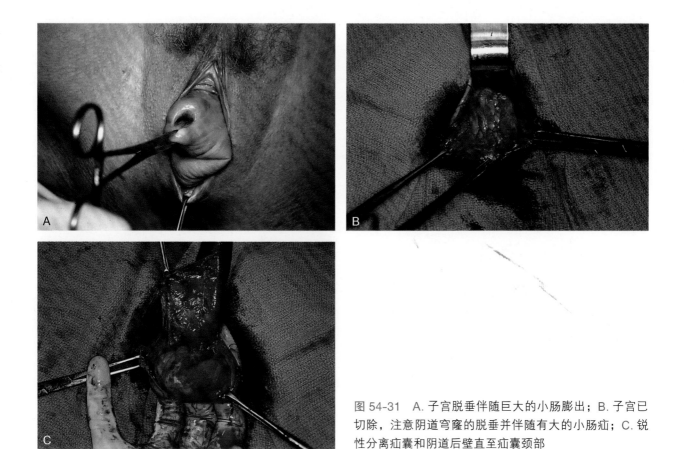

图 54-31　A. 子宫脱垂伴随巨大的小肠膨出；B. 子宫已切除，注意阴道穹窿的脱垂并伴随有大的小肠疝；C. 锐性分离疝囊和阴道后壁直至疝囊颈部

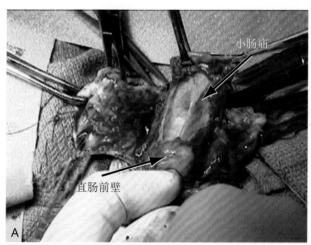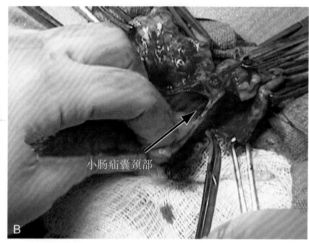

图 54-32　A. 注意放置在直肠内的手指可以清晰地显示出阴道后壁的小肠疝，疝囊已被从直肠前壁游离下来；B. 锐性进入疝囊并找到疝囊颈部

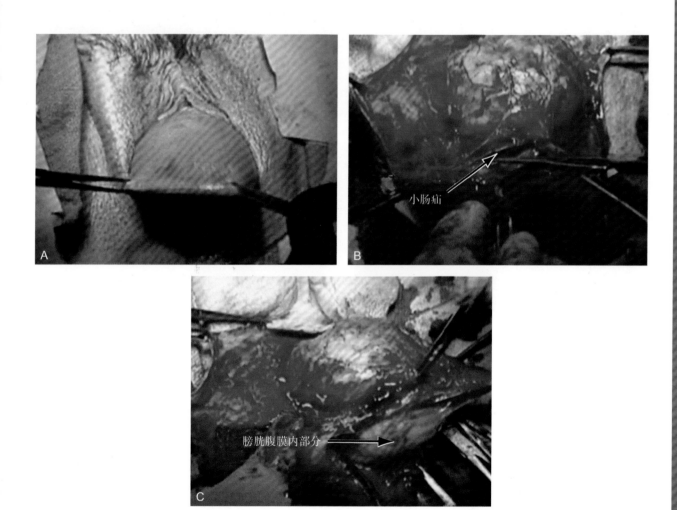

图 54-33　A. 注意继发于巨大的膀胱膨出和小肠疝的阴道穹窿的完全翻出；B. Allis 钳钳夹阴道顶端；C. 将阴道前壁及其下方的膨出的膀胱分离开。在膀胱底部或阴道顶端找到小肠疝囊并锐性进入。找到位于腹膜腔内的巨大的膀胱膨出部位

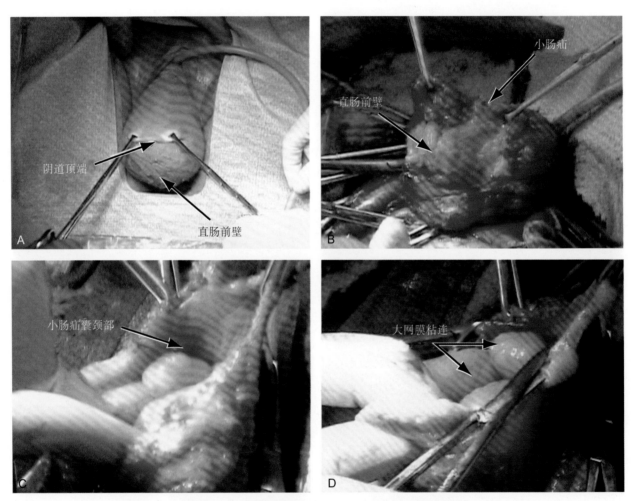

图 54-34　严重的阴道脱垂。A. 两把 Allis 钳夹阴道顶端，在其后方找到大的小肠疝；B. 一手指放置在直肠内指引，锐性分离小肠疝及直肠前壁；C. 锐性进入疝囊找到囊颈部；D. 注意大网膜广泛粘连在道格拉斯窝

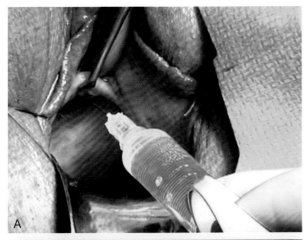

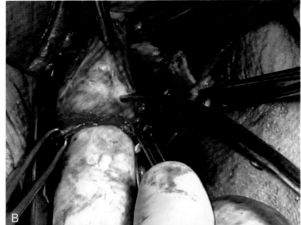

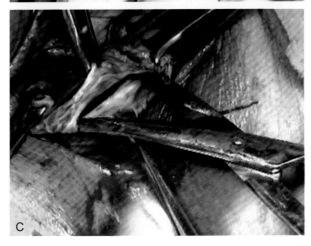

图 54-35 前壁小肠疝。A. 鉴别脱垂部位，注意阴道前壁的脱垂位于顶端，提示可能有高位膀胱膨出或前壁小肠疝；B. 切开阴道前壁，分离脱垂部位与阴道顶端；C. 证实为小肠疝并锐性进入疝囊

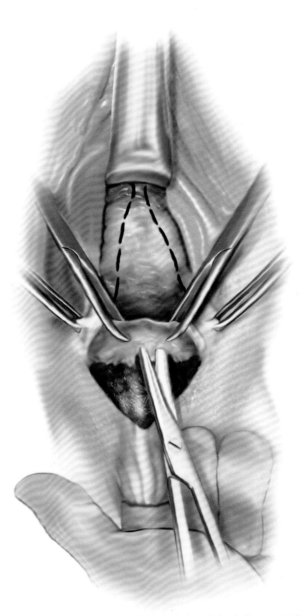

图 54-36 根据所需阴道及阴道出口直径在会阴和阴道皮肤上行钻石形切口

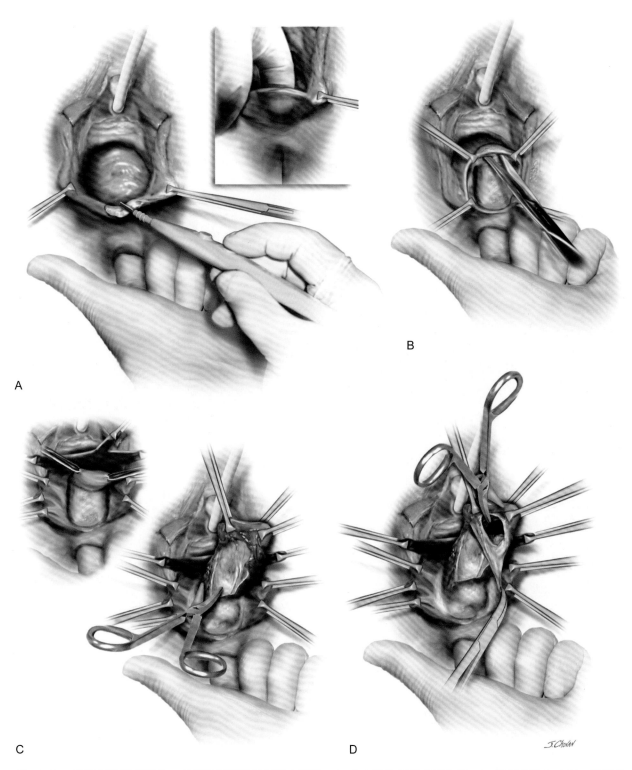

图 54-37　阴道后壁脱垂修补，包括直肠膨出和后部小肠疝。A. 在中线处切开会阴皮肤；B. 将手指放入直肠，锐性分离直肠前壁和阴道后壁；C. 肠疝囊从直肠前壁移出；D. 锐性分离进入肠疝囊

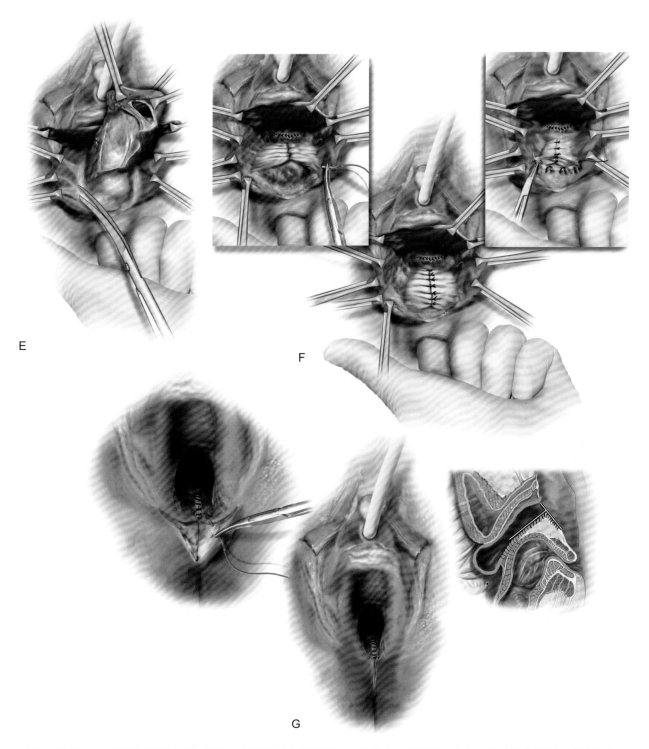

E

F

G

图 54-37 续 E.阴道的纤维肌层从阴道上皮从阴道上皮剥离，中线缝合。处理了小肠疝。F.处理第二层，中线缝合。G.行会阴成形术，注意阴道后壁和会阴之间的垂直关系

（二）直肠膨出的修复

修补松弛的会阴和修补直肠膨出是两种不同的手术，虽然它们常常同时进行。在开始行修复术前，术者要先评估直肠膨出的严重程度及术后阴道的宽度（图 54-37 和图 54-38）。术后阴道口的大小取决于钳夹在双侧小阴唇内侧的 Allis 钳距离中线的距离。术后阴道应能容纳 2~3 指，但术者要考虑到手术中由于麻醉的作用肛提肌及会阴体肌松弛的因素，术后阴道会进一步收缩。

修复开始时要在会阴皮肤处切开一个三角形。锐性分离阴道后壁与直肠前壁，上达阴道顶端，两侧达直肠阴道间隙。很多时候可能会切除部分阴道壁，但要留有足够的阴道壁进行直肠膨出的修复并保证术后阴道有足够的宽度。图 54-37 和图 54-38 展示了直肠疝修补的步骤，伴或不伴小肠疝修补。从组织学角度讲，阴道后壁修补术包括有肛提肌成形术，手术过程中要向两侧足够分离，显露直肠旁筋膜和耻骨直肠肌的中部（图 54-39）。要将球海绵体肌远端及腹横肌从下段阴道上皮上游离。作者不建议在阴道后壁修补术过程中施行肛提肌修复术，除非脱垂特别严重而肛提肌成形术是唯一能够缩小阴道口的术式。因为常规进行肛提肌成形术可能引起阴道变形、挛缩、术后疼痛及性交困难。作者推荐采用特异性缺损位点修补术来修复直肠膨出。可用示指在直肠内向阴道方向上抬的方法来发现筋膜缺损部位（图 54-40 和图 54-41）。各种可能的缺损包括横行的、纵行的、斜行的（图 54-40 和图 54-41）。找到缺损筋膜的边缘，用 2-0 可吸收线间断缝合（图 54-41）。直肠膨出的修复必然包括发现筋膜缺损部分并使之重新接合在一起，而对肛提肌裂孔的评估则是完全不同。如前文所提到的，对于肛提肌裂孔增大的患者，应行水平位的间断缝合来使之缩小（图 54-39）。不是所有的患者都需要行此步骤，它是独立于直肠膨出修复手术之外的一个独立的手术。

会阴体成形术是阴道后壁重建手术的第三部分。会阴体由肛门括约肌、会阴浅横肌、会阴深横机、球海绵体肌组成，由直肠阴道筋膜连接至肛门括约肌。会阴体成形术要涉及以上这些结构的识别与重建，此手术将在会阴体手术章节详细讨论。

图 54-42 所示为低位直肠膨出的多种缺损；注意缺损筋膜边缘的游离及缝合。

高位直肠膨出往往会合并有小肠疝。小肠疝触诊时感觉薄而光滑，而直肠膨出则感到黏膜更厚（图 54-43）。对阴道后壁高位缺损的患者，分离至阴道顶端确定是否存在小肠疝非常重要。图 54-44 所示为直肠膨出修复手术及阴道顶端悬吊和会阴体重建术。图 54-45 显示了为什么通过将覆盖在小肠膨出表面的阴道后壁全层悬吊可以给阴道后壁提供有效的支撑。有时阴道后壁术及会阴体成形术可与肛门外括约肌修补同时进行（图 54-46）。

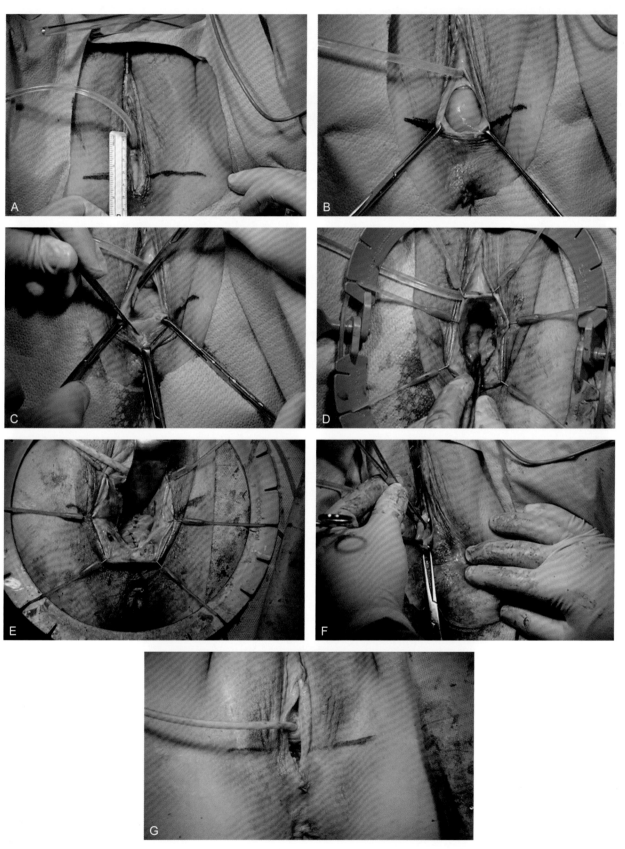

图 54-38 特异性缺损直肠疝修补。A. 注意生殖裂孔 5 cm；B. 两个 Allis 钳用于指示三角侧边；C. 第 3 把 Allis 钳确定三角形切口下边；D. 会阴三角已切除，阴道后壁从直肠前壁解剖出来；将解剖向近端延伸至腹膜外直肠水平对于除外并发的小肠疝很重要；E. 用延迟可吸收线缝合特异性缺损的直肠膨出；F. 修剪过多的阴道后壁；G. 阴道后壁已经关闭，重建会阴（由 DR. James Whiteside 提供）

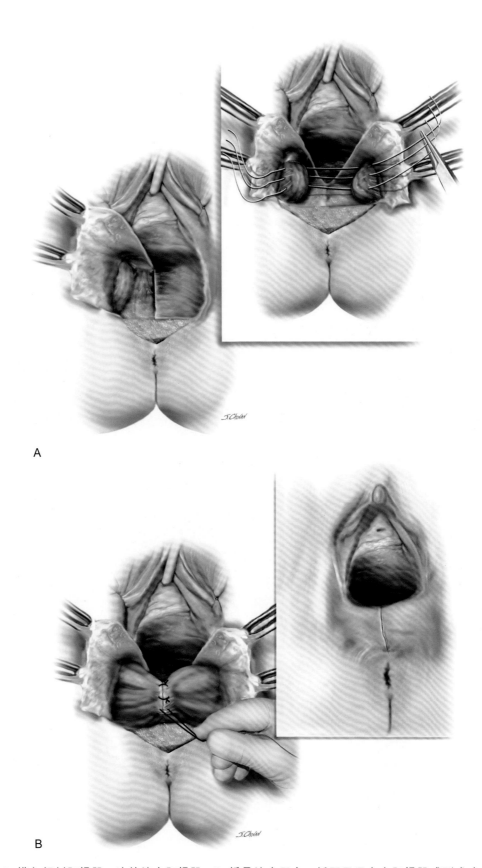

图 54-39　A. 横向解剖肛提肌。连续缝合肛提肌。B. 折叠缝合固定。插图显示完全肛提肌成形术（经许可引自：Karram MM, Maher CF: Surgical Management of Pelvic Organ Prolapse: Female Pelvic Surgery Video Atlas Series. Philadelphia, Saunders, 2012.）

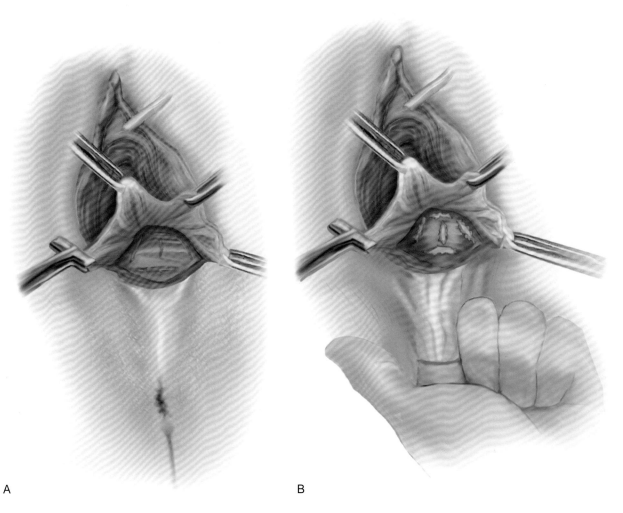

A

B

图 54-40　A. 进行直肠膨出修补术可遇到多种多样潜在的缺损；B. 将示指放置在直肠内并向上抬起直肠前壁有助于进一步明确筋膜的薄弱缺损

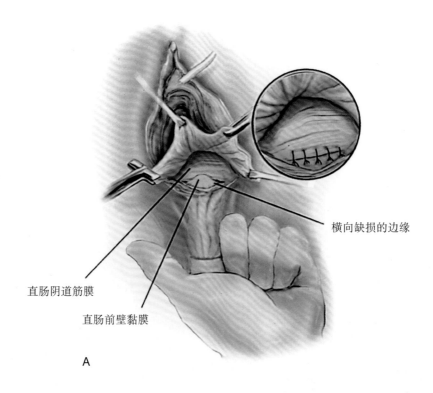

横向缺损的边缘

直肠阴道筋膜

直肠前壁黏膜

A

直肠阴道筋膜

直肠前壁黏膜

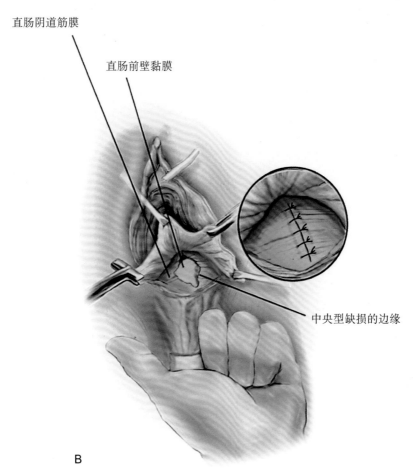

中央型缺损的边缘

B

图 54-41　A. 在会阴体和直肠阴道瘘远端之间存在横向的低位缺损。插图：特异性缺损部位的间断缝合修复。B. 中线部位的纵行缺损。插图：特异性缺损部位的间断缝合修复

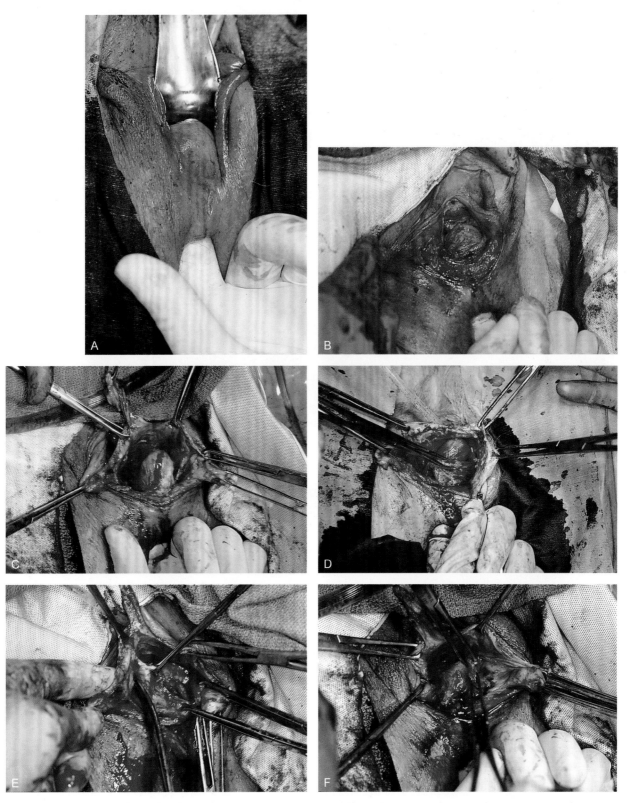

图 54-42 A. 远端直肠膨出伴会阴体缩短。B. 剪除会阴体缘。应根据需要的阴道口的大小决定剪除会阴体皮肤的多少。C. 锐性分离将阴道后壁从直肠前壁分离下来。注意在阴道后壁的中央剪下一窄条阴道壁,其宽度取决于经估算为多余的阴道壁。D. 找到筋膜以便将其缝合覆盖在直肠前壁。E. 从阴道后壁分离筋膜。F. 筋膜完全从右侧阴道壁分离下来。注意阴道壁边缘下没有筋膜,提示为中央型缺损

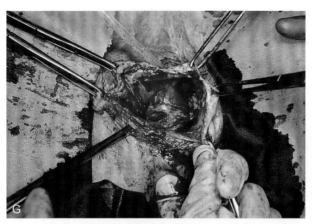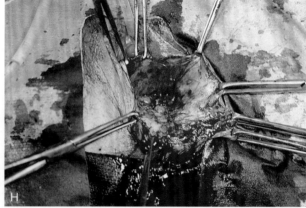

图 54-42 续 G. 证实存在高位横向缺损。注意在直肠前壁的远端有筋膜存在。H. 缺损部位筋膜的修复。注意缝合后整个直肠前壁有牢固的筋膜覆盖

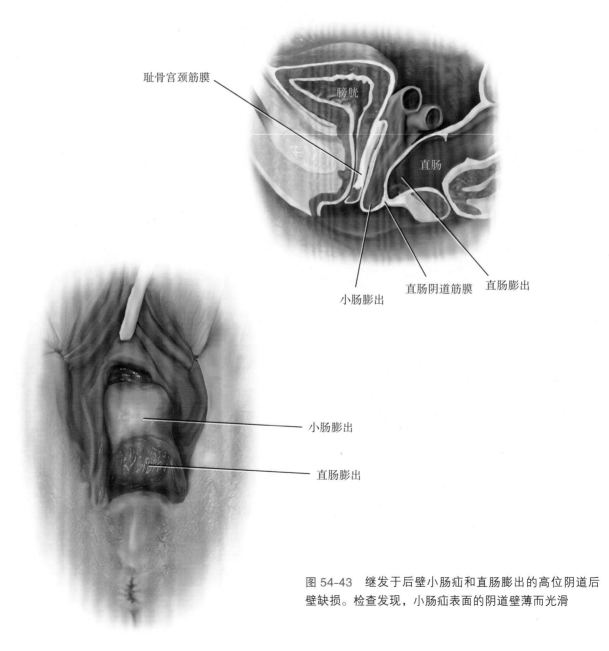

图 54-43 继发于后壁小肠疝和直肠膨出的高位阴道后壁缺损。检查发现，小肠疝表面的阴道壁薄而光滑

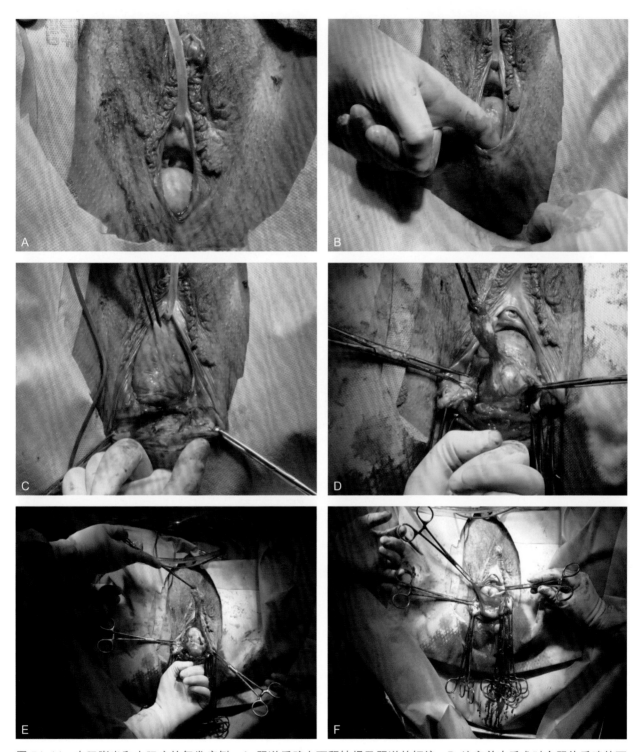

图 54-44　直肠膨出和小肠疝的复发病例。A. 阴道后壁大面积缺损及阴道的短缩；B. 注意前次手术时会阴体重建的不当；C. 纵行切开会阴体皮肤达阴唇后联合水平；D. 一手指放置在直肠内指示，锐性分离阴道后壁与直肠前壁间隙；E. 向头侧继续分离，注意遇到的大量直肠旁和腹膜旁脂肪；F. 锐性进入小肠疝囊

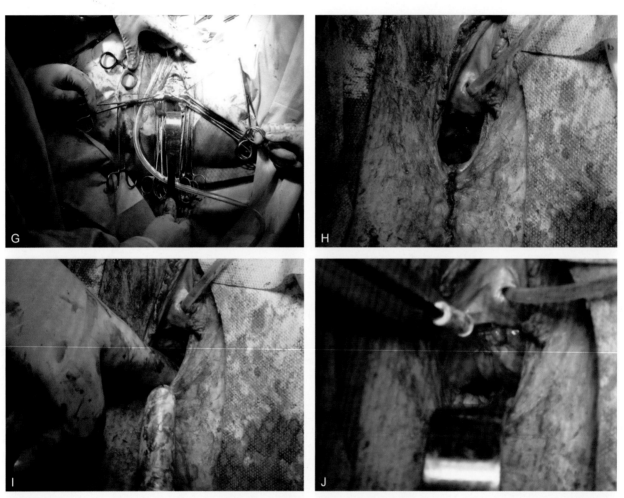

图 54-44 续　G. 经腹膜内高位缝合子宫骶韧带并贯穿阴道顶端从而达到顶端悬吊效果（第 55 章）；H. 将阴道顶端缝线打结，修补膨出的直肠并行会阴体重建；I. 注意会阴体与阴道后壁之间的垂直关系；J. 注意图中阴道长度正好，并且没有阴道轴向的偏离

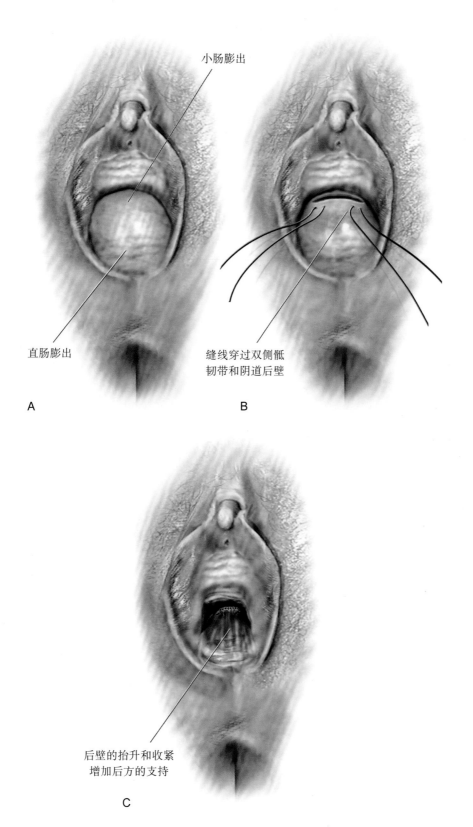

图 54-45 A. 继发于直肠膨出和小肠疝的阴道后壁缺损；B. 进入疝囊后，经腹膜内在阴道顶端水平缝合阴道全层进行顶端悬吊；C. 关闭阴道顶端的切口后进行这样的缝合不但有助于增加阴道长度，而且能为阴道后壁的整体支撑提供帮助

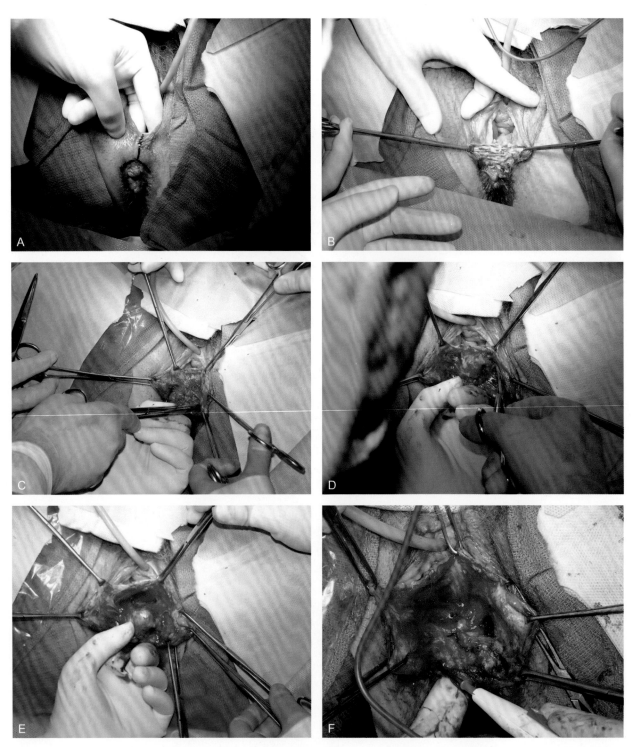

图 54-46　患者有直肠膨出和便失禁的症状，继发于括约肌损伤。A. 将要切开的会阴体做标记。B. 水分离后切开会阴体。C. 一手指放置在直肠内指示，锐性分离会阴体皮肤和阴道后壁。D. 继续向头侧分离直至阴道顶端。E. 游离膨出的直肠。F. 进行直肠膨出特异性缺损部位的修补。单极电凝找到肛门外括约肌有活力的部位

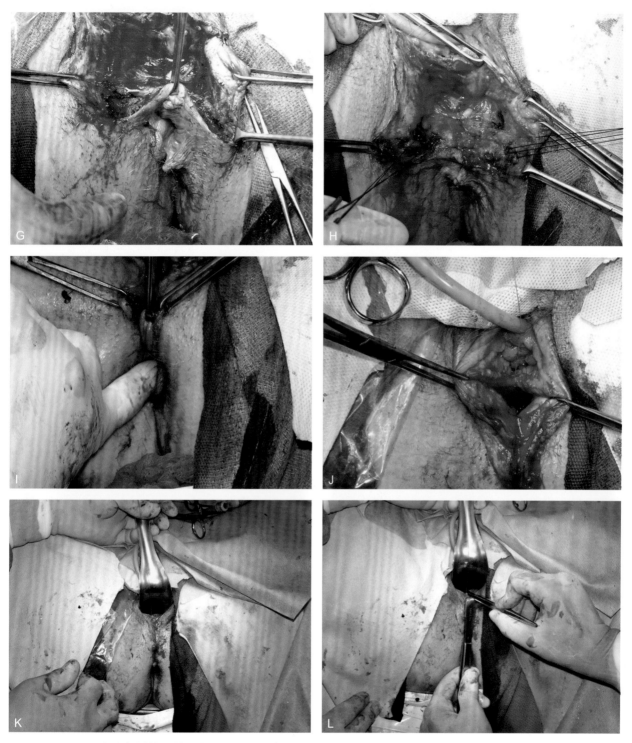

图 54-46 续 G. 在修复括约肌前注意肛门口的宽度。H. 缝线穿过回缩的肛门外括约肌的边缘。I. 括约肌缝合后注意到肛门口明显缩小。J. 以可吸收线连续缝合关闭阴道上部切口。K. 修复完成。注意会阴体修复后的明显改变。L. 可看到阴道后壁与会阴体之间的正确的垂直关系

（程文瑾 译 孙秀丽 校）

第 55 章

阴道穹窿脱垂的修补术

Mickey M. Karram

阴道顶端脱垂的真实发病率和流行病学情况目前还不清楚。那些曾做过经阴道或经腹全子宫切除术的患者发生阴道外翻的概率约为 0.5%。在行子宫切除术同时进行的一些预防性措施可能降低了穹窿脱垂的发生率。这些措施包括常规将阴道断端缝扎在两侧主骶韧带上，常规后穹窿成形缝合、道格拉斯窝封闭及在切除子宫后切除小肠疝囊等。当单纯的阴道子宫阴道脱垂或切除子宫后的穹窿脱垂较轻时（如脱垂位置达阴道的中段），经阴道子宫切除及后穹窿成形术或经阴道小肠疝修复术往往就足以解除患者的症状并能恢复阴道的功能，保证阴道足够长度。但当子宫或穹窿脱垂严重时，就需要进行阴道顶端悬吊术以维持阴道的功能。本章要讨论的经阴道穹窿悬吊术，包括骶棘韧带悬吊术、髂尾肌筋膜悬吊术和高位子宫骶韧带悬吊术。

一、骶棘韧带悬吊术

要想准确并安全地施行骶棘韧带悬吊术，需要术者对直肠旁、骶棘韧带及其周围结构的解剖非常熟悉。这一区域通常较难显露，因此当发生血管并发症时，可能会引起危及生命的大出血。骶棘韧带从两侧坐骨棘发出，止于骶骨下段和尾骨（图 55-1）。韧带本身似条索样位于尾骨肌之间。然而，骶棘韧带和尾骨肌的肌纤维结构相似并可合成为尾骨肌 – 骶棘韧带复合体（CSLL）。尾骨肌有粗大的纤维贯穿整个肌肉并在肌肉前表面形成白色的 "桥"。找到 CSLL 最好的方法是先触摸坐骨棘，然后顺其走行触及三角形增厚直至骶骨的韧带。尾骨肌和骶棘韧带与其下方的骶结节韧带直接相连。

正确理解 CSLL 周围的众多的血管及神经的结构非常重要（图 55-2）。CSLL 复合体的后面是臀大肌和坐骨直肠窝。阴部神经和血管位于坐骨棘的后面。坐骨神经位于其表面的侧方。另外在 CSLL 的表面还有丰富的血管包括臀下血管的分支和腹下血管丛（图 55-2）。可通过分离阴道后壁直肠旁或经阴道前壁分离阴道旁显露 CSLL，也可以在腹膜开一个小口（图 55-3）。再用网片套盒进行盆底重建术时必须要能安全的找到并触及 CSLL（第 57 章）。经腹膜腔内也可以较容易触及该复合体（图 55-3 和图 55-15）。

尽管单侧和双侧的骶棘韧带悬吊都有人描述过，作者推荐经后路或直肠旁途径行单侧的骶棘韧带悬吊术。在手术开始前，术者要行盆腔检查识别坐骨棘并触及 CSLL。此手术几乎同时都要行阴道前后壁修补术及小肠疝修复术。术前评估脱垂的阴道顶端距离要悬吊的韧带的距离有助于术者决定是否需要同时行阴道前后壁修补。嘱患者做 Valsalva 动作，如果阴道前后壁明显下移，则有必要同时行阴道前后壁修补术。患者在签署知情同意时应常规包括这些修补术，因为很难在术前检查时发现多种缺陷。单纯骶棘韧带悬吊术的技术要点如下：

1. 患者取膀胱截石位，阴道区域的消毒铺巾，围术期预防性应用抗生素。

2. 两把 Allis 钳钳夹阴道顶端并向下牵拉以确定其脱垂的程度及有无相关的盆底支持缺陷。然后将阴道顶端向内回放至要悬吊的骶棘韧带处。如果要做双侧骶棘韧带悬吊，则要将双侧的阴道顶端向内顶至相应的骶棘韧带处。有时因为阴道缩短，顶端不能达到要悬吊的骶棘韧带附近。这种情况往往存在与阴道前壁明显缩短时或有较大的小肠疝时。此时，应将顶端移动到覆盖在小肠疝表面的阴道壁处，这样才会有足够的阴道长度到达骶棘韧带处。在拟定为阴道顶端的部位缝线做标志时，如果患者阴道完全翻出而需要做阴道前壁修补术或膀胱颈悬吊术，那就要在行悬吊术前先完成。可在悬吊前先将膀胱底部从阴道顶端上分离下来，这样可降低损伤膀胱的风险。

3．切开阴道后壁上段，通常要至少达到阴道后壁长度的一半。将小肠疝从阴道壁上游离下来并切开进入。如果患者已经做过子宫切除手术，位于阴道后壁的腹膜要游离至小肠疝颈部，然后依前所述关闭疝囊，详见第 54 章。

4．下一步骤是进入直肠旁间隙。右侧直肠柱将直肠阴道间隙和右侧直肠旁间隙分离开来。直肠柱其实就是从直肠到盆筋膜腱弓蜂窝组织并覆盖在肛提肌上。它含有一些小的纤维和血管。多数情况下，可通过在坐骨棘水平从小肠疝的一侧穿过纤维蜂窝组织进入直肠旁间隙。可同时向中线方向牵拉直肠。有时也可以手指缠绕纱布或用止血钳分离进入此间隙。

5．一旦进入直肠旁间隙，就需用手指触及坐骨棘。通过手指在其背面和中间的移动，触及尾骨坐骨棘韧带并找到其表面边缘。

6．钝性分离韧带表面的组织。术者要非常小心确保直肠被拉向中线方向。建议此时要做肛查以除外直肠损伤。Breisky-Navraratil 拉钩可用于暴露 CSSL（图 55-4 和图 55-5B）。

7．常用的缝合该韧带的方法有两种。一种要使用长柄 Deschamps 缝合器和神经拉钩（图 55-5A）。要用长直拉钩来显露尾骨肌，最好用 Breisky-Navraratil 拉钩（图 55-5B）。一定要注意助手不能使拉钩头部绕过尾骨肌表面，这样会有损伤血管及神经的风险。如果要悬吊右侧骶棘韧带，先将左手中指和示指（对于右利手的医生）放置在坐骨棘韧带中间位置的表面，直视下在距离坐骨棘两横指位置以缝合器进行缝合。当缝合器穿透韧带时会感觉到有一定的阻力，要用一定的力量克服阻力而不要旋动缝合器。如果 CSLL 显露困难，可用长的 Babcock 或 Allis 钳夹韧带，这样有助于将要缝合的组织与血管和神经分离开来。缝线穿过后，左手手指撤出，重新放置拉钩，可看到缝合器的尖端。用神经拉钩牵拉缝线。在距离第一针 1 cm 处用同样的方法缝合第二针。为避免用第二个缝合器，可将缝线的较长的一端从中间剪断，每个剪断的线与

其相对应的线配对。这样可以只缝合一次就得到两个穿过韧带缝线。为明确是否缝合到位，可以轻轻移动患者并牵拉缝线。

另一个比较常用的缝合 CSLL 的技巧是 Miyazaki 技巧（图 55-6）。这种方法被认为更安全且容易，因为缝合器直接触及明显的标记时穿过 CSLL 并进入其下安全的直肠旁间隙。这种技术操作如下：右手中指尖放置在 CSLL 表面边缘的下方，距离坐骨棘约两指宽。左手持 Miya 钩沿着右手掌缓缓滑动，直至达到前述右手中指尖部位时停下。张开手柄并向下滑动至水平位。这时拉钩与 CSLL 成 45°。如果会阴体过高妨碍手柄下移则可行会阴体切开术。在右手中指尖引导下，Miya 钩的尖端位于 CSLL 表面下 0.5 cm 处并距离坐骨棘两横指（图 55-4）。有经验者也可将拉钩直接沿着 CSLL 表面直接滑下。用示指和中指在 Miya 钩尖端对应处向下用力使拉钩得以穿过 CSLL。两手指向下的压力加上拇指背面施加在手柄背面的向上的力量足以使拉钩穿过 CSLL。Miya 钩手柄抬高变为近位，用两手指将韧带表面的组织推开以使视野更清楚。如果拉钩中的组织过多，可将拉钩略向回退使牵拉的组织减少。助手手持拉钩手柄保持近位位置。用一长拉钩向中线部位牵拉直肠，一切口窥器被放置 Miya 钩尖端的下面。用神经拉钩将缝线牵引出来（图 55-4）。

第三种技术是作者首选的技术，CSLL 穿刺抓住经阴道的缝线（图 55-7）。这种技术更安全、更简单，因为该技术穿刺 CSSL 时直接触及解剖标志点，从上至下，然后被拉至安全的直肠前区域。要在右侧骶棘韧带完成此操作，使用的缝合器是 Capio needle 装置（Microvasive-Boston Scientific Corp，Watertown，Mass），右手闭合位置握住缝合器，沿着左手掌滑动。用中指指尖将缝合器穿刺部位定位在坐骨棘内侧 2～3 cm，上缘下 0.5 cm。用中指和示指稳定地向下施加压力，用力按压手柄，间断穿刺针透过 CSSL（图 55-8）。放下手柄，卸下装置，标记缝线。如前所述，总共有 2 或 3 根缝线穿过韧带。

8．现在术者准备缝合阴道顶端。有两种常用的技巧。一种是用滑轮缝线将阴道顶端送至 CSSL 表面（图 55-4D）。当缝线穿过韧带后，缝线的一端重新传入一空芯针，穿过阴道顶端上皮下全层，打一个结后手持线的一端，将阴道顶端推入韧带或

尾骨肌方向。到达位置再打一方结固定。这种缝合方式要用不可吸收线，因为缝线没有穿透阴道黏膜。有些术者愿意采用第二种方式（图 55-4D），尤其是当阴道黏膜薄或阴道短缩时。这种缝合方式缝线的两端都会经过阴道黏膜。采用这种缝合方法时要使用延迟可吸收线，因为线结在阴道内。当缝线穿入阴道后，可根据情况适当修剪阴道壁，然后间断或连续缝合阴道上半部。然后打结将阴道顶端抬高至 CSSL 水平（图 55-8 至图 55-10）。重要的一点是阴道顶端要与尾骨肌接触中间没有组织阻挡，尤其是使用延迟可吸收线时。打结完成后，最好做直肠检查除外直肠损伤。

9. 打结后可酌情修补阴道后壁，阴道内填入湿纱布留置 24 小时。

骶棘韧带悬吊术后可以发生一些特别且严重的术中并发症。潜在的并发症包括出血、神经损伤、直肠损伤。超越尾骨肌或坐骨棘进行过度分离解剖可能导致严重出血，需要输血治疗。可能导致臀下血管、下腹静脉丛或阴部血管出血。如果在尾骨肌周围发生严重出血，首要的处理方法是海绵棒压迫止血 5 分钟。如果依然无法控制出血，应考虑充分显露，并尝试用夹子或缝线结扎止血，使用凝血酶类药物止血。这个区域的手术很难开腹完成，也很难选择性栓塞，因此应当从阴道控制住出血。15%的患者可能在骶棘韧带悬吊术后发生手术一侧的臀部疼痛。这可能是由于压迫或损伤肛提肌相关的神经，这些神经穿过 CSSL 复合体。臀部疼痛大多是自限性的，在术后 6 周内恢复。安抚患者，抗炎治疗都是有必要的。靠近 CSSL 复合体的其他的神经，包括位于复合体外侧的阴部神经和位于复合体后侧和头侧的骶神经根。如果阴部神经受伤，会出

现术后单侧外因疼痛或麻木，而骶神经根的损伤通常会导致腿后部疼痛。任何一种情况出现，都建议立即重新手术并拆除有问题的缝线。图 55-11 显示 CSSL 复合体和周围结构的尸体解剖结构，展示了缝线的正确位置。

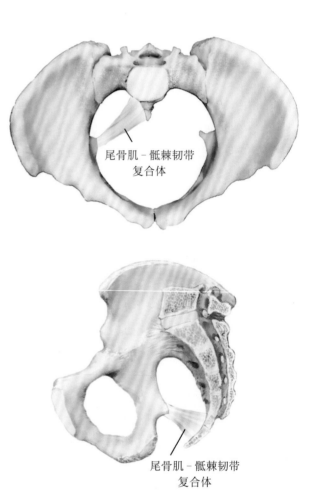

尾骨肌 - 骶棘韧带复合体

尾骨肌 - 骶棘韧带复合体

图 55-1　尾骨肌 - 骶棘韧带复合体。注意骶棘韧带位于尾骨肌内

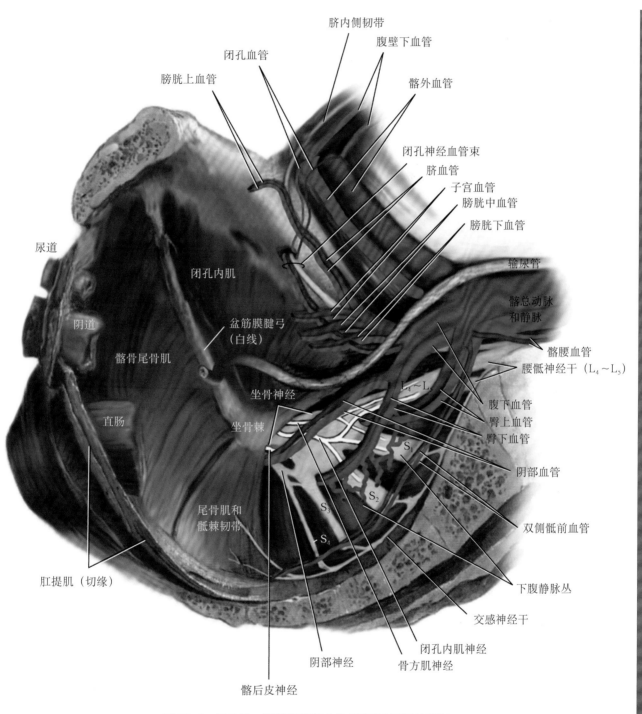

图 55-2　尾骨肌 - 骶棘韧带复合体 (CSSL) 周围的解剖

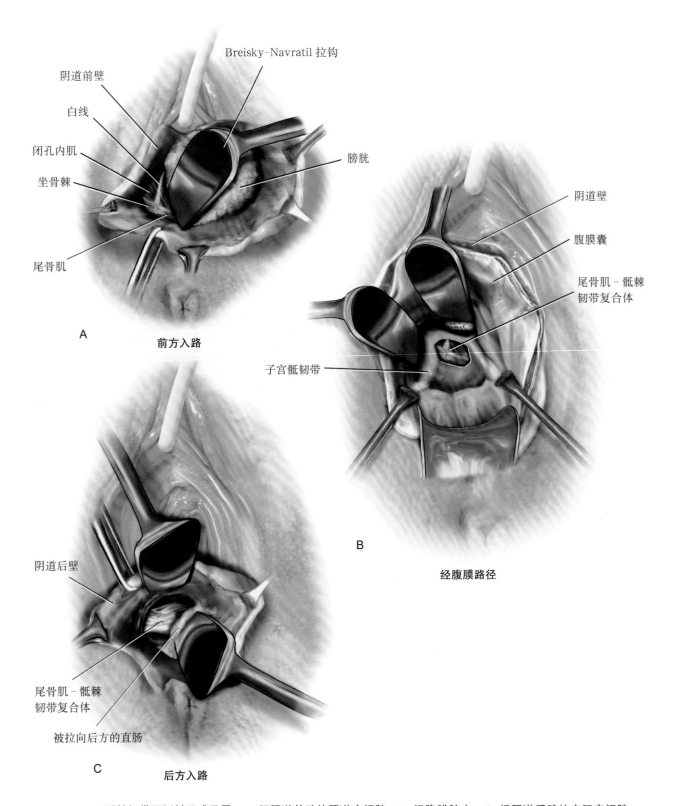

A 前方入路

B 经腹膜路径

C 后方入路

Breisky-Navratil 拉钩

阴道前壁
白线
闭孔内肌
坐骨棘
尾骨肌

膀胱

阴道壁
腹膜囊
尾骨肌 - 骶棘
韧带复合体

子宫骶韧带

阴道后壁

尾骨肌 - 骶棘
韧带复合体

被拉向后方的直肠

图 55-3　骶棘韧带可以触及或显露。A. 经阴道前壁的阴道旁间隙；B. 经腹膜腔内；C. 经阴道后壁的直肠旁间隙

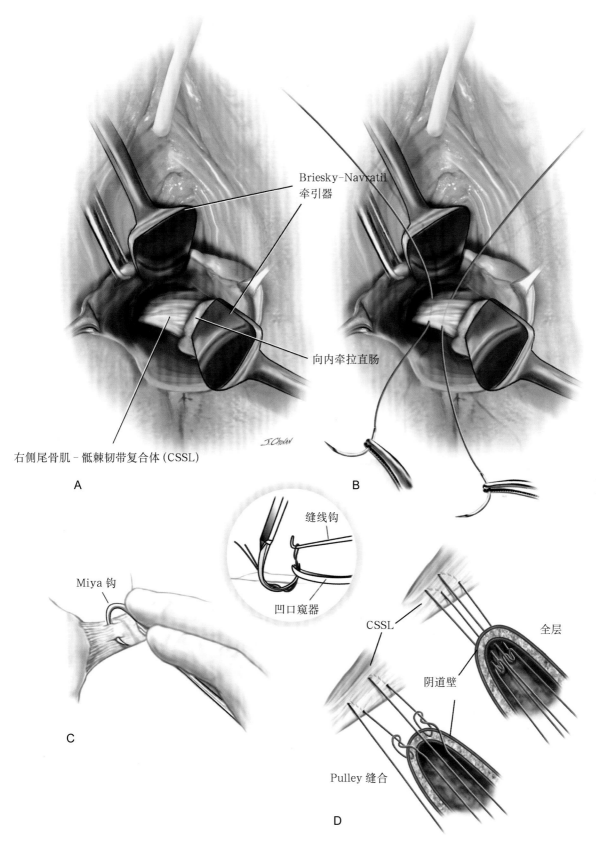

Briesky-Navratil
牵引器

向内牵拉直肠

右侧尾骨肌 - 骶棘韧带复合体 (CSSL)

A

B

缝线钩

凹口窥器

Miya 钩

CSSL

全层

阴道壁

Pulley 缝合

C

D

图 55-4　A. 显示右侧骶棘韧带；B. 缝合穿过骶棘韧带；C. Miya 钩穿过韧带的技术及缝线取出的技术 (插图)；D. 证明了将阴道顶端固定到 CSSL 的技术。如果滑动缝合，则使用永久缝线。如果缝线穿过阴道上皮并束在阴道腔内，则使用延迟可吸收线

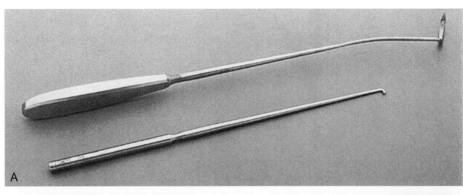

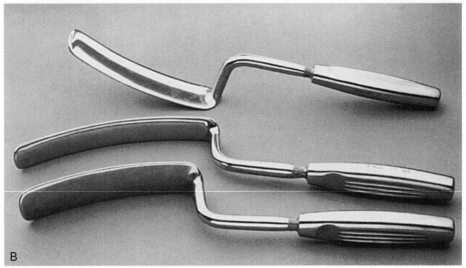

图 55-5 A. 长臂的 Deschamps 推节器和神经拉钩。注意近尖端的轻度弯曲，可使缝线容易穿过 CSSL。B. Breisky-Navratil 拉钩，多种型号（经许可引自：Walters MD, Karram MM: Urogynecology and Reconstructive Pelvic Surgery, 2nd ed. St. Louis, CV Mosby, 1999.）

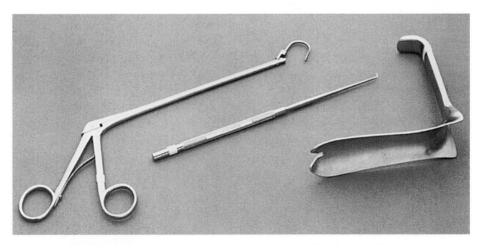

图 55-6 从左至右：用于骶棘韧带固定术的 Miya 钩、可视窥器及缝合器（经许可引自：Walters MD, Karram MM: Urogynecology and Reconstructive Pelvic Surgery, 2nd ed. St. Louis, CV Mosby, 1999.）

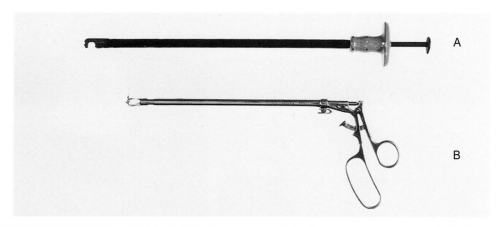

图 55-7　两种特别设计用于缝合骶棘韧带的器械。A. Capio 持针器 (Microvasive-Boston 科技公司，Watertown, Mass)；B. Nichols-Veronikis 缝合器 (BEI 医疗系统，Chatsworth, Calif)(经许可引自：Walters MD, Karram MM: Urogynecology and Reconstructive Pelvic Surgery, 2nd ed. St. Louis, CV Mosby, 1999.)

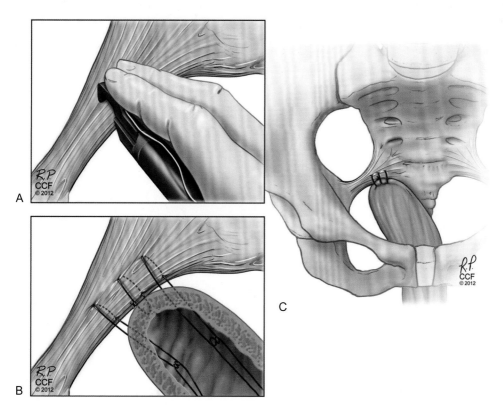

图 55-8　骶棘韧带悬吊。A. Capio 持针器和缝合线穿过尾骨肌 - 骶棘韧带复合体 (CSSL)，注意针尖从上方向下通过；B. 三条缝合线通过 CSSL 放置，中间的缝合线是不可吸收的，所以穿过肌肉，埋住线结；C. 阴道最后附着在 CSSL 上 (Illustration by Ross Papalardo. Reprinted with permission, Cleveland Clinic Center for Medical Art & Photography © 2012–2013. All rights reserved. From Walters MD, Ridgeway BM: Surgical treatment of vaginal apex prolapse. Obstet Gynecol 121(2 pt 1):354, 2013.)

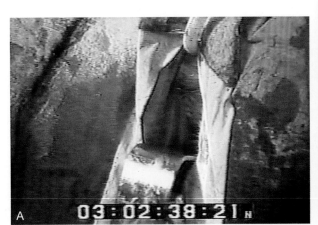
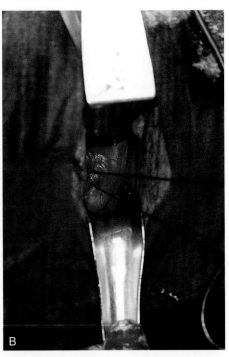

图 55-9   A 和 B. 两例行骶棘韧带固定术的示例。正在打结，缝线穿过阴道顶端和尾骨肌 – 骶棘韧带复合体 (CSSL)。注意阴道轴向偏向右侧

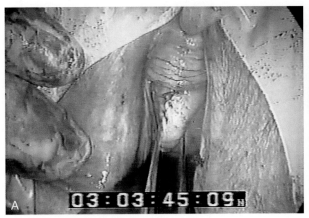
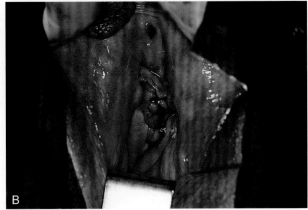

图 55-10   骶棘韧带悬吊打结后的阴道前壁。A. Allis 钳钳夹处为悬吊前脱垂最严重的阴道前壁部位；B. 注意结扎后阴道后壁的偏曲

正确的进针位置（右侧观）

打开闭孔内肌筋膜显露闭孔内肌　　　　　　　闭孔神经　　　　　　髂外动静脉

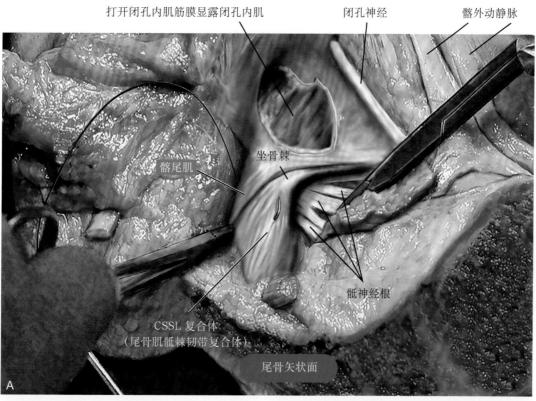

坐骨棘

髂尾肌

骶神经根

CSSL 复合体
（尾骨肌骶棘韧带复合体）

尾骨矢状面

A

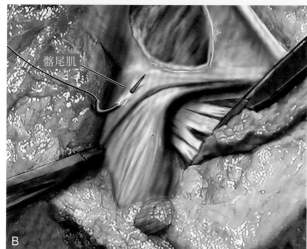

髂尾肌

B

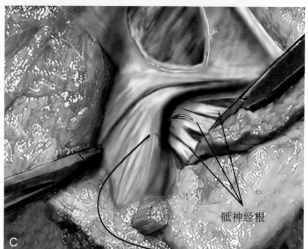

骶神经根

C

错误的进针方法

图 55-11　A. 显示尾骨肌 – 骶棘韧带复合体 CSSL 正确的进针方法。注意周围的结构。B. 错误的进针方法。C. 错误的进针方法会损伤骶神经根

二、髂尾肌筋膜悬吊术

1963 年，Inmon 描述了将外翻的阴道顶端固定在双侧坐骨棘下面的髂尾肌筋膜上的手术。手术技巧如下：

1. 从正中切开阴道后壁（同阴道后壁修补术），向两侧分离直肠旁间隙达肛提肌。

2. 向两侧钝性分离达坐骨棘。

3. 术者用非主利手将直肠向下及中线方向牵拉，显露位于坐骨棘下尾侧方向的髂尾肌筋膜 1~2 cm（图 55-12）。单股 0 号延迟可吸收缝线深深缝过髂尾肌筋膜。缝线的两端穿过同侧阴道顶端并用止血钳固定，同法缝合对侧。

4. 行阴道后壁修补术后关闭阴道。将上述 2 根缝线分别打结，阴道顶端被抬高（见图 55-12）。此手术常与后穹窿成形术和子宫骶韧带悬吊术同时进行。

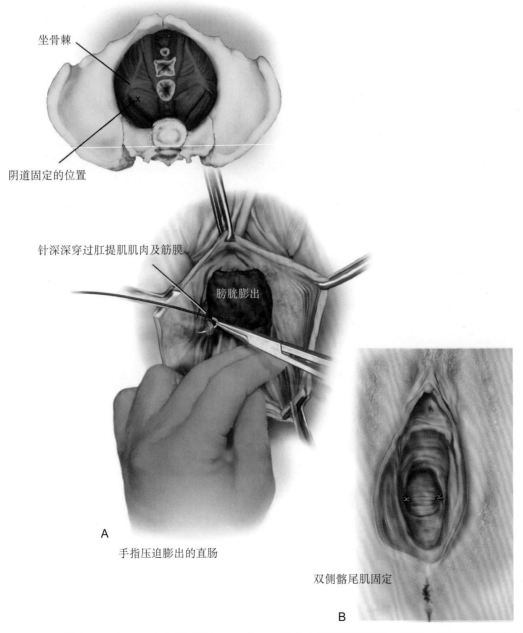

图 55-12　髂尾肌筋膜悬吊术。A. 术者用手指向下压直肠，缝合右侧髂尾肌筋膜。插图：髂尾肌筋膜缝合处的结构。B. 双侧髂尾肌筋膜悬吊术

三、高位子宫骶韧带悬吊术

另一种常用的治疗小肠疝和穹窿脱垂的方法是基于解剖学发现，即在一些特定的部位连接阴道的组织并没有延长或减少，但是有断裂。这种观点在第 54 章关于阴道后壁缺陷中有简短的讨论。

高位子宫骶韧带悬吊术是腹膜内手术，因此需要进入腹膜腔。这种术式是作者非常推崇的，因为它对任何程度的脱垂都适用。因为此术式并没有明显地改变阴道轴向，所以患者不易有阴道前后壁脱垂的复发。对于一些程度的脱垂，此术式可以很容易操作，主要在于穹窿脱垂的程度及是否同时合并有阴道前后壁脱垂。图 55-13 显示了3 种程度的穹窿脱垂。任何类型的穹窿悬吊术的目的都是要重建好的支持、恢复阴道的长度和功能。阴道顶端悬吊在坐骨棘水平可使阴道的长度至少达到 9 cm。同时合并的阴道前后壁脱垂的程度决定了手术的难易程度。图 55-13A 显示为继发于小肠疝的单纯的穹窿脱垂而并没有阴道前后壁的脱垂。这种情况下需要做的仅是将小肠疝囊打开，关闭疝囊颈部。于此对应的图 55-13C 显示为完全的穹窿脱垂伴随完全的阴道前后壁外翻。这就需要行更为复杂的盆底重建手术，以为阴道外后壁提供良好的支持，恢复阴道的长度和功能。近些年来，经腹膜腔内的手术不仅用来悬吊阴道顶端，同时也用来矫治阴道顶端或阴道后壁小肠疝。1957 年首次描述过的 McCall 后穹窿成形术（第53 章），至今仍是一种非常好的术式，可在子宫切除术中同时施行，将阴道顶端缝合在子宫骶韧带远端。传统的子宫骶韧带悬吊术在坐骨棘水平缝合双侧子宫骶韧带。近年来术式有所修改，缝合位置更高并更靠近中线。图 55-14 显示为子宫骶韧带及其周围组织的解剖。图 55-14 至图 55-17 显示 McCall 后穹窿成形术、传统的子宫骶韧带悬吊术及改良的子宫骶韧带悬吊术的缝合方法。注意改良的子宫骶韧带悬吊术的缝线要穿过部分的 CSSL 肌肉复合体或骶前筋膜（图 55-14 和图 55-15）。图 55-18 至图 55-20 是腹膜内的子宫骶韧带的上

部进入 CSSL 复合体部位的照片。改良的子宫骶韧带悬吊术可使阴道更长并可减少输尿管扭曲的发生率。阴道穹窿高位骶韧带悬吊术的技巧（图 55-21）见下文。

1. 两把 Allis 钳钳夹阴道顶端并切开。将阴道壁与小肠疝分开直至疝囊颈部。根据顶端脱垂的类型（对称的前壁和顶端脱垂为主，或后壁和顶端脱垂为主）（图 55-21），将膀胱底部或直肠前壁同阴道分离，这样才能安全进入腹腔。剪开小肠疝，显露腹膜腔内结构。

2. 几块有尾带的湿纱布放置在后穹窿。宽拉钩向上牵拉将纱布和小肠推出盆腔，显露出双侧骶韧带的高位（图 55-21B 和 C）。

3. Allis 钳夹在 5 点钟和 7 点钟位置，包括有腹膜和阴道后壁的全层。向下牵拉 Allis 钳以便触及双侧骶韧带。可经腹膜内触及坐骨棘。从盆壁至坐骨棘 1～5 cm 处通常可触及输尿管。

4. 延迟可吸收线缝合两侧子宫骶韧带上段2～3 针。每针要单独结扎。理想情况下，缝线应位于坐骨神经内侧，稍向头侧，缝线的一部分穿过CSSL 复合体（图 55-16）。这些缝合线的牵引允许患者在没有张力或拉动骨盆侧壁的情况下移动，理论上降低了输尿管受到压迫的可能性。通常在严重的存在前壁脱垂的患者中应放置三组缝合线，一组缝线通过前壁的近端带出。

5. 如果有指征，此时可行阴道前壁修补术。

6. 先前穿过子宫骶韧带的延迟可吸收线分别穿过整个阴道后壁。如果存在明显的膀胱膨出，则通过阴道前壁近端引出一组缝合线（图 55-21G）。

7. 适当修剪阴道壁后，关闭阴道壁。前述缝线打结后，阴道顶端升高至双侧骶韧带水平（图 55-21H）。

图 55-22 至图 55-24 显示子宫骶韧带与周围结构之间的重要解剖关系。图 55-25 和图 55-26 显示了传统子宫骶韧带悬吊的两个病例。图 55-27 和图55-28 表明当进行改进的高位子宫骶韧带悬吊时可以增加阴道长度。图 55-29 显示阴道顶点的高位悬吊，创造了正常的阴道轴线。图 55-30 比较了传统和改良的高位子宫骶韧带悬吊术后阴道的形态。

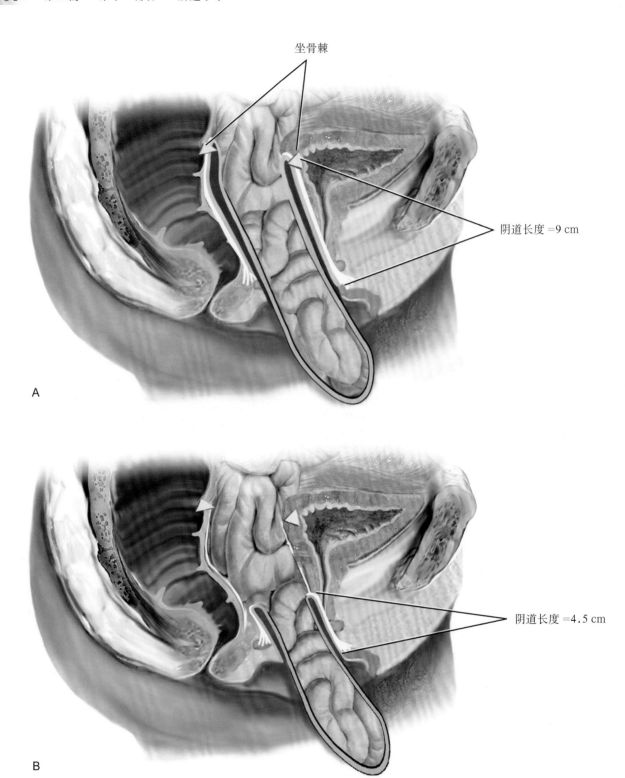

图 55-13　A. 单独的阴道顶端悬吊术。注意阴道前后壁良好的支撑。这种手术只需要切开小肠疝囊并在疝囊颈部关闭疝囊。这回给阴道顶部提供支撑保持阴道的足够长度。B. 50% 的阴道前后壁外翻。这种情况需要将阴道顶端悬吊到坐骨棘水平，同时要恢复阴道前后壁的上段的支持

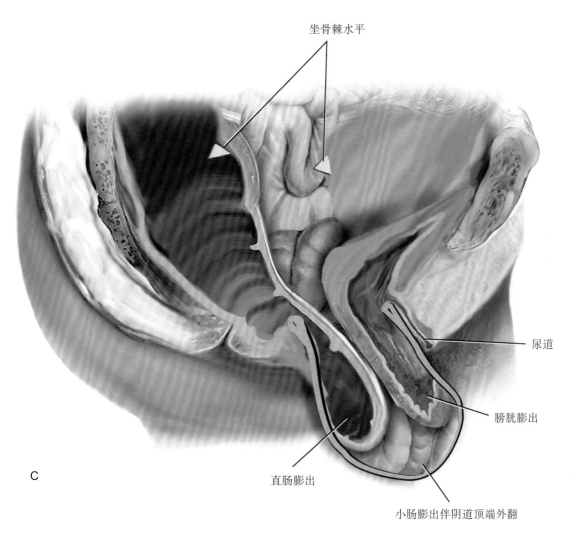

坐骨棘水平

尿道

膀胱膨出

直肠膨出

小肠膨出伴阴道顶端外翻

C

图 55-13 续　C. 阴道顶端完全脱垂伴阴道前后壁完全外翻。这种病例需要更为复杂的修复术，脱垂的阴道穹窿要悬吊到坐骨棘水平。同时还要有其他的能为阴道前后壁提供永久支持的手术

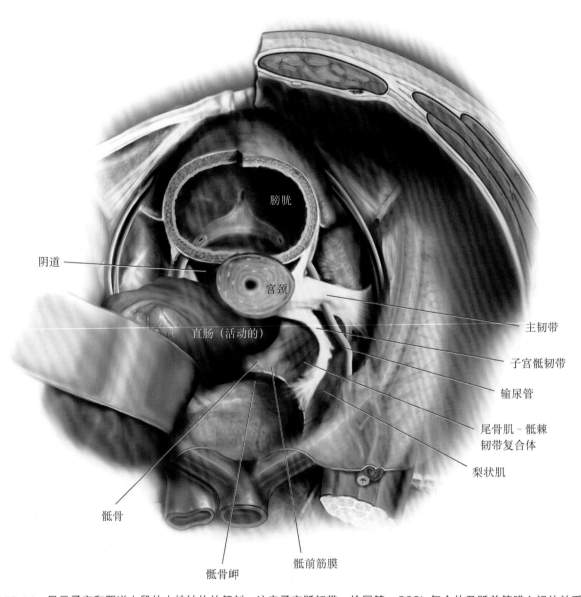

膀胱

阴道

宫颈

直肠（活动的）

主韧带

子宫骶韧带

输尿管

尾骨肌 - 骶棘
韧带复合体

梨状肌

骶骨

骶骨岬

骶前筋膜

图 55-14　显示子宫和阴道上段的支持结构的解剖。注意子宫骶韧带、输尿管、CSSL 复合体及骶前筋膜之间的关系

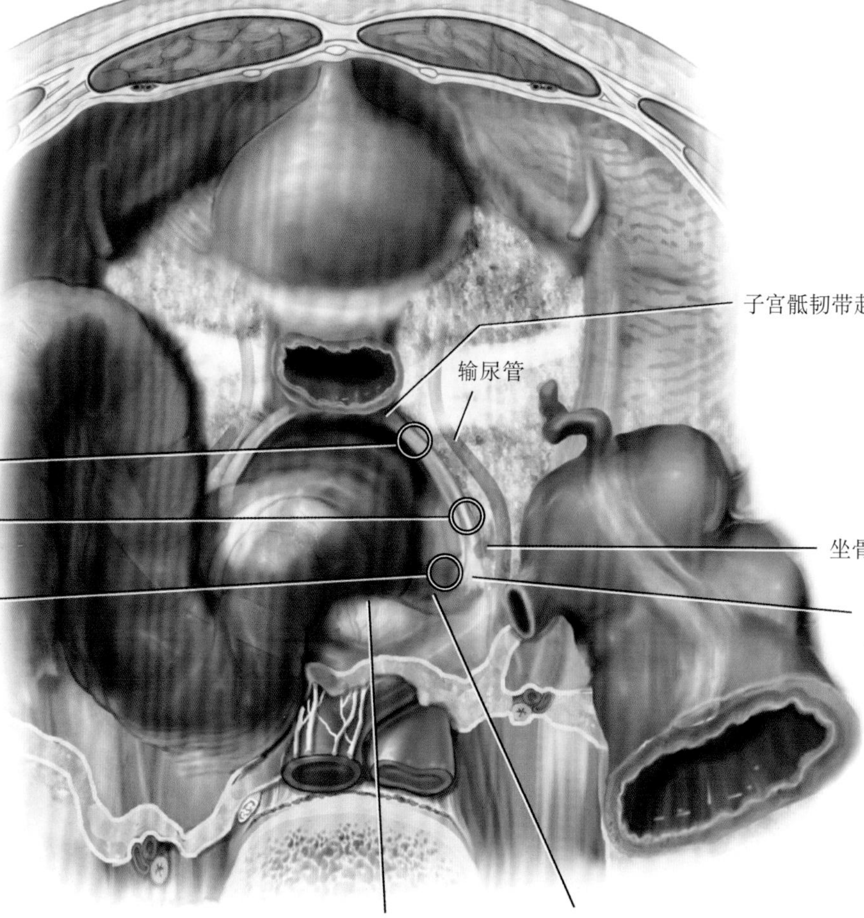

子宫骶韧带起点

输尿管

后穹窿成形术

传统的

改良的
（高位子宫骶韧带）

坐骨棘

子宫骶韧带
插入处

骶岬

尾骨肌 - 骶棘韧带复合体
覆盖部及骶前筋膜

图 55-15　子宫骶韧带的腹膜腔内观。圆圈显示 McCall 式穹窿成形术、传统的子宫骶韧带悬吊术及改良的子宫骶韧带悬吊术的缝合位置。注意输尿管与子宫骶韧带之间的邻近关系

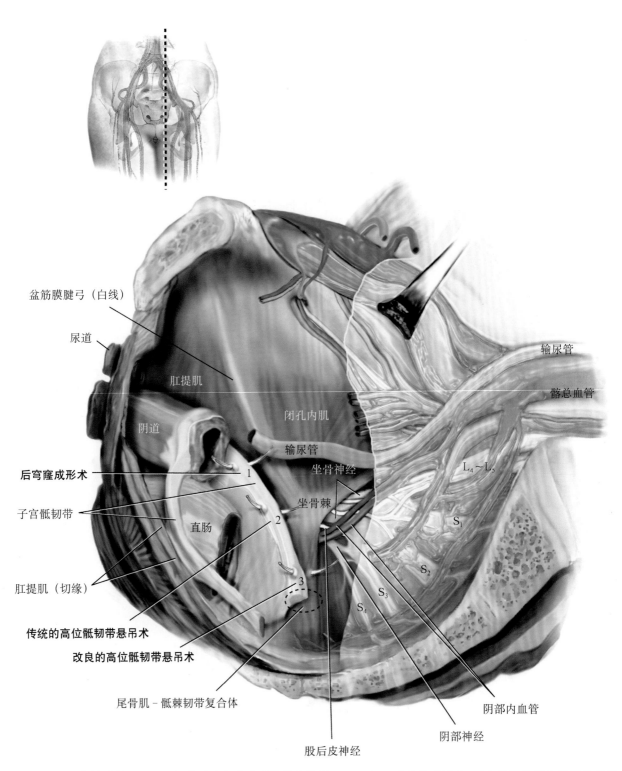

盆筋膜腱弓（白线）

尿道

肛提肌

阴道

后穹窿成形术

子宫骶韧带

肛提肌（切缘）

传统的高位骶韧带悬吊术

改良的高位骶韧带悬吊术

尾骨肌 - 骶棘韧带复合体

直肠

股后皮神经

输尿管

坐骨神经

坐骨棘

闭孔内肌

输尿管

髂总血管

L₄~L₅

S₁

S₂

S₃

S₄

阴部内血管

阴部神经

图 55-16　盆底的横断面，显示经腹腔内各种术式的缝合位置 (1) McCall 式穹窿成形术，(2) 传统的子宫骶韧带悬吊术及 (3) 改良的子宫骶韧带悬吊术。注意高位子宫骶韧带悬吊术时缝线可能会穿过 CSSL 复合体，因为一部分子宫骶韧带进入此区域

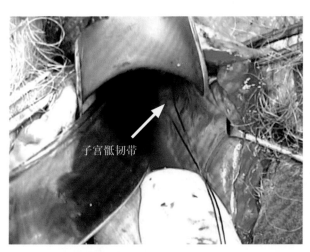

图 55-17　传统子宫骶韧带悬吊术缝合的位置。注意缝线在坐骨棘水平穿过子宫骶韧带的上段

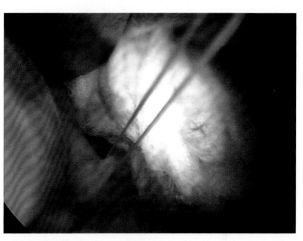

图 55-18　改良的子宫骶韧带悬吊术的缝合位置。注意缝线在坐骨棘上方并靠近中线，包括一部分 CSSL 复合体或骶前筋膜

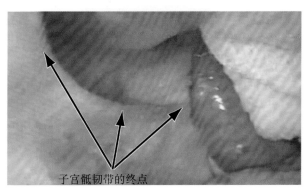

图 55-19　图片显示右侧子宫骶韧带，注意起源及在盆腔中的位置

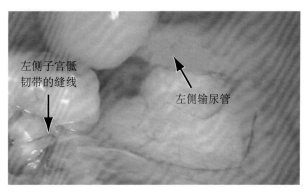

图 55-20　腹腔内照片，显示右侧子宫骶韧带与右输尿管上段之间的关系。注意箭头，缝合的位置应该在骶棘韧带的最上方

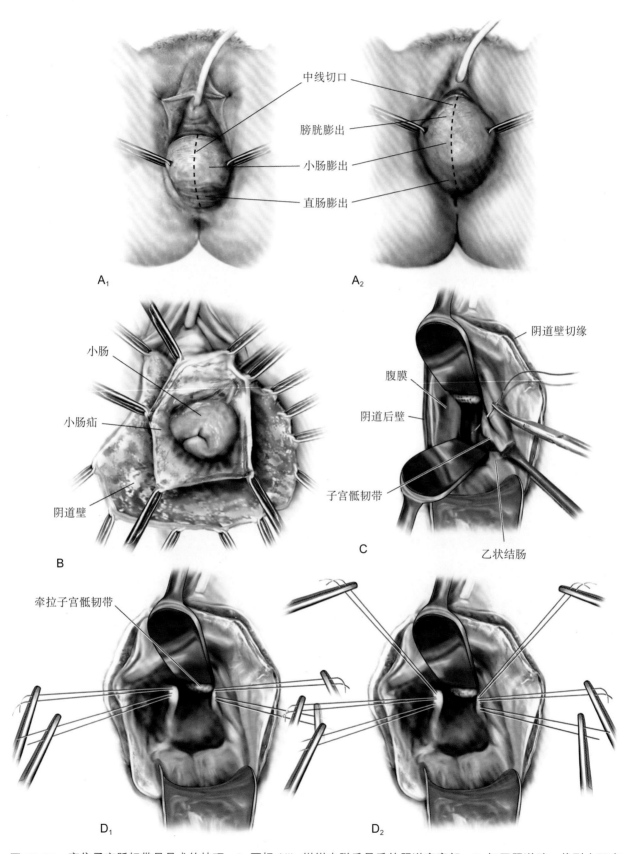

图 55-21　高位子宫骶韧带悬吊术的技巧。A. 两把 Allis 钳钳夹脱垂最重的阴道穹窿部。B. 切开阴道壁，找到小肠疝并进入。C. 用大纱布将肠管推入盆腔上部。拉钩拉开纱布充分显露道格拉斯窝。用 Allis 钳向下适当牵拉，可以很容易触到双侧子宫骶韧带。D. 用延迟可吸收线分别缝过双侧子宫骶骨韧带上段并分别打结

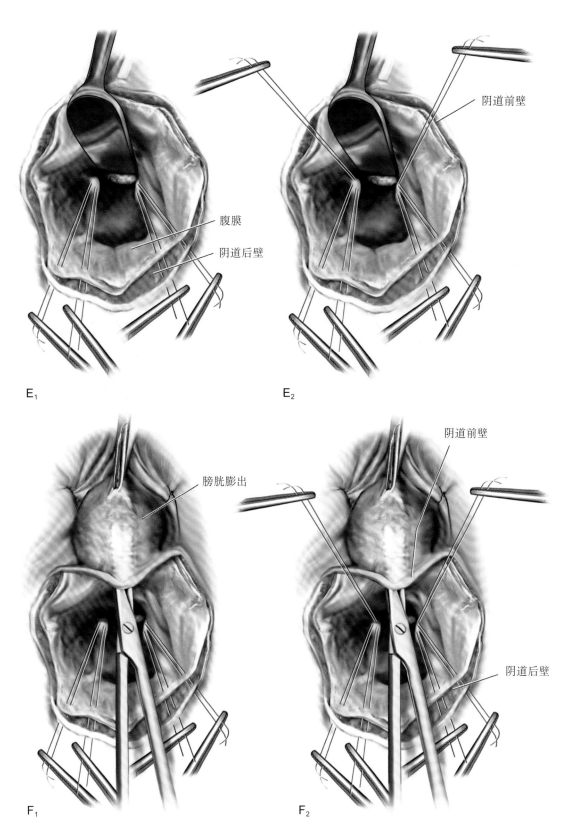

图 55-21 续　E. 将上述缝线的尾端分别缝合穿过腹膜和阴道后壁（用一空针将线的尾端穿过阴道壁全层）。F. 锐性分离膨出的膀胱与阴道前壁，进行阴道前壁修补术

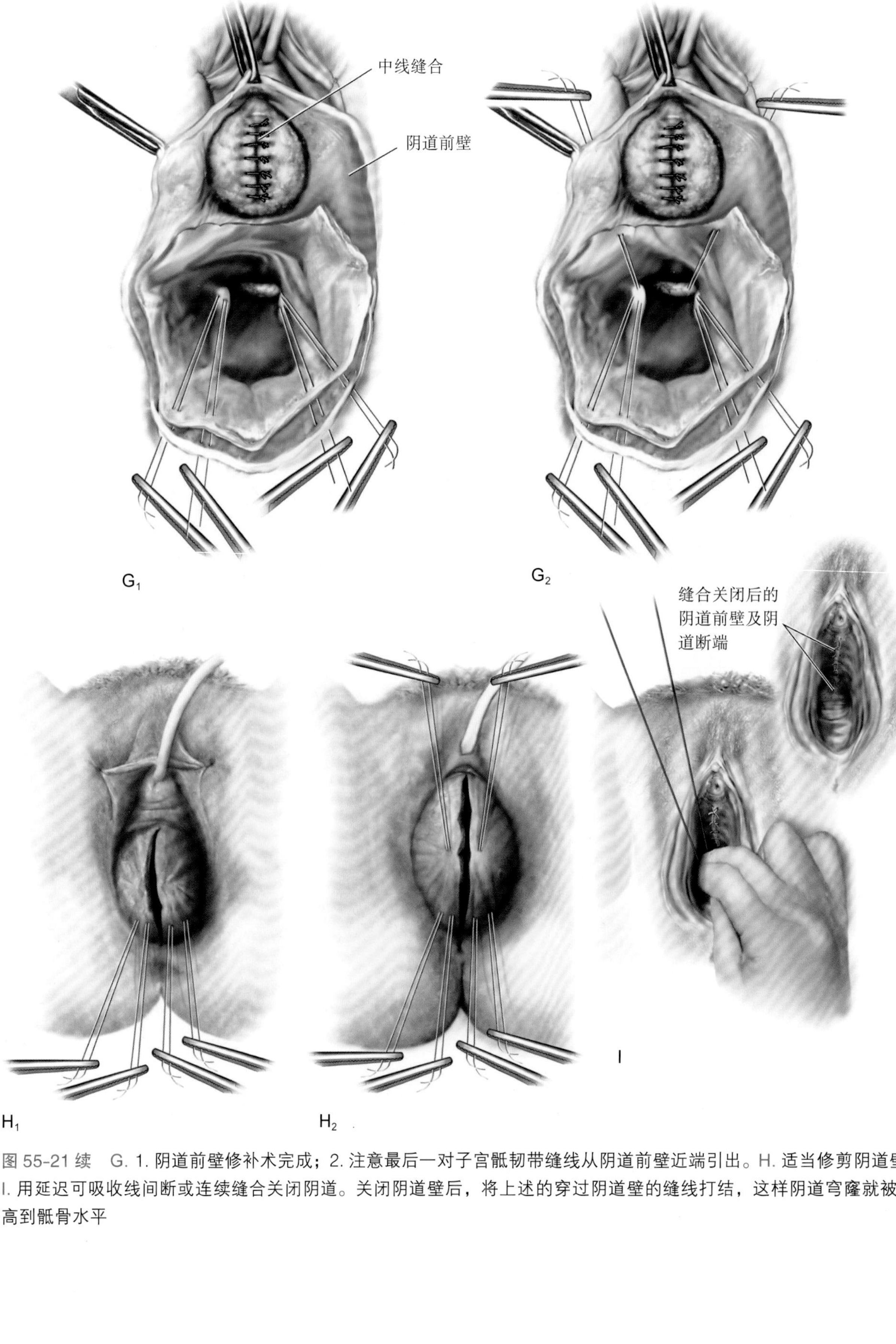

中线缝合

阴道前壁

G₁

G₂

缝合关闭后的
阴道前壁及阴
道断端

H₁

H₂

I

图 55-21 续　G. 1. 阴道前壁修补术完成；2. 注意最后一对子宫骶韧带缝线从阴道前壁近端引出。H. 适当修剪阴道壁。
I. 用延迟可吸收线间断或连续缝合关闭阴道。关闭阴道壁后，将上述的穿过阴道壁的缝线打结，这样阴道穹窿就被提
高到骶骨水平

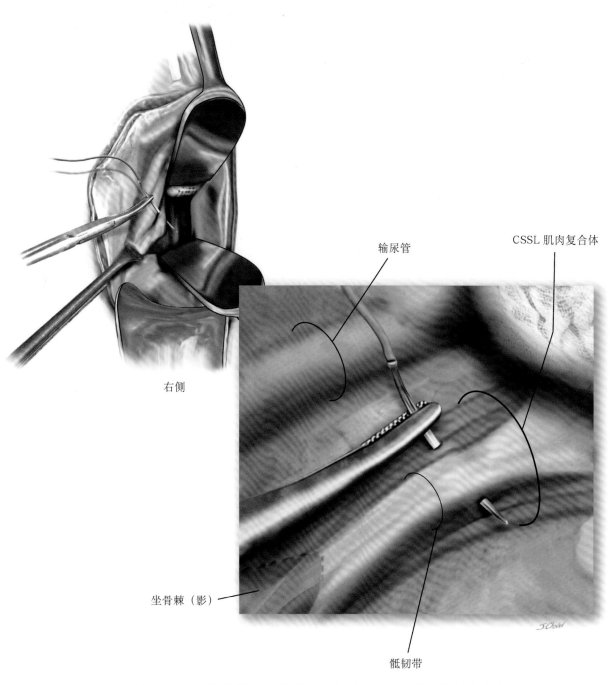

右侧

输尿管

CSSL 肌肉复合体

坐骨棘（影）

骶韧带

图 55-22　注意输尿管近端可能接近子宫骶韧带最上部。CSSL. 尾骨肌骶棘韧带复合体

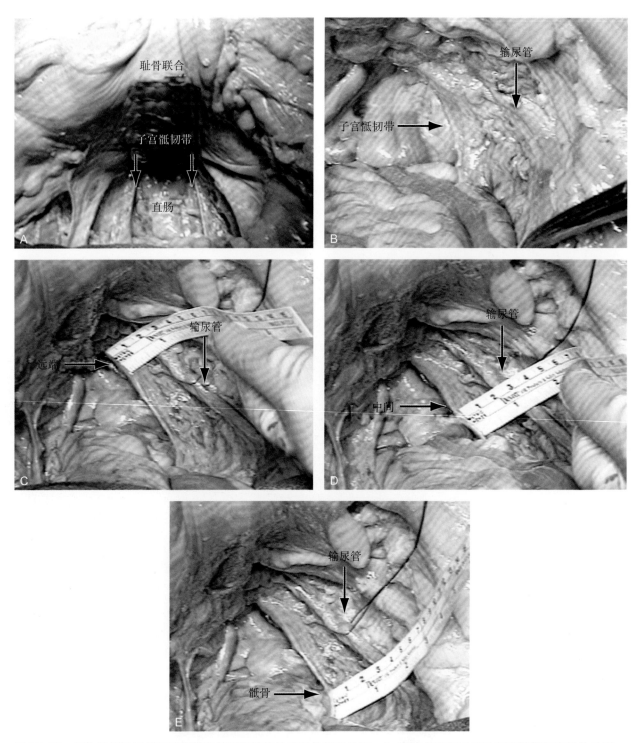

图 55-23　尸体解剖显示子宫骶韧带及其周围结构的重要的解剖关系。A. 腹腔内视图显示子宫骶韧带与直肠的关系。B. 腹腔内视图显示子宫骶韧带与输尿管的关系。C. 此尸检图片显示子宫骶韧带的远端较输尿管靠近中线约 2.5 cm。D. 子宫骶韧带中段与输尿管的关系。再次证明输尿管距离此段子宫骶韧带有 2.5~3 cm 的距离。E. 输尿管与子宫骶韧带最上端之间的关系。输尿管距离此部分子宫骶韧带的距离为 3.5 cm（感谢克利夫兰医学中心提供图片）

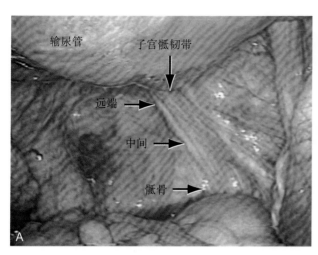
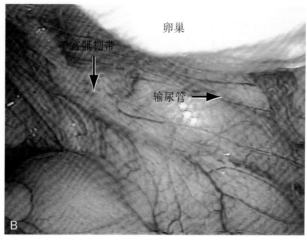

图 55-24　腹腔镜下显示子宫骶韧带与其他盆腔器官之间的关系。A. 注意右侧子宫骶韧带的远端、中部及骶骨段；B. 注意子宫骶韧带与右侧输尿管的关系（感谢克利夫兰医学中心提供图片）

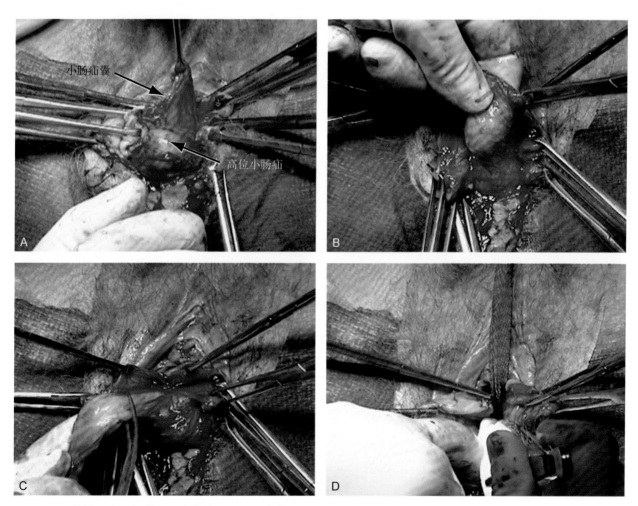

图 55-25　传统子宫骶韧带悬吊术的技巧。A. 患者有严重的阴道后壁缺损。可见高位直肠疝和小肠疝。B. 进入小肠疝，触及道格拉斯窝，准备切除疝囊。C. 切除腹膜疝囊。D. 用大的尾纱将腹腔内容物上推显露道格拉斯窝

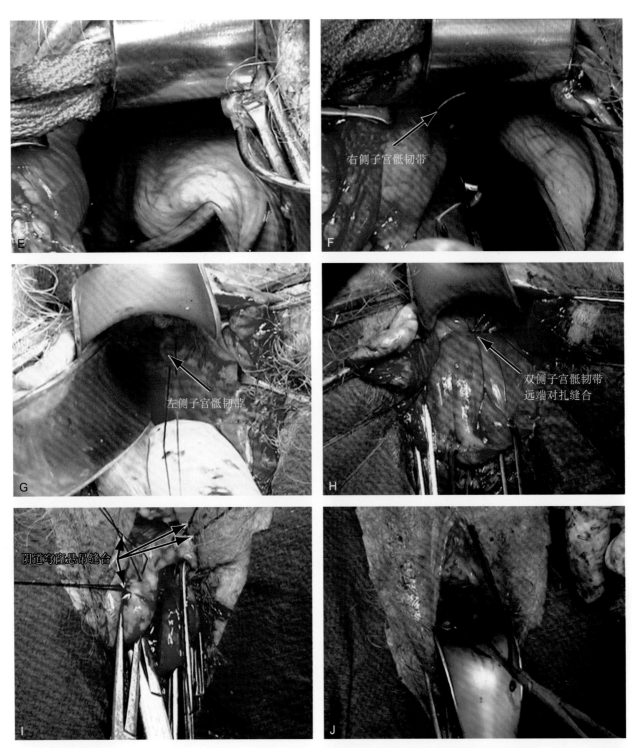

图 55-25 续　E. 放置腹腔大拉钩，将纱布推入腹腔，充分显露道格拉斯窝。F. 找到右侧子宫骶韧带，用延迟可吸收线在坐骨棘水平缝合右侧子宫骶韧带中段。G. 找到左侧子宫骶韧带，用延迟可吸收线在坐骨棘水平缝合左侧子宫骶韧带中段。H. 用不可吸收线缝合达格拉斯窝远端的中间部位。I. 前述缝过子宫骶韧带的缝线穿过阴道穹窿部全层。关闭阴道，将缝线打结。J. 注意阴道顶端提高至骶骨窝水平，没有明显的阴道轴偏曲

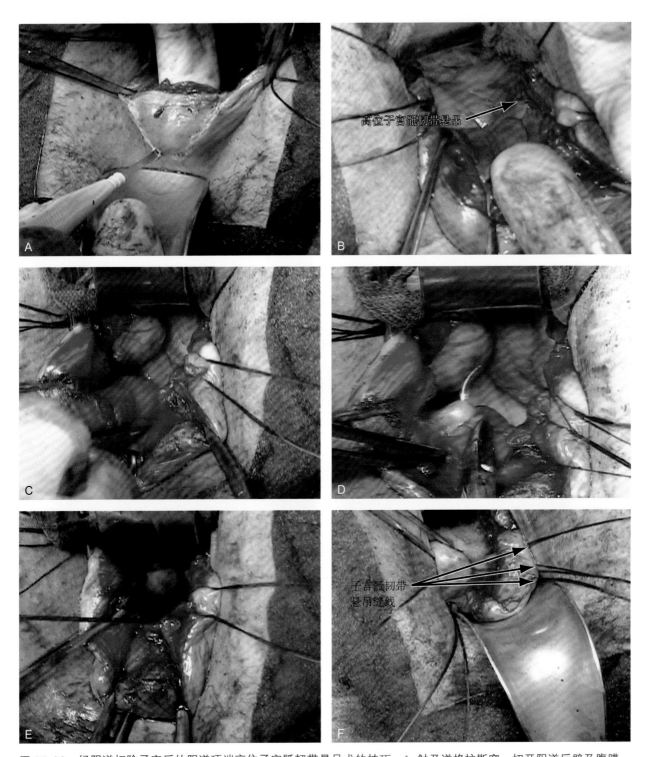

图 55-26 经阴道切除子宫后的阴道顶端高位子宫骶韧带悬吊术的技巧。A. 触及道格拉斯窝，切开阴道后壁及腹膜；B. 缝合左侧子宫骶韧带，为延迟可吸收线，分别标志；C. 显露道格拉斯窝远端，准备缝合中部；D. 不可吸收线穿过道格拉斯窝准备缝合子宫骶韧带的远端；E. 将缝过子宫骶韧带远端的缝线对扎，为穹窿顶端中点提供支撑；F. 前述缝合高位子宫骶韧带的缝线分别穿过阴道后壁顶端的两侧进入阴道内

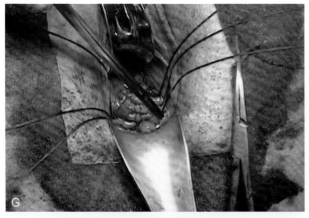

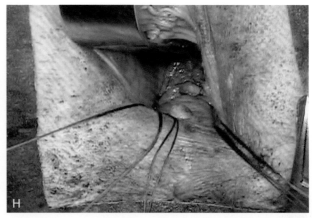

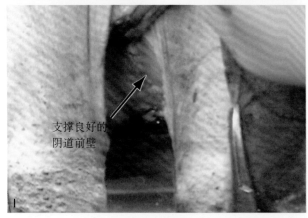

支撑良好的
阴道前壁

图 55-26 续　G. 缝合关闭阴道；H. 将阴道内缝线打结，注意阴道顶端提升至骶骨窝水平而没有阴道轴的明显偏曲；I. 注意阴道顶端缝线打结后阴道前壁有良好的支撑

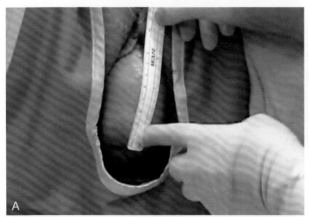

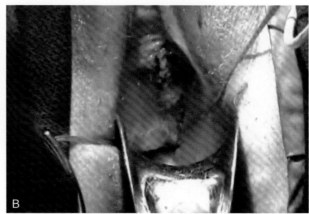

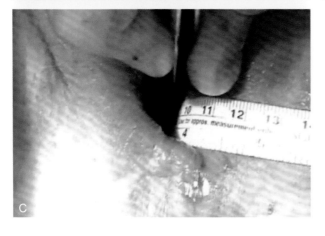

图 55-27　A. 一例完全子宫脱垂伴阴道壁脱垂距离阴道口 11 cm 的患者；B. 经阴道切除子宫、改良的阴道穹窿高位子宫骶韧带悬吊术后；C. 手术完成后阴道长度为 11 cm

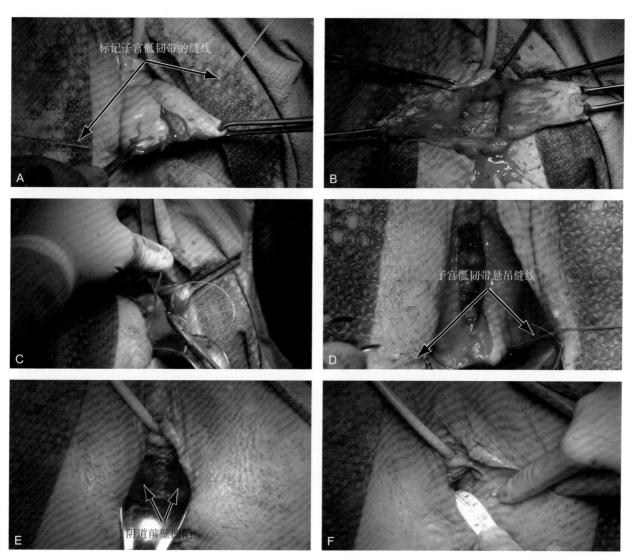

图 55-28　该患者刚接受了子宫切除术治疗完全子宫脱垂。A. 阴道前壁完全外翻，注意已经标记子宫骶韧带缝线，通过阴道前壁带出；B. 阴道前壁自体组织修复已经完成；C. 一对先前放置的子宫骶韧带悬吊缝合线穿过阴道前壁近端全层，另一对已经穿过阴道后壁全层；D. 阴道已被修剪，注意一对子宫骶韧带悬吊的缝合线已经穿过阴道前壁；E. 子宫骶韧带悬吊缝线已经结扎，注意对阴道前壁形成的良好的支撑，即子宫骶韧带缝线从阴道前壁带出处的凹陷；F. 阴道长度为 9 cm

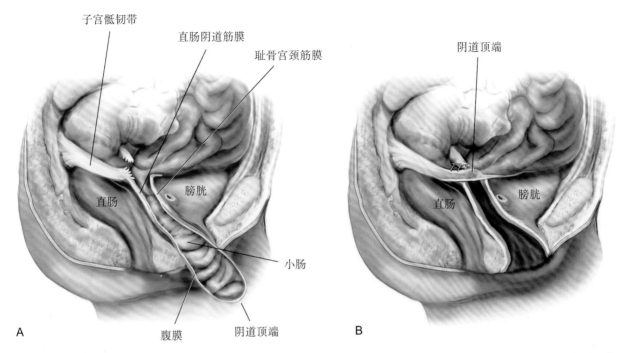

图 55-29 A. 盆腔小肠疝和阴道顶端脱垂的纵切面；B. 盆腔纵切面：切除小肠疝囊并将阴道顶端悬吊至子宫骶韧带最上部分后的骨盆横断面

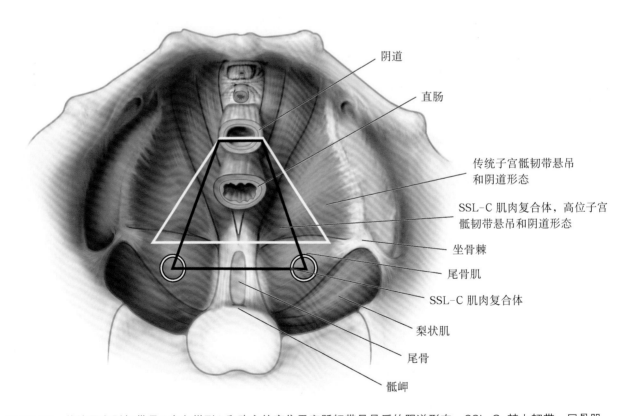

图 55-30 传统子宫骶韧带悬（白色梯形）和改良的高位子宫骶韧带悬吊后的阴道形态。SSL-C.棘上韧带 - 尾骨肌

（程文瑾 译 孙秀丽 校）

第56章

治疗盆底器官脱垂的封闭式手术

Mickey M. Karram

封闭式手术

（一）LeFort 阴道闭合术

对于年老体弱或有内科合并症的重度盆底器官脱垂患者，有时候阴道闭合术是一个最好的选择。这类手术的好处是操作时间短，手术病率低，通常可以在局部麻醉下进行。LeFort 部分阴道闭合适用于保留子宫，但不再有性生活需求的患者。由于保留了子宫，此后子宫出血或宫颈病变的评估变得困难。因此，术前应行经阴道超声、内膜活检、宫颈细胞涂片。最适合此类手术的患者是完全子宫脱垂，阴道前后壁对称外翻（图 56-1）。LeFort 部分阴道闭合术具体步骤如下：

1. 向下牵拉宫颈是阴道外翻。阴道黏膜下注射 0.5% 的利多卡因或布比卡因肾上腺素溶液。如果患者采用的是局部麻醉，还可进行阴部神经阻滞。留置 Foley 尿管，注射 30 ml 盐水以确定膀胱颈位置。

2. 如图 56-2 所示，用手术刀或马克笔画出要剥除的阴道前后壁的范围（图 56-2A）。阴道前壁要剥除的矩形的范围从距离宫颈 2 cm 至尿道外口下 5 cm（图 56-2A）。阴道和宫颈后壁镜像处理。

3. 钝锐性分离要剥除的阴道壁黏膜。剥除的黏膜要尽可能薄，将尽量多的筋膜留在膀胱和直肠前。两侧要保留足够的阴道黏膜以便形成同道引流宫颈分泌物或血液（图 56-2A～C）。作者认为应该常规进行膀胱颈部缝合或是尿道中断放置合成吊带，因为术后压力性尿失禁发病率很高（图 56-2B）。切除阴道后壁是需要避免进入腹膜。如果不小心进入腹膜，需要用延迟可吸收线间断缝合。采用电凝止血法。要确切止血以防术后阴道内血肿形成。

4. 用延迟可吸收线间断缝合阴道前壁切缘和相应的阴道后壁切缘（图 56-2C）。将线结打在形成的两侧的阴道通道内（图 56-2C）。随着缝合将子宫及阴道顶端向内推入。当全部阴道已回纳，将阴道前后壁的切缘水平缝合（图 56-2D～F）。

5. 通常会行会阴体修补术及肛提肌远端成形术来增加后部肛提肌的强度及缩小阴道口（图 56-3）。术后患者尽早活动，但至少术后 2 个月内要避免提重物等，以防脱垂复发及二次手术。

（二）阴道切除术及阴道闭合术

对于子宫切除后阴道穹窿脱垂拟行阴道闭合术的患者，阴道切除术及全阴道闭合术是最佳选择。此术式的适应证是穹窿脱垂需要手术时间短且没有性生活要求的患者。此术式也可在局部麻醉下施行。将阴道黏膜全部从盆筋膜上分离并切除。不需要进入腹膜腔内。以延迟可吸收线做一系列的荷包缝合，逐渐将阴道肌层及筋膜回纳（图 56-4 和图 56-5）。与 LeFort 术式相似，全阴道切除术一般也同时行膀胱颈缝合、会阴体修补术及肛提肌成形术。

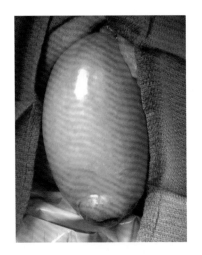

图 56-1　完全子宫脱垂和阴道前后壁对称外翻（经允许引自：Karram MM, Maher CF: Surgical Management of Pelvic Organ Prolapse: Female Pelvic Surgery Video Atlas Series. Philadelphia, Saunders, 2012.）

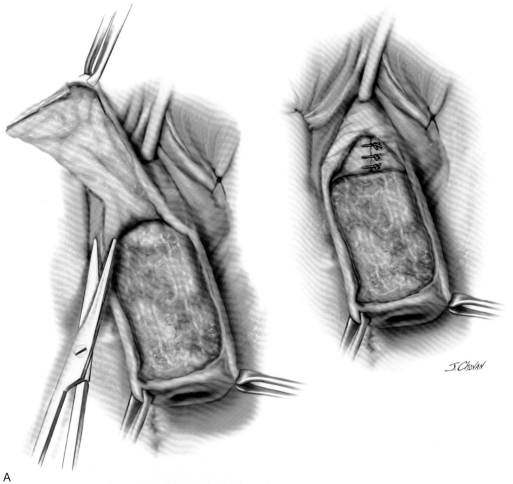

A

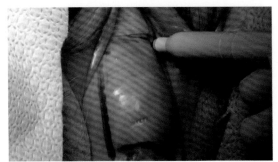

图 56-2　LeFort 部分阴道闭合术。A. 切除一矩形阴道前壁黏膜。注意插图所示，两侧的分离达尿道远端水平，进行 Kelly Kennedy 缝合，希望能为膀胱颈提供预防性支撑，从而防止潜在的压力性尿失禁

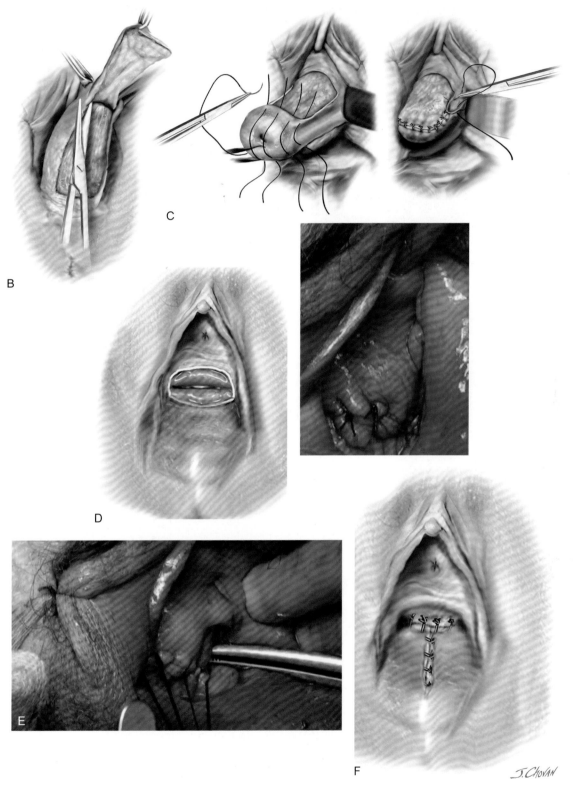

图 56-2 续　B. 切除一块类似矩形的阴道后壁黏膜，部分阴道后壁往往在小肠疝的前方，除非有必要尽量避免进入腹膜腔；C. 宫颈水平阴道前壁切缘，用 2-0 延迟可吸收线间断缝合后壁远端切缘（插图），当宫颈内翻进去后，间断缝合两侧阴道前后壁切缘；D. 翻转整个阴道，矩形的上下切缘水平缝合，从而完全闭合阴道的中间部分（插图）；E. 排液通过阴道两侧，排出宫颈分泌物；F. 常常使用肛提肌成形术增加后部盆底肌肉支持，缩小阴道口（经允许引自：Walters MD, Karram MM: Urogynecology and Reconstructive Pelvic Surgery, 4th ed. Philadelphia, Saunders, 2014.）

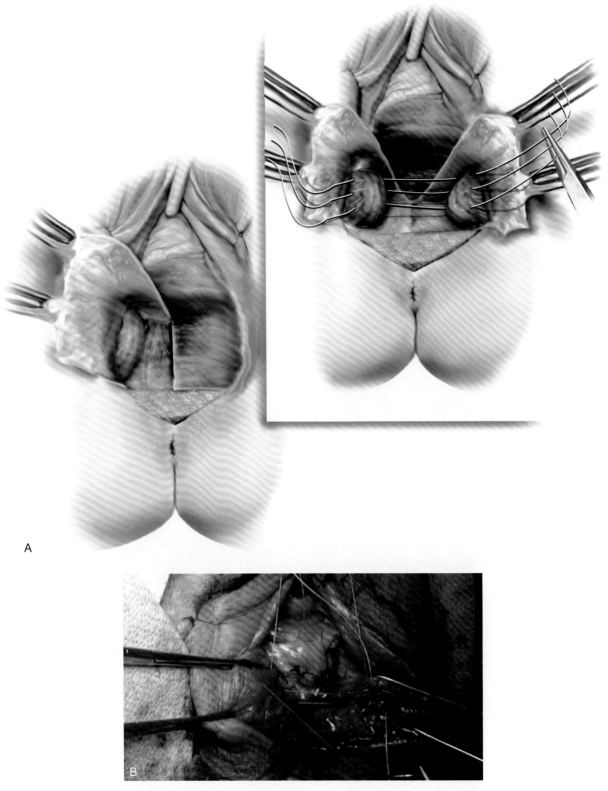

图 56-3 A. 向两侧分离到肛提肌。连续缝合肛提肌（插图）。B. 连续肛提肌缝合（经允许引自：Karram MM, Maher CF: Surgical Management of Pelvic Organ Prolapse: Female Pelvic Surgery Video Atlas Series. Philadelphia, Saunders, 2012.）

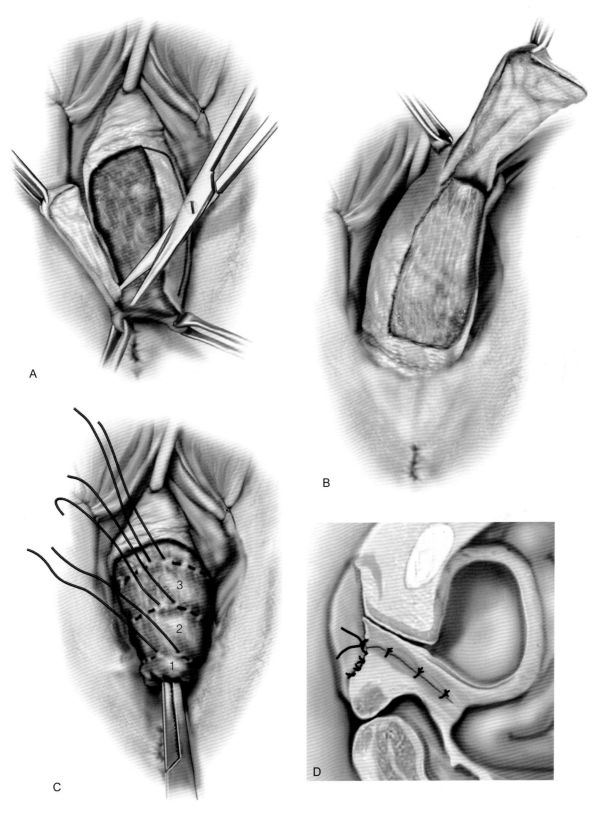

图 56-4　阴道切除术及全阴道闭合术。A 和 B. 沿处女膜缘环形切开阴道黏膜病并分四个象限标记阴道黏膜。锐性分离切除每个象限内的阴道黏膜。C. 延迟可吸收线荷包缝合。用钳子尖端送回脱垂最远端。依次 (1、2、3) 将荷包缝合线打结。每次结扎前先将外翻的远端还纳。D. 缝合完成后的解剖的横断面。通常同时行会阴体成形术 (经允许引自：Walters MD, Karram MM: Urogynecology and Reconstructive Pelvic Surgery, 4th ed. Philadelphia, Saunders, 2014.)

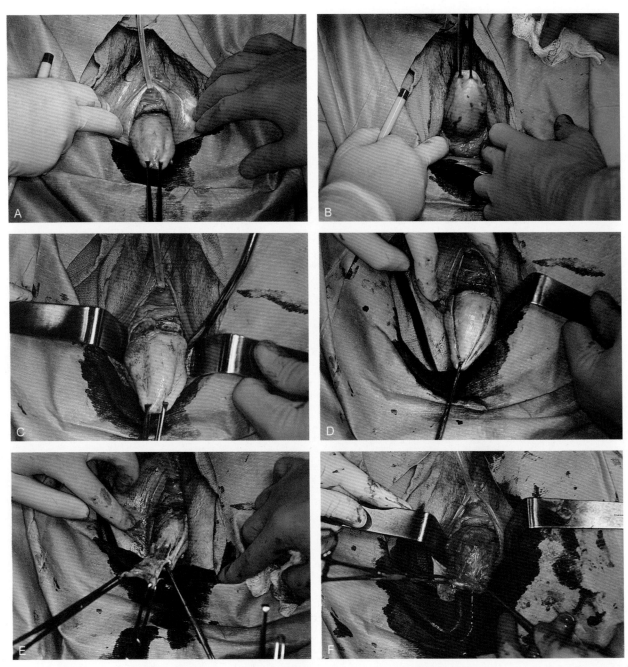

图 56-5　A. 用马克笔标记脱垂的底部；B. 阴道后壁切除的水平；C. 近处女膜缘水平切开脱垂的阴道黏膜；D. 切开阴道黏膜，准备切除第一象限的阴道黏膜；E. 将第一个象限的阴道黏膜锐性切除；F. 剩余部分的阴道黏膜依次切除

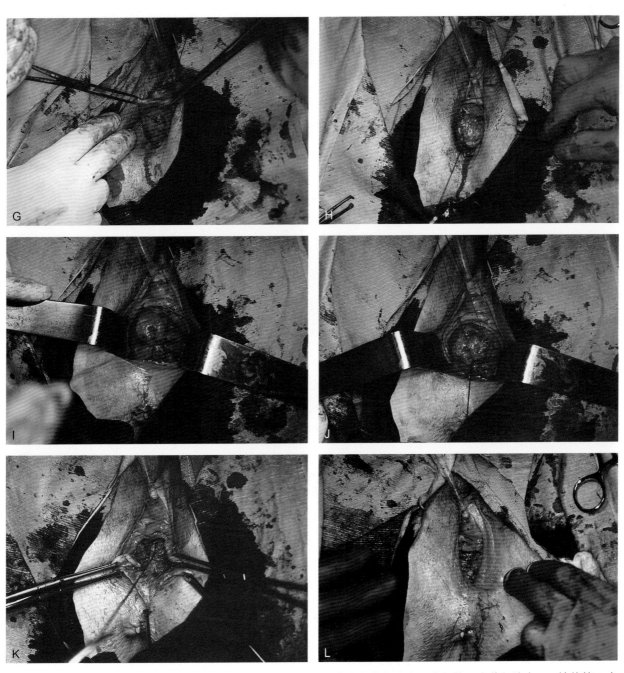

图 56-5 续　G. 用 2-0 可吸收线进行第一个荷包缝合；H. 结扎第 1 个荷包缝合，进行第 2 个荷包缝合；I. 结扎第 2 个荷包缝合；J. 行第 3 个荷包缝合；K. 结扎第 3 个荷包缝合；L. 关闭阴道黏膜，手术完成

（程文瑾　译　孙秀丽　校）

第57章

使用生物和合成网片加强阴道脱垂修补术

Mickey M. Karram

有些医生认为，对于大多数患者来说，自身结缔组织对盆底重建手术的成功是不够的。尽管应用合成补片进行骶骨固定已经被广泛接受，仍然有许多化学合成及生物合成的补片系统被描述。尽管缺乏相关补片应用的共识，但是应用自身结缔组织会增加复发率。

盆底补片的出现及广泛应用主要发生于2005~2010年。最终，在2008年，因为安全问题的出现，FDA对补片的使用提出了警告。在2011年，FDA再次强调，经阴道合成补片并发症多，且是否能够降低复发率并不明确。近年来，通过分析522例补片的安全性及有效性，盆底补片已经由二类推荐降为三类。这项研究结果将决定未来补片是否能够长期被使用。

本章综述了目前用于盆底修复的各种合成材料和生物材料，讨论了如何应用各种补片进行盆底修复。

多种生物组织可供利用，包括自体移植、异体移植和异种移植。图57-1综述了各种生物组织置入，表57-1列举了用于脱垂修复的各种生物移植物。生物移植物可以用来修复阴道前壁和阴道后壁。当阴道壁的修复较大时，必须确定部分材料固定在骨盆上。要真正重建正常盆底支持组织，我们应该识别闭孔区肌筋膜和盆筋膜腱弓（白线），因为这是肌纤维层的起源，用于支持阴道壁。有必要确定阴道顶点附近的固定点，阴道前壁修复的最终目标是建立一个梯形的支持（图57-2），防止任何未来的支持缺陷。作者推荐补片用于顶端修复。图57-2至图57-4说明了阴道补片对于膀胱膨出的修复。虽然没有数据证实合成补片对于后壁修复的有效性，仍有一部分外科医生推荐。生物补片固定的方法较多，图57-5至图57-6回顾了阴道后壁补片修复。

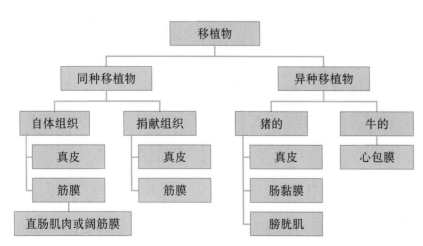

图57-1 补片植入物（经允许引自：Walters MD, Karram MM: In Urogynecology and Reconstructive Pelvic Surgery, 4th ed. St. Louis, Elsevier, 2014.)

表 57-1 生物组织移植物的种类及特点

生物组织	名 称	公 司	性质／工艺／尺寸（cm×cm）
同种移植物			
阔筋膜			
直肠筋膜			
尸体阔筋膜	Tutoplast Suspend	Coloplast, Minneapolis, Minn.	可溶解的，γ 网格
			4×7，2×12，2×18，6×8
	Bard Fas Lata	Bard, Covington, Ga.	冻干可溶解
			4×7，2×12，4×12，8×12
	RediGraft	Lifenet, Virginia Beach, Va.	冻干可溶解
			3×6，3×15
尸体真皮	Alloderm	Lifecell Corporation, Branchburg, N.J.	冻干的
	Repliform	Boston Scientific, Natick, Mass.	冷冻保存
	Bard Dermal	CR Bard, Murray Hill, N.J.	冻干的
			2×7，2×12
	Tutoplast processed dermis Axis	Mentor, Santa Barbara, Calif.	可溶解
猪真皮	Pelvicol	CR Bard, Murray Hill, N.J.	细胞外胶原
	Pelvisoft	CR Bard, Murray Hill, N.J.	HMDI 交联
	PelviLace	CR Bard, Murray Hill, N.J.	细胞外胶原生物补片
			支持系统
	InteXen	AMS, Minnetonka, Minn.	冻干
猪小肠黏膜	Surgisis	Cook Urological Inc., Bloomington,	冻干
下层补片	Stratasis TF	Ind.	7×10 4 层，8×20 6 层，13×15 8 层
牛心包膜	Veritas	Synovis Surgical Innovations, St. Paul, Minn.	无交联
			2×8，2×18，4×7，4×15，6×8
牛真皮	Xenform	Boston Scientific, Natick, Mass,	软组织修复
	Cetrix	TEI Biosciences, Boston, Mass.	软组织修复
膀胱基质	MatriStem	ACell, Columbia, Md.	软组织修复

经允许引自：Walters MD, Karram MM: In Urogynecology and Reconstructive Pelvic Surgery, 4th ed. St. Louis, Elsevier, 2014.

HMDI. 亚己基二异氰酸酯

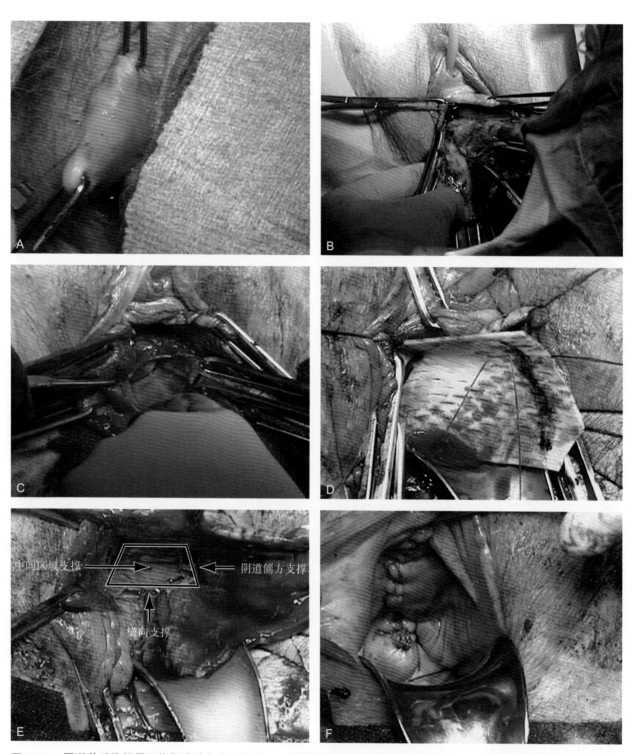

图 57-2　阴道前壁修补用于修复膀胱与直肠膨出。A. 两把鼠齿对夹阴道前壁，并注射；B. 锐性分离阴道前壁与膀胱；C. 折叠式缝合减轻膀胱膨出，同时识别直肠膨出；D. 左侧置入梯形的巴德补片；E. 补片被固定于阴道前壁，呈梯形状，图中指出了建立的阴道旁、顶端及横向支持结构；F. 缝合阴道前壁，悬吊阴道壁

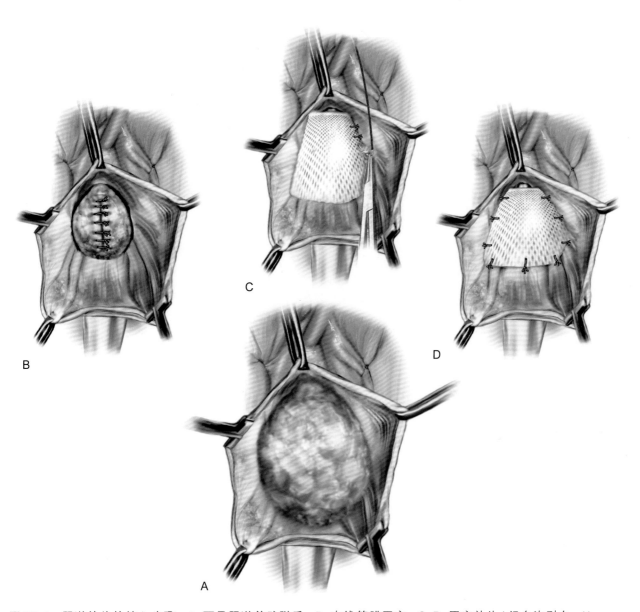

图 57-3　阴道补片的植入步骤。A. 可见阴道前壁脱垂；B. 中线筋膜固定；C~D. 固定补片 (经允许引自：Karram MM, Maher CF: Surgical Management of Pelvic Organ Prolapse: Female Pelvic Surgery Video Atlas Series. Philadelphia, Saunders, 2012.)

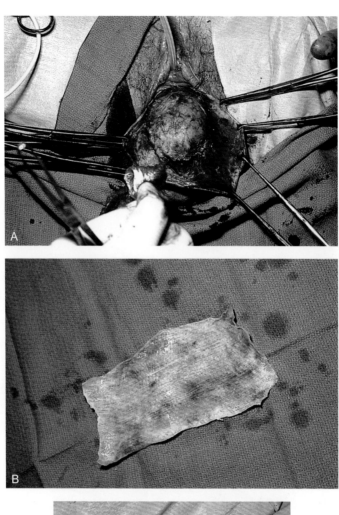

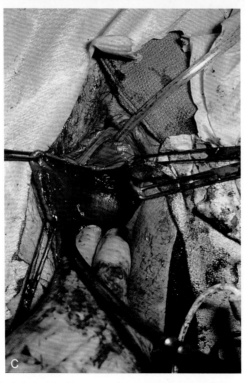

图 57-4　A. 分离膀胱膨出表面的阴道上皮，注意脱垂膀胱根部少许筋膜；B. 尸体筋膜组织；C. 筋膜缝合在阴道前壁上皮的内侧，减少膀胱底部的膨出

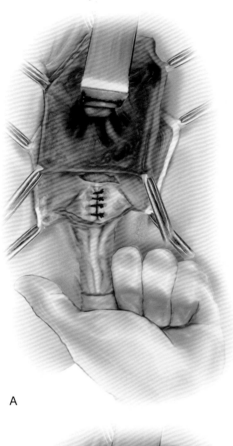

A

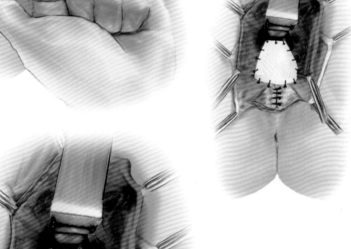

固定于宫骶韧带远端

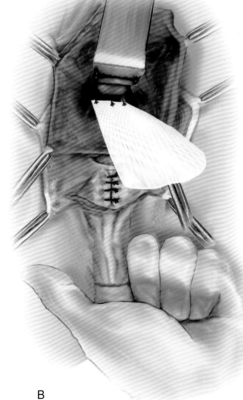

B

图 57-5 阴道后壁缺损。A. 阴道中下段可见直肠膨出，可见较明显直肠膨出，并切开其形成的囊状结构；B. 补片固定于子宫骶韧带的远端，直肠阴道筋膜的上方，从而纠正直肠膨出

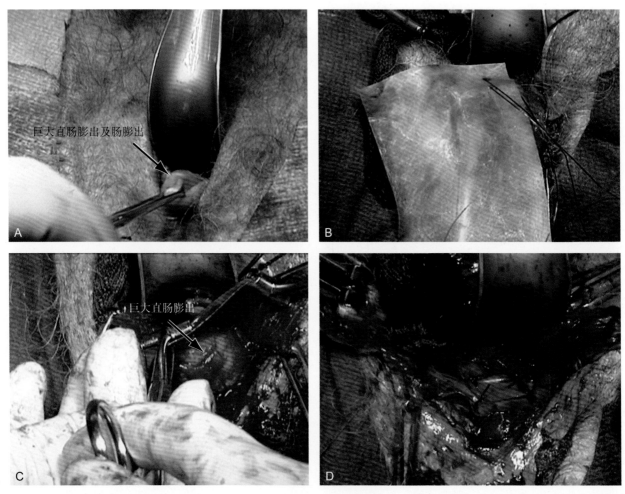

图 57-6   该患者阴道口较紧，后壁上部反复脱垂，继发于高位直肠疝和小肠疝。A. 一把 Allis 钳用于识别阴道后壁的脱垂；B. 切开阴道壁中间部分。将生物补片缝合至腹膜外宫骶韧带的远端；C. 补片缝合至宫骶韧带后，同时可以识别直肠膨出；示指进入直肠识别缺陷，补片缝合在其上，直肠阴道筋膜的近端；D. 补片缝合至肛提肌的近端、远端及两侧。综上，补片可以形成完美的支撑结构

合成补片植入

许多研究，尤其是绝大多数病例研究，已经讨论了使用合成阴道网片放置在相似的位置。研究的局限性在于对比自体组织与合成补片的数据较少，因此，FDA 批准了 522 项临床研究。表 57-2 列举了市场上用于盆底修复的所有合成补片。表 57-2 所述有各种各样的 Y 网用于骶骨固定术，这是第 43 章讨论的内容。合成补片现已用于阴道前壁、顶部、阴道后壁脱垂。一般来说，合成网片分为需要穿刺器的网片（需要使用穿刺器将补片臂穿过闭孔膜和直肠旁间隙）和直接固定的网片（网片被直接固定在盆底各个固定位点）。

包含穿刺器的网片系统可通过针穿过闭孔和（或）坐骨直肠窝。这些包括第一个商用阴道网片产品和包括 Anterior Prolift（爱惜康，Somerville、N.J.）、Perigee（美国医疗系统，Minnetonka，Minn.），和 Avaulta（华润巴德，Murray，N.J.）。虽然这三种产品不再由他们销售。其他公司包含穿刺器的网片仍然可用，包括人（Coloplast、Minneapolis、Minn.）。一般来说，放置这些产品的技术是相似的。首先，将一个扩阴器、自动牵开器或 Deaver 拉钩置于阴道。将 Allis 钳在膀胱尿道交界处和阴道远端 1 cm。两个 Allis 钳之间可触及膀胱。相对于阴道前壁修补术中阴道上皮和肌层分开缝合。网片放置在肌层下方，保证网片上方足够血供，降低网片暴露或侵蚀的风险。为了进入这个潜在的空间，外科医生在阴道肌层下方注入稀释血管加压素溶液或 0.5% 利多卡因 1∶200 000 的肾上腺素，有助于分清解剖和减少失血。纵行切开两个 Allis 钳之间的阴道壁，然后，沿整个切口进行分离牵引。这个阴道上皮和全肌层同膀胱分离。然后，分离膀胱，同时保持肌层和上皮位于阴道上皮。因为这个解剖平面疏松结缔组织直到坐骨棘，盆筋膜腱弓（ATFP）。根据补片中骶棘韧带显露的程度，有许多不同的套管针类型，

包括类似于马拉式吊索的螺旋形起重机灵活的直孔法。黏膜切口为 4~7 mm，切口需在合适的位置，为闭孔穿刺做准备。当多个补片的臂穿过闭孔时，上下穿刺口之间的距离至少 3 cm，补片方能展平。阴道内的两根手指可以下压肠管，提升膀胱，减少误差。对于阴道前壁，外科医生需要准确识别穿过盆筋膜腱弓的穿刺器。补片植入物缝入阴道壁时，应保证无张力，因为补片在植入后会缩短 20%。无论何时，当我们收紧补片时，必须保证一根手指在阴道内，这样有助于在固定点加固组织。丝线可以用来将网片与阴道壁保持平整。如果选择保留子宫，那么缝线可放置于宫颈间质中，来稳定网片和防止肠膨出（图 57-7）。膀胱镜和直肠检查之前、期间和之后，对每一个部分手术都会有帮助。进行确切的止血，阴道上皮用延迟可吸收线进行封闭。放置一个阴道润滑包可以最大限度地减少出血和保持愈合过程中的网片的平整。在收紧网片后，网臂应修剪在皮肤表面以下。最后，进行切口闭合和伴随手术，如尿道中段吊带，应该用另外的阴道切口。

无穿刺器或"单切口"网片已越来越流行，并已在很大程度上取代了有穿刺器的网片。这些产品避免了潜在的并发症。穿刺针直接通过坐骨直肠窝穿过闭孔，并且进行网片固定。此外，大多数现有的无穿刺器网片规定顶端固定在骶棘韧带两侧及阴道前壁。经阴道的空间解剖，相关的固定点的确定，包括坐骨棘、盆筋膜腱弓和骶棘韧带。对于顶端固定术，外科医生触摸到正确的位置，然后确定骶棘韧带，至少确定手指在坐骨棘内侧，外科医生的设备穿透了韧带。维护套件使用 Carpio 阴道缝合（Boston Scientific，Natick，Mass.），网片的手臂指向骶棘韧带和盆筋膜腱弓（图 57-8）。或者，提升系统（美国医学）使用自固定系统，利用穿刺器到达同一位点（图 57-9）。示指从坐骨棘至后耻骨盆筋膜腱弓进行阴道触诊。进行膀胱镜检查以确保膀胱输尿管完整性。缝合阴道切口，留置阴道纱布，如前所述。

表 57-2　用于盆底重建手术的非可吸收合成网片种类及特点 *

材　料	名　称	公　司	主要性能	尺　寸 (cm×cm)
聚丙烯材料	Gynemesh PS	Gynecare, Somerville, NJ	单纤维	10×15，25×25
	Polyform	Boston Scientific, Natick, Mass.	单纤维	10×15
	Restorelle	Coloplast, Minneapolis, Minn.	单纤维	8×20
	Nova Silk	Coloplast, Minneapolis, Minn.	单纤维	15×15
Y 网	Restorelle	Coloplast, Minneapolis, Minn.	Y 网	
	Artisyn	Ethicon, Somerville, N.J.	Y- 型补片	
	Alyte	Bard, Covington, Ga.	Y- 网	
	Intepro	American Medical Systems, Minnetonka, Minn.	Y- 网	
聚乙烯支持系统	Uphold	Boston Scientific, Natick, Mass.		
	Elevate	American Medical Systems, Minnetonka, Minn.		
	Exair ± Digitex	Coloplast, Minneapolis, Minn.		

经允许引自：Walters MD, Karram MM: In Urogynecology and Reconstructive Pelvic Surgery, 4th ed. St. Louis, Elsevier, 2014.

* 目前用于盆底重建手术的非可吸收合成网片均为 I 型大孔材料

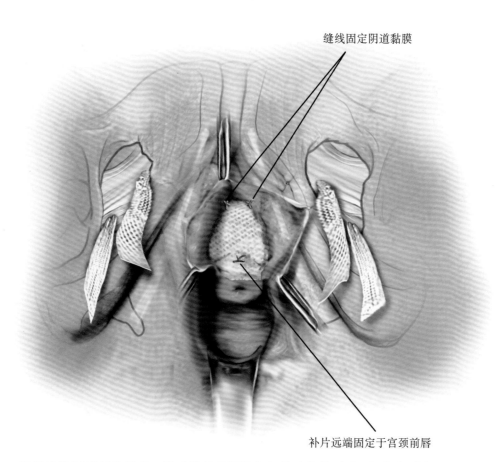

缝线固定阴道黏膜

补片远端固定于宫颈前唇

图 57-7　经闭孔聚丙烯网片手术，同时进行保留子宫与前壁修补手术（经允许引自：Karram MM, Maher CF: Surgical Management of Pelvic Organ Prolapse: Female Pelvic Surgery Video Atlas Series. Philadelphia, Saunders, 2012.）

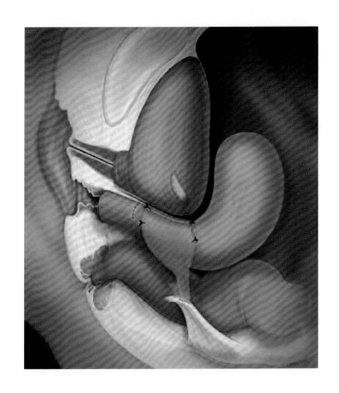

图 57-8 阴道支持系统 (Image provided courtesy Boston Scientific. © 2015 Boston Scientific Corporation or its affiliates. All rights reserved.)

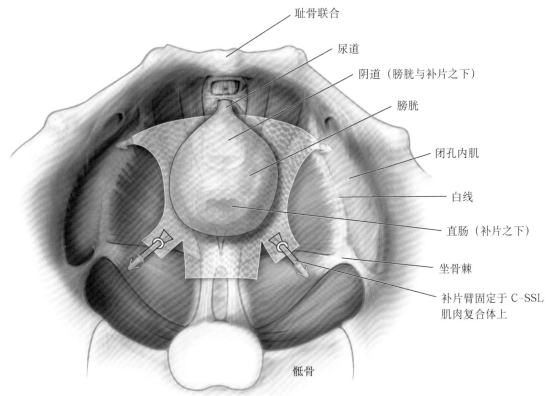

耻骨联合

尿道

阴道（膀胱与补片之下）

膀胱

闭孔内肌

白线

直肠（补片之下）

坐骨棘

补片臂固定于 C-SSL 肌肉复合体上

骶骨

提升网片骨盆视图（上面观）

图 57-9 微创提升网片 [美国医疗系统 (AMS)] 双侧固定于盆筋膜腱弓远端附近的骶棘韧带及闭孔内肌。C-SSL. 尾骨骶棘韧带（经允许引自：Karram MM, Maher CF: Surgical Management of Pelvic Organ Prolapse: Female Pelvic Surgery Video Atlas Series. Philadelphia, Saunders, 2012.)

（曹婷婷 邓 浩 译 孙秀丽 校）

第 58 章

用于纠正压力性尿失禁的尿道中段合成吊带

Mickey M. Karram

在 1996 年，Ulmsten 等首次介绍了尿道中段悬吊，并将其命名为无张力吊带（TVT）。该术式引入了将合成材料（聚丙烯）以无张力的状态放置在尿路中段的概念。该项技术因易于学习，阴道切口较小、且门诊局部麻醉即可完成的三大优点而迅速得到推广。现在有数项研究将 TVT 与更加传统术式，如 Burch 阴道悬吊术和自体耻骨阴道吊带相比较，结果显示，二者治愈率相同，但 TVT 手术并发症发生率低于后者。最初的 TVT 尿道中段悬吊的成功使得许多其他耻骨后尿道中段悬吊术进一步发展（表 58-1）。

Delorme 首次描述了经闭孔的尿道中段悬吊术。该项手术的发展是为了减少术中通过耻骨后间隙盲穿 TVT 套管针而造成的膀胱穿孔和肠管及大血管的损伤，其后的研究表明，对于由于尿道过度活动症造成原发压力性尿失禁的患者，经闭孔的尿道中段悬吊与耻骨后尿道中段悬吊同样有效。表 58-2 列举了现可购买的经闭孔和尿道吊带包。

近期，还有作者报道了单切口的尿道中段悬吊术的新术式。该手术只需要在阴道行单一切口，因为该款聚丙烯吊带无须出口。表 58-3 列举了现可购买的单切口吊带。本章讨论了各种尿道中段悬吊术的解剖，以及现今推荐的使用这些不同合成尿道中段吊带的手术方式。另外还讨论了如何更好地管理人工合成尿道中段吊带术后的尿潴留和排尿异常。

一、耻骨后人工合成尿道中段吊带

无张力阴道吊带是第一种耻骨后尿道中段悬吊术。该门诊术式的目标是通过应用特殊设计的连针合成吊带来修复耻骨尿道韧带及加强阴道下尿道筋膜。合成吊带为一个 1 cm × 40 cm 的聚丙烯带。术

表 58-1 可购买的耻骨后尿道中段吊带包

吊 带	厂 家	路 径
TVT, TVT Exact	Ethicon, Somerville, N.J.	下至上
SPARC	American Medical Systems, Minnetonka, MinN.	上至下
RetroArc	American Medical Systems	下至上
Lynx suprapubic	Boston Scientific, Marlborough, Mass.	上至下
Advantage	Boston Scientific	下至上
Align retropubic	Bard Medical, Covington, GA.	下至上和上至下

经允许引自：Walters MD, Karram MM: Urogynecology and Reconstructive Pelvic Surgery, 4th ed. Philadelphia, Elsevier, 2014.

中该吊带会盲穿过耻骨后间隙而达尿道两侧。连接吊带的两根不锈钢针由事先在耻骨上做好的穿刺点引出吊带。图 58-1 显示了最初的 TVT。因为该吊带需要针盲穿以通过耻骨后间隙，这就需要术者对于耻骨后区域的解剖非常清晰，才能避免潜在的损伤（图 58-2 至图 58-5）。除了损伤尿道和膀胱外，该手术同样可能损伤重要的血管，包括闭孔神经血管干及髂外静脉（图 58-2 至图 58-5）。少数情况下可能会损伤小肠，例如在套管针从耻骨后方向头侧移动时，或由于前次手术或感染造成小肠粘连于骨盆下方的时候（图 58-6）。

耻骨后人工合成吊带有两种放法，一种是从阴道切口穿入套管针并从耻骨上方穿出（下至上），或从耻骨上方切口穿入，从阴道穿出（上至下）。

表 58-2	可购买的经闭孔尿道中段吊带包	
吊 带	厂 家	路 径
TVT-O	Gynecare, Somerville, N.J.	内至外
TVT-Abbrevo	Gynecare	内至外
Monarc	American Medical Systems, Minnetonka, MinN.	外至内
Obtryx	Boston Scientific, Marlborough, Mass.	外至内
Align TO	Bard Medical, Covington, GA.	外至内
Aris	Coloplast, Minneapolis, MinN.	外至内

经允许引自：Walters MD, Karram MM: Urogynecology and Reconstructive Pelvic Surgery, 4th ed. Philadel-phia, Elsevier, 2014.

表 58-3	可购买的单切口尿道中段吊带包	
吊 带	厂 家	
MiniArc	American Medical Systems, Minnetonka, Minn.	
MiniArc Precise	American Medical Systems, Minnetonka, Minn.	
Solyx	Boston Scientific, Marlborough, Mass.	
Altis	Coloplast, Minneapolis, Minn.	
MiniArc Pro	American Medical Systems, Minnetonka, Minn.	

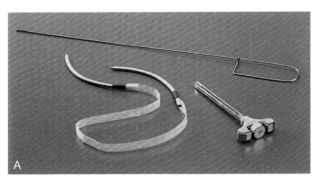

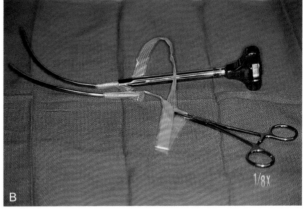

图 58-1 A. 无张力阴道吊带 (TVT) 装置，包括（从图顶顺时针）Foley 导尿管、手柄，以及特殊设计的连接在合成尿路吊带的针；B. 穿刺针需要被安装在手柄上，以一把止血钳钳夹在交叠的塑料套上

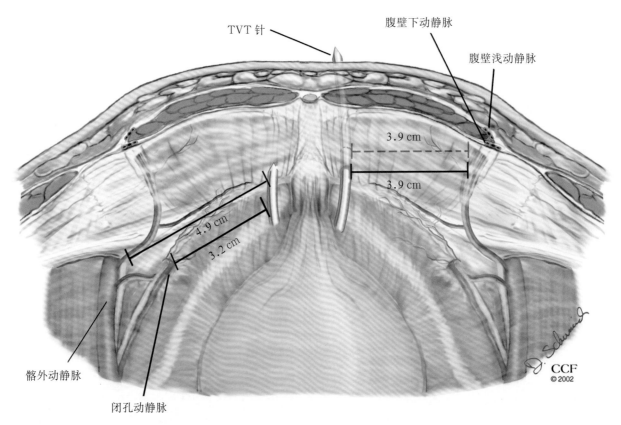

图 58-2 无张力吊带(TVT)针与前腹壁血管和耻骨后间隙的解剖关系。数字表示 TVT 针外侧与血管中点的平均距离(图片源自:Cleveland Clinic,已获批准)

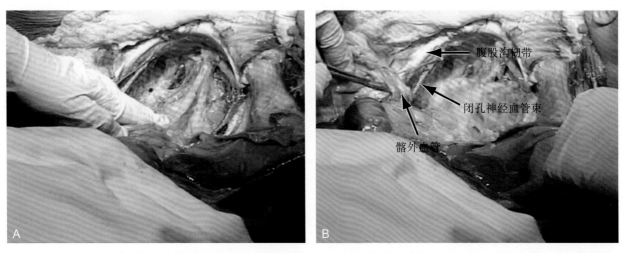

图 58-3 A.图片显示新鲜尸体的耻骨后间隙;B.图中显示 Cooper 韧带、闭孔神经血管干通过闭孔窝进入骨盆的位置,以及髂外血管在腹股沟韧带下方出骨盆的位置

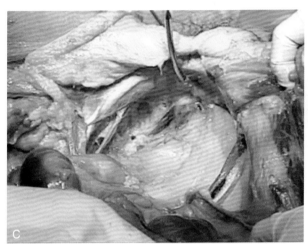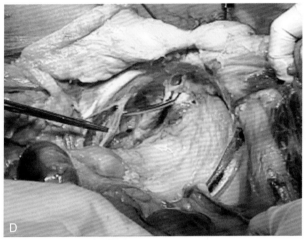

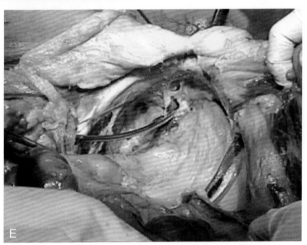

图 58-3 续　C. 图片显示左侧 TVT 穿刺针的适宜穿刺位置；D. TVT 穿刺针以头侧方向行进，我们可以看到穿刺时，它很容易碰触到位于耻骨后间隙的闭孔神经血管干；E. 穿刺针继续以该方向行进，我们可以看到它可能碰触到髂外血管

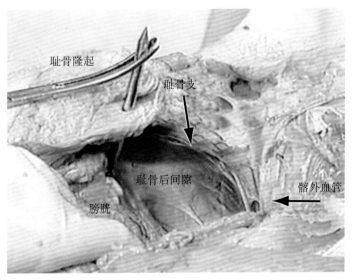

图 58-4　固定后尸体的耻骨后解剖，图中标记了 TVT 穿刺右侧的适宜路径，以及耻骨后间隙的其他正常的解剖结构

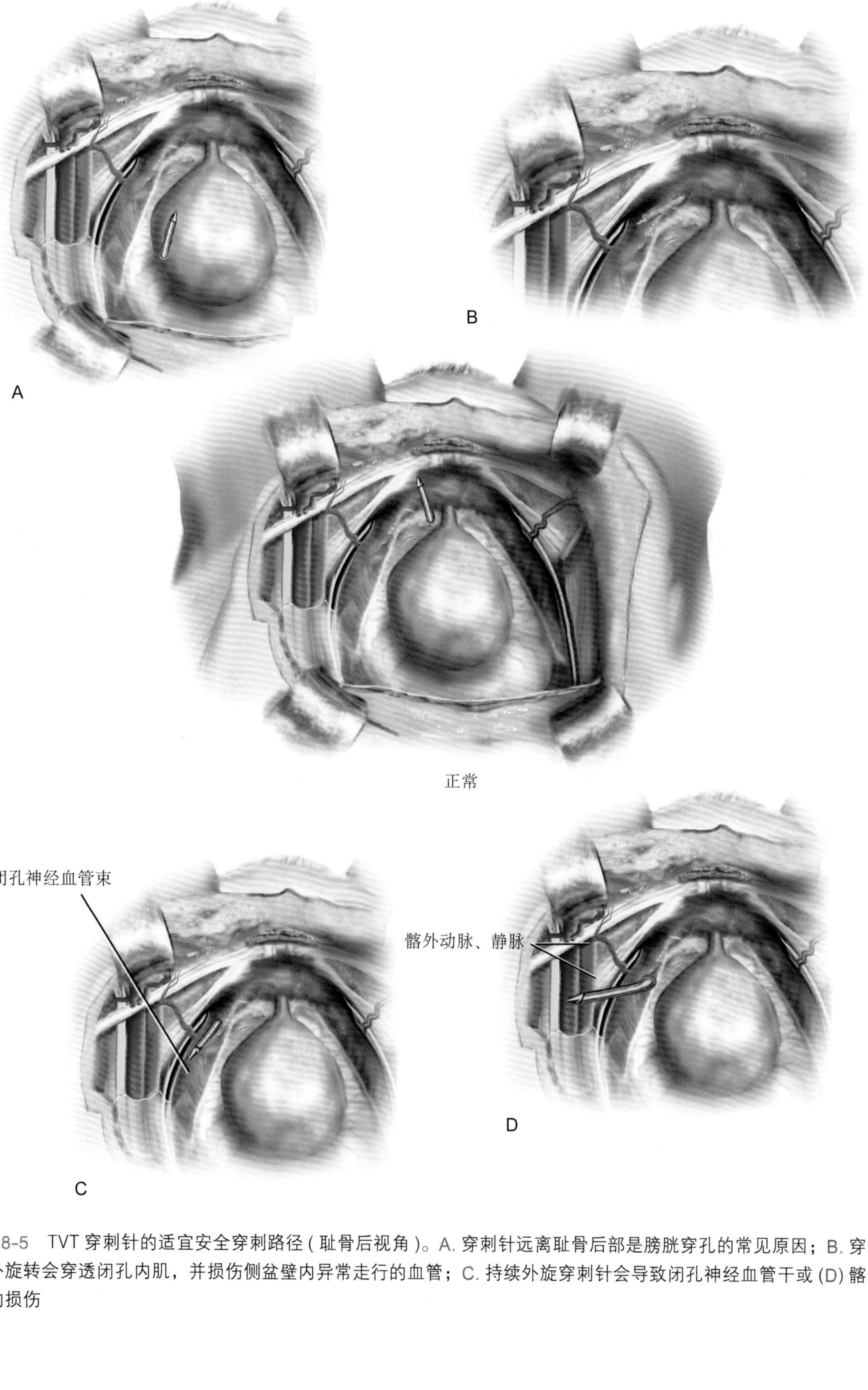

图 58-5 TVT 穿刺针的适宜安全穿刺路径（耻骨后视角）。A. 穿刺针远离耻骨后部是膀胱穿孔的常见原因；B. 穿刺针的外旋转会穿透闭孔内肌，并损伤侧盆壁内异常走行的血管；C. 持续外旋穿刺针会导致闭孔神经血管干或 (D) 髂外血管的损伤

（一）手术步骤：下至上

1. 麻醉和术前准备。作者倾向于使用全身麻醉，一些术者则倾向于使用静脉镇静加局部麻醉，这样可以在术中进行咳嗽压力试验以确保吊带合适的张力。因为 50% 的案例还需联合脱垂修复手术，术者必须学会如何在全身麻醉下调整张力。术后通常使用单剂头孢。术前需确保患者没有菌尿。作者通常会在分离阴道之前标记出耻骨上切口的位置（图 58-7）。

2. 分离阴道。阴道前壁需要注射利多卡因和肾上腺素形成水垫，目的是使得尿道中段和远段水平的阴道前壁完全变白。用手术刀片在尿道外口正下方开始，直到尿道中段水平做一切口。用 Metzenbaum 锐性分离阴道壁和尿道后方组织，形成若干小隧道达耻骨下支水平。需要锐性分离的原因是，在远端水平阴道前壁和尿道后方组织是融合的（图 58-8）。一些术者倾向于采用水分离方法，从耻骨后方注射液体，用一个尖针在两侧分离出套管针隧道，再穿入套管针。

3. 穿入套管针。将引导器置入留置 Foley 导尿管，从而使尿道和膀胱颈远离插入的套管针。将套管针针尖插入之前在尿道两侧分离出来的隧道里，并前进至耻骨的下表面。非操作手的示指放入阴道前穹窿，针尖应夹在该示指与耻骨降支下表面之间。针尖小心穿过盆内筋膜进入耻骨后间隙。当盆内筋膜的阻力消失、针尖到达耻骨后间隙时，套管针的手柄下压，针尖过耻骨后间隙并贴合耻骨联合后部。继而能感受到腹直肌和腹壁前筋膜带来的阻力。将针穿过这些结构，最终由已事先切开的耻骨上切口穿出（图 58-9）。

4. 膀胱镜。当针穿刺在预想位点时，需要用 30°或 70°的膀胱镜检查以确保针未损伤膀胱。该类损伤通常可以在膀胱前侧壁看到（通常在左侧的 1 点钟到 3 点钟或右侧的 9 点钟到 11 点钟位置）。

如果看到套管针或发现任何位置的黏膜褶皱未随膀胱充盈而消失，则应拔出套管针并重新穿刺。膀胱穿孔（发生率为 3%～5%）的发生通常是由于术者使套管针向头侧离开耻骨后方（图 58-10）。重穿套管针时，需特别注意的是，让针紧贴耻骨后方。这种情况下的膀胱穿孔很小，且通常处于膀胱的一个较高且相对独立的位置，因此患者术后可以尝试自行排尿而无须留置导尿管。但当出现大量血尿，或穿孔部位靠下或处于膀胱三角时，则需要在术后采取持续膀胱引流。引流的时间取决于膀胱损伤的部位和严重程度。

5. 由于网片装置连接在套管针的两侧，网片及其塑料护套将沿着套管针穿刺隧道从耻骨联合上的切口中穿出。

6. 张力。吊带张力依赖于主观判断。不过通常情况下，吊带一般会在尿道下方保持松弛（无张力）的状态。可以在尿道后方和处于尿道下方的吊带中间插入一个 8 号 Hagar 扩张器或直角钳以确保张力合适。部分术者倾向于在局部麻醉下行本手术并用咳嗽试验加以判断。这种情况下，吊带的张力需要调整到咳嗽时仅有极少量漏尿为止。无论采用何种方法，最终目标是使网片足够松弛，这体现在用直角钳从阴道牵拉网片后能向尿道方向弹回，但又不直接与尿道下方接触。随后，撤出塑料套，并再次确认网片张力。在耻骨上方的皮肤水平剪断网片，确保在缝合前皮肤与网片断端有一定的距离（图 58-11 至图 58-15）。

7. 大量冲洗阴道切口并用 3-0 聚乙醇酸线缝合。耻骨联合上切口用可吸收缝线或液体组织粘合剂关闭。如果有出血，或需要接着做脱垂手术，可以暂时用纱条填塞阴道。

8. 导尿管和阴道纱条可以在恢复室取出，在确认排尿正常后可让患者出院。图 58-16 至图 58-19 进一步说明了以上操作。

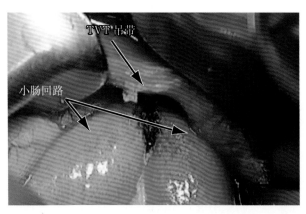

图 58-6　图中所示 TVT 耻骨上切口的位点从一段小肠回路中穿过

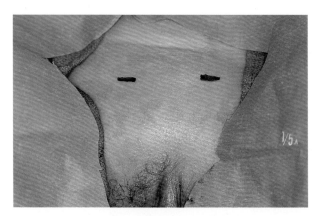

图 58-7　无张力阴道吊带术的耻骨弓上切口

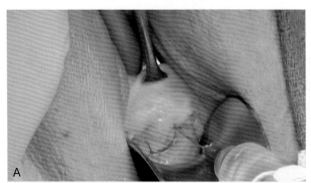

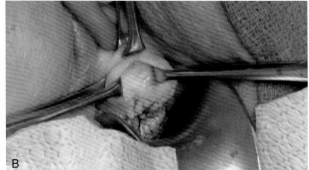

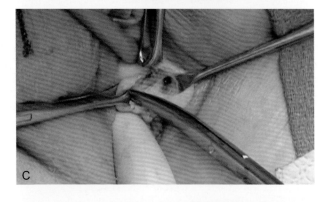

图 58-8　A. 在 6 点钟方向以 Allis 钳钳夹尿道外口；B. 在尿道中段水平中线行一小切口；C. Mayo 或 Metzenbaum 剪分离隧道至耻骨前支，分离过程中不穿透泌尿生殖膈

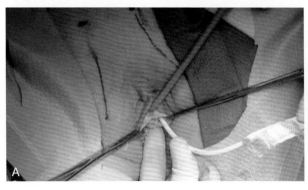

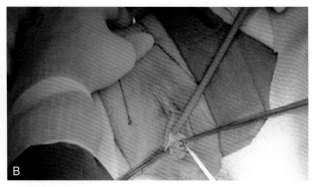

图 58-9　穿耻骨后套管针的手法。A 穿刺针的针尖置入事先分离好的隧道内，并且直接与耻骨前支接触，方向指向同侧肩膀。非主力手的示指置于阴道内，拇指则置于针后部。针尖被推入泌尿生殖膈内。B. 当有穿透泌尿生殖膈的突破感后，放下手柄，针在中线向上方行进，该过程中针需与耻骨后部保持接触。注意避免向头侧游离。随后可在耻骨上触及针尖，并由事先做好的穿刺孔出针

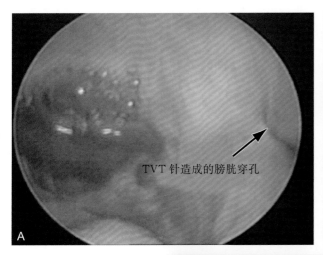

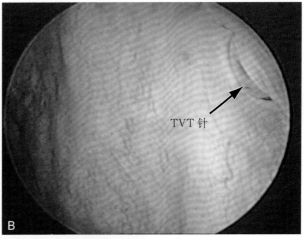

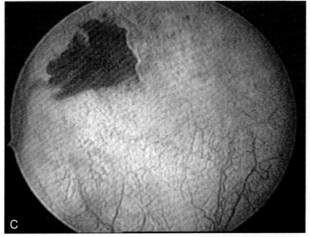

图 58-10　A. TVT 造成的患者左侧膀胱穿孔；B. 可见穿刺针在后退至阴道；C. 左侧膀胱的缺损

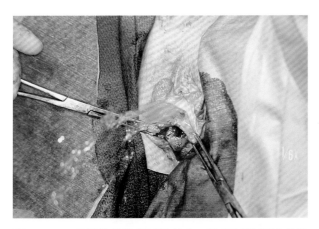

图 58-11　双侧的吊带穿过耻骨上。咳嗽试验后患者仍有漏尿情况，提示仍需对吊带进行调整

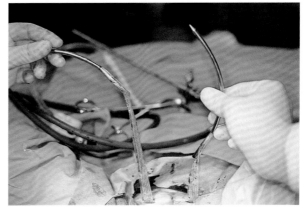

图 58-12　TVT 穿刺针连接着外包有塑料套的聚丙烯吊带经耻骨上穿刺口引出

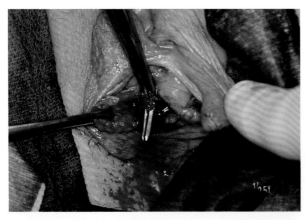

图 58-13　当从耻骨上撤出塑料套时，以直角钳固定聚丙烯吊带

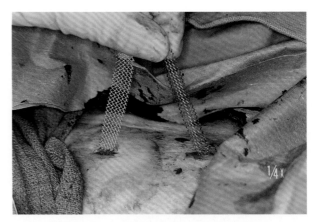

图 58-14　去除塑料套后的聚丙烯吊带

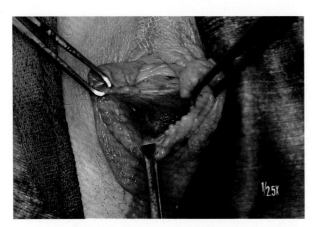

图 58-15　在尿道中段水平的无张力聚丙烯吊带

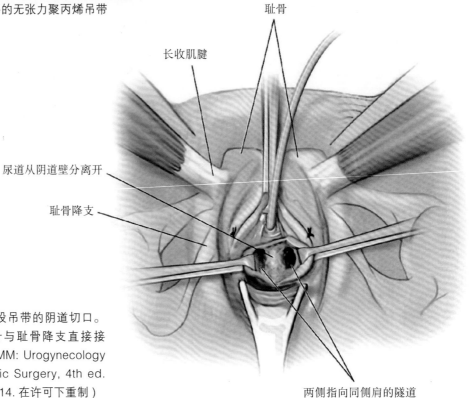

长收肌腱

耻骨

尿道从阴道壁分离开

耻骨降支

两侧指向同侧肩的隧道

图 58-16　耻骨后尿道中段吊带的阴道切口。在两侧做出通道使套管针与耻骨降支直接接触（Walters MD, Karram MM: Urogynecology and Reconstructive Pelvic Surgery, 4th ed. Philadelphia, Elsevier, 2014. 在许可下重制）

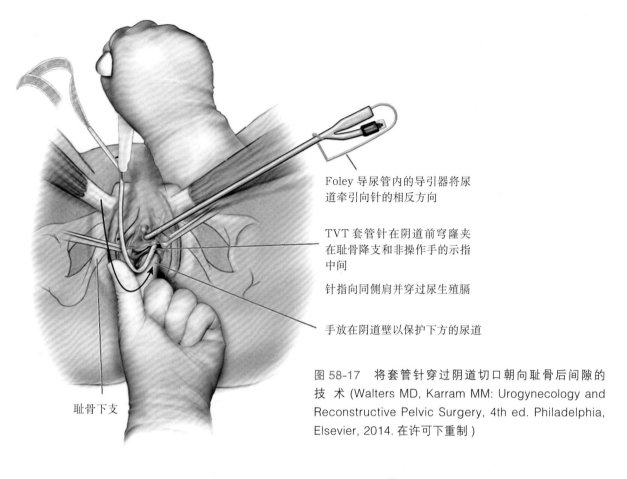

Foley 导尿管内的导引器将尿道牵引向针的相反方向

TVT 套管针在阴道前穹窿夹在耻骨降支和非操作手的示指中间

针指向同侧肩并穿过尿生殖膈

手放在阴道壁以保护下方的尿道

耻骨下支

图 58-17 将套管针穿过阴道切口朝向耻骨后间隙的技术 (Walters MD, Karram MM: Urogynecology and Reconstructive Pelvic Surgery, 4th ed. Philadelphia, Elsevier, 2014. 在许可下重制)

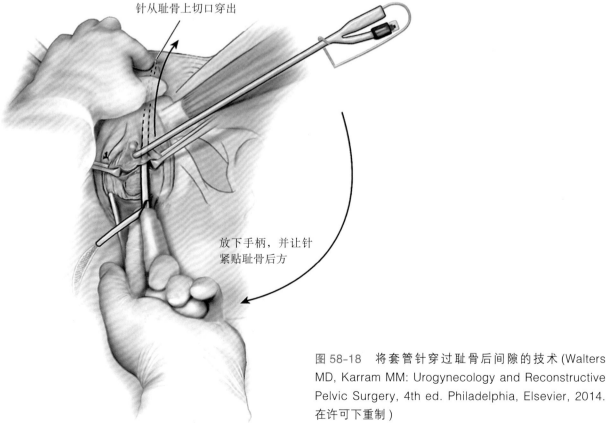

针从耻骨上切口穿出

放下手柄，并让针紧贴耻骨后方

图 58-18 将套管针穿过耻骨后间隙的技术 (Walters MD, Karram MM: Urogynecology and Reconstructive Pelvic Surgery, 4th ed. Philadelphia, Elsevier, 2014. 在许可下重制)

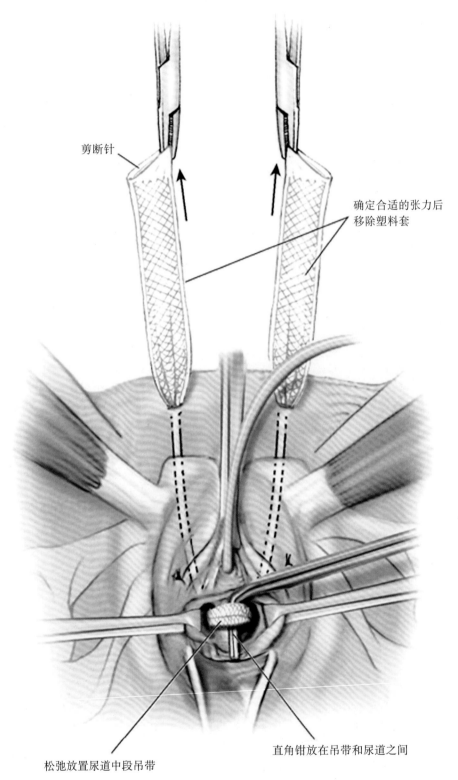

剪断针

确定合适的张力后
移除塑料套

松弛放置尿道中段吊带

直角钳放在吊带和尿道之间

图 58-19 耻骨后吊带张力调整的技巧 (Walters MD, Karram MM: Urogynecology and Reconstructive Pelvic Surgery, 4th ed. Philadelphia, Elsevier, 2014. 在许可下重制)

（二）手术步骤：上至下

1. 分离阴道。阴道切口应比下至上所描述的大，因为术者的非操作手示指要放入切口中以将穿过阴道切口的针尖拉出。

2. 从上至下放入套管针。在穿入套管针之前应完全排空膀胱。在标记的耻骨联合上两侧的穿刺点刺出切口。切口应该在两侧耻骨结节内。套管针插入第一个耻骨上切口，并平行于身体矢状面小心穿过腹直肌前鞘。套管针与尾侧成角并从耻骨后缘上端进入耻骨后间隙，但要始终保持与耻骨后表面贴合。同时，术者手指插入之前分离的同侧尿道周间隙以控制套管针的远端针尖。在控制下继续推进套管针，直到能在阴道切口看到针尖为止。图 58-20 至图 58-22 描绘了上至下的套管针路径。与之前描述的类似，需要用膀胱镜确认针没有穿破膀胱。在对侧也进行相同操作。

3. 放网片。网片与套管针相连，应将套管针从之前的耻骨上穿刺口拔出。吊带张力调整与下至上技术中描述的类似（图 58-23）。

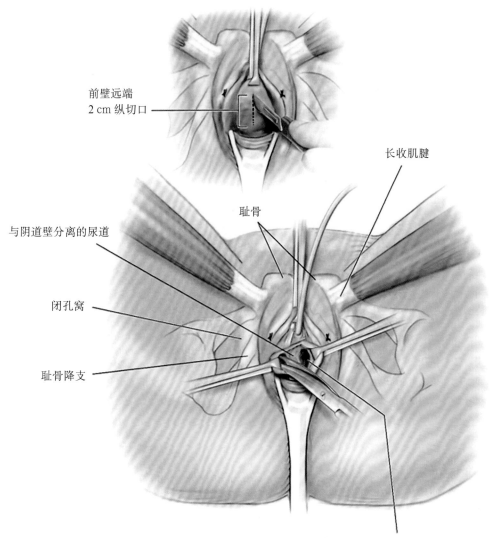

前壁远端
2 cm 纵切口

长收肌腱

耻骨

与阴道壁分离的尿道

闭孔窝

耻骨降支

向同侧肩分离出隧道，大小足够容纳术者示指

图 58-20　上至下耻骨后尿道中段吊带的阴道切口和分离方法 (Walters MD, Karram MM: Urogynecology and Reconstructive Pelvic Surgery, 4th ed. Philadelphia, Elsevier, 2014. 经许可后重制)

第三篇 ■ 第十一部分

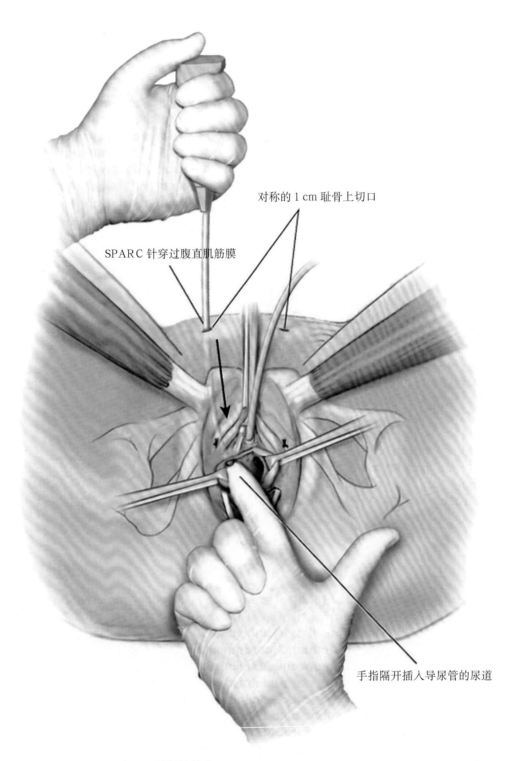

对称的 1 cm 耻骨上切口

SPARC 针穿过腹直肌筋膜

手指隔开插入导尿管的尿道

图 58-21 通过阴道切口从上至下穿入套管针的技术 (Walters MD, Karram MM: Urogynecology and Reconstructive Pelvic Surgery, 4th ed. Philadelphia, Elsevier, 2014. 经许可后重制)

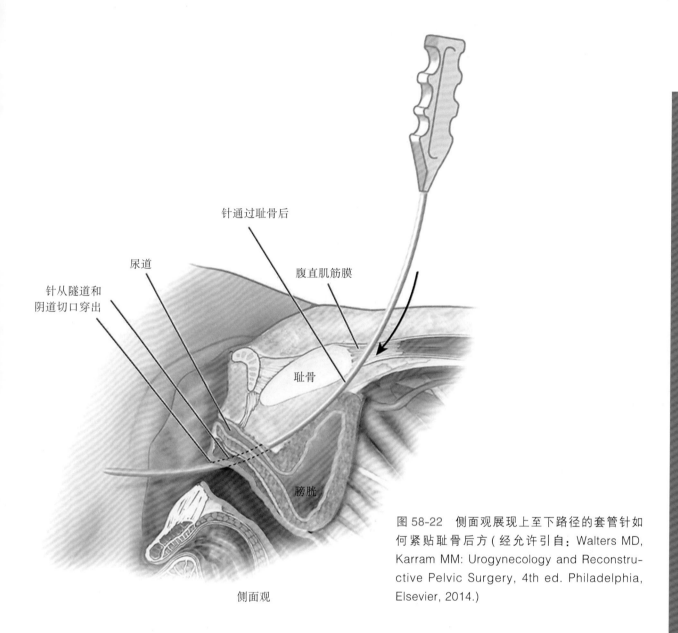

针通过耻骨后

腹直肌筋膜

尿道

针从隧道和
阴道切口穿出

耻骨

膀胱

侧面观

图 58-22　侧面观展现上至下路径的套管针如何紧贴耻骨后方（经允许引自：Walters MD, Karram MM: Urogynecology and Reconstructive Pelvic Surgery, 4th ed. Philadelphia, Elsevier, 2014.）

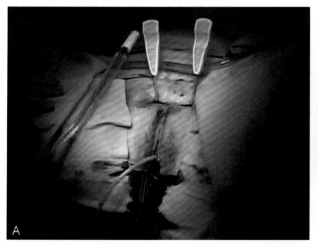

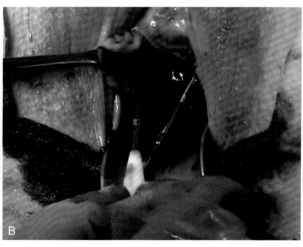

图 58-23　A. 图片显示 SPARC 程序 (Amercican Medical Systems, Minneapolis, Minn) 是耻骨上路径的耻骨后尿道中段悬吊；B. SPARC 的引导器传送吊带至耻骨上区域

二、经闭孔的尿道中段合成吊带

根据前述，理论上经闭孔吊带的优势是减少了膀胱的损伤，因为该装置在操作过程中避开了Retzius间隙，并且减少了潜在的血管损伤和肠管损伤风险。这些吊带通过一组大腿内侧肌群，特别是股薄肌腱、短收肌、闭孔外肌。图58-24描述了上述肌群的起止点及走行。现有两种放置经闭孔吊带的技术，都需要特殊设计的穿刺针，能够从闭孔区域穿刺至阴道或反方向而行。图58-25至

图58-32通过尸体解剖描述了该区域的解剖。当采用由外至内的路径，吊带由阴蒂旁、长收肌腱下缘的小切口进入，穿过闭孔，在坐耻骨支附近在尿道中段水平进入阴道前壁。吊带穿刺路径中的解剖结构依次为：股薄肌腱、短收肌、闭孔外肌、闭孔膜，以及闭孔内收肌的内缘、骨盆内尿道周的结缔组织，最终经阴道穿出。在由内至外的路径中，经过的解剖结构同上仅是逆向而行。图58-33和图58-34描述了由内至外及由外至内两个途径放置吊带的过程。

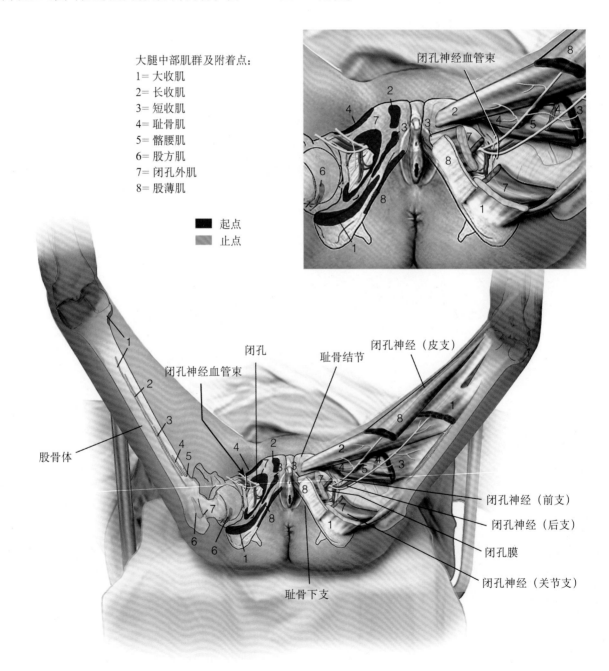

大腿中部肌群及附着点：
1= 大收肌
2= 长收肌
3= 短收肌
4= 耻骨肌
5= 髂腰肌
6= 股方肌
7= 闭孔外肌
8= 股薄肌

■ 起点
▨ 止点

图 58-24　大腿内侧肌群的解剖，注意肌群的起止点

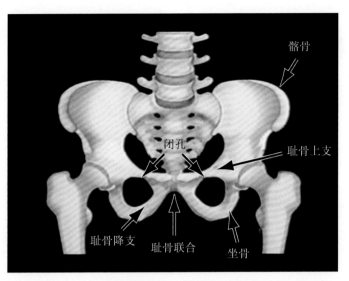

图 58-25　骨性骨盆。标记耻骨上支及闭孔窝结构

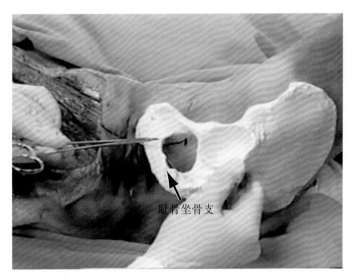

图 58-26　在尸体前放置的骨性骨盆以显示坐耻结节及闭孔窝的解剖位置

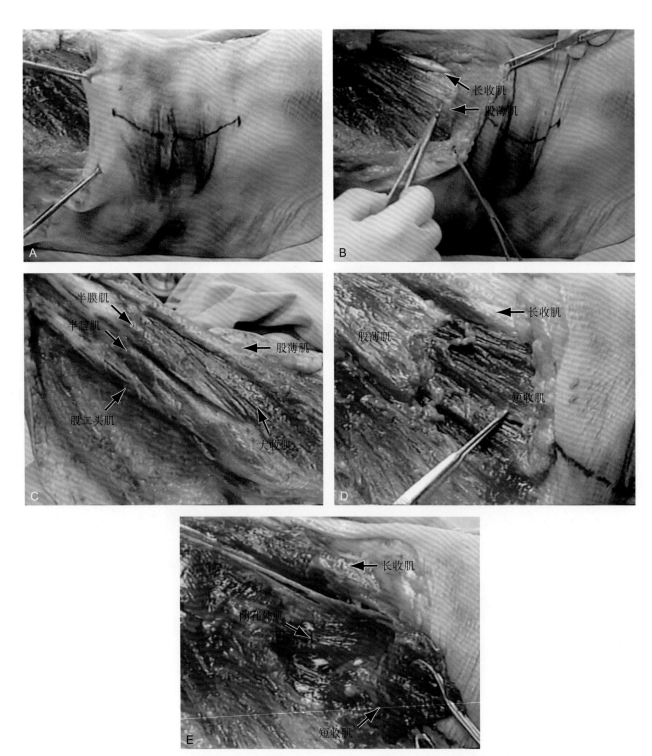

图 58-27　A. 尸体上画出了经闭孔尿道下吊带的解剖位置；B. 打开左侧闭孔区，以展示股薄肌及长收肌的解剖位置；C. 大腿内肌群；D. 股薄肌切断后显露出内收肌；E. 移开内收肌显示出闭孔外肌位于闭孔膜上

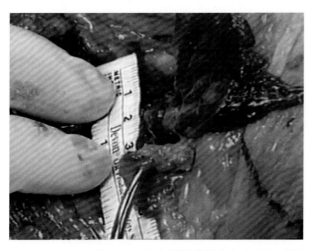

图 58-28 闭孔管内经闭孔穿刺针进针点与穿出闭膜管的闭孔神经血管干之间的距离

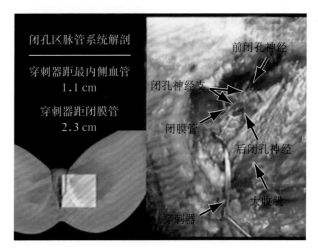

图 58-29 闭孔区的解剖示意。显示在 6 具新鲜冰冻尸体上测量的 Monarch 穿刺器与闭孔血管之间的平均距离

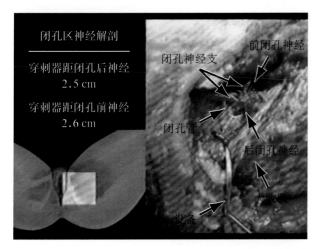

图 58-30 闭孔区的解剖。显示在 6 具尸体上测量的 Monarch 装置与闭孔神经之间的平均距离

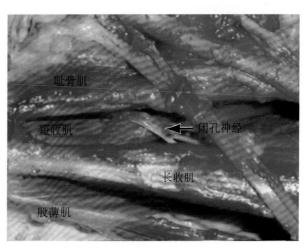

图 58-31 闭孔神经与各肌肉在闭孔区的解剖位置关系

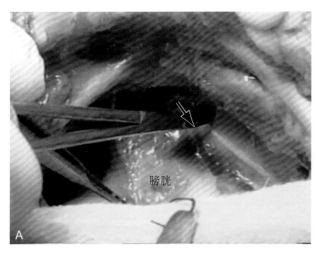

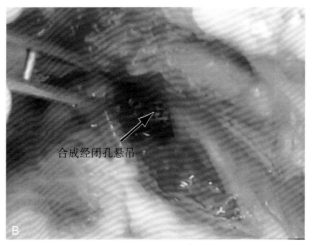

图 58-32 A. 耻骨后间隙的尸体解剖。钳子指示的是盆筋膜腱弓以及闭孔内肌；B. 显示经闭孔吊带周围的正常解剖标志。注意：吊带不应该进入耻骨后间隙，而应该走行于盆筋膜腱弓及闭孔内肌的深部

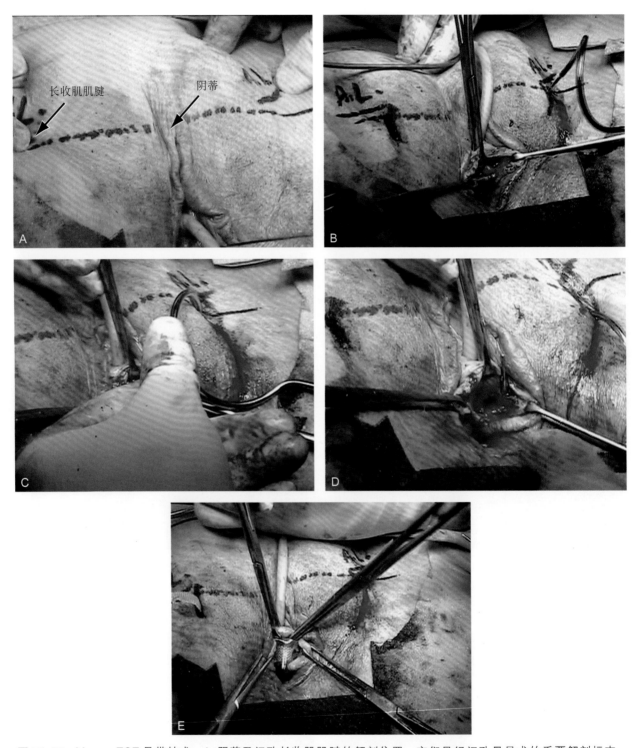

图 58-33　MonarcTOT 吊带技术。A. 阴蒂及闭孔长收肌肌腱的解剖位置。它们是经闭孔悬吊术的重要解剖标志。B. Monarch 针穿过闭孔区域。C. 非优势手法以适宜姿势持针的弯曲部，施加向下的压力使其穿透闭孔膜。D. 图片显示穿刺针在坐骨支附近穿过闭孔膜，并经阴道内切口穿出。E. 吊带放置好后，以直角钳固定网片的同时撤除塑料套

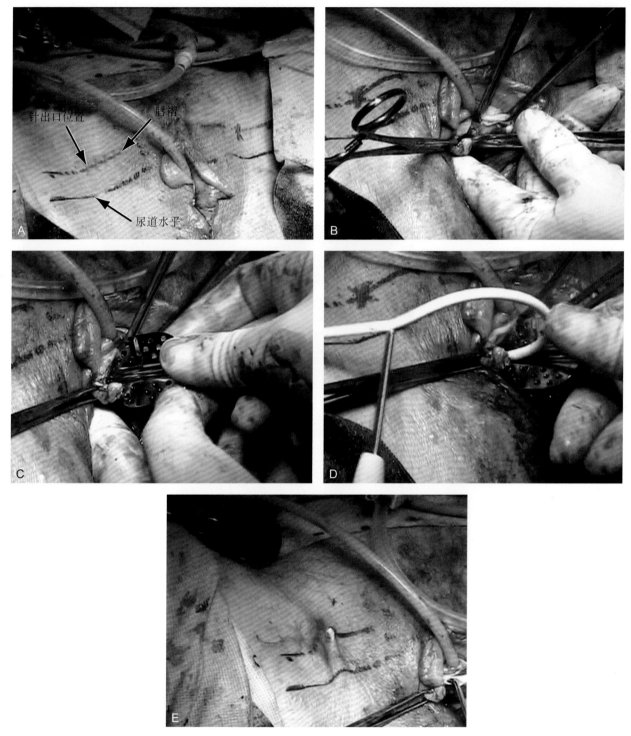

图 58-34 TVT-O 手术步骤 (GyneCare Somerville, NJ)。该术式使用特殊设计的针，使其通过阴道切口达到闭孔区域。A. 图中标记了出针点。出针点位于尿道水平上 2 cm 及唇褶侧方 2 cm。B. 采取阴道前壁正中切口，Metzenbaum 剪以 45° 角在耻骨前支向闭孔区分离隧道。剪的尖端应穿透闭孔膜并感受到明显的突破感。C. 将引导器放入剪刀分离出的隧道中。D. 在引导器的引导下，特殊设计的穿刺针穿过闭孔膜。E. 移除引导器后，穿刺针经过闭孔区域，经预先标记的出口位点穿出

（一）手术步骤：外至内

1. 术前准备、体位、麻醉与耻骨后吊带类似。

2. 套管针穿刺点标记在腹股沟内侧，长收肌肌腱正下方，阴蒂外侧。将示指放入阴道穹窿，拇指在腹股沟内侧以确保针穿刺到合适的位置（图 58-35）。

3. 阴道切口。用 Allis 钳向前牵拉阴道黏膜使其显露。作者倾向于用肾上腺素加利多卡因或注射用盐水膨胀阴道前壁。用手术刀做阴道前壁远端切口。

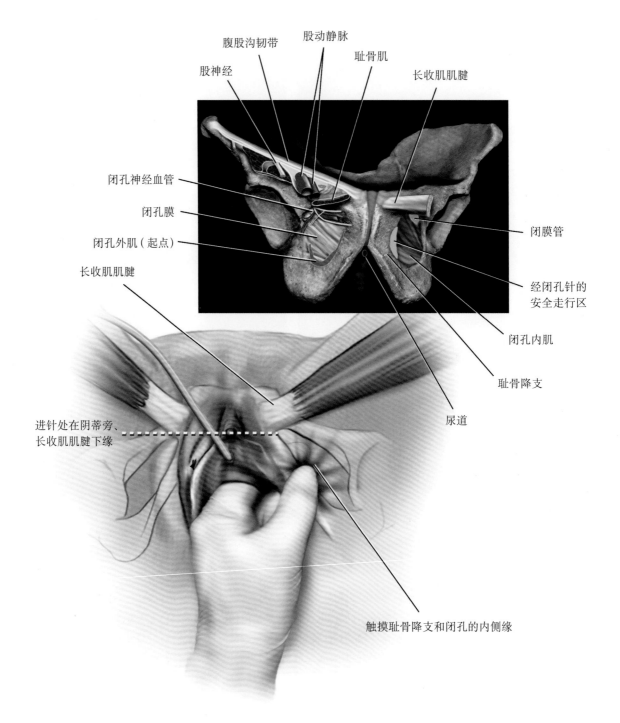

图 58-35　自外向内 TOT 的穿刺点。套管针应在阴蒂水平，在长收肌肌腱插入，将示指置于阴道前穹窿，拇指在腹股沟内侧可扪及此位置 (Dmochowski RR, Karram MM, Reynolds WS: Surgery for Urinary Incontinence: Female Pelvic Surgery Video Atlas Series. Philadelphia, Elsevier, 2013. 经许可后重制)

4. 分离阴道。在尿道两侧朝向闭孔膜分离组织。使用锐性分离方法将阴道前壁和上方尿道游离开。作者倾向于把 TOT 和单切口吊带的切口做得比耻骨后尿道中段吊带所需要的切口大。切口的大小应足够使示指能穿入到耻骨下支水平。

5. 穿入套管针。事先在腹股沟区标记的穿刺点用手术刀刺出切口，将套管针尖端插入切口中。将手柄持于近乎水平或与地面平行的位置，穿透闭孔膜和股薄肌腱，旋转手柄，顺着耻骨降支继续前进，使针从之前做的阴道切口穿出。旋转手柄时应下压使其与地面垂直。此时手柄从最初的近水平位变为近垂直位，小心控制角度并离开骨面，使针能顺利绕过耻骨降支（图 58-36）。

6. 膀胱镜。与之前描述的内至外技术类似，应行膀胱尿道镜检查。

7. 放置网片。网片与套管针相连，拔出针，从腹股沟区的切口穿入吊带和塑料套（图 58-37）。

8. 调整张力。张力调整需使用直角钳，方法与内至外技术相似（图 58-38）。

9. 冲洗切口，用 3-0 聚乙醇酸线缝合。腹股沟切口用可吸收线或液体组织胶闭合。

10. 导尿管可在恢复室拔除，确保患者排尿正常后可以出院。如果患者不能自行排尿，可以教患者间歇地自行导尿，或者让她带着留置 Foley 导尿管出院。

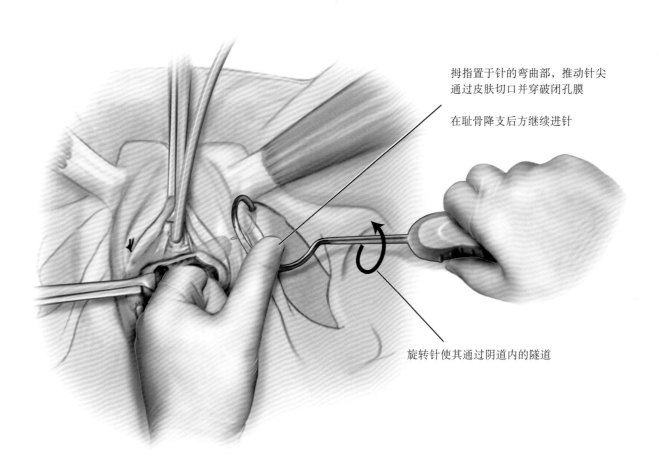

拇指置于针的弯曲部，推动针尖通过皮肤切口并穿破闭孔膜

在耻骨降支后方继续进针

旋转针使其通过阴道内的隧道

图 58-36　套管针从外至内穿过闭孔膜的技术。当闭孔膜被穿透后，应适当旋转手柄使针紧贴耻骨降支后方（Dmochowski RR, Karram MM, Reynolds WS: Surgery for Urinary Incontinence: Female Pelvic Surgery Video Atlas Series. Philadelphia, Elsevier, 2013. 经许可后重制）

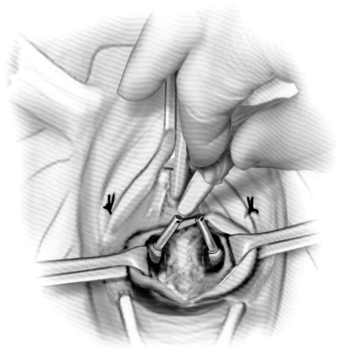

将网片与两侧针相连

图 58-37 当两侧外至内的针都穿好后，将吊带与针相连。膀胱镜检查通常在把吊带拉到腹股沟区之前进行 (Dmochowski RR, Karram MM, Reynolds WS: Surgery for Urinary Incontinence: Female Pelvic Surgery Video Atlas Series. Philadelphia, Elsevier, 2013. 经许可后重制)

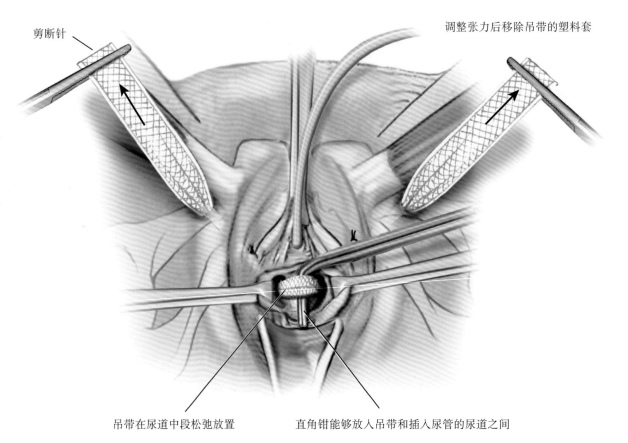

剪断针

调整张力后移除吊带的塑料套

吊带在尿道中段松弛放置

直角钳能够放入吊带和插入尿管的尿道之间

图 58-38 外至内 TOT 吊带的张力与内至外 TOT 吊带的张力相同 (Dmochowski RR, Karram MM, Reynolds WS. Surgery for Urinary Incontinence: Female Pelvic Surgery Video Atlas Series. Philadelphia, Elsevier, 2013. 经许可后重制)

（二）手术步骤：内至外

1. 术前准备、体位、麻醉与前述类似。

2. 标记套管针出针点，应在尿道水平上 2 cm，唇褶外侧 2 cm。

3. 阴道切口和分离与外至内技术中描述的类似（图 58-39）。

4. 穿过套管针。针尖插入之前分离的阴道切口，在尿道旁一边缓慢前进一边旋转套管针手柄。插入时紧贴耻骨支，因为包含有闭孔神经血管的闭膜管在闭孔的另一侧边缘。针尖需在之前标记的出针点穿出，位置大约在阴蒂水平。检查阴道以确保未发生穿孔或黏膜损伤。一些吊带包 [TVT-0（Gynecare, Somerville, N.J.）和 TVT-Abbrevo（Gynecare）] 中有带侧翼的导引器，可以帮助针正确地穿过闭孔膜并到达预计的位置。一些术者倾向于用 Metzenbaum 剪穿透闭孔膜后再穿套管针（图 58-40）。当针尖穿破闭孔膜后，术者将手下移或移向患者的方向以使螺旋形的套管针能围绕耻骨降支旋转并从大腿内侧穿出（图 58-41）。

5. 膀胱尿道镜。对尿道和膀胱行膀胱镜检查以排除膀胱穿孔。穿刺针快要穿破膀胱时可以在膀胱的前外侧壁看到（通常在左侧的 3 点钟到 5 点钟方向和右侧的 7 点钟到 9 点钟方向）。如果在膀胱中能看到穿刺针，需要拔出并重插。在 TOT 手术中膀胱和尿道穿孔或损伤的概率很低。

6. 调整张力。吊带应该相对尿道呈平放的位置，使直角钳能轻松穿过尿道后壁和吊带之间。作者倾向于让 TOT 吊带的张力略高于耻骨后尿道中段吊带的张力（图 58-42）。

7. 大量冲洗阴道切口并用 3-0 聚乙醇酸线缝合。腹股沟区的切口用可吸收线缝合或用液体组织胶关闭。可根据需要在最后使用暂时性阴道纱条填塞（如果患者出血或接下来要做脱垂手术）。

8. 导尿管（和阴道纱条，如果有使用）可在恢复室拔除，患者可在确保排尿正常后出院。如果不能自行排尿，可以教患者间歇地自行导尿，或者让她带着留置 Foley 导尿管出院。

TVT-Abbrevo 是一种最新版的内至外 TOT 吊带。它与之前吊带的不同在于吊带只有 12 cm 长（传统的 TOT 吊带长达 20 cm）。这种吊带只穿过闭孔内肌、闭孔膜和闭孔外肌，而避开了所有其他腹股沟内侧的肌群。不可吸收的聚丙烯（Prolene）缝线与网片的侧缘相连，可用于调整网片张力。同时，中线处的 Prolene 祥则作为参照物使网片位置居中。将吊带调整到合适的张力后可以移除侧边缝线和中央的 Prolene 祥（图 58-43）。

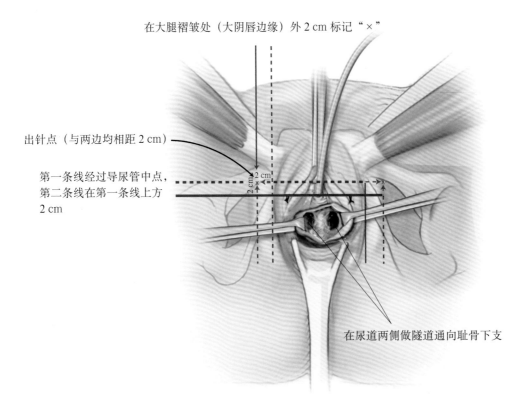

在大腿褶皱处（大阴唇边缘）外 2 cm 标记 "×"

出针点（与两边均相距 2 cm）

第一条线经过导尿管中点，
第二条线在第一条线上方
2 cm

在尿道两侧做隧道通向耻骨下支

图 58-39　阴道切口和内向外经闭孔吊带的出针点 (Dmochowski RR, Karram MM, Reynolds WS. Surgery for Urinary Incontinence: Female Pelvic Surgery Video Atlas Series. Philadelphia, Elsevier, 2013. 经许可后重制)

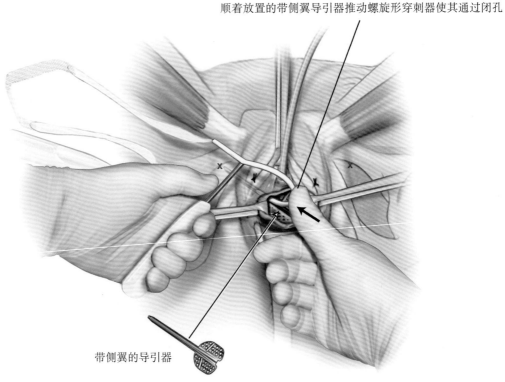

顺着放置的带侧翼导引器推动螺旋形穿刺器使其通过闭孔

带侧翼的导引器

图 58-40　利用阴道内导引器使 TOT 套管针通过阴道切口进入腹股沟内侧的技术 (Dmochowski RR, Karram MM, Reynolds WS. Surgery for Urinary Incontinence: Female Pelvic Surgery Video Atlas Series. Philadelphia, Elsevier, 2013. 经许可后重制)

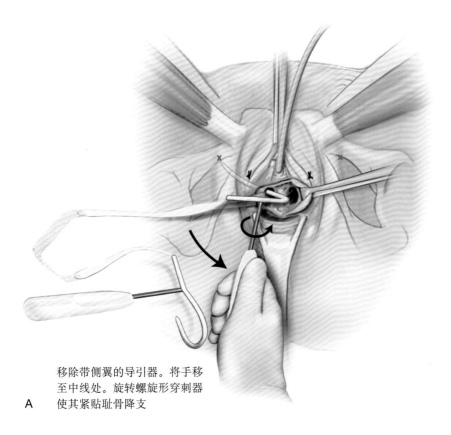

移除带侧翼的导引器。将手移
至中线处。旋转螺旋形穿刺器
A　　使其紧贴耻骨降支

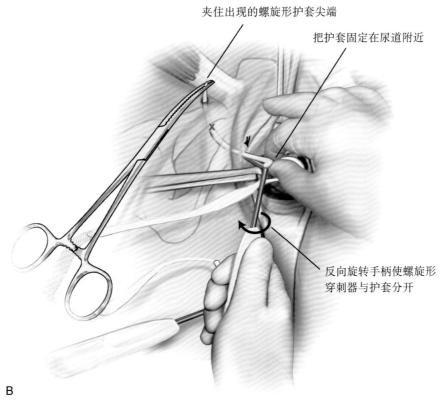

夹住出现的螺旋形护套尖端

把护套固定在尿道附近

反向旋转手柄使螺旋形
穿刺器与护套分开

B

图 58-41　A. 旋转内至外 TOT 套管针手柄使其通过闭孔膜并绕过耻骨降支的技术；B. TOT 吊带手术中完美地将螺旋形套管针从护套中拔出的技术 (Dmochowski RR, Karram MM, Reynolds WS: Surgery for Urinary Incontinence: Female Pelvic Surgery Video Atlas Series. Philadelphia, Elsevier, 2013. 经许可后重制)

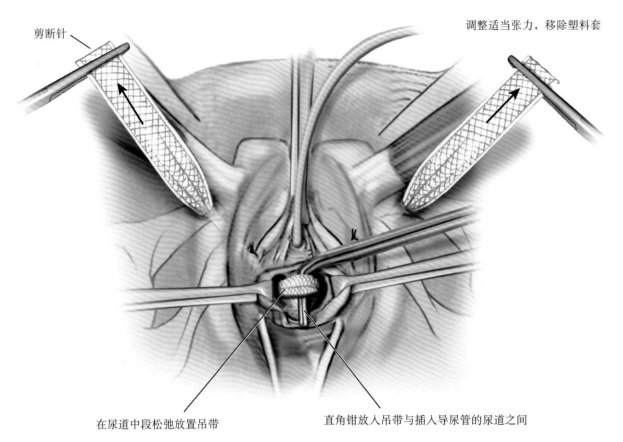

剪断针

调整适当张力，移除塑料套

在尿道中段松弛放置吊带

直角钳放入吊带与插入导尿管的尿道之间

图 58-42　调整内至外 TOT 吊带的技术 (Dmochowski RR, Karram MM, Reynolds WS: Surgery for Urinary Incontinence: Female Pelvic Surgery Video Atlas Series. Philadelphia, Elsevier, 2013. 经许可后重制)

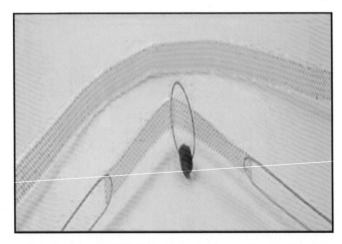

图 58-43　TVT-ABBREVO 吊带与传统 TOT 吊带对比 (Dmochowski RR, Karram MM, Reynolds WS: Surgery for Urinary Incontinence: Female Pelvic Surgery Video Atlas Series. Philadelphia, Elsevier, 2013. 经许可后重制)

三、单切口尿道中段悬吊

2006 年，单切口尿道中段合成吊带（single-incision synthetic midurethral sling，SIMS）作为传统耻骨后和经闭孔尿道中段吊带（midurethral slings，MUSs）的改进术式被报道出来。这种吊带需要在尿道中段区域做的分离更少，且不需要在耻骨上或腹股沟区做切口。它们可以完全通过阴道切口放入，而不需要出口。比较传统耻骨后 MUS 手术，该设计能最大程度降低膀胱穿孔的风险，比较需要穿过闭孔膜和内收肌群的经闭孔吊带手术，该设计引起腹股沟区不适或大腿内侧的其他并发症的概率更低。单切口"迷你吊带"根据术者对吊带结构的选择，可被固定在闭孔内肌或耻骨后盆内筋膜的结缔组织上。近期研制出了可穿过闭孔膜的 SIMS，它可被固定在闭孔复合体上，从而使术者可在术中调整吊带的张力。

近期在美国一项针对泌尿科医生的调查提示，10% 的执业泌尿科医生已经在原发性张力性尿失禁（stress urinary incontinence，SUI）患者中常规使用这一技术。但美国食品药品监督管理局（Food and Drug Administration）则要求单切口吊带的生产厂家针对其远期疗效和安全性进行进一步研究。接下来 2 年内将进行的这些研究将决定了该技术的未来。

现在在美国可购买的单切口"迷你吊带"有 5 种（表 58-3）。

MiniArc 单切口吊带是一种聚丙烯网片（8.5 cm×1.1 cm），它有永久性自固定尖端，并可通过一个 2.3 mm 的金属针（套管针）进行放置（图 58-44）。网片最开始与针尖相连，一起穿刺后，将针移除，网片留下。自固定尖端由聚丙烯制成，有两个固定钩，可以抵抗超过 5.5 lb（合 2.49 kg）的拉力。在穿刺前可设置重设装置，以确保需要时可移除或重新放置网片。

MiniArc Precise 的设计和放置方法与 MiniArc 单切口吊带类似。Precise 吊带的优点在于可以防止网片旋转和脱离。这种网片的设计还提高了网片张力的可调整性，这在之前的单切口合成吊带是无法实现的。

MiniArc Pro 系统与之前两款的不同点在于加入了可视的反馈系统以实现可重复的标准化控制。反馈系统包含一个固定标尺和一个指示器，当网片被延长或张力过高时，指示器可相对标尺移动。这个标记系统使放置在尿道下方的吊带能够得到持续的支持。

Solyx SIS 系统包括一个聚丙烯网片吊带（长 9 cm），尖端有自固定钩和一个金属与塑料制成的传送装置或套管针（图 58-45）。这个系统的设计与 MiniArc 单切口吊带系统类似的地方在于，该吊带的两端均与套管针的尾部相连接，并可在穿刺后取出。网片位于中间 4 cm 的部分（广告中称为尿道下段）的边缘粘合在一起，可以减少刺激性和网片显露侵蚀的可能。

Altis 单切口吊带系统是一种大孔编织单纤维聚丙烯吊带（7.75 cm），可跨越闭孔膜复合体（图 58-46）。该吊带的弹性较小，为 7.5%，与胶原纤维类似。在吊带两端连接着单纤维缝线。吊带上的固定装置既可以最大程度上抵抗拉力，又能保证放置的活动性。网片两端的张力缝线则充当可去除的固定装置，并可以双向调整。这理论上可以防止愈合过程中吊带发生移动。

手术步骤

1. 术前准备和体位和经闭孔吊带相同。

2. 经阴道切口。在尿道下方 1 cm 开始标记一个 1~1.5 cm 的中线切口，并用注射级盐水或 1% 利多卡因加肾上腺素在尿道周组织打出水垫。用 Allis 钳钳夹切口远端作为标记，注意不要损伤尿道。用手术刀做锐性切口（图 58-47）。

3. 分离阴道瓣。用标准方法分离两侧的阴道瓣，保证厚度和血供适当，但不牺牲尿道周组织的厚度。将阴道瓣向两侧并向前牵拉直到显露出盆内筋膜，但不进入耻骨后间隙（图 58-48 和图 58-49）。

4. 准备吊带。将传送装置或针的尖端插入网片设备的自粘末端，保证网片从传送针的外侧发出。

5. 置入吊带。选用 MiniArc 单切口吊带或 Solyx SIS 时，连接着网片传送针尖端应插入之前分离好的阴道间隙，路径指向中线旁开 45° 的方向。然后立即将网片放入耻骨降支后方，并使针离开骨面后侧，但仍保持较近的距离。继续进针，直到网片中线的标志达到尿道中段的下方。将针与网片分离，与网片装置另一端连接，然后用相同方式置入对侧，保证网片在尿道下方展平，并调整到合适的张力。将传送装置与网片分离并取出。MiniArc 单切口吊带有调整机制，将传送（插入

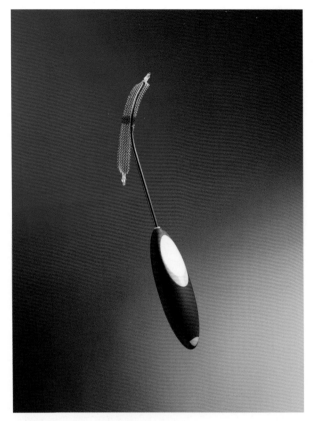

图 58-44　MiniArc 吊带 (图片来源：American Medical, Systems, Inc., Minnetonka, Minn., www.American MedicalSystems.com.)

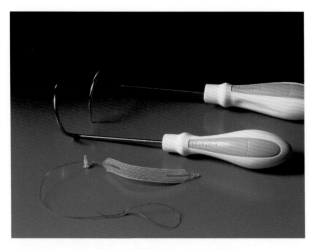

图 58-46　Altis 单切口吊带系统 (图片来源：Coloplast, Minneapolis, Minn.)

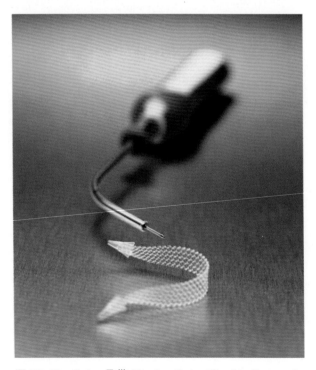

图 58-45　Solyx 吊带 (Boston Scientific, Marlborough, Mass)(图片来源：Boston Scientific Corporation.)

针的针尖与网片装置的自粘尖端再次相连后即可实现。用这种方式可以进一步把网片置入更深，以实现更强的张力。使 2-0 聚丙烯缝线先后穿过网片装置的尖端和传送装置的尖端，在一端打结。将网片的一端先以一般的方式植入，然后移除传送针，留下缝线。另一端也以相同方式置入。如果想要调整张力，可将缝线的游离端重新插入传送针的一端，然后沿着缝线继续进针，使其穿入网片装置的尖端。连接成功后，整个网片装置都可进一步置入更深。由于不存在出针点，该操作可能使吊带与尿道或与侧方相距过紧 (图 58-50)。术者应尽力使吊带通过中线旁开 45° 的方向置入 (图 58-51 和图 58-52)。

　　放置 Altis 可调整单切口吊带的前几个步骤(步骤 1~4) 与前述类似。正确分离后，将锚定装置推入组织，稍过耻骨降支后方。以闭孔内肌和闭孔膜为支点旋转手柄。推进套管针的金属尖端使其超过锚定头，使其更易固定在闭孔膜上。推动固定的锚定头使其穿过闭孔内肌和闭孔膜。小心拉动尿道下方吊带使其固定在合适的位置。由于吊带并未非完全固定，无论吊带如何放置，其松紧度都可以被调节。

　　6. 调节吊带张力。单切口吊带没有出针点，因此其张力应比经闭孔或耻骨后单切口吊带更大。图 58-53 归纳了不同尿道中段吊带所适合的张力。

　　7. 膀胱镜。行膀胱镜检查以评估膀胱损伤。

　　8. 闭合阴道。用之前描述的方式修剪前壁切缘，闭合阴道切口。

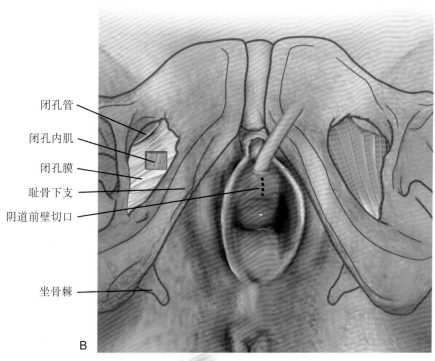

闭孔管

闭孔内肌

闭孔膜

耻骨下支

阴道前壁切口

坐骨棘

B

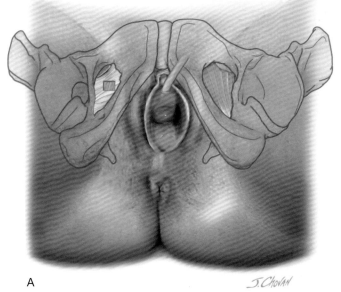

A

J.Chovan

图 58-47　A. 图片显示阴道前壁与闭孔膜及闭孔内肌的关系；B. 图片显示阴道前壁切口的位置

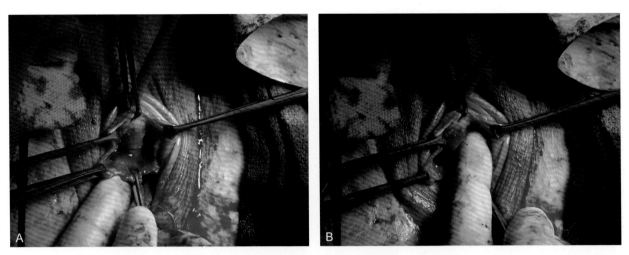

图 58-48 A. 单切口吊带术中，阴道前壁的切口应当使阴道前壁后段完全与后尿路分离；B. 切口大小应当足以放入术者的示指

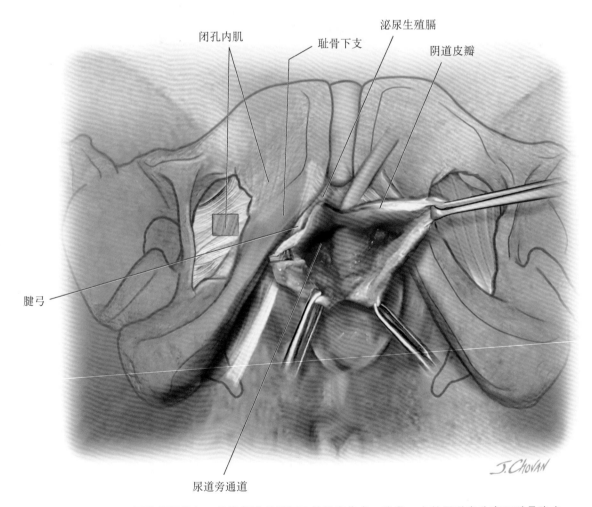

图 58-49 图片显示单切口吊带阴道前壁切口的适宜位点，注意：应从尿道旁分离至耻骨降支

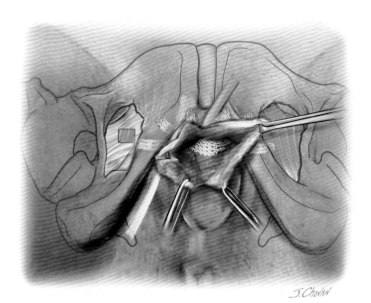

图 58-50 图片显示多种单切口吊带的放置方式。注意：应将吊带放在尿道中线旁开 45° 的位置。应避免放得太靠近尿道或太靠近侧边，以减少放置失败和尿道损伤

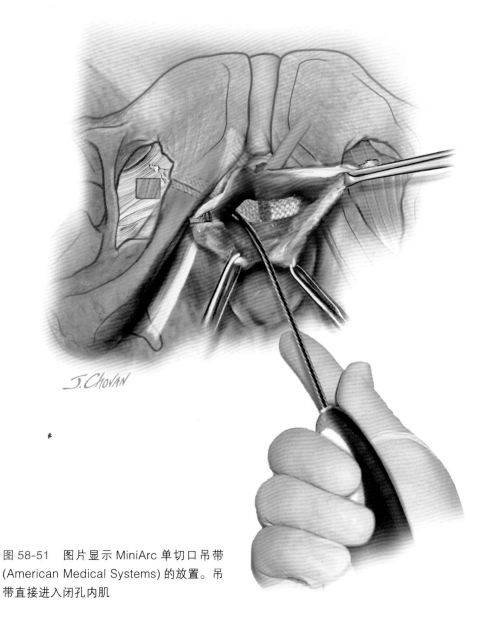

图 58-51 图片显示 MiniArc 单切口吊带 (American Medical Systems) 的放置。吊带直接进入闭孔内肌

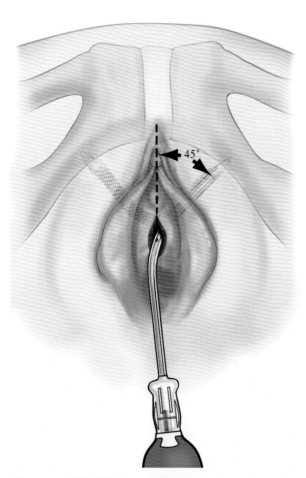

图 58-52　图片显示Solyx吊带(Boston Scientific, Marlborough, Mass) 的放置 (图片由 Boston Scientific Corporation 提供)

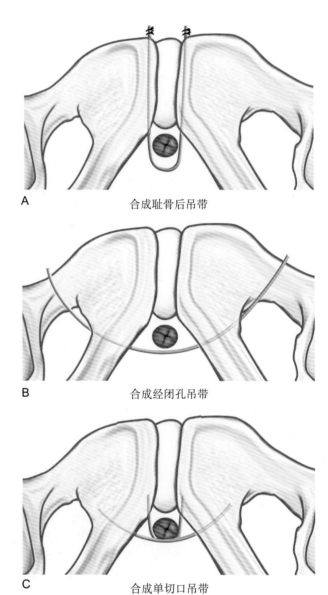

A　　合成耻骨后吊带

B　　合成经闭孔吊带

C　　合成单切口吊带

图 58-53　合成尿道中段吊带的张力。A. 合成耻骨后吊带通常松弛放置，使气血可以轻松通过吊带和尿道后壁之间；B. 经闭孔尿道中段吊带比耻骨后吊带张力稍高；C. 单切口吊带需保持较大张力以直接贴合尿道后壁，器械很难穿过吊带和尿道后壁之间

四、术后排尿障碍的手术治疗

合成尿道中段吊带术后排尿障碍包括不同程度的膀胱出口梗阻（完全或部分尿潴留），新发逼尿肌过度活动，或原有的逼尿肌过度活动加重。多数情况下，接受单独的合成尿道中段吊带手术的患者可在术后立即或短时间内进行排尿。因为聚丙烯网片不可以动，加上成纤维组织大量长入，术后 2 周内未恢复的完全或部分尿潴留患者将难以自行恢复。另外需注意的是，术后 2 周内进行干预，可以在无须剪短或取出聚丙烯吊带的情况下放松或拉紧吊带，这对于术者而言是难能可贵的。其优势在于以最小的复发性尿失禁风险纠正出口梗阻。如果必须剪短合成吊带，或需移除尿道下方部分，患者再发尿失禁的风险将有显著的提高（高达 50%）。

（一）急性（7~14 天）放松合成吊带张力的方式

1. 取截石位，消毒阴道。

2. 再次行尿道膀胱镜检查，确保吊带未穿入尿道或膀胱。

3. 在阴道前壁用局部麻醉浸润。

4. 切开阴道前壁切口并打开。

5. 找到吊带并用直角钳或其他小止血钳挂住。

6. 打开钳子或向下牵拉，使吊带松弛 1～2 cm。

7. 用可吸收线连续缝合阴道切口。

该技术可在患者配合的情况下在治疗室进行。但当患者非常焦虑或疼痛难以忍受时，可在手术室在轻度静脉镇静和局部麻醉下进行此操作。最好在术后 14 天内进行此操作，因为超过 14 天，组织将长入网片，使其不易被放松，此时最好的方式是剪断吊带。

（二）取出合成尿道中段吊带的步骤

1. 在手术室再次行膀胱镜检查时，确保吊带未侵入尿道或膀胱。

2. 如前述，在阴道前壁远端做水垫（图 58-54）。

3. 用手术刀在阴道前壁中线做切口，深度达阴道前壁全层（图 58-55）。通过手术刀感到沙砾状触感即提示到达合成吊带的位置。如果通过手术刀无法感知，可直接用手指触诊该区域，感受合成聚丙烯纤维的位置。吊带常常被瘢痕组织包裹且张力极大，难以感知。也可以利用膀胱镜或尿道探针，将其置于尿道内并向上牵拉，可以使张力的轴心与两侧分开，在尿道下方形成凹陷，以显露吊带的准确位置。

4. 找到吊带后，作者通常用剪刀在中线将其剪断，然后将其从尿道锐性分离，牵拉至两侧耻骨降支后方。另一种方法是将直角钳穿入尿道和吊带之间，用止血钳夹住暴露的吊带两端并从中线切断，然后完成分离的过程（图 58-56 至图 58-59）。如果吊带十分紧张，则可以将其从尿道的两侧分离以避免尿道损伤。因为吊带并未进入耻骨后间隙，因此吊带的分离范围最多仅能到盆内筋膜水平以保留尿道外侧的支持力，以期减少复发性 SUI 的发生（图 58-60）。

5. 每次操作均应将分离的合成吊带送病理确认切除的确实是一段吊带，以防操作失败、不能完全缓解排尿障碍（图 58-61）。

6. 注意探查尿道、避免其发生损伤。有时吊带处于尿道周筋膜，并与尿道壁融合，切除吊带可能造成意外的尿道瘘口。发生此种损伤时，应用延迟吸收缝线逐层缝合，术后持续膀胱引流 7～10 天。

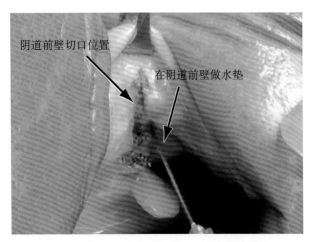

图 58-54　在阴道前壁远端做水垫，然后做中线切口

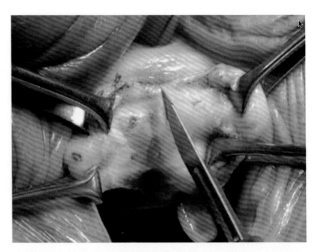

图 58-55　用手术刀做阴道前壁中线中线切口。持续向下切开直到手术刀与聚丙烯吊带接触，此时会出现沙砾样的触感

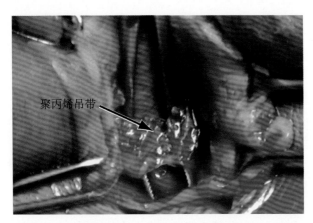

图 58-56　找到吊带后，用直角钳穿过吊带后尿道后壁

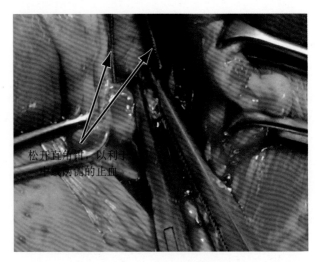

图 58-57　打开直角钳，并在中线两侧分别用一把止血钳钳夹吊带

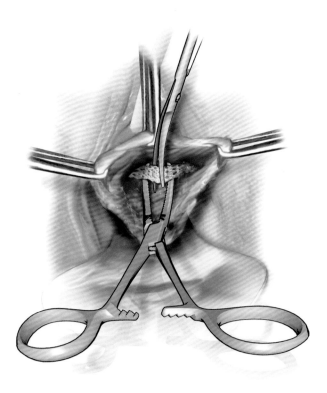

图 58-58　切断合成尿道中段吊带的技术。辨认吊带后，直角钳自吊带和尿道间通过，在中线剪断吊带（重绘自：Dmochowski RR, Karram MM, Reynolds WS: Surgery for Urinary Incontinence: Female Pelvic Surgery Video Atlas Series. Philadelphia, Elsevier, 2013.）

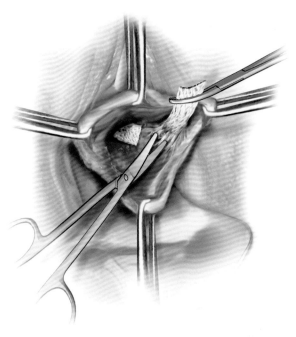

图 58-59　从尿道后壁锐性分离吊带的方法。合成吊带有时与尿道后壁紧密结合，难以安全地将止血钳从吊带和尿道之间穿过。从中线剪断吊带，然后将其从尿道锐性分离（重绘自：Dmochowski RR, Karram MM, Reynolds WS: Surgery for Urinary Incontinence: Female Pelvic Surgery Viedeo Atlas Series. Philadelphia, Elsevier, 2013.）

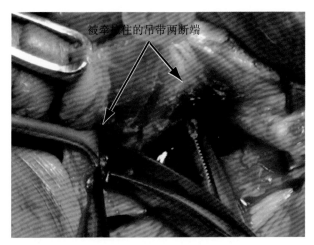

被牵拉住的吊带两断端

图 58-60　从中线切开吊带，用剪刀将吊带从尿道和阴道前壁锐性分离

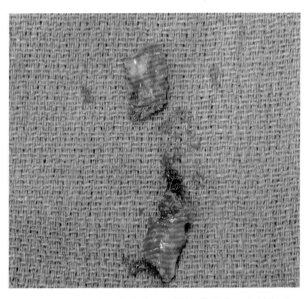

图 58-61　从尿道两端移除聚丙烯吊带尿道下方的部分

（洪凡凌　译　孙秀丽　校）

第 59 章

尿失禁和盆腔器官脱垂手术后合成网片并发症的规避和处理

Mickey M. Karram

总体而言，治疗盆腔器官脱垂和压力性尿失禁（SUI）的盆腔重建手术能够提高生活质量。然而，文献报道利用合成网片和吊带进行修补造成了大量并发症。本章旨在讨论如何更好地规避和处理各种并发症。

修补脱垂的合成网片可以经腹（经腹的骶骨固定）或经阴道放置。经阴道网片可以自己设计、裁剪、放置。第一代合成网片是美国发明。美国食品药品监督管理局（FDA）在 2001 年对网片进行了改善，第一代套管装置在 2004 年批准使用。

尿道下悬吊手术使用的是合成网片，此种网片放置于尿道下方治疗 SUI，尿道下悬吊手术可以分为耻骨后、经闭孔、单切口（微悬吊）（第 58 章）。用于这些手术的所有网片目前都使用大孔的聚丙烯材料，发生并发症的概率相当低。

一、美国食品药品监督管理局发出的警告

2008 年 10 月 20 日，FDA 发布了一个公告，关于妇科手术中使用网片的问题，文章标题为"盆腔器官脱垂和 SUI 手术中网片放置相关的严重并发症"。这篇文章是回应 1000 多份关于这些并发症的报道，这些报告涉及 9 个不同的网片公司。通过 MAUDE 数据库这些报告得以报道。最常见的并发症是网片侵蚀、感染、疼痛和泌尿症状。肠道、膀胱和血管的严重损伤也有发生，但很少。基于这些报告，FDA 给出了几个一般性建议，包括以下几个方面：

1. 医生应该接受专业的培训，包括如何使用网片等操作，也应该警惕并尽早识别出并发症。

2. 医生应该告知患者网片会永久存在体内，一些经阴道置入网片相关的并发症或许需要再次手术，且不一定能通过手术完全治愈。

3. 医生应该告知患者出现严重并发症的可能性，脱垂修补手术后的阴道的粘连、瘢痕形成和狭窄所致疼痛对生活质量的影响。

FDA 继续调查网片并发症，这是基于一篇不利事件和并发症的最新分析，在 2011 年 7 月 13 日发表的文献交流，文章题为"在盆腔器官脱垂和 SUI 手术中与经阴道放置合成网片相关的严重并发症研究进展"。FDA 提到，使用网片的经阴道修补，是一个一直以来令人堪忧的领域，并得出结论"经阴道脱垂修补手术网片相关的严重并发症并不少见"。研究者没有足够的证据来支持网片修补比传统的自体组织修补更有效。并且，使用网片的患者可能也会面临更大的风险。也有研究指出，在阴道骶骨固定术中，网片经腹放置比经阴道放置发生网片相关并发症的概率更低。最近，网片是否可以用于治疗压力性尿失禁仍在研究中，结论有待更新。

根据 FDA 的这些发现，我们需要理解 FDA 对新材料的批准流程，因为经阴道脱垂修补手术的网片有了新的分级。目前，市场上的网片已经获准绕开严格的 FDA 审批流程，该流程要求进行名为"市场准入前分析"的检测。无独有偶，另一种更简单"510（k）"管理方法。这种方法让已经获得 FDA 批准的装置成为"已审"装置，而与之相似的新装置则不再需要有效性和安全性的数据即可获 FDA 批准。

以往，经阴道放置的网片是Ⅱ级装置，因此，以"已审"装置合成尿道中段悬吊吊带为基础的"510（k）"程序可以通过。尽管治疗脱垂所用网片面积更大，位置也不同，因此批准的合成尿道中段悬吊吊带也是通过此前相似的产品审批的。之前的产品叫作"protegen sling"，由于它的安全性较差，市场上已不再出售。FDA 正在考虑将阴道网片从Ⅱ级装置升级到Ⅲ级装置，即上市前需要通过安全性和有效性的审核。如果推行这一政策，网片上市前的投入将会大大增加。2012 年 1 月 4 日，FDA 发布的 522 号令要求目前出售的阴道网片进行上市后监测研究，包括用于治疗 SUI 单切口网片（微小 - 悬吊）。这些研究正在进行，并将最终决定这些网片的命运。

二、骶骨阴道固定术后的网片相关并发症

骶骨阴道固定术是一种经腹、腹腔镜或使用机器人手术的方法，它需要在阴道前、后壁上贴附 Y 网（一般是合成网片）以确保它附在骶骨的前纵韧带上（第 43 章）。经腹的骶骨阴道固定术后网片并发症非常少见，主要是网片或组织侵蚀（图 59-1）。一篇对经腹的骶骨阴道固定术的综述报道网片总体侵蚀率为 3.4%。

我们已经发现很多骶骨阴道固定术后网片和缝线侵蚀的危险因素。一项研究发现有 3 个危险因素：①同时行子宫切除将网片侵蚀率从 4% 增加到

14%。②使用更多的聚四氟乙烯（ePFTE；Gore-Tex；GORE Medical，Newark，N.J.）与不使用聚四氟乙烯相比，危险达 4 倍（19% vs. 5%）。③最后，吸烟会使网片侵蚀的发生率增加 5 倍。

骶骨阴道固定术后网片侵蚀的处理，可能仅需要观察和局部雌激素；但是，以作者经验来看，基本上还是需要手术切除。手术处理网片侵蚀从技术层面充满挑战，一部分是因为它在阴道内位置高，用于这个过程中的网片数量大，以及周围网片组织的生长，这都使手术切开很难。经阴道和经腹方法用于网片切除一直都有。以作者经验来看，如果没有感染或盆腔脓肿，大多数网片显露可以成功处理，经阴道从周围组织切开显露网片并向下牵引。尽可能高的切除网片修补阴道缺陷（图 59-2）。从阴道进入腹膜有利于成功取出网片。

三、合成尿道中段悬吊吊带术后网片并发症

（一）阴道侵蚀

阴道侵蚀发生率在合成尿道中段悬吊材料中约占 3%（图 59-3）。阴道侵蚀的症状是阴道排液、阴道出血、患者或其伴侣性交疼痛及反复性尿路感染。处理阴道网片侵蚀的数据大多来源于个案报道，手术和非手术处理的成功率不同。局部雌激素治疗是小面积显露的初始治疗方法，通常后续仍需网片切除。可以在诊室或手术间取出显露网片，要思考取出网片的时间和取出多少网片这两个重要问题。

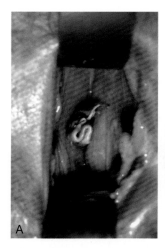
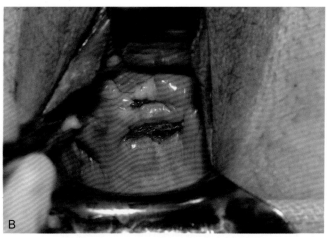

图 59-1　经腹骶骨阴道固定术后的阴道网片侵蚀。A. 经腹骶骨阴道固定术后经阴道可看见 Gortex 网片侵蚀；B. 经腹骶骨阴道固定术后经阴道可看见聚丙烯网片侵蚀（经 Walters MD, Karram MM 允许得以重新印刷：Urogynecology and Reconstructive Pelvic Surgery, 4th ed. St. Louis, Elsevier, 2014.）

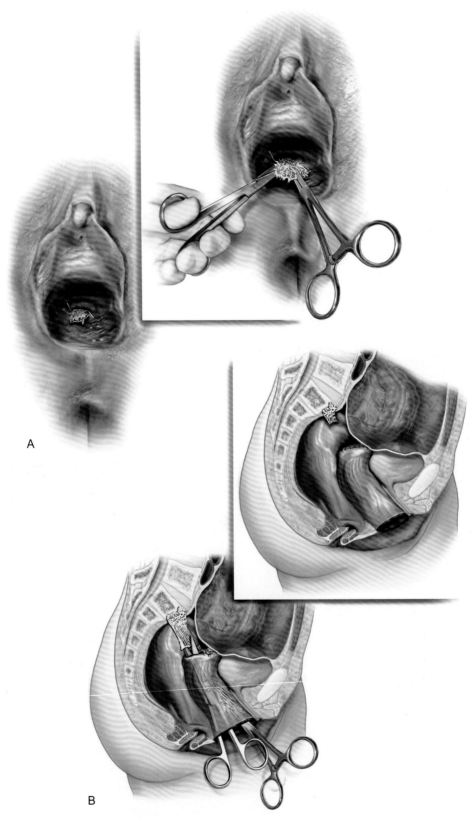

图 59-2   经腹骶骨阴道固定术后经阴道取出侵蚀的合成网片。A. 注意网片已经被破坏并用 Kocher 钳钳夹，把网片用力向下牵引；B. 网片已经与阴道组织和其他附着组织严重分离，用力向下牵引并尽可能高位切除。目标是使闭合的阴道口和网片切缘（看见嵌入口）之间的距离尽可能远（经 Walters MD, Karram MM 允许得以重新印刷：Urogynecology and Reconstructive Pelvic Surgery, 4th ed. St. Louis, Elsevier, 2014.）

按照作者的经验，如果网片侵蚀小于 1 cm，在诊室取出网片通常能够成功，使用诊室仪器也很容易看见并取出网片，这样患者也保留有健康的阴道组织。在诊室修剪或对合阴道上皮时必须局部麻醉。作者更倾向于使用 1% 利多卡因而不用肾上腺素。应该使用无菌手套和仪器，还需要一位助手、经常使用的窥器、剪刀、齿钳、针管、缝合等设备。在诊室可以取出一部分网片，但是，要移动网片周围的阴道上皮需要无张力缝合。

侵蚀组织周围的阴道上皮应该用好的手术剪 (Metzenbaum) 进行修剪。如果打算取出网片，那么应该在网片和下面的组织之间放一把直角钳，轻轻打开直角钳分离组织。侵蚀组织周围的阴道上皮修剪后，将血供丰富的正常组织缝合。经阴道取出侵蚀网片后复发 SUI 比例为 30%~50%。

（二）膀胱穿孔

在放置合成尿道中段吊带中，由于套管穿刺无意导致的膀胱穿孔发生率为 0.3%~8.5%，经耻骨后的合成吊带或单切口吊带发生率更大（图 59-4）。如果没有发现，膀胱内的合成网片通常会引起反复性尿路感染、尿血、尿急、尿频和（或）尿痛。不难见到，由膀胱内网片逐渐发展为膀胱内结石。以往，需要开腹从耻骨后取出膀胱内网片，通过进行膀胱部分切开术加膀胱重建术来取出网片。最近，为了避免并发症，术者使用微创技术，比如内镜下经尿道切除，虽然成功率尚不稳定。

（三）尿道侵蚀

很少在尿道发现合成网片（图 59-5）。术者放置悬吊材料时，应该保证足够长度以确保阴道前壁切口不会太深。在阴道前壁中段和远端，以及尿道后壁之间没有一个确定的解剖平面。如果分离平面过深，可能会将吊带置入尿道壁，甚至进入尿道。此前接受过盆腔放疗，或者有尿道阴道瘘、尿道憩室的患者，也不应该使用合成吊带。如果在分离阴道前壁时意外切开尿道，也应放弃使用合成吊带。如果在尿道中发现合成网片，则基本均需要手术切除，并行尿道重建。从作者的经验来看，经尿道切除往往无法成功，最好在阴道前壁行一倒 U 形切口，将阴道从尿道后壁分离出来。然后，从尿道的任意一边找到合成吊带，将其同尿道锐性分离。尿道缺损（尿道切开术）（图 59-6）需用延迟可吸收线分两层缝合。如果血供不足，可考虑 martius 脂肪垫移位术，如果需治疗 SUI，可同时放置耻骨后自体组织吊带。

四、盆腔器官脱垂患者经阴道网片放置术后并发症

使用经阴道网片治疗盆腔器官脱垂，有潜在的益处和危险。益处是可能会改善解剖结果。在看到潜在并发症的同时，也要看到优势。这些并发症包括阴道网片侵蚀、盆腔痛和性交疼痛。也有膀胱和肠道穿孔和（或）损伤的报道，不过很少。

疑有网片相关并发症的所有患者都应该进行完整的病史询问和检查。在盆腔检查时，医生应该试图识别以下问题：泌尿生殖器萎缩，视诊、触诊显露网片，注意网片张力，网片臂的位置，网片局部是否有触痛（注意位置），网片是否有褶皱，触诊上皮下是否有异常，盆底肌肉是否有触痛，是否有瘘。也应该进行直肠检查，有些病例，也应该进行膀胱镜检查和直肠镜检查。有泌尿生殖萎缩的患者，作者更愿意对患者采取更为积极的治疗，在手术干预之前局部给予雌激素膏。

（一）网片侵蚀（突出）

这是盆腔器官脱垂患者经阴道网片放置术后最常见的并发症（图 59-7 和图 59-8）。常见的症状包括阴道排液（流血）、盆腔痛和性交疼痛。在检查中可能发现，触诊网片出现疼痛、肉眼可见的网片侵蚀和阴道缩短（变紧）。网片侵蚀在公布的数据中发生率为 3%~30%，大量的综述表明总体发生率为 10%~15%。危险因素包括同时行子宫切除术、吸烟、网片体积大、年轻患者、性生活的过早开始、糖尿病和外科手术史。在网片的位置局部注射利多卡因和肾上腺素并不会增加网片侵蚀概率。可以尝试用局部雌激素和（或）局部抗生素来进行非手术治疗；然而，有少量证据表明这种处理有效。通常需要部分或完全切除网片才能改善症状。在诊室或手术间切除均可供选择。对一些很小的显露（通常 <1 cm）可以选择在诊室切除，要充分处理显露网片和健康的阴道组织。和诊室处理尿道中段合成吊带显露的过程相似，在膨出周围局部注射麻醉剂，移动相邻阴道上皮。切除网片，间断无张力缝合阴道上皮。

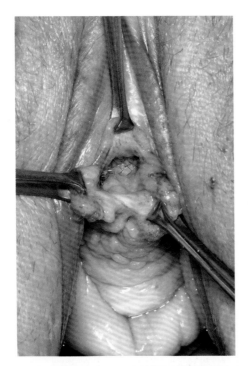

图 59-3 合成尿道中段悬吊材料阴道侵蚀（经 Walters MD, Karram MM 允许得以重新印刷：Urogynecology and Reconstructive Pelvic Surgery, 4th ed. St. Louis, Elsevier, 2014. ）

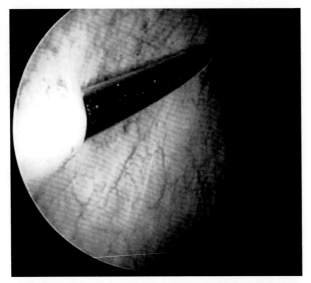

图 59-4 无张力阴道吊带穿刺针。注意针全部穿透了膀胱（经 Walters MD, Karram MM 允许得以重新印刷：Urogynecology and Reconstructive Pelvic Surgery, 4th ed. St. Louis, Elsevier, 2014. ）

手术间给外科医生提供了更好的手术视野、更好的患者麻醉效果和更宽广的基础处理网片膨出。一直较难的问题是，如何切除？切除多少？这中间

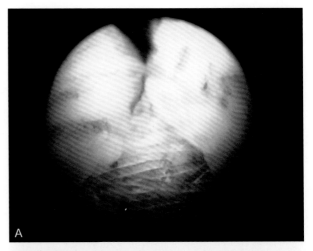

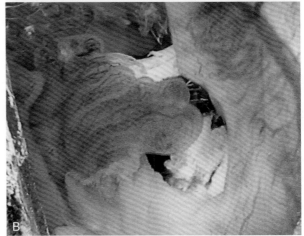

图 59-5 A 和 B. 尿道内的合成吊带（聚丙烯）

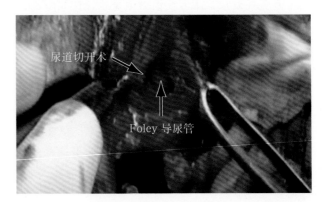

图 59-6 从尿道壁上取出合成吊带后进行尿道造口术

存在一种平衡：部分切除可能需要反复切除而完全切除可能导致脱垂复发或并发症。如果侵蚀很小很浅表，那移动周围上皮来覆盖网片或简单切除小部分网片并覆盖上皮即可。如果存在疼痛和大面积侵蚀，那么通常需要积极切除。手术切除的技巧主要

是从网片上移开覆盖的阴道上皮，接下来是将网片从邻近器官（膀胱或直肠）上移除（图59-9）。图59-10显示从阴道后壁移除网片的技巧。一旦从阴道上皮中分离出网片，从中线切开（图59-11A）将其从阴道前壁锐性分离（图59-11B）。很多网片包括网片体和网片臂，网片臂用于固定网片。网片植入后，这些网片臂就会血管化。如果需要更完整地切除网片，并且网片体也满意地移除了，为了减少出血的风险，作者认为最好在分离网片臂前先钳夹网片臂，同时打结。取出网片后，缝合中线部位下方的结缔组织，支持脱垂组织，减少复发的风险。此外，如果合适，可以用自体组织把阴道顶端悬吊在子宫骶韧带或骶棘韧带上。如果阴道上皮无法无张力对合，可以使用猪膀胱的黏膜下层进行修补（ACell Inc，Columbia，Md.）（图59-9和图59-11）。它可以作为一个支架，激发自体反应诱导治愈。换句话说，它可以作为补片缝合阴道缺陷。如果血供充足，大部分情况 ACell 移植物能够转化为正常上皮。

（二）性交疼痛和盆腔（阴道）疼痛

盆腔器官脱垂患者，经阴道网片放置术后可能出现性交困难或性交疼痛。一篇系统综述报道，经阴道放置网片后新发性交疼痛的总体发生率为9.1%（范围在0%~67%）。盆底肌肉痉挛或疼痛可以表现为慢性盆腔痛，并可能与网片相关性疼痛相混淆。尽管它们之间不易区分，但它们可能都能通过非手术方式改善，如盆底物理治疗。作者推荐用非手术方法治疗网片相关的盆腔痛，因为手术切除网片的患者常会有持续性疼痛。此外，疼痛触发点注射长效麻醉剂，比如混合有类固醇激素的玛卡因，可以有助于减轻那些部位明确的疼痛。在所有网片相关并发症中，疼痛对药物或手术治疗不太敏感。在切除网片后症状能改善，但是也有可能永远都不会完全消失。因此，在手术前，告知患者网片相关风险，咨询患者意见是最重要的。这些风险包括出血、感染、周围器官的损伤、新发（持续）疼痛及再次脱垂。

（三）内脏损伤

经阴道放置网片术中也可能损伤膀胱和肠管，但是发生率很小。特别强调一点，放置网片需要更深的解剖平面（i.e.，经过阴道上皮全层以防止阴道侵蚀）。然而术者也需要保证足够的长度，避免医源性的直肠、膀胱修补，避免将网片放入膀胱直肠壁。图59-12显示如果在阴道前壁放置过深，阴道网片是如何引起膀胱阴道瘘的。通过膀胱镜很容易看到膀胱黏膜下的网片。

如果膀胱或肠管损伤是在去除阴道上皮时发生的，作者推荐放弃放置网片，而选择自体组织缝合修补。当使用套管针放置网片时，应该常规进行直肠检查和膀胱检查，检查套管针是否放在正确位置（在放置网片臂之前）以确保没有内脏损伤。手术后在膀胱或直肠里发现网片并不常见，通常还需要手术来取出网片。如果在直肠里发现网片，那么在取出网片之前需要进行结肠造口。

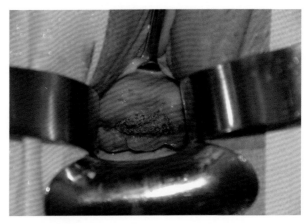

图 59-7 经阴道网片放置后合成网片发生的阴道侵蚀（经 Walters MD, Karram MM 允许得以重新印刷：Urogynecology and Reconstructive Pelvic Surgery, 4th ed. St. Louis, Elsevier, 2014.）

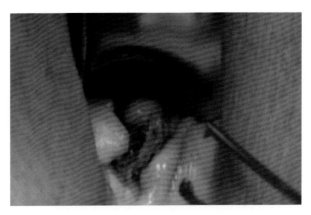

图 59-8 阴道后壁合成网片发生的侵蚀

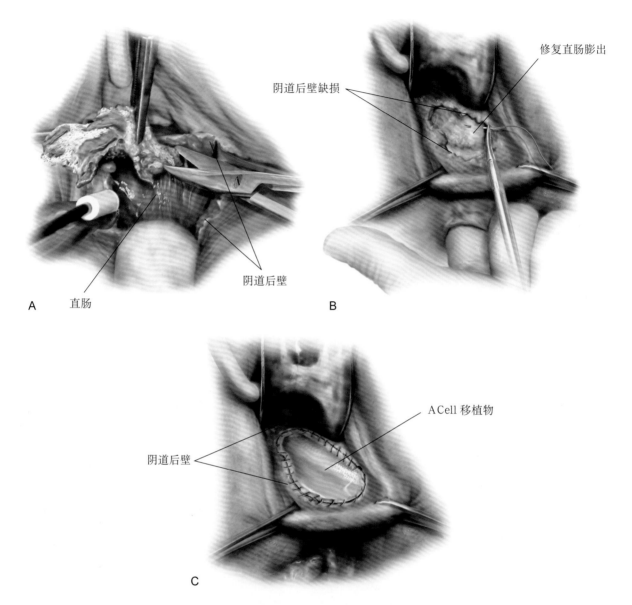

图 59-9　从阴道后壁取出网片的技巧。A. 从直肠前壁取下合成网片；B. 用自体组织缝合修补直肠膨出；C. 把 ACell 移植物缝合在正确的位置上以填补阴道后壁的缺陷

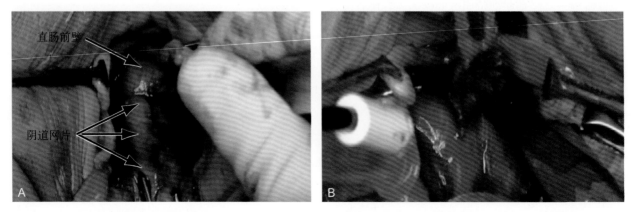

图 59-10　从阴道后壁取出网片的技巧。A. 从阴道后壁上锐性分离阴道上皮。手指在直肠中，在中线上切开网片。B. 手指在直肠中，锐性分离，从下面的直肠里切除网片

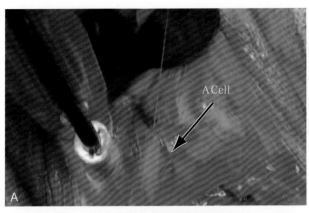
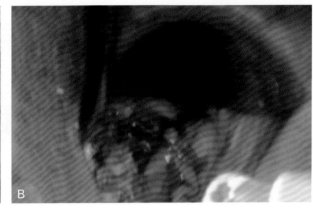
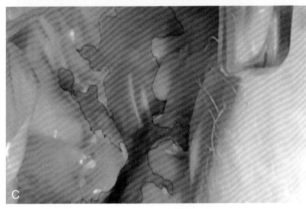

图 59-11　用 ACell 移植物替换已被切除的阴道上皮。A. 把 ACell 移植物放在阴道上皮的缺陷处缝合。B. 已经完成了 ACell 移植物的缝合固定。C. ACell 移植物放置后 3 周的阴道后壁；注意 ACell 移植物转化为正常的阴道上皮

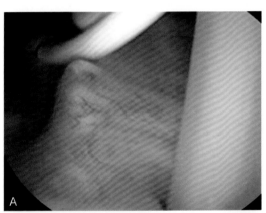
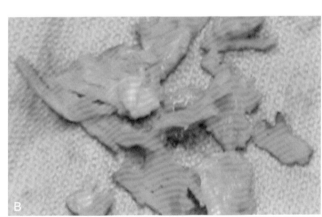
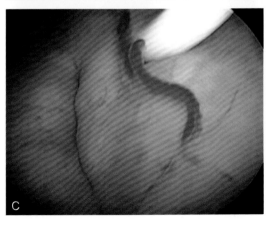

图 59-12　患者接受了用移植物扩大的膀胱膨出修补术，引起了膀胱阴道瘘。A. 膀胱镜检查：注意瘘管和阴道网片里的导管就在膀胱黏膜下；B. 生物网片从阴道前壁取出；C. 取出网片和修补瘘管后的膀胱镜检查

（程文瑾　王　青　译　孙秀丽　校）

第60章

生物性膀胱颈耻骨阴道悬吊术治疗压力性尿失禁

Mickey M. Karram

耻骨阴道悬吊术已被广泛用于治疗压力性尿失禁。耻骨阴道悬吊术所用材料多为生物材料，置于尿道近端和膀胱颈。近年来用于制作耻骨阴道悬吊术的生物材料分为①自体组织：取自接受悬吊术治疗的患者本人；②同种异体移植物：最常用的是尸体阔筋膜；③异种移植物：从不同种的生物获取。传统上，耻骨阴道悬吊技术是将吊带材料 U 形放置，这样吊带两端可与腹前壁筋膜相连（图 60-1）。不过，现行耻骨阴道悬吊技术多为"sling on string"，即将吊带材料穿过耻骨后间隙，然后在两端通过缝合进行悬吊，可与腹壁肌肉直接相连，而应用较多的则是在腹壁前表面使两端相互连接。该技术治疗尿失禁的机制是制造一个平台，使得在腹压增加时尿道可以被压迫在该平台上。对于更严重的尿失禁案例中，直接压迫这些失去活动性的尿道可以治疗尿失禁。虽然该技术最开始主要用于由固有括约肌功能障碍（intrinsic sphincter deficiency，ISD）导致的复发性尿失禁，其适应证目前已经扩大，可用于各种压力性尿失禁的手术治疗。适应证包括：尿道过度活动或 ISD 导致的 SUI 的首选治疗，严重复发性尿失禁的补救治疗，膀胱和尿道重建的补充治疗，甚至可以功能性"关闭"尿道以彻底阻断其与膀胱的连接。由于当前对于合成吊带的争议和顾虑，更多的患者要求使用耻骨阴道悬吊作为治疗 SUI 的首选方式。

许多不同的吊带材料已经被各项研究应用于耻骨阴道悬吊中。自体组织材料中，应用最多的是阔筋膜和腹直肌筋膜。这两种材料都被广泛地研究过，并被证实是有效而可靠的。但更多的术者倾向于使用腹直肌筋膜因为获取更快也更容易。其他被使用过的生物材料包括多种同种异体移植物（尸体阔筋膜和尸体真皮）和异种异植物（猪和牛的真皮及猪小肠黏膜下层）。虽然这些材料通常可以作为自体组织的良好替代，一些研究还是报道了其相对于自体组织疗效欠佳。

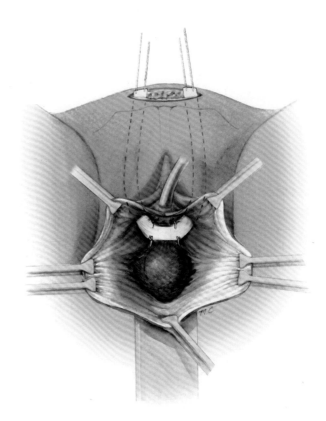

图 60-1　全长尿道下吊带，吊带穿过腹直肌前鞘并固定在其上方

以下是作者行腹直肌筋膜耻骨阴道悬吊技术的步骤。

1. 术前准备。耻骨阴道悬吊术通常在全身麻醉下进行，但脊神经或硬膜外麻醉也可以实现。虽然全身麻醉不是必需的，但在取完腹直肌筋膜准备关闭切口时可以提供便利。围术期应使用可覆盖皮肤和阴道菌群的抗生素（如头孢类或氟喹诺酮类）。目前，吊带手术预防性使用抗生素已成为美国评价医疗服务质量的一项强制指标。

2. 患者置于高脚蹬上取背截石术体位，消毒阴道及下腹部并铺巾，露出阴道和下腹部。用 Foley 导尿管引流尿液。放置窥阴器，在两侧小阴唇用缝线进行牵拉，或使用自固定式的牵拉器，以保证阴道有良好的显露。

3. 做一个 8～10 cm 的下腹横切口（在耻骨上方 3～5 cm 处），用电刀或钝性方法向腹直肌筋膜水平逐步分离，使脂肪和皮下组织与腹直肌筋膜分开（图 60-2）。

4. 纵向或横向获取腹直肌筋膜，其典型大小为至少长 8 cm、宽 1.5 cm。用手术标记笔或电刀描绘出取用范围，并用手术刀、剪刀或电刀沿着描绘的痕迹切开。虽然未纤维化的筋膜更好，但已纤维化的腹直肌筋膜也可以使用。横向切开时，建议留 2～3 cm 与耻骨相连，实现无张力下关闭切口。使用小型 Army-Navy 牵开器可以大幅牵拉皮缘，以更小的切口进行获取（图 60-3）。

5. 用延迟吸收粗线（1 号或 0 号）用连续或间断缝合关闭筋膜切口。游离腹直肌筋膜切缘以实现接近无张力的关闭。注意关闭切口时麻醉充分使肌肉放松或麻痹。

6. 用 8 号针将 1 号不可吸收缝线（如聚丙烯或爱惜邦）固定在筋膜两端，从而将筋膜制作成吊带备用（图 60-4）。

7. 取正中切口或倒 U 形阴道切口，用注射级盐水或肾上腺素和利多卡因混合溶液做水垫。使阴道皮瓣有足够的游离度以保证其能在吊带上方无张力地闭合。在两侧和前方进行分离直到线路盆内筋膜。切开盆内筋膜并使其与耻骨后表面分离，从而进入耻骨后间隙。有时可以采取钝性分离方式，但在多数情况下，特别是复发性病例中，需要用 Mayo 剪锐性分离（图 60-5）。

8. 用 Stamey 或 Pereyra 针（图 60-6 和图 60-7）或长钳从腹壁切口两侧，紧贴耻骨后方穿入，相互分开 4 cm 左右。针穿过腹壁筋膜后，利用手指直接引导其穿过耻骨后间隙并从膀胱经两侧穿出（图 60-6 和图 60-7），膀胱可能与耻骨贴合紧密，在之前做过耻骨后手术的患者尤其如此，因此应提前引流好以减少损伤。

9. 针穿好后应行详细的膀胱镜检查，以排除无意的膀胱损伤或 Stamey 针穿破膀胱。充分扩张膀胱使黏膜展平。移动针或止血钳以帮助确认其与膀胱壁的相对位置。

10. 将缝线一端缝在吊带上，并与 Stamey 或 Pereyra 针相连接，或用止血钳夹住，然后将两缝线通过耻骨后间隙向腹前壁牵拉。注意保持吊带的方向使其举重平展于尿道近端的下方（图 60-8）。一些术者更愿意将吊带中线与相对应的尿道周组织用延迟吸收缝线连接，其他术者则更愿意使吊带与相对的尿道和膀胱颈处于不想接触的状态（图 60-8）。

11. 有许多技术可用于调节吊带的张力。为保证充足的"松弛度"，作者倾向于在中线较松弛地进行缝合，同时在吊带与尿道之间放置一把直角钳（图 60-8）。调整吊带张力时应用硬性膀胱镜直接看到近端尿道，同时轻轻牵拉吊带缝线的游离端（图 60-9）。这同时也保证了吊带正确地放置在膀胱颈下方。

12. 腹壁皮肤切口用 3-0 和 4-0 可吸收线缝合。阴道前壁用 3-0 可吸收线缝合。作者通常在调整张力后关闭阴道切口，但也有术者在调整张力前进行此步骤。

13. 留置膀胱引流管，并且阴道内留置纱布卷。引流管和阴道纱布可在 24 小时后移除。如果患者出现排尿困难，可以教她间断自行导尿的方法，或留置 Foley 导尿管 1 周。

图 60-10 用照片再次描述了整个操作的过程。

在一些情况下，获取腹直肌筋膜可能会比较困难，例如肥胖症患者或经历多次腹部手术的患者，此时术者可转而采用阔筋膜。获取阔筋膜采用何种技巧取决于术者倾向于使用完全耻骨阴道悬吊术还是放置补片型吊带。采用完全耻骨阴道悬吊术时阔筋膜需要从一侧前腹壁筋膜绕过尿道近端至另一侧前腹壁筋膜。放置补片型吊带时，需要获取一块腹直肌筋膜或阔筋膜。

获取阔筋膜需采取与阴道操作完全不同的体位、皮肤准备和铺巾方式。为了在大腿远端外侧进行操作，应将大腿内旋内收。取髌骨正中向上

8 cm 横向 3～4 cm 切开皮肤，钝性分离显露其下方的阔筋膜，剪下一块阔筋膜用作吊带。取出移植物后，不用修补筋膜缺损，直接用可吸收线缝合皮下组织和皮肤（图 60-11）。

　　如果使用全长耻骨阴道吊带，则需要使用 Walson 或 Crawford 筋膜剥离器来获取一长条阔

筋膜。方法与前相似，从大腿外侧向大转子方向取横行切口切开皮肤，钝性分离皮下组织，使用筋膜剥离器剥离一条长 20 cm，宽 1 cm 的阔筋膜，同法剥离另一条相似的阔筋膜。将两条阔筋膜缝合，重合约 1 cm 的长度，制成 30～35 cm 长的吊带以供手术使用（图 60-12）。

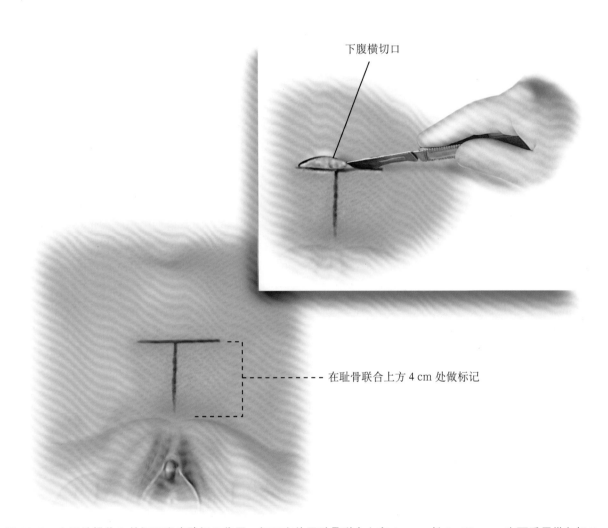

下腹横切口

在耻骨联合上方 4 cm 处做标记

图 60-2　在开始操作之前标记出皮肤切口位置。切口应处于耻骨联合上方 4 cm，长 8~10 cm。也可采用纵向切口，但美观程度欠佳 (Dmochowski RR, Karram MM, Reynolds WS: Surgery for Urinary Incontinence: Female Pelvic Surgery Video Atlas Series. St. Louis, Elsevier, 2013. 经许可后重制)

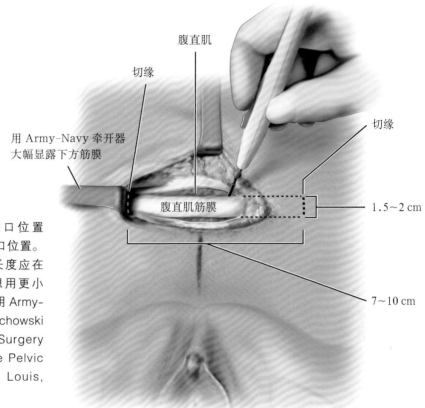

图 60-3　获取筋膜条。决定好切口位置后，用电刀或手术用标记笔画出接口位置。用手术刀或电刀切出筋膜条。其长度应在 8~10cm，宽度在 1~2 cm。如果想用更小的皮肤切口实现这一过程，则可用 Army-Navy 牵开器获取更好的显露 (Dmochowski RR, Karram MM, Reynolds WS: Surgery for Urinary Incontinence: Female Pelvic Surgery Video Atlas Series. St. Louis, Elsevier, 2013. 经许可后重制)

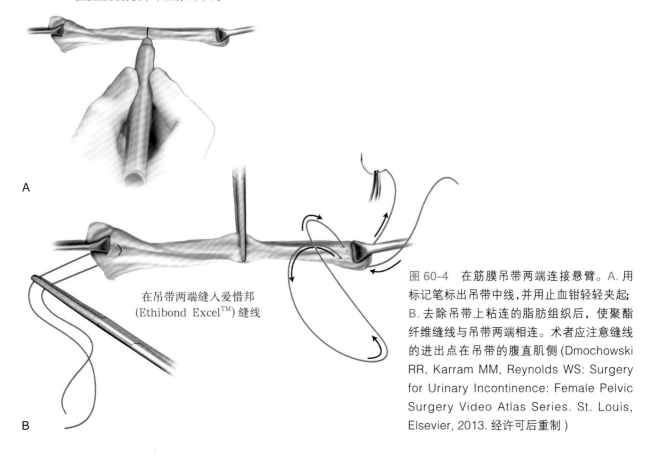

图 60-4　在筋膜吊带两端连接悬臂。A. 用标记笔标出吊带中线，并用止血钳轻轻夹起；B. 去除吊带上粘连的脂肪组织后，使聚酯纤维缝线与吊带两端相连。术者应注意缝线的进出点在吊带的腹直肌侧 (Dmochowski RR, Karram MM, Reynolds WS: Surgery for Urinary Incontinence: Female Pelvic Surgery Video Atlas Series. St. Louis, Elsevier, 2013. 经许可后重制)

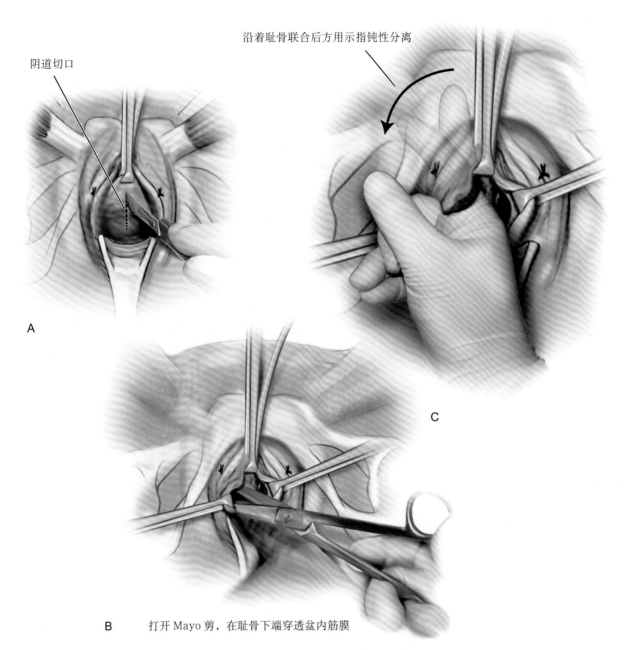

沿着耻骨联合后方用示指钝性分离

阴道切口

A

B 打开 Mayo 剪，在耻骨下端穿透盆内筋膜

C

图 60-5 分离阴道。A. 在尿道中段和膀胱下方的阴道黏膜做垂直或倒 U 形切口；B. 在两侧小心分离至耻骨支，直到见到尿生殖膈。在 Mayo 剪帮助下穿透尿生殖膈；C. 将示指深入耻骨联合后方以扩张切口，从而形成手术区域。在对侧进行类似的操作 (Dmochowski RR, Karram MM, Reynolds WS: Surgery for Urinary Incontinence: Female Pelvic Surgery Video Atlas Series. St. Louis, Elsevier, 2013. 经许可后重制)

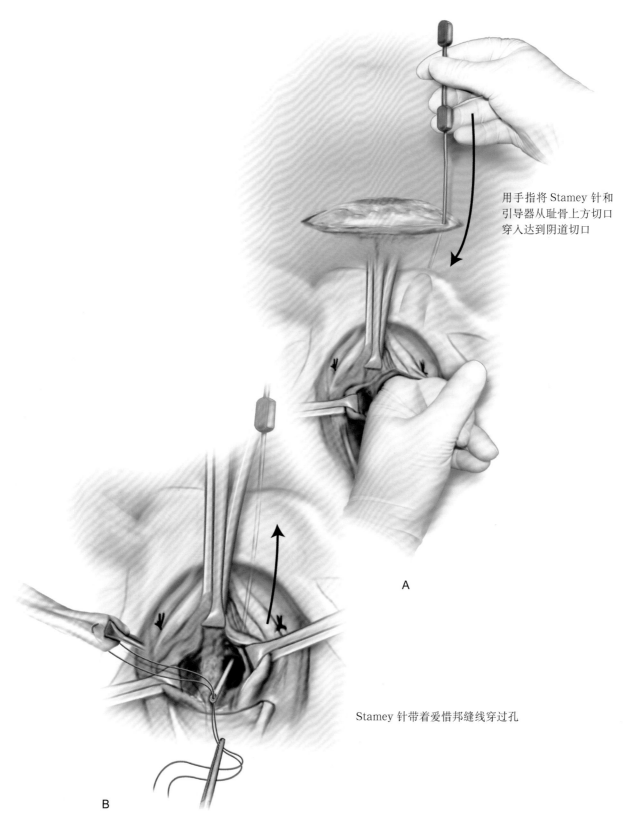

用手指将 Stamey 针和
引导器从耻骨上方切口
穿入达到阴道切口

A

Stamey 针带着爱惜邦缝线穿过孔

B

图 60-6 放置吊带。A. Stamey 针穿过腹直肌筋膜，用示指引导针尖进入阴道；B. 聚酯纤维缝线的两端都穿过
Stamey 针，然后经过耻骨后方拉回针，穿过筋膜拉出腹壁 (Dmochowski RR, Karram MM, Reynolds WS: Surgery
for Urinary Incontinence: Female Pelvic Surgery Video Atlas Series. St. Louis, Elsevier, 2013. 经许可后重制)

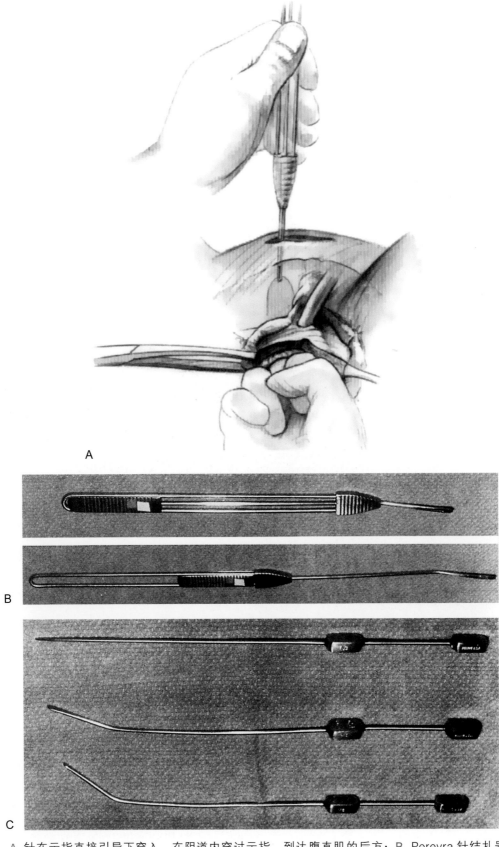

图 60-7　A. 针在示指直接引导下穿入，在阴道内穿过示指，到达腹直肌的后方；B. Pereyra 针结扎器（由 El Ney Industries, Inc., Upland, Calif 供图）；C. Stamey 系列针：直针（上），15° 角针（中）和 30° 角针（下）（由 Pilling Company, Fort Washington, Pa 供图）

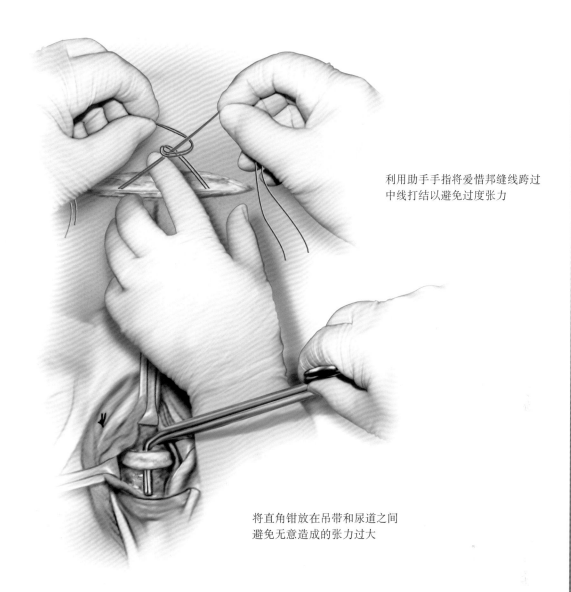

利用助手手指将爱惜邦缝线跨过
中线打结以避免过度张力

将直角钳放在吊带和尿道之间
避免无意造成的张力过大

图 60-8　调整吊带张力。在闭合的切口上方将悬吊缝线打结以提供给吊带张力。跨过助手示指打结，同时在耻骨阴道吊带和阴道之间放入直角钳则可以避免张力过大 (Dmochowski RR, Karram MM, Reynolds WS: Surgery for Urinary Incontinence: Female Pelvic Surgery Video Atlas Series. St. Louis, Elsevier, 2013. 经许可后重制)

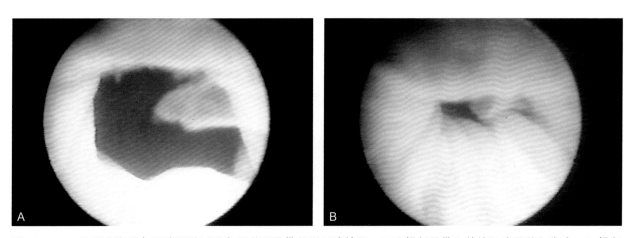

图 60-9　A. 用尿道镜观察近端尿道以观察尿道下吊带是否正确放置。图为提起吊带之前的近端尿道和膀胱。B. 提起吊带关闭膀胱颈。该操作保证吊带在近端尿道下方被正确放置

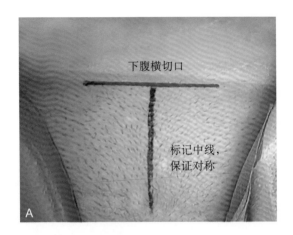

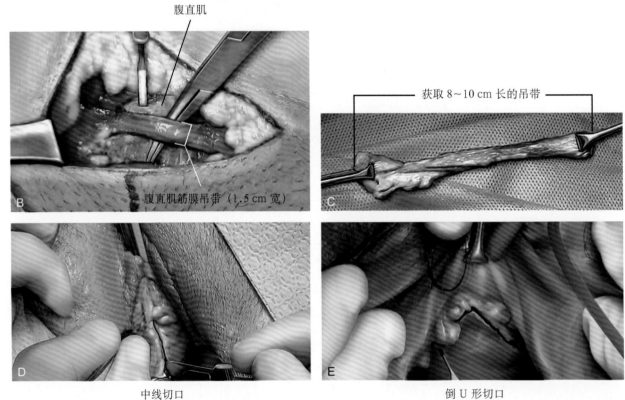

图 60-10　A.下腹横切口的位置；B.在中线分离 1.5 cm 宽的腹直肌筋膜；C.获取 8~10 cm 长的腹直肌筋膜吊带；D.做中线；E.倒 U 形切口

进入耻骨后间隙

打开剪刀向耻骨后间隙分离切口

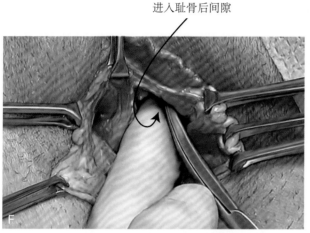

用示指阴道剪刀尖端穿过尿生殖膈，
同时保持与耻骨降支直接接触

用示指彻底游离膀胱颈

在吊带两端永久性挂上缝线

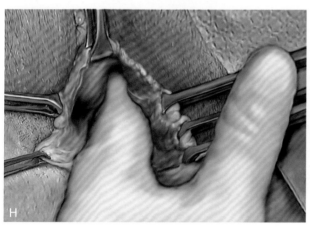

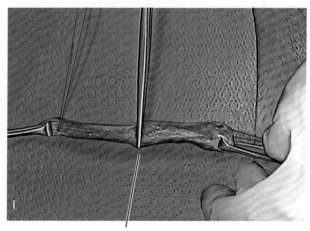

在吊带中部做标记并夹住

图 60-10 续　F. 用剪刀穿过泌尿生殖膈进入耻骨后间隙，使 Mayo 保持直接接触耻骨降支；G. 张开剪刀扩大分离面，从而可以直接触到耻骨后侧；H. 术者示指插入扩大空间，从而完全游离膀胱颈同时引导 Stamey 针穿入；I. 将吊带两端永久性地挂上线

Stamey 针在示指直接引导下从耻骨后切口穿入阴道切口

以最小的张力在中线处打结

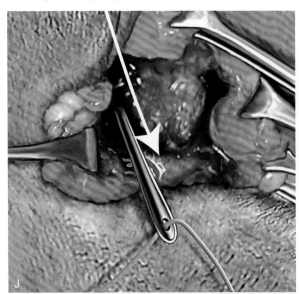

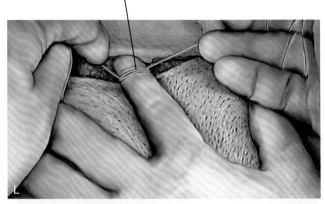

吊带缝线穿过 Stamey 针

吊带放置于膀胱颈

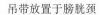

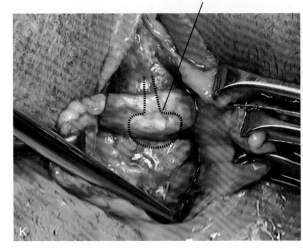

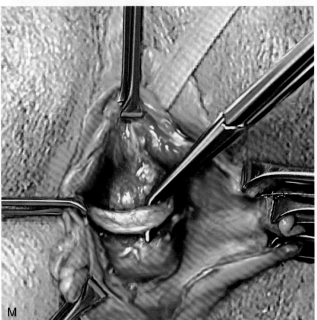

直角钳轻松穿过吊带和尿道

图 60-10 续　J. Stamey 针在示指直接引导下从耻骨后切口穿入阴道切口，同时连接于吊带的吊带缝线穿过 Stamey 针；K. 当缝线达到耻骨上方时，吊带应松弛置于膀胱颈下方；L. 跨过中线松弛地打结；M. 直角钳轻松穿过吊带和尿道后壁之间

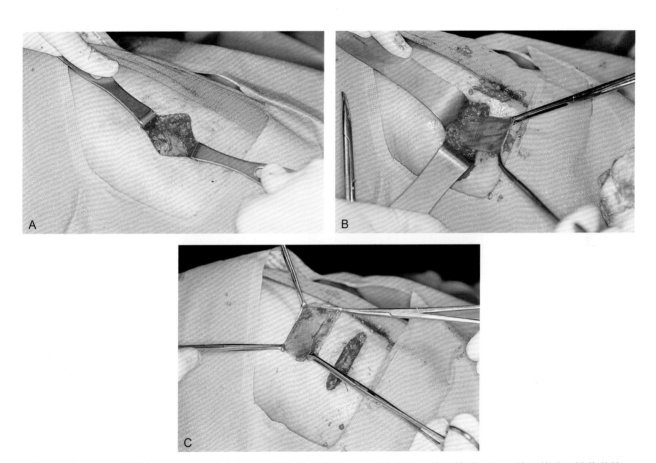

图 60-11　A. 髌骨正中向上 8 cm 横向切口，显露出阔筋膜；B. 正在裁剪一块阔筋膜；C. 一块阔筋膜已被裁剪掉

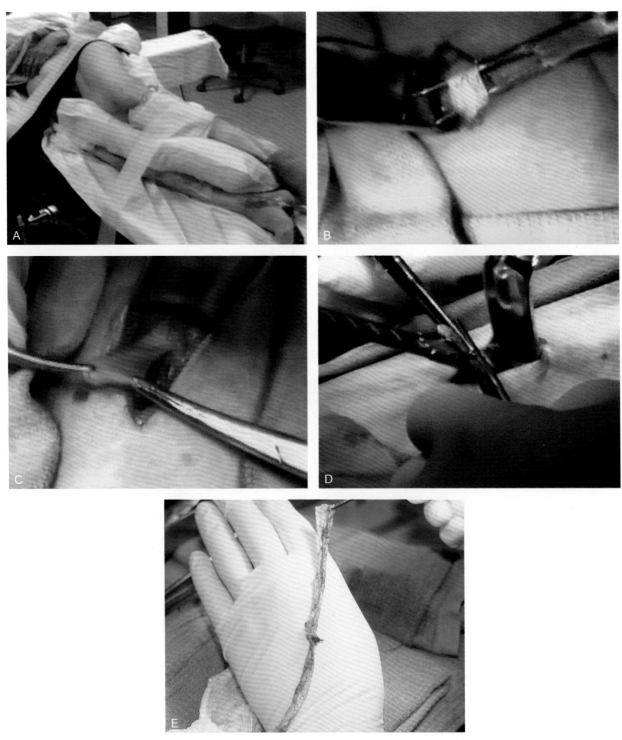

图 60-12　A. 为获得全长阔筋膜条而摆的合适体位；B. 显露 1 cm 宽的阔筋膜；C. 牵拉该筋膜条；D. 使用剥离器完成筋膜剥离；E. 全长阔筋膜条（感谢 Alfred Bent 教授提供照片 A~D）

术后排尿功能障碍的管理

耻骨阴道悬吊术后排尿功能障碍的发生率比合成尿道中段吊带高。需要用间断自行导尿的暂时性尿潴留可在高达 20% 的患者中出现。高达 25% 的患者可出现不同程度的持续性（持续 >4~6 周）的术后排尿功能障碍，包括新发尿频、尿失禁或梗阻性排尿症状。不过，不到 3% 的患者需要取出吊带或行尿道松解。治疗术后排尿功能障碍的方法包括阴道尿道松解（图 60-13），或取出吊带（图 60-14），应根据吊带材料是否可被认出并从尿道游离来选择。在这种情况下，剪断吊带之后可在切缘缝入另一块生物材料，以减少复发 SUI 的发生（图 60-14）。

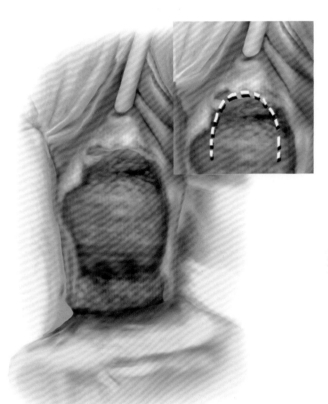

A

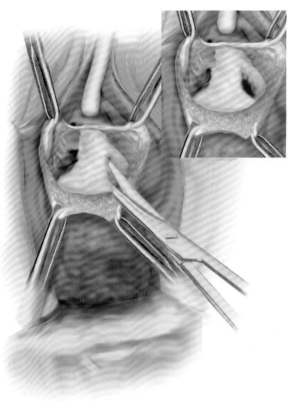

B

图 60-13　阴道尿道松解术。A. 在阴道上做倒 U 形切口；B. 在膀胱颈两侧锐性分离并穿过尿生殖膈进入耻骨后间隙以增加尿道活动度

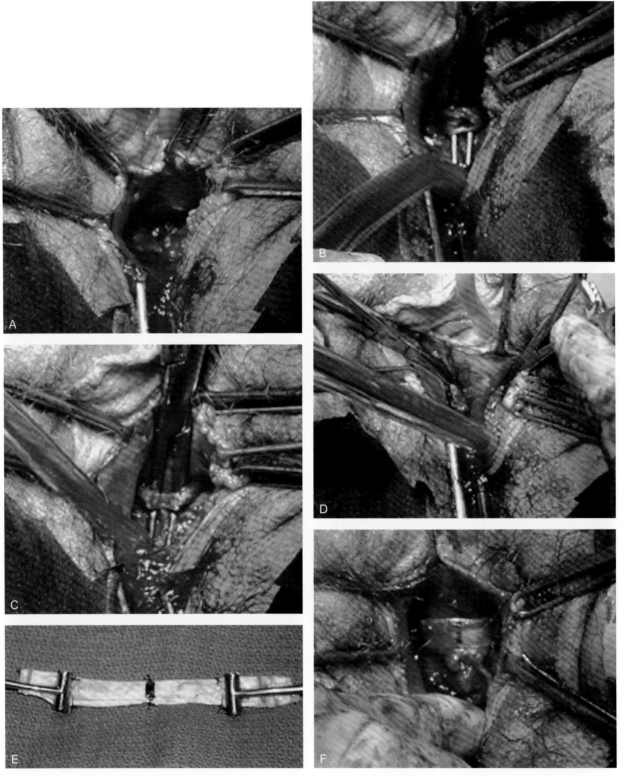

图 60-14　A.尸体上导致尿道梗阻的阔筋膜吊带；B.直角钳穿过吊带和尿道之间；C.切断吊带；D.切断吊带后，用止血钳夹住回缩的两端；E.将放入两断端之间的尸体筋膜；F.插入一段尸体筋膜。注意正确放置以确保张力合适

（洪凡凌　孙秀丽　译）

第 61 章

阴道壁良性病变

Michael S. Baggish

在正常情况下，阴道没有任何腺体。然而，当阴道腺病存在时（自然产生的或因产前己烯雌酚显露所致），阴道黏膜及黏膜下的黏液分泌腺就可能出现（图 61-1A 和 B）。这些病变可表现为颗粒状、裂口、小洞或囊肿（图 61-2A 和 B）。任何时候可疑阴道腺病时都应当对病变组织进行活检以除外腺癌（病变及其周围）。此外，由于鳞柱交界形成，加上性交等多种刺激因素，鳞状上皮内瘤变的发生风险增加。

一、活检

阴道活检在某种程度上与宫颈活检相似（如用长柄活检钳）（图 61-3）。阴道病变的显露是个问题，用人工拉钩可以帮助显露视野（图 61-4A 和 B）。

二、囊肿

2 cm 以上的病变需要在局部麻醉或全身麻醉下在手术室切除。这些病变包括黏膜内包涵体（腺病）、鳞状上皮内包涵体、加特纳管囊肿（中肾管遗迹）。在阴道内发现囊肿很难判断其来源及潜在风险。有一种罕见的疾病为"气肿性阴道炎"，形成直径 1~1.5 cm 的小囊肿。这种疾病与局部空间充气有关（图 61-5A~D）。

加特纳管（来源于中胚层）位于阴道外侧壁的深部，虽然它可能偏向前或后，但加特纳管囊肿可以向上方延伸达整个阴道甚至穿过宫颈进入阔韧带内（图 61-6A~E）。在实施切除手术之前，妇产科医师需要尽可能地获得与囊肿及其相邻组织结构有关的信息（图 61-6F~H），这一点很重要。切除任

何阴道壁囊肿的方法都是相似的。必须了解囊肿与膀胱及输尿管的关系（图 61-6I），必要时行输尿管插管。

向下延伸达阴道下段的加特纳管囊肿应行 X 检查明确其上界。图 61-7 至图 61-10 描绘了一个阴道左前侧壁囊肿及其与膀胱的关系。

下文将介绍一个简单可靠的方法用于评估这种类型的囊肿。

向囊肿注射 1：100 稀释的血管加压素溶液（图 61-11）。接下来，用二氧化碳激光示踪器描绘将要切除囊肿的轮廓（图 61-12）。切除本质上是打开囊性肿物（图 61-13）。这时可见囊肿的内部结构（图 61-14）。放大二氧化碳激光束的直径至 2.3 mm，可以将囊肿内部完全汽化破坏（图 61-15）。蒸汽显露了囊肿菲薄的上皮层（图 61-16）。囊壁塌陷并迅速彼此相互粘连。开窗处用 3-0 薇乔线连续锁边缝合收拢（图 61-17）。术后 6~8 周囊肿及创口均消失（图 61-18）。切除的囊肿壁送病理以明确诊断。

有时加特纳管囊肿可以长得很大（直径 >5~10 cm），甚至可向上延伸达宫颈侧面。图 61-19 显示了阴道后壁一个大的加特纳管囊肿，其上界位于阴道右侧穹隆。在这种情况下，切除整个囊肿或其关键部分对患者应该是有好处的（图 61-20 至图 61-25）。如果部分囊肿未被切除，则应汽化破坏其内部以减少复发概率（图 61-26 至图 61-28）。在整个手术过程中小心修复阴道壁避免瘢痕形成。

三、溃疡

阴道溃疡可以来自于有毒物质的使用、压迫、手术及创伤。溃疡面被阴道细菌感染后可扩大或持

续存在（图 61-29A～C）。首要治疗是对溃疡进行活检除外肿瘤，同时行细菌培养，包括真菌及病毒。阴道冲洗应 2～3 次／天，并反复应用局部抗生素（克林霉素乳膏）（图 61-30A～G）。根据特殊微生物的药敏结果加用全身性抗细菌、抗真菌及抗病毒药物。如果溃疡是由于血供缺乏引起的则不会自行痊愈，应该予以切除。识别溃疡的边缘，向外周注射 1：100 稀释的血管加压素溶液。如果溃疡面积大，应在术前采取移植。如果病变直径小于 2 cm，则不用收缩阴道便可将其闭合（图 61-31A～C）。

四、实性肿物

阴道内可存在实性肿物，多位于穹窿、膀胱阴道间隙及直肠阴道间隙。这些病变引起疼痛且必须切除。它们多是子宫内膜异位病灶侵犯阴道引起的。该类手术需要应用显微镜及一些其他设备才能

完成，如二氧化碳激光器及长的切腱剪。此时，正常组织及内膜异位灶之间的界线很难辨别，因此需要对皮下肿物行广泛切除。须随时注意避免损伤邻近结构（输尿管、膀胱、直肠）（图 61-32A～D）。

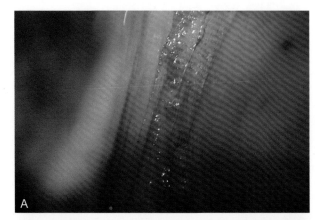

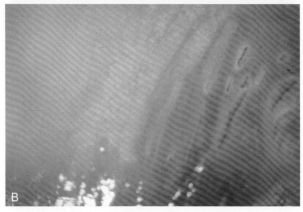

图 61-2　A.颗粒状的腺体组织位于外侧阴道穹窿被诊断为阴道腺病；B.在该患者的阴道中裂口及腺体开口都清晰可见。该处的活检显示黏膜腺体位于表面鳞状化生的上皮下方

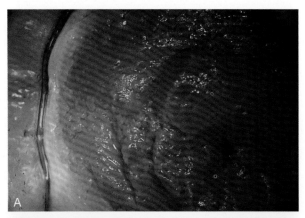

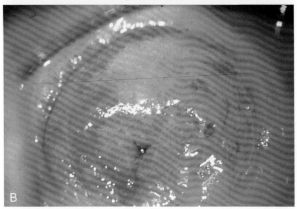

图 61-1　A.显露于己烯雌酚女性的宫颈及阴道显示宫颈阴道部鳞状上皮的完全缺失。阴道穹窿同样只有腺体组织。B.另一个显露于己烯雌酚女性的宫颈及阴道部广泛的鳞状上皮化生（粉红）点缀着腺体组织（红色）

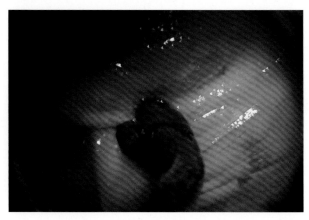

图 61-3　阴道镜下进行直接阴道活检。如果用锋利的活检钳及时取活检，患者几乎不会感觉到任何不适

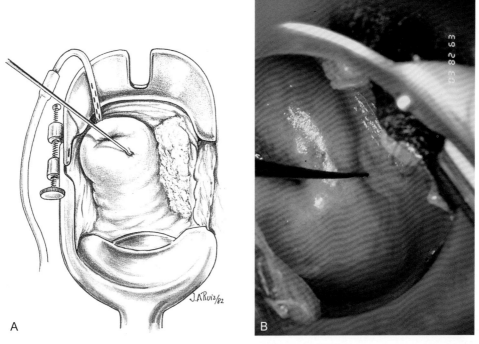

图 61-4 A. 显露阴道穹窿便于活检，用长柄钛钩向外牵拉宫颈；B. 如果没有钩子的帮助，则很难显露外侧穹窿足够的阴道镜视野

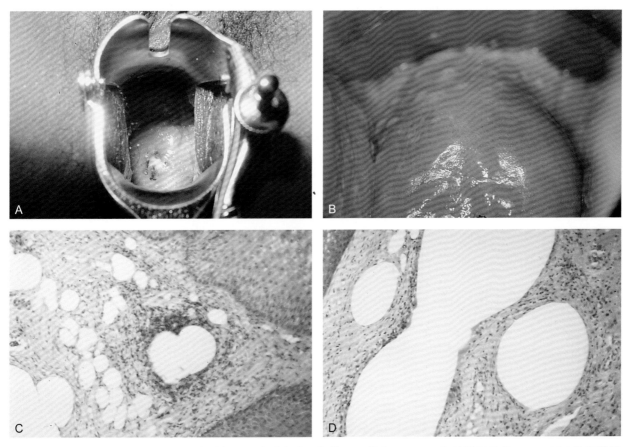

图 61-5 A. 阴道前穹窿可见许多小囊肿。这些囊肿充满了气体；B. 放大 A 图显示气肿性阴道炎；C. A 图中的阴道壁在镜下显示上皮钉下方的气腔；D. 气肿性阴道炎以被多核巨细胞围绕的充气气腔为特征

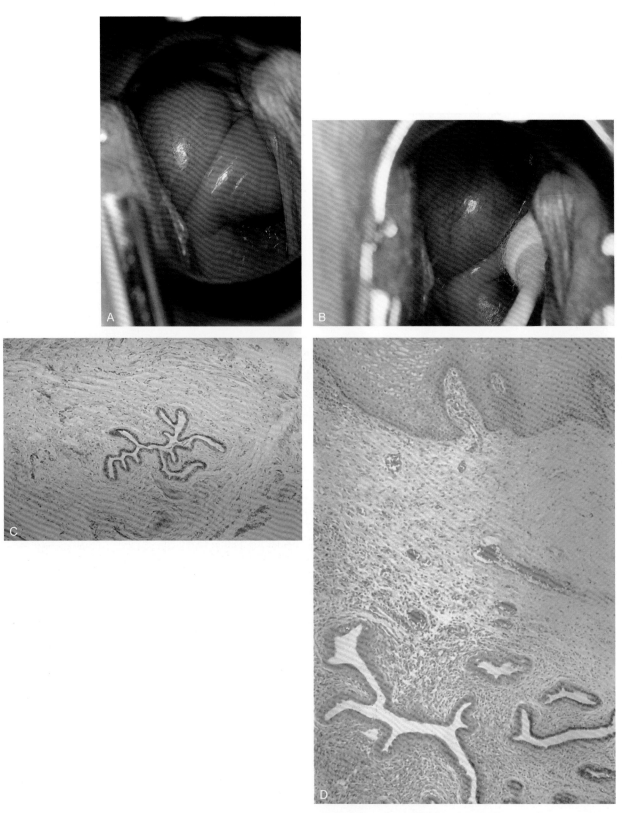

图 61-6　A. 阴道右前侧壁可见一大的加特纳管囊肿。宫颈在其左下方。术前向囊肿内注射不透射线的染料，接着用 X 射线检查。为了确定膀胱及输尿管与囊肿之间确切的相对关系应行静脉肾盂造影及膀胱镜检查。如果要切除囊肿则推荐行输尿管插管。B. 用大棉签显露宫颈以更好的描述加特纳管囊肿与膀胱的关系。C. 正常阴道侧壁中肾管残留的镜下表现。该导管的阻塞导致了加特纳管囊肿。D. 上图为阴道鳞状上皮的分层。阴道壁内腺体结构为中肾管及小管残留

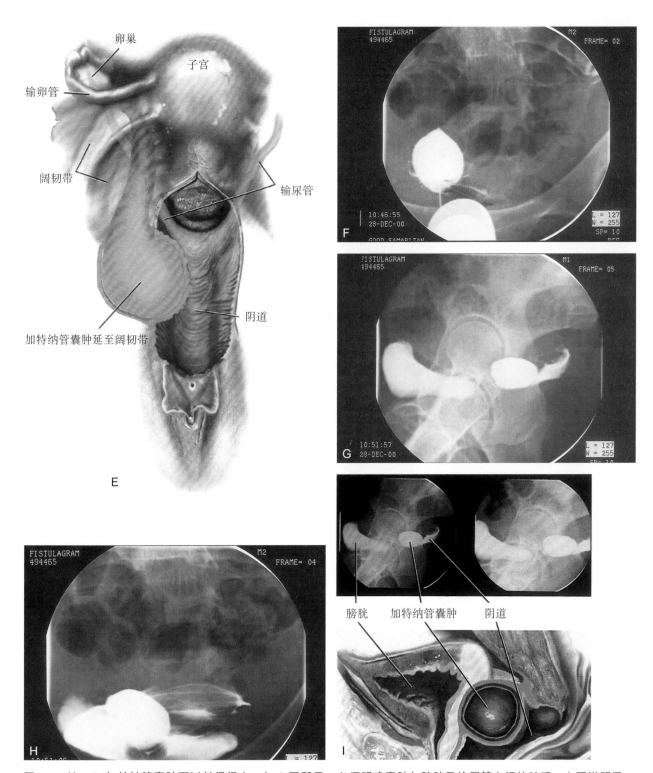

图 61-6 续　E. 加特纳管囊肿可以长得很大，如 A 图所示。必须明确囊肿与膀胱及输尿管之间的关系。上图说明了一些关键的问题。中肾管及任何加特纳管囊肿都可能从阴道向上延伸至子宫阔韧带内。输尿管及膀胱底部被压向阴道前壁。本图显示的加特纳管囊肿侵犯右侧输尿管及膀胱右侧壁。F. 为了更好确定囊肿与周围结构的关系，可以向囊肿内注射一种可溶性造影剂后进行 X 线透视检查。G. 同时向膀胱内缓慢注入染色剂以确定囊肿（右侧）与膀胱（左侧）间的距离。H. 囊肿与膀胱关系的前后位片。I. 该图说明突向膀胱的囊肿与其透视图的关系

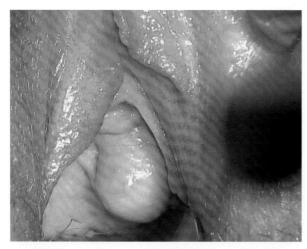

图 61-7 中等大小的囊肿紧密附着于阴道左前壁

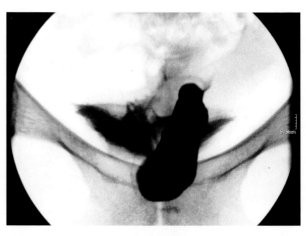

图 61-8 向囊肿内注射不透射线的造影剂。囊肿向上（头侧）延伸 3~4 cm

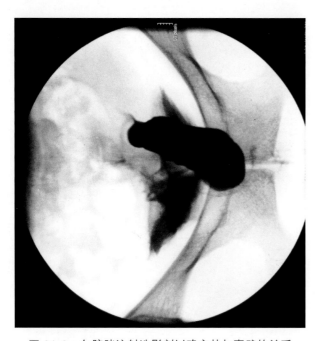

图 61-9 向膀胱注射造影剂以确定其与囊壁的关系

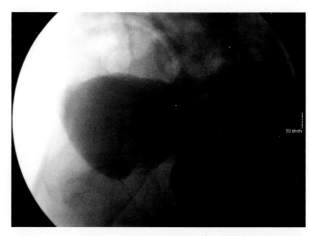

图 61-10 图片显示膀胱后壁远离囊肿壁

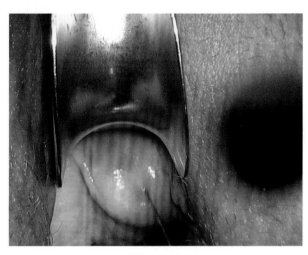

图 61-11 向囊壁注射 1:100 稀释的血管加压素以止血

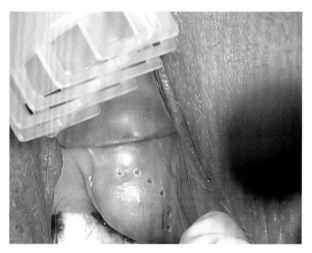

图 61-12 将二氧化碳激光示踪器置于囊肿上

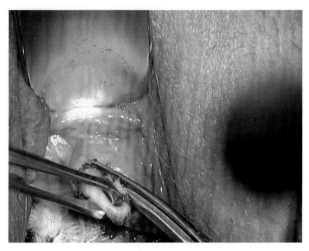

图 61-13 用二氧化碳激光切割或剪子打开囊肿

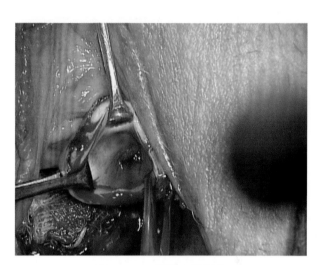

图 61-14 囊肿内部可见

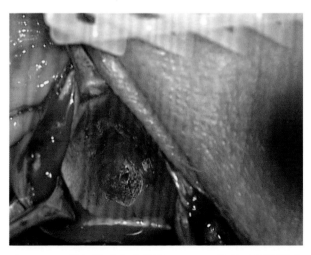

图 61-15 增加激光束直径至 2~3 mm 汽化破坏囊肿内壁来源

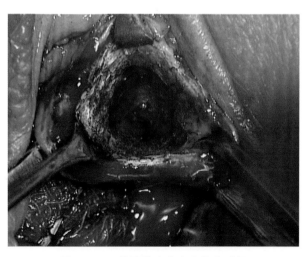

图 61-16 将囊肿上皮完全汽化破坏

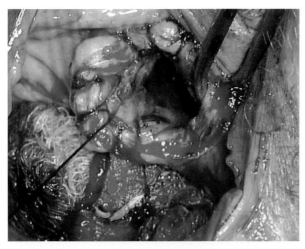

图 61-17　用 3-0 薇乔缝合囊肿打开部分的边缘

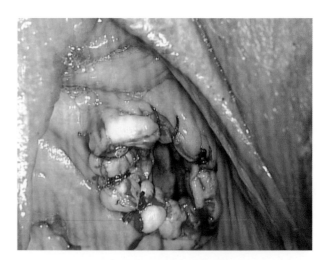

图 61-18　术毕，术野止血

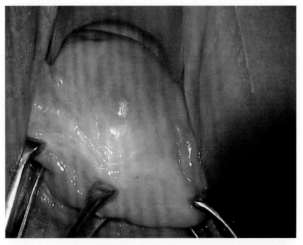

图 61-19　累及阴道后壁的大的加特纳管囊肿，向上延伸到宫颈水平。囊肿逐渐转向右侧并占据阴道右侧穹窿

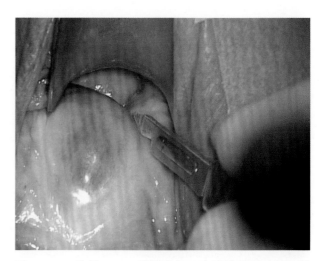

图 61-20　注射 1:100 稀释的加压素溶液后用刀切开阴道左后壁

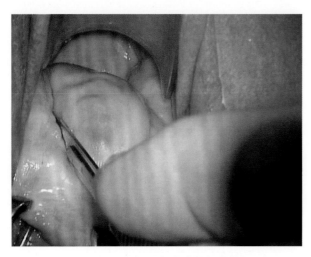

图 61-21　在阴道右后壁做相同切口

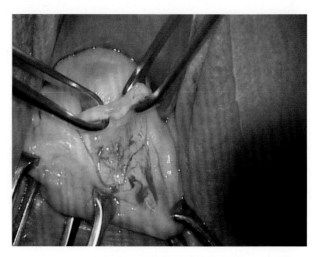

图 61-22　分离并切除囊壁及与其粘连的阴道后壁

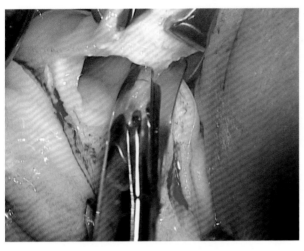

图 61-23　进入并打开囊肿

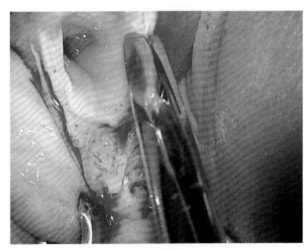

图 61-24　可见囊肿内部，确定其上界

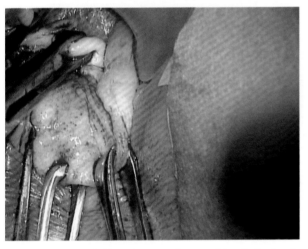

图 61-25　保留囊肿后壁。用 3 把 Allis 钳固定牵引。上方的 2 把位于后阴道的残留切缘上

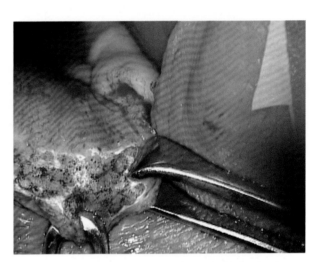

图 61-26　开始用激光汽化破坏囊肿后壁的内皮

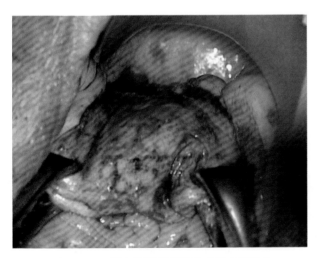

图 61-27　整个囊肿后壁消失（完全汽化）

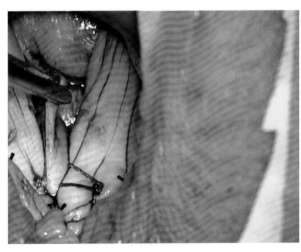

图 61-28　用 3-0 薇乔线垂直间断缝合阴道后壁。注意当切口上延至右侧阴道穹窿时用镊子夹住打开的阴道切缘。宫颈恰位于镊子末端上方

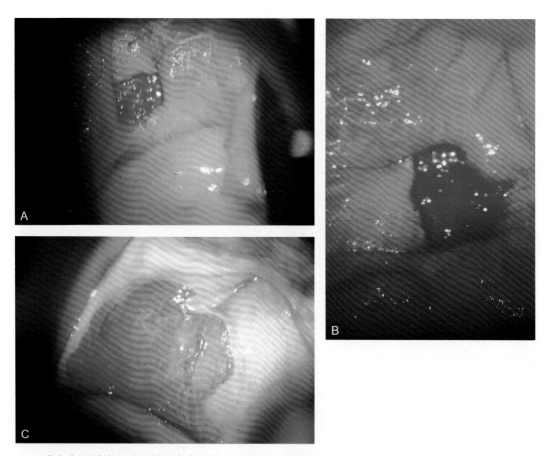

图 61-29 A. 该患者主诉性交时针刺样疼痛不适。注意其阴道前壁的溃疡。B. 该溃疡很可能由压迫引起。首选治疗是局部应用抗生素。C. 阴道上皮内瘤变行激光汽化后形成的溃疡，它是失去活力的组织，应当被切除

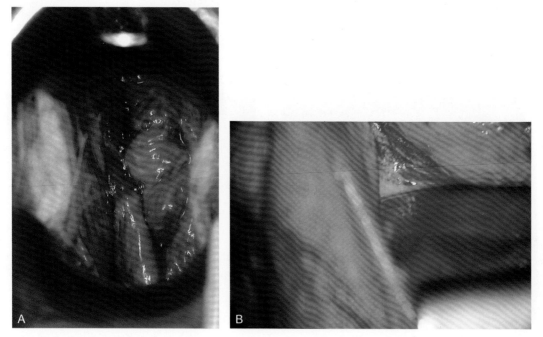

图 61-30 A. 该患者阴道右侧壁及右侧穹窿可见一较大的溃疡。该图片是在一次体检中拍的；B. 术中充分显露溃疡。用 1.5 ft 的 25 号针注射 1:100 稀释的血管加压素。注意溃疡下方变白。将牵引线置于溃疡的边缘

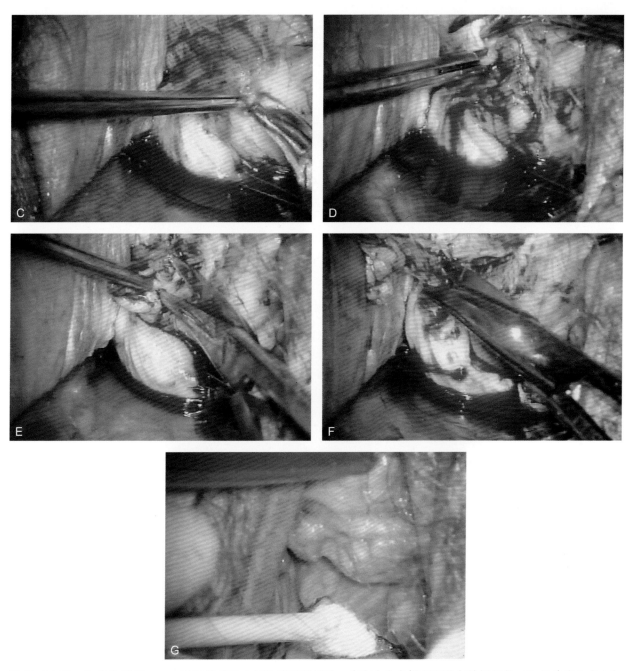

图 61-30 续　C. 首先用 Stevens 剪于溃疡的左侧边缘开始切除。病变本身占据了阴道右前侧穹窿。D. 从溃疡上方（右前侧穹窿）开始切，恰位于膀胱的下方。建立一个平面，将剪刀的一边置于切除的一面。E. 用镊子将大部分溃疡提起，同时用 Steven 剪将其从阴道上分离下来。F. 从溃疡的右侧缘将其完全切除下来。G. 行膀胱插管并注射亚甲基蓝染料。将棉球置于溃疡面检查是否有染料经膀胱漏出（膀胱底部破裂）

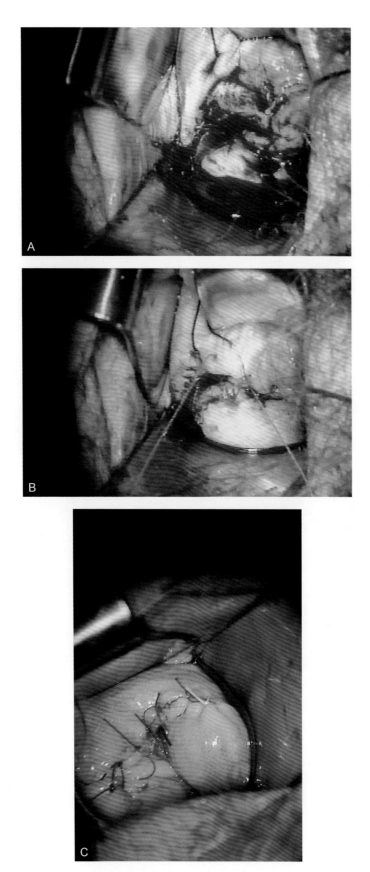

图 61-31　A. 已切除溃疡的创面显露于右前侧阴道穹窿；B. 用 3-0 薇乔线间断缝合手术创面闭合阴道壁；C. 经初步缝合已完全闭合阴道穹窿。用生理盐水冲洗切口

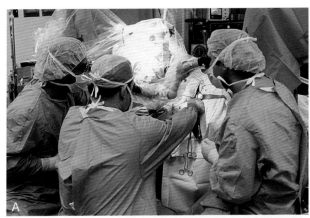
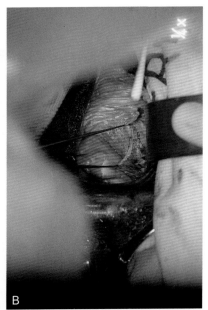
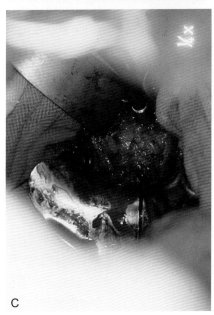
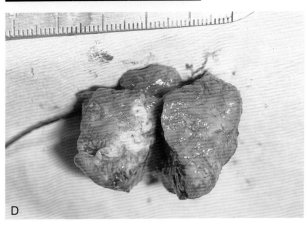

图 61-32　A. 任何情况下阴道壁的实性肿物都应手术切除。对这种有难度的切除而言解剖显微镜是最好的工具；B. 自阴道左前侧穹窿切除直径约 3 cm 硬如石头的痛性肿物。二氧化碳激光对准切口下缘，阴道拉钩位于切口的上缘及中缘；C. 可触及肿物，并将其从膀胱底部分离。左侧输尿管置入导管；D. 被切除的肿物看上去为阴道壁的子宫内膜异位病灶。注意棕褐色的组织及含铁血黄素沉积的液性物质

（程文瑾　译　李明珠　孙秀丽　校）

第 62 章

先天性阴道畸形

John B. Gebhart, Lesley L. Breech, Bradley S. Hurst, John A. Rock

一、阴唇融合（粘连）

新生儿阴唇膜状粘连很常见，并且通常不予处理。阴唇融合通常与先天性肾上腺增生相关，通常需要进一步评估和检查，尤其是遗传学为女性但外阴性别不明的患者。对阴唇粘连的妇女，局部雌激素是主要治疗方法。如果非手术治疗阴唇融合失败，则成熟后即需要手术干预。

在麻醉状态下查体，有助于确定融合（粘连）的程度（图 62-1A），以及进一步评估下泌尿生殖道。把 Kelly 钳插入开口处，可见组织已经融合，但很薄弱（图 62-1B）。用手术刀或电刀做正中切口，并且向下延伸到阴唇系带。上皮缘使用 3-0 Vicryl 缝线间断缝合（图 62-1C）。可以局部使用雌激素，接下来 6 周进行 1~2 次随访评估是否完全治愈。根据作者的经验，很少需要扩张。

二、处女膜闭锁

儿童或青少年时期处女膜闭锁表现为疼痛，处女膜成为一个被血液和黏液充盈膨胀的半透明薄膜。治疗处女膜闭锁一般需要镇静下或全身麻醉下进行手术。

首先，在处女膜中央做一切口，排出血液和黏液。切口横向延伸到闭锁处女膜的两边（图 62-2A 和 B）。然后，再做一个切口，使之成为十字形。最后切除剩余无血管组织（如图 62-2C）。

切除闭锁的处女膜后应尽量减少出血。用浸湿的海绵压迫可以控制大部分出血点。如果切除范围过大，出血无法采取保守的 Monsel（硫酸亚铁）或轻加压方法，这时应使用 3-0 聚乙醇酸缝线做单纯间断缝合。应避免单纯连续缝合因为这样可能会引起处女环的挛缩。最理想的结果是阴道口宽松且性生活体验较舒服（图 62-3A）。

其他类型的处女膜发育畸形，如筛状处女膜（图 62-3B）和处女膜纵隔（图 62-3C），可能也需要手术干预。正如之前提到的，手术目的是形成一个张力合适、有功能的阴道结构。用电刀（图 62-3D）或扩宫棒可以很容易在处女膜纵隔或筛状处女膜上开个小口。一旦使用了最大号扩宫棒，那么就需要用 4-0 聚乙醇酸缝线在底部结扎处女膜的剩余部分并切掉。如果在缝合过程中撕裂了薄弱组织，通常直接按压 2~5 分钟后，或者采取前面讨论过的方法出血均可停止。

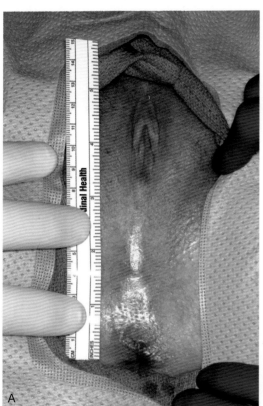

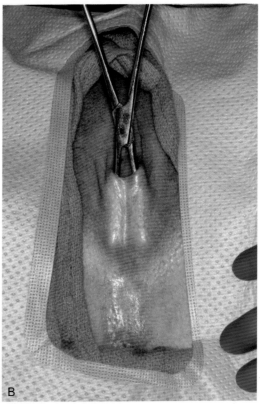

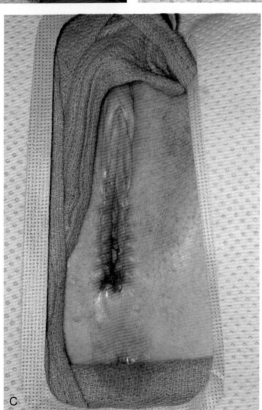

图 62-1　A. 阴唇融合。融合并不妨碍尿液或经血流出但却不能使用卫生棉条和性交。B. 用 Kelly 钳来证实组织融合并显露正中切口。C. 间断缝合组织切缘

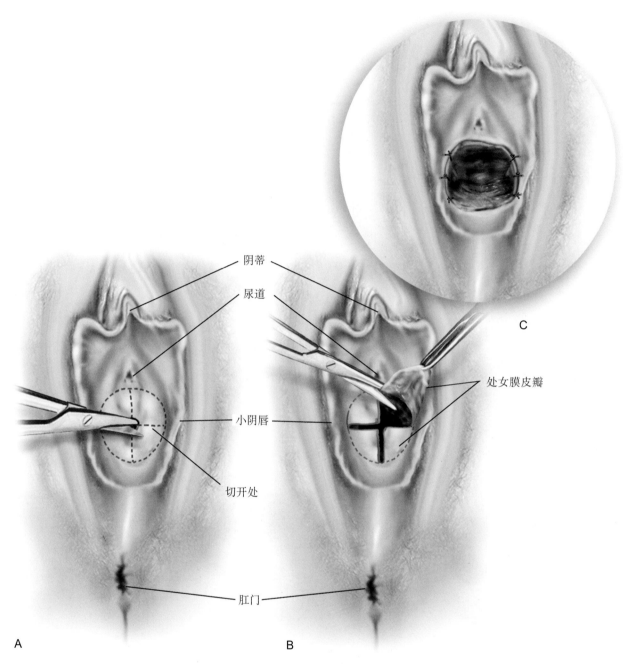

阴蒂

尿道

小阴唇

切开处

处女膜皮瓣

肛门

A　　　　　　　　　　B　　　　　　　　　C

图 62-2　A. 沿处女膜 3~9 点钟方向做一横切口，然后沿中线从 12~6 点钟方向切开；B. 切掉处女膜的无血管区即完成了处女膜闭锁切除术；C. 切除处女膜的闭锁部分后，1~5 点钟之间，以及 11~7 点钟之间用 3-0 Vicryl 缝线间断缝合到阴道前庭边缘

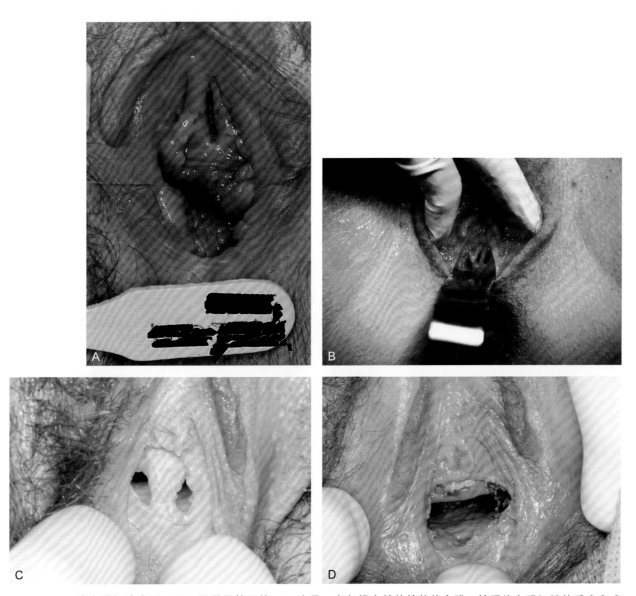

图 62-3　A. 处女膜切除术后 8 周，阴道是敞开的。B. 这是一名年轻女性的筛状处女膜。按照处女膜闭锁的手术方式做类似的切除（图 62-2A~C）。C. 图为处女膜纵隔。D. 使用电刀切除处女膜纵隔

三、阴道发育不全

新生儿中出现苗勒管发育不全的比例为 1/(4000~5000)。先天性阴道缺失综合征的典型表现是阴道小袋和发育正常的会阴结构（图 62-4A）。男性假两性畸形中也会出现阴道发育不全。生殖器的外观差异取决于病因。偶尔也能出现"平坦的"会阴（图 62-4B）。

当存在阴道通道时，为了可以正常进行性生活，首选治疗方法是使用 Ingram 方法进行阴道扩张。可以逐步增加扩张器大小（图 62-4C）。指导患者放置扩张器来抵住会阴，并慢慢将身体的重量放在一个固定在凳子上的自行车座上。鼓励患者在扩张几周后进行性交。90% 以上的女性经此治疗后能够获得解剖学和功能学的成功。

如果扩张疗法失败或无法进行，McIndoe 阴道成形术是阴道发育不全手术的首选治疗方法。患者必须从生理和心理上为手术做好准备，并且必须在术后尽快行性生活。

图为外生殖器的正常形态（图 62-4D）。首先，在先天性苗勒管发育不全患者的阴道顶点做一横切口（图 62-5A）。如果会阴平坦，在阴唇系带后部、肛门括约肌前方做一个 3~4 cm 长的切口（图 62-5B）。阴道成形间隙先向两边然后向中间做钝性分离。一根手指放在直肠做引导（图 62-5C）。

如果 46XY DSD 患者的残留前列腺黏附在直肠上，必须进行锐性分离。在阴道成形穹窿部位，膀胱和直肠之间形成一条致密的结缔组织带——中缝，需要进行锐性分离（图 62-5D）。该间隙应该很容易容纳术者的示指和中指。如有需要，可以向两边分离肛提肌，以让切口有更大的空间。需要仔细止血。

然后，用剪刀裁剪 10 cm×10 cm×20 cm 的无菌海绵橡胶（图 62-6A）。裁剪好的模具放在无菌避孕套内，然后压紧（图 62-6B）。将压好的模具完全插入阴道内（图 62-6C）。然后展平模具 1~2 分钟。避孕套的外端用无菌丝线结扎，然后取出模具。再拿一个避孕套套在模具上，用无菌丝线结扎。

然后，取下一个分离较厚的皮片。患者取侧卧位，清洁取材部位，臀部涂抹无菌液状石蜡。使用 10cm 长的 Padgett 电刀片并设置在 0.017 ft

（0.45 mm），尽量从臀部的比基尼（tan）线内取下一个 20cm 长的皮片（图 62-7A）。取材部位覆盖无菌塑料胶片。然后患者取截石位。

5-0 可吸收无反应线间断缝合移植物和阴道模具，皮肤表面接触模具（图 62-7B），并使用 4-0 可吸收线连续以加固侧缘（图 62-7C）。在准备移植物时，可能需要经耻骨上插入导尿管。耻骨上导尿管可避免移植物发生压迫性坏死，而 Foley 导尿管不能避免。

边缘缝合后，把移植物和模具放进阴道内。5-0 聚乙醇酸线缝合皮瓣和皮肤，可以保留大约 1 cm 的针距，以便血液或黏液排出（图 62-7D）。在会阴放置起支撑作用的海绵垫并缝合在阴唇上（图 62-7E），或者使用粗线缝合阴唇（图 62-8A）。

术后患者卧床休息 1 周。患者可以伸臂翻身，但是应该进行单一方向被动锻炼，以避免在阴道壁对移植物产生"剪切力"。这期间患者应留置导尿管，同时少渣饮食。几天之后通常就能出院。最不舒服的地方一般就是取材部位。

1 周之后患者返回手术室。取出阴道模具并进行阴道冲洗。拔出经耻骨上或经尿道放置的导尿管。对皮瓣进行仔细检查并评估其活力（图 62-8B）。小片无活力组织可以切除，然后由肉芽组织修复。然而，如果有大片坏死或整个皮瓣坏死，就需要重新移植。

术后最好能遵嘱进行扩张，模具应每天取出两次并用温水冲洗。坚持使用 3~6 个月，且仅在夜间使用。治疗完成后，必须严格进行阴道扩张直至患者开始有性生活。术后 4~8 周可以开始性生活。接受 McIndoe 阴道成形术后，有接近 80% 的女性长期感到满意。90% 女性性生活活跃，75% 可以获得性高潮。近年，随着美容行业介入移植物获取的过程，该技术可能会突飞猛进（图 62-8C 和 D）。

推荐几种皮瓣替代品，包括防粘连产品（Interceed）、人造皮肤、自体移植的口腔黏膜，这些替代品都可以让阴道成形达到二期愈合。在阴道形成后，使用粘合剂来覆盖阴道模具，避免使用皮瓣。但是，在使用粘合剂的患者身上，我们发现阴道严重的阴道挛缩，以及瘢痕形成，并且不推荐使用这些替代品。这些替代品中，最有前景的是口腔黏膜（图 62-8E，图 62-9A~D）。

切下长 5~6 cm、宽 2~3 cm 的两条口腔黏膜带，这比取两侧脸颊的黏膜下脂肪要好，间断缝合取材部位。用 MR2000（Wangcahng 机器交易有限公司，北京）把移植片切成 0.5~1 mm 的小块，并放置在 5 个 2.5 cm×6 cm 的明胶海绵表面的微黏膜移植物上。一块海绵放在阴道顶端，然后在阴道前后壁，以及阴道侧壁各放一块。将长 12cm、直径 3cm 的可缩性硅移植片固定模放入阴道来固定海绵位置，这个模沿着阴道轴向有很多洞，以便引流。固定模上填塞几块碘仿纱布，以保持阴道压力。然后把固定模缝合在会阴上，在住院后 7~8 天取出移植物并检查，此后卧床休息。固定模连续使用 3 个月，直到患者开始有性生活。使用口腔黏膜的好处是其与自体阴道组织相似性、易获取且治疗效果好并且不形成瘢痕。Vecchietti 手术可以代替被动扩张和 McIndoe 阴道成形术，并且在很多欧洲医疗中心它被认为是最好的方法。Vecchietti 疗法是在腹部缝线上给予进行性增加的张力，这些腹部缝线连接会阴的橄榄形装置上。这种方法最开始是开腹完成的，但是腹腔镜下效果更好，恢复也快。

同 McIndoe 阴道成形术一样，Vecchietti 疗法应该只在被动扩张失败时进行，且需要患者在生理和心理上做好手术准备，并能在术后不久开始性生活。然而，当出现盆腔痛等需要腹腔镜或开腹手术时，Vecchietti 疗法也可考虑作为首选。

Vecchietti 手术需要特殊器材，包括一个 2.2 cm×1.9 cm 丙烯酸材料的"橄榄"、一个腹部牵引装置以及一个长的会阴缝合穿引器（图 62-10A）。Alligator-jaw 的穿针器也很有用。腹腔镜通过在脐部、耻骨联合上 2~3 cm 处打孔。2 号聚乙醇酸缝线穿过橄榄，缝线两头放在一个长穿针器上（图 62-10B）。进行膀胱镜检查，手指放在直肠以避免术中损伤膀胱和肠道。在腹腔镜直视下将

长针穿入会阴和膀胱直肠间隙进入腹膜腔（图 62-10C）。去掉缝线的游离末端，抓钳经耻骨弓放置。并从会阴取下针头。

Vecchietti 牵引器置于耻骨联合上 2~3 cm，用记号笔标记腹部右下和左下 1/4 象限，缝线将从此处穿出腹壁（图 62-10C）。暂时取下牵引器，穿针器通过标记的区域置入腹腔。穿针器抓紧缝线一头，并从皮肤拉出（图 62-10C）。以上操作在腹部左下 1/4 象限重复进行一次，这样缝线两端都可以从腹部穿出。

缝线系在 Vecchietti 牵引器上（图 62-11）。放置牵引器允许橄榄型装置下移 1cm 对抗牵引。装置两侧的压力要保持平衡。过度牵引会引起组织坏死，牵引不足则无法实现阴道拉长。

患者住院 2~3 天，每天或者每隔一天检查 1 次，直到阴道有足够长度。牵引器上的缝线张力每 24~48 小时调整 1 次，平均每天最多调整 1~1.5cm。从大部分病例来看，持续 7~9 天的压力可使阴道拉长 7~10 cm。早期活动可以加快阴道扩张，通过腹直肌收缩增加橄榄上的牵引力。

患者常规服用镇痛药缓解日益增加的缝线张力所带来的会阴疼痛。在这一阶段，因橄榄上张力而产生分泌物是正常的。

在阴道扩张至少 7 cm 后，需在大剂量镇静药或全身麻醉下取出缝线。术后的第一个月，每天持续使用直径 1.5 cm 软乳胶、10cm 的扩张器 8~10 小时。患者阴道可以逐渐进一步扩张，从最开始的 2.0~2.5 cm。性生活可以在橄榄移除后 20 天后进行。采用这种方法，性生活的长期满意率高于 80%，可与被动扩张和 McIndoe 阴道成形术相媲美。

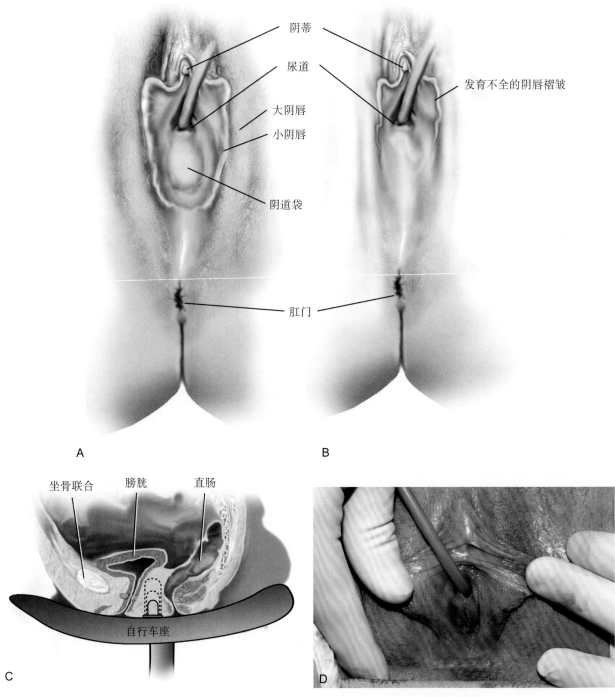

图 62-4   A. 苗勒管发育不全。会阴结构正常，但有一个明显的阴道盲端。B. 男性假两性畸形患者也可能存在一个平坦的会阴。没有发现明显的阴道盲端。如果有阴唇折叠，在尿道口附近就会停止。C. 依次加大扩张器型号进行阴道扩张。借助自行车座，患者慢慢地坐在扩张器上。几周之内，借助体重作用与扩张器上的压力来实现阴道完全扩张。D. MRKH 患者外生殖器的典型表现

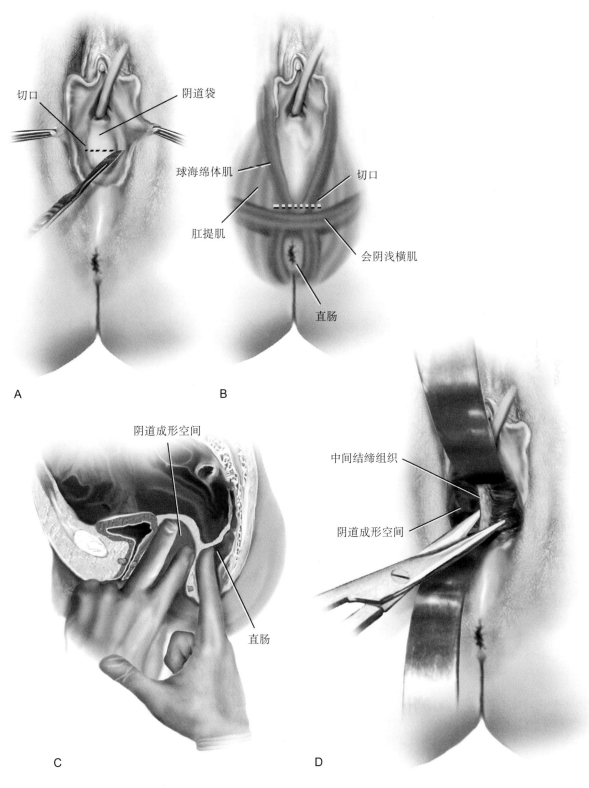

图 62-5　A. 在阴道发育不良女性的阴道袋顶端先做一横切口，先切至少 3~4 cm。B. 如患者会阴平坦则先做一个位于会阴浅横肌前面的横切口。图片显示尿道、阴唇、直肠和深层肌肉组织之间的关系。C. 钝性分离阴道成形间隙。先向两边分离然后分向中间。如果患者是 46XY，可能需要锐性分离前列腺，以避免损伤直肠黏膜。需要注意邻近腹膜区域不要分离太多，避免形成疝。D. 阴道成形间隙放置拉钩。锐性分离中间较厚的结缔组织带

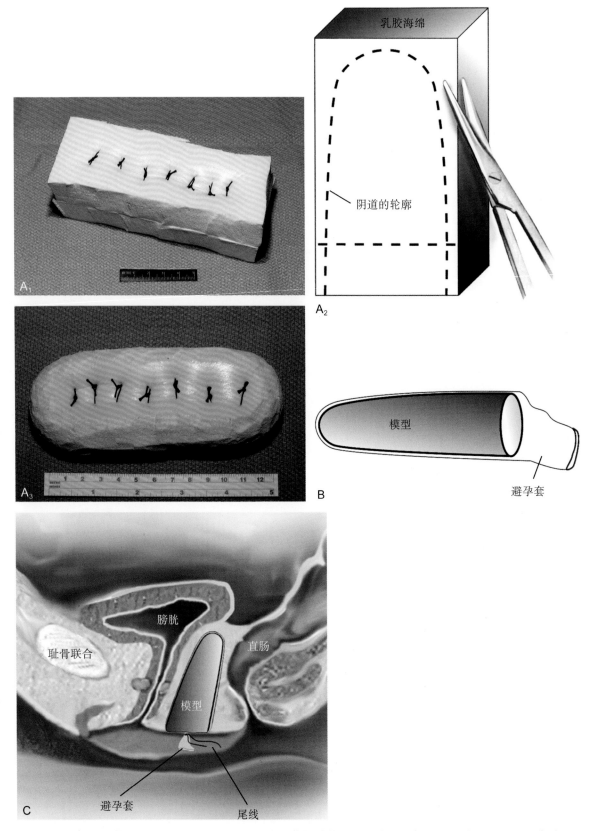

图 62-6　A. 根据轮廓裁剪 10 cm × 10 cm × 20 cm 的无菌海绵软胶块。底部依据阴道长度裁剪。保留末端，之后可用于保护成形阴道。B. 裁剪好的阴道模具上套一个无菌避孕套。C. 压紧模具和避孕套，放置在阴道内，然后展平约 1 分钟。2-0 丝线缝合避孕套，然后拿走模具。再拿一个避孕套套在第一个避孕套上，然后末端用 2-0 丝线结扎

第三篇 ■ 第十一部分

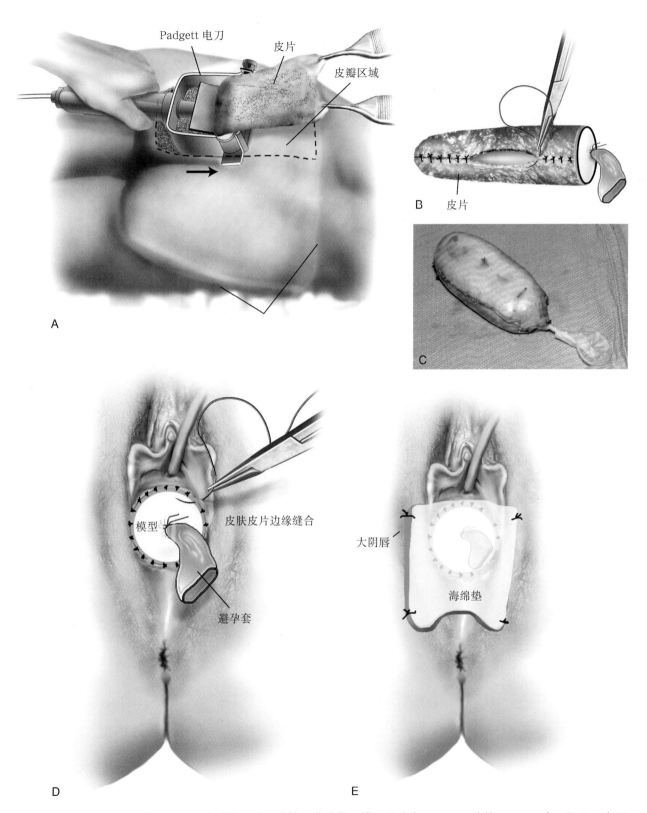

图 62-7 A. 患者取侧卧位。臀部消毒铺巾，然后涂抹无菌液状石蜡。用装有 10 cm 刀片的 Padgett 电刀取下一个厚 0.45 mm 的移植物，尽量位于比基尼 (tan) 线 20 cm 内。B. 移植物包裹模具，用 5-0 聚乙醇酸线做间断垂直褥式缝合，4-0 连续缝合。C. 准备好皮片和模具以便插入。D. 模具和移植物放入阴道，皮缘使用可吸收线间断缝合在会阴皮肤上，约 1cm 针距，以利分泌物排出。E. 会阴放置海绵垫，用 0 号丝线缝合在小阴唇上。在肛管附近做一切口，以避免肠道蠕动过程中污染海绵垫

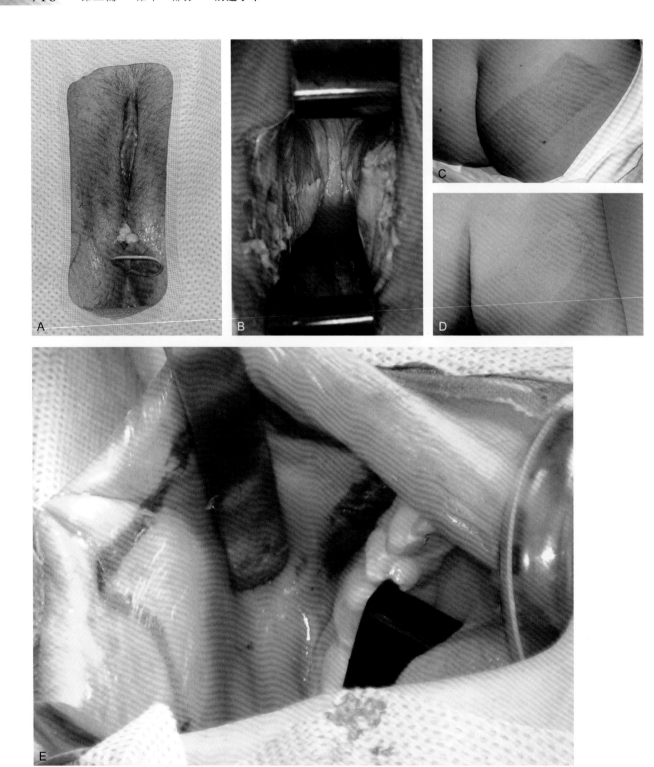

图 62-8　A. 或使用粗线缝合关闭阴唇，并经尿道留置导尿管。B. 取材 7 天后的阴道移植物。C. 6 个月后的移植物取材部位。D. 1 年以后的移植物取材部位。E. 如果将口腔黏膜用于阴道成形术，那么要在嘴里放置拉钩以脸颊为入路。该图显露的是右侧脸颊，靠近右上边（接近下牙边界）标记出腮腺管

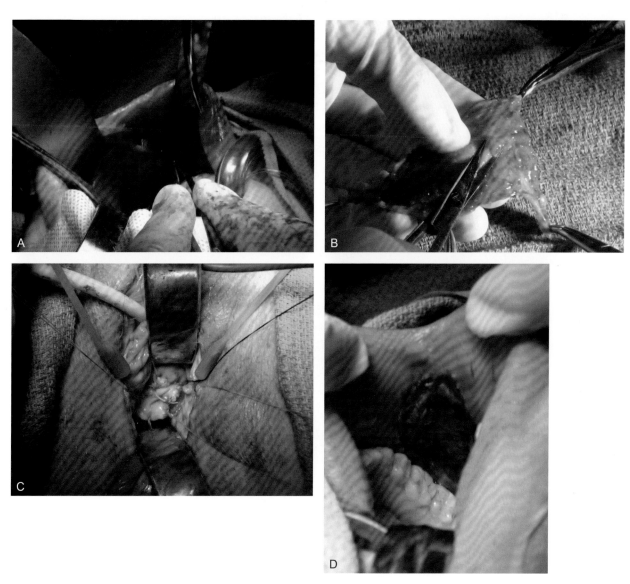

图 62-9　A. 黏膜下注入肾上腺素，锐性分离全层移植物；B. 需要时去除皮片脂肪，如图所示来修剪皮片；C.4-0 或 5-0 可吸收线缝合皮片于适当位置，患者住院卧床休息 5~7 天，并在此期间一定要确保易弯曲的固定模仍位于阴道内；D. 取出用肾上腺素浸泡过的纱布，检查取材部位并止血。如果面积太大，就要等上皮再次自然生长，或者用 4-0 可吸收聚羟基乙酸线缝合关闭伤口

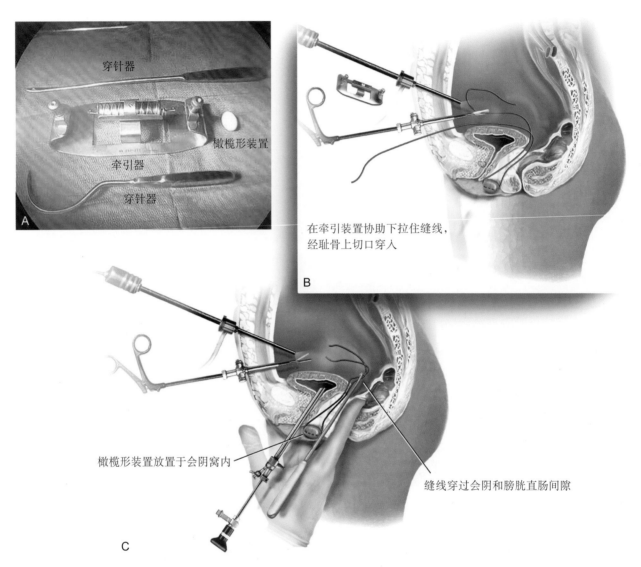

图 62-10 A. Vecchietti 阴道成形术所需器械，包括 2.2 cm×1.9 cm 丙烯酸材料 "橄榄"、腹部牵引装置、会阴缝
线穿引器及 alligator-jaw 穿针器；B. 2 号聚乙醇酸缝合线穿过橄榄，缝线两端置于穿针器上；C. 腹腔镜在脐部和耻
骨联合上各打两个孔，进行膀胱镜检查，一根手指放在直肠内来辨认膀胱或肠道是否损伤。长针穿针器在腹腔镜直视
下从会阴进入腹膜腔。缝线穿引器穿过皮肤进入腹部右下 1/4 部分，即耻骨联合上 2~3 cm 处。拉紧缝线一端，然后
拉出皮肤。以上步骤在腹部左下 1/4 部分重复进行。缝线两端都可以从腹部穿出

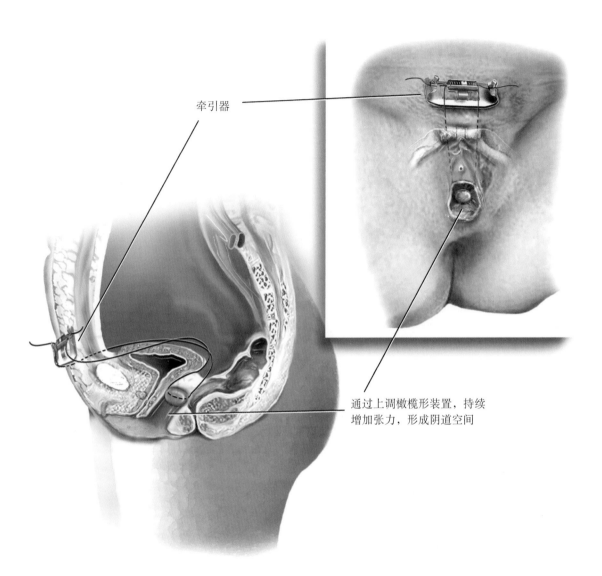

牵引器

通过上调橄榄形装置，持续
增加张力，形成阴道空间

图 62-11　缝线系在 Vecchietti 器上，设定牵引力可以允许橄榄向下移动 1 cm。装置两侧的张力要相等。7~9 天会
形成 10~12 cm 长的阴道

四、阴道横膈

阴道横膈的典型症状是患者进入月经来潮年龄后的进行性疼痛和闭经。通过肛查可发现患者会阴结构正常，有阴道袋盲端及明显包块（阴道积血）。

术前应进行磁共振检查，来确定阴道横膈的宽度，辨认宫颈和子宫（图 62-12）。诊断明确后就需要手术切除横膈。

如果磁共振显示阴道横膈位置较高，可以非手术治疗缓解疼痛、减少阴道积血。阴道积血可以在手术室腹部超声引导下排出。预防性使用抗生素后，在超声直视下，大孔（12～14 号）针穿刺抽取阴道内积血（图 62-13）。抽出液体特别黏稠，需要反复进行生理盐水冲洗以排出积血（图 62-14）。或者经阴道超声指导下，用 16 号的 IVF 吸针从会阴穿刺吸出积血，但是用这种针很难吸出液体。坚持吸，就会将血凝块弄碎并最终完全排空积血。然后开始减少经血的治疗，如 Depo-Provera、长期口服避孕药，或者促性腺激素释放激素类似物。紧急减压可直接缓解疼痛、实现阴道扩张、做好手术准备。阴道下段扩张术可以实现阴道上、下壁黏膜直接吻合。

对无经验的术者来说，手术切除阴道横膈可能会是无法预料的挑战。首先，在阴道口做一个十字形切口，向积血处钝性分离结缔组织。偶尔可能会很难定位阴道上段。如果难以定位，可利用腹部超声来确认阴道积血（图 62-15）。一旦在超声下看到阴道上段，就可以用针穿刺阴道上段（图 62-16A）。如果阴道上段较窄，那么阴道积血可以撑开阴道上端。沿着针穿刺进入阴道上端的方向做一切口。

如果仍无法辨认阴道上端则需要进行开腹手术。一个探针从宫底刺入宫颈，然后到达阴道上段（图 62-16B）。有探针做引导，可以很容易辨认阴道上段，在没有膀胱或肠道损伤的风险下打开阴道上段。

一旦打开阴道上段，在扩宫棒的作用下横膈逐渐扩张。做横切口来增加阴道的宽度。然后，3-0 无反应可吸收线横向间断缝合阴道上、下段黏膜使之再次吻合（图 62-16C）。如果需要，可以破坏阴道上下段黏膜边缘并移走这些组织，减少吻合张力，降低狭窄风险。

如果阴道上、下段间有一个较宽的间隙，则行 Z- 成形修补术更好（图 62-16D）。这种方式可

尽可能减少阴道的缩短。如前所述，必须辨认清楚阴道上段（图 62-15、图 62-16B）。在阴道上、下段做一切口后，阴道上段放置球形导管以提供牵引力和方向引导。在阴道下段顶端做一个 X 形切口。X 形切口可以避免切口向膀胱或直肠延伸。皮缘用 3-0 无反应可吸收线标记。通过剪切黏膜处的结缔组织来松动阴道下段皮瓣。接下来，横向切除阴道上、下段之间的结缔组织。做 X 形切口，移动并打开阴道上段黏膜。阴道上段皮缘用缝线标记。Z-成形术是指缝合标记好的下段皮缘和上段皮瓣底部，接着缝合上段皮缘和下段皮瓣底部。剩下的阴道黏膜使用间断可吸收线缝合。

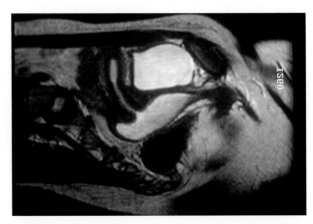

图 62-12　一个阴道横膈较大的患者的磁共振图像。阴道积血是白色的部分。阴道连接子宫，能明显看到宫腔积血

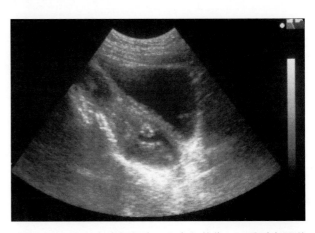

图 62-13　可以在腹部超声（正中矢状位）下看到由阴道横膈引起的积血。在超声引导下大口径针头从阴道下段穿刺，持续冲洗、减压。这种方法可能引起生殖道上行感染。该方法仅适用于：①阴道横膈较大；②切除横膈和阴道上下壁黏膜吻合前，进行阴道下段扩开术对患者有益

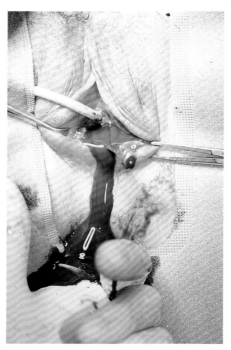

图 62-14　切开横膈，积血和黏液从阴道流出。术者左手插入直肠内。以 16 号针作引导刺入患者的左侧（流出暗红色血液的左侧）

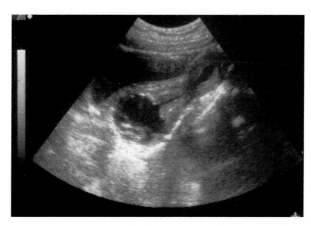

图 62-15　盐水充盈膀胱后，使用腹部超声（正中矢状位）辨认阴道上端。如图是位于宫颈和子宫下面的阴道积血

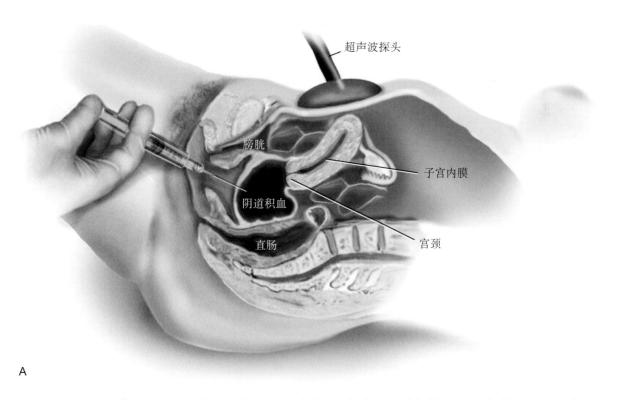

超声波探头

膀胱

子宫内膜

阴道积血

宫颈

直肠

A

图 62-16　A. 当横膈切除后无法辨认阴道上段时，在腹部超声引导下，将探针从阴道下段刺入阴道积血中

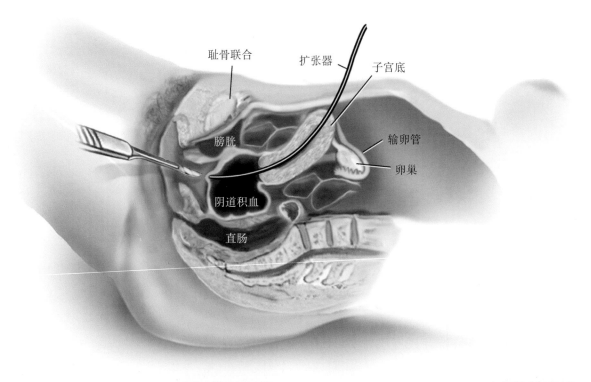

B

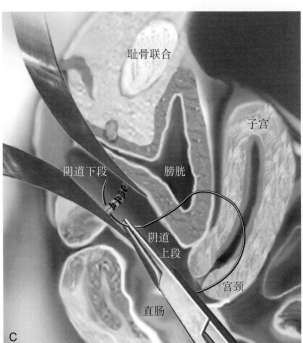

C

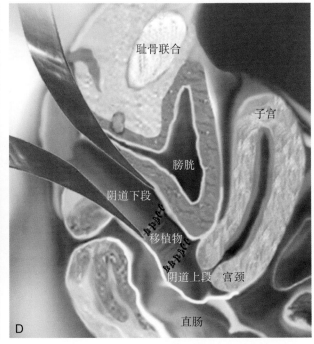

D

图 62-16 续　B. 在手术探查或腹部超声引导下，仍无法辨认阴道上段时，就必须进行开腹手术。打开腹腔后，用一个长扩宫棒或子宫探针从宫底穿入宫腔和宫颈。调整压力来对抗阴道上段。从阴道确认扩宫棒位置。锐性分离阴道上段黏膜。C. 阴道上、下段黏膜边缘用 3-0 无反应延迟吸收线间断缝合。D. 当阴道上、下段黏膜无法吻合时可能会用到厚皮瓣。从臀部取一块尺寸合适的皮瓣，缝合在特定位置上。跟 McIndoe 阴道成形术中描述的一样，无菌安全套套在海绵垫上，然后放入阴道内，使移植片和阴道旁结缔组织有最大的接触面

当阴道上、下段之间间隙太大无法缝合时，就需要使用臀部的移植物。移植片的准备过程跟 McIndoe 阴道成形术描述的一样，但是长度取决于上、下段阴道之间的间距。然后使用 4-0 聚乙醇酸线单纯间断缝合皮瓣和阴道上段，然后缝合皮瓣和阴道下段，去除多余的组织。

或者阴道上、下段之间存在小空隙而无法对合时，可以在阴道放置中空的氯丁橡胶扩张器，以便宫颈分泌物流出。最终，鳞状上皮细胞覆盖裸露区域。

五、阴道纵隔

虽然有些女性主诉性交困难，或者使用卫生棉条时渗漏，但是阴道纵隔通常是没有症状的，经阴道分娩时纵隔可能会撕裂。阴道纵隔的发生是由于阴道远端发育不良，通常会存在两个宫颈。患者如果无症状则无须治疗。然而，一些女性会为了能够使用卫生棉条，以及避免在分娩过程中膈膜破裂而要求切除纵隔。

术中，将两根手指或两个小拉钩放在阴道纵隔的两边，之后再收起拉钩来显露膈膜（图 62-17）。用 Haney 或者 Kelly 钳穿过阴道前后壁膈膜。通过去除阴道前壁的一小部分膈膜来避免膀胱损伤。如果膈膜较窄，切除中心部分，阴道侧壁用可吸收线缝合。或者使用 LigaSure 钳或 Harmonic 刀封闭并切掉组织来分离纵隔。如果膈膜是宽的，可能需要切除多余组织，直到阴道上段靠近宫颈的部分被分开为止。但是，没必要将阴道上段膈膜全部切除。

六、阴道梗阻

有双子宫和宫颈的青少年，典型表现是阴道梗阻引起的剧烈疼痛。这种梗阻是由阴道发育异常和阴道膈膜吸收不全引起的。肾脏发育异常的人患有阴道梗阻的概率更高。阴道梗阻患者的阴道积血在月经初潮时形成，每次同侧子宫出血都会加重胀痛（图 62-18）。内诊和肛查能发现盆腔包块。在窥器检查中，可能会看不见未梗阻一侧的宫颈，尤其是

在阴道被对侧阴道积血严重扭曲的情况下。阴道超声的结果可能令人困惑，因为阴道积血在没有梗阻的宫颈下方。可以通过腹部超声诊断，必要时借助 MRI 确诊。

要安全切除阴道梗阻，第一个切口最重要。扩张阴道后，做一个深部横切口，紧接着放出暗色的阴道积血。通过触诊扩张的囊性包块和凸向阴道的部分应该很容易辨认包块，但也可以用腹部超声来确认切口是否进入积血内。阴道积血排出后，冲洗阴道。类似前面切除阴道纵隔，切掉切口上方的阴道膈膜。阴道膈膜边缘完全切除，以避免阴道囊肿的形成。遗留的阴道囊肿可能会阻碍经血和宫颈分泌物流出，引起棘手的经间期出血和分泌物问题。

七、膀胱外翻

作为尿道上裂外翻的一种，膀胱外翻在新生儿中的发生率很低，为 1/(3 万~5 万)。膀胱外翻的特点是：①腹壁前下正中线的缺陷；②膀胱前壁缺陷导致膀胱后壁和输尿管开口直接位于腹壁缺陷处；③腹直肌分离；④耻骨联合缺失，通过纤维组织桥连接的耻骨支发生分离；⑤阴蒂分成两部分，阴部的毛发和隆起分开；⑥膀胱颈难以辨别，尿道短粗；⑦阴道位置靠前、会阴短，以及盆底肌肉组织缺陷。这些缺陷被认为是由于泄殖腔膜的过度发育，使前腹壁中胚层移行失败。泄殖腔膜失去支持，随后破裂，导致下腹壁发育缺陷。以上情况需要儿童时期手术重建，获得膀胱功能和控尿能力。在过去，有很多方法用于促进尿道转接，其中输尿管乙状结肠吻合术是最常见的（图 62-19A）。然而，不管是否需要切开骨质，应先行膀胱封闭，然后行膀胱颈重建及同侧输尿管乙状结肠吻合术，是最常见的泌尿手术操作顺序。这些女性，尤其是有过分娩史的人，有很大部分发展为较明显的盆腔器官脱垂。图 62-19B~D 显示一个膀胱外翻女性子宫切除术后发生穹窿脱垂。同时可以看到前面提到的阴道发育畸形。

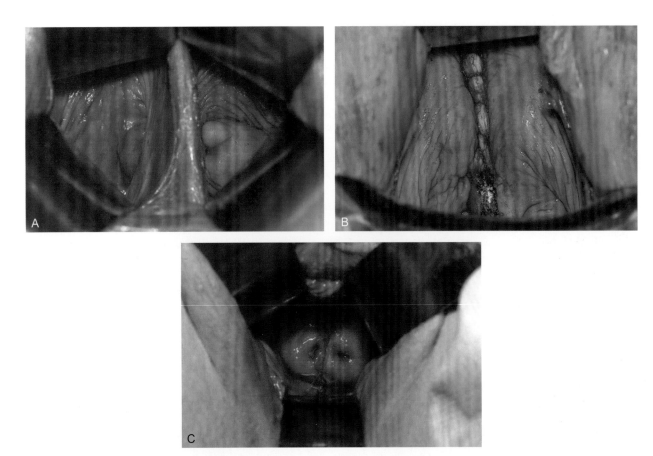

图 62-17　A. 两个窄弯钩放在阴道膈膜两侧，向后拉。放一把 Kelly 钳穿过阴道前后壁的膈膜。B. 切掉膈膜，用可吸收线缝合侧壁。如果膈膜较宽，切掉多余的组织。C. 一直分离到阴道上段邻近宫颈的部分。但是，没有必要将阴道上段膈膜全部切除

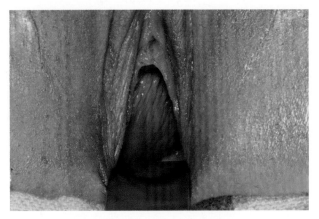

图 62-18　该患者有双子宫和右部阴道包块，表现为右半阴道梗阻。表现为经期阴道疼痛和腹痛（由患者左半阴道和子宫引起）。术前评估显示右侧肾脏缺失

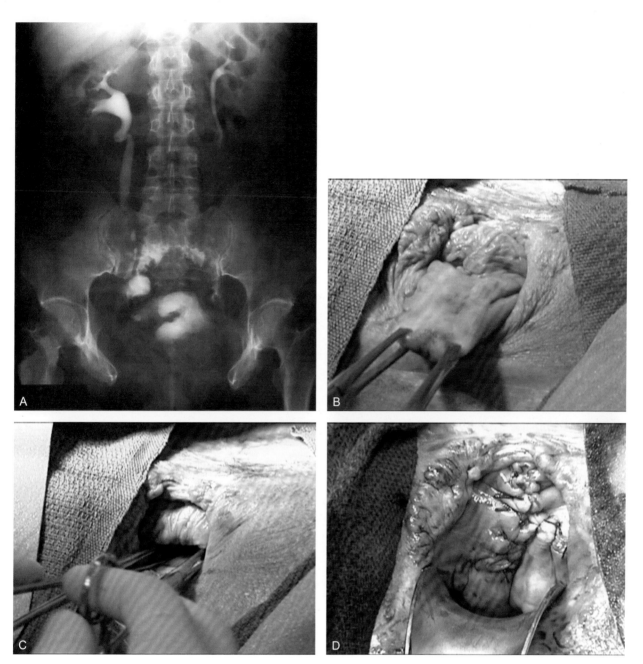

图 62-19　A.膀胱外翻患者接受双侧输尿管乙状结肠吻合后的静脉肾盂造影；B.膀胱外翻患者子宫切除术后发生穹窿脱垂；C.两把 Allis 钳钳夹后壁使脱垂减轻；D.手术治疗脱垂

（王　青　程文瑾　安方　译　孙秀丽　校）

第 63 章

医源性阴道狭窄

John B. Gebhart, Mickey M. Karram

阴道紧缩可能会继发于阴道炎症状态、阴道手术、会阴切开术后或放疗后。手术治疗紧缩的方法取决于紧缩的解剖位置、原因和严重程度。内部倾斜或阴道紧缩，治疗方法能治疗阴道上段和下段的紧缩，或者只改善下段阴道的紧缩。手术改善上段和下段阴道紧缩包括：切除阴道紧缩环或褶皱、阴道提升、Z-成形术、剩余皮肤移植，会阴或腹部的皮瓣。介入后再次紧缩的风险升高。因此，术后应该严格地进行扩张，在术后立刻开始进行。

一、切口

对于阴道紧缩最简单的治疗方法是在收缩瘢痕，或者褶皱上做一个中线切口。中线切口做好后，将阴道黏膜从瘢痕下面分离出来（图 63-1）。彻底切除多余的瘢痕组织，增加阴道和阴道口的直径。止血成功后，等待伤口二次愈合，阴道组织可能破坏或进展，无张力横向关闭切口（图 63-2）。当单独的中线切口横向闭合不充分的时候，需要一些纵向切口（图 63-3）。分离的纵向切口横向闭合动员周围的阴道组织，来保证足够的阴道前庭或阴道直径（图 63-4）。

图 63-5A 显示一个过分紧缩的阴道前后壁缝合术后阴道中部的紧缩环。狭窄的部位用 Hegar 扩张器从阴道下段到阴道上段进行扩张。当阴道被扩张至少 10 mm 时，在狭窄部位外侧沿着阴道轴做两侧的纵向切口（图 63-5B）。右侧的纤维条索被完全切除，一直分离到疏松结缔组织坐骨直间隙（图 63-5C）。一些外科医生喜欢将这个空间开放，另一些人则喜欢将其关闭，在横向和垂直于原切口的位置，3-0 可吸收缝线间断缝合。

二、Z-成形术

Z-成形术的技术包括两个相互交叉的三角瓣移植。可以是垂直的或横向的，取决于狭窄程度。狭窄的程度决定了切口皮瓣臂的长度和皮瓣角度。通常情况下，皮瓣是 2 cm 长，60°。通过增加角度获得额外的直径。中点或挛缩最严重的位置是确定的，做一个横切口（此切口成为 Z-成形术一个共用的边）。Z 的上臂延伸入阴道，下臂伸向会阴（图 63-6）。如果存在瘢痕组织，可能需要切除，用间断 3-0 或 4-0 可吸收缝合线将皮瓣重新对合（图 63-7）。

阴道出口的狭窄可能适合横向的 Z-成形术。这种技术会导致中线缝合线的缺失。阴道前庭的 4 点钟和 8 点钟位置重复皮瓣可使阴道前庭直径的增加（图 63-8）。必须小心接近切口的顶点，从而获得最大的横向直径。应修剪并使用可吸收缝合线"狗耳"，以产生平滑的组织（图 63-9）。

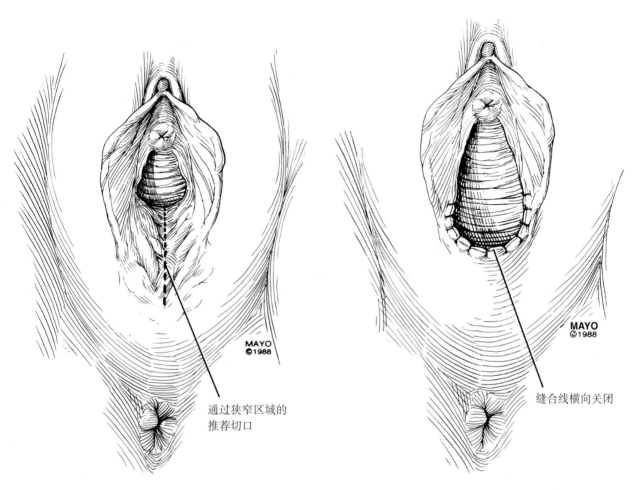

图63-1 做一个中线切口,阴道黏膜被广泛地分离开备用,根据需要切除下面的瘢痕组织(改编自:Lee RA: Atlas of Gynecologic Surgery. Philadelphia, WB Saunders, 1992. 在梅奥基金会许可应用于医学教育和研究的情况下使用)

图 63-2 为了增加阴道直径,最开始的纵向切口横向关闭(改编自:Lee RA: Atlas of Gynecologic Surgery. Philadelphia, WB Saunders, 1992. 在梅奥基金会许可应用于医学教育和研究的情况下使用)

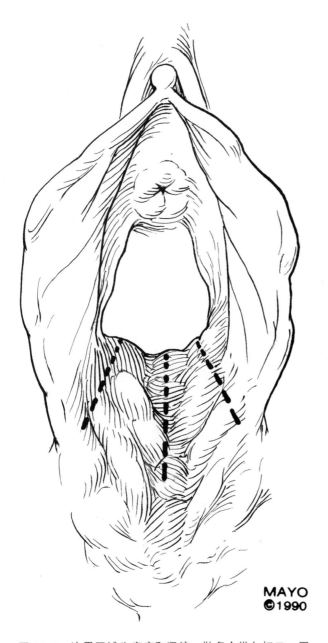

图 63-3　边界区域为瘢痕和紧缩，做多个纵向切口。周围组织分离备用，多余的瘢痕组织被切除（改编自：Lee RA: Atlas of Gynecologic Surgery. Philadelphia, WB Saunders, 1992. 在梅奥基金会许可应用于医学教育和研究的情况下使用）

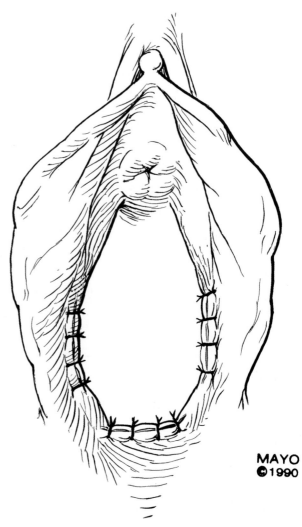

图 63-4　多个垂直的切口可以被转换成多个横向闭合的切口，这样可以增加狭窄区域的直径（改编自：Lee RA: Atlas of Gynecologic Surgery. Philadelphia, WB Saunders, 1992. 在梅奥基金会许可应用于医学教育和研究的情况下使用）

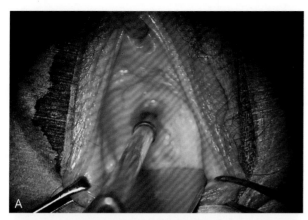

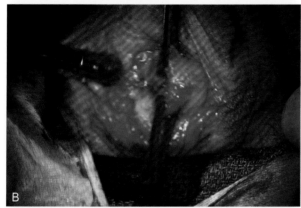

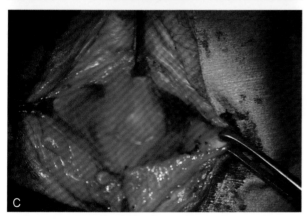

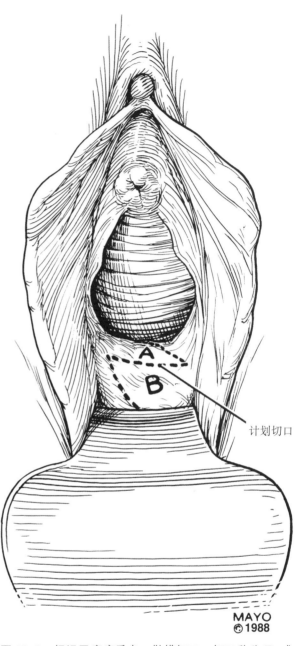

图 63-5　A. 过分紧缩的阴道前后壁缝合术后阴道中部的紧缩环。图片显示一个小开口内的 Hegar 扩张器。B. 由于在紧缩环的上面，阴道空间足够，在两边做松弛切口重新打开阴道。用 Allis 钳夹住紧缩环，为切口做准备。在 4 点钟和 7 点钟位置做切口。C. 沿切口继续切开，直到条索状组织被完全分开，遇到松散的网状组织。敞开切口，等待二次愈合

计划切口

图 63-6　标记了瘢痕重点，做横切口。切口称为 Z- 成形术的共用边。Z 形上臂延伸至阴道上部。Z 形上臂延伸至会阴体。狭窄区域决定了切口的长度和角度 (改编自：Lee RA: Atlas of Gynecologic Surgery. Philadelphia, WB Saunders, 1992. 在梅奥基金会许可应用于医学教育和研究的情况下使用)

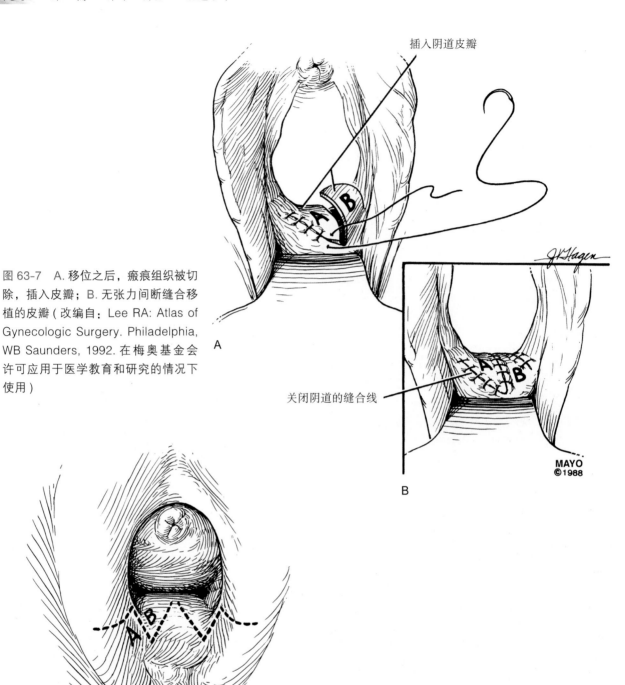

图 63-7　A. 移位之后，瘢痕组织被切除，插入皮瓣；B. 无张力间断缝合移植的皮瓣（改编自：Lee RA: Atlas of Gynecologic Surgery. Philadelphia, WB Saunders, 1992. 在梅奥基金会许可应用于医学教育和研究的情况下使用）

图 63-8　阴道前庭开口的任何一侧都可以做 Z- 成形术，两侧切开缝合，无中线缝合（改编自：Lee RA: Atlas of Gynecologic Surgery. Philadelphia, WB Saunders, 1992. 在梅奥基金会许可应用于医学教育和研究的情况下使用）

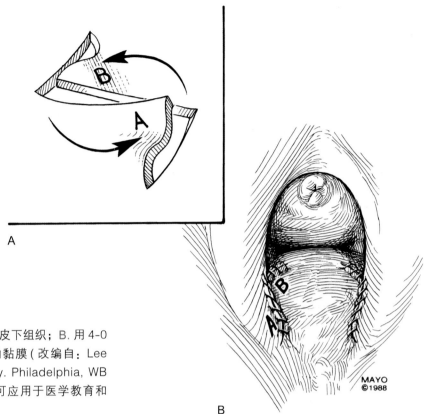

图 63-9　A. 切口做好后，逐一分离皮下组织；B. 用 4-0 延迟可吸收线间断缝合上面覆盖的黏膜（改编自：Lee RA: Atlas of Gynecologic Surgery. Philadelphia, WB Saunders, 1992. 在梅奥基金会许可应用于医学教育和研究的情况下使用）

三、游离皮肤移植物

全层的皮肤移植物可以用来修补阴道紧缩或阴道缩短。这些移植物与分层的皮肤移植不同，手术后阴道紧缩发生较少。全层皮肤移植物包括真皮和表皮层（移除所有的脂肪层），可以从身体上任意部位获取。在阴道紧缩区域行松弛切口，将移植无用可吸收缝线缝合在此处。在操作结束后应该用湿纱布填塞阴道至少 24 小时。

分层皮肤移植物往往耐受更好，因为和全层移植物比，需要的新生血管更少。往往在重建新阴道时使用（如 Mclndoe 手术治疗无阴道，详见第 62 章）。所有用于阴道重建的游离皮肤移植物都会发生挛缩。因此必须术后使用阴道模具，每日扩张维持阴道的深度和直径（图 63-10）。

四、异种移植物

异种移植物是非细胞胶原提取物，带或不带有多余的细胞外基质成分，非人体来源。它们的不同在于原料种类（牛科动物和猪）和获取部位（心包、真皮或小肠黏膜下层），以及在制作材料过程中是否使用化学交联。

异种移植材料包括 Surgisis，一种细胞外基质材料，来自于猪的小肠黏膜下层组织。它包括结构和功能蛋白，按照特定方向排布，直接帮助组织愈合或组织重塑。在患有腿部皮肤全层慢性溃疡和颗粒化的开放真皮伤口的患者中，Surgisis 已经成为分层皮肤移植物的替代材料。它有不同的大小和厚度。

我们使用 4 层 Surgisis 成功地构建了缝合组织引起狭窄和缩短情况下的阴道表皮或会阴皮肤。周围的阴道表皮下层被清除，将移植物平坦地放在阴道表皮的下面，然后缝合在此处（图 63-11）。移植物通常融合度良好，并且重新调整成与周围组织类似。它本质上是皮肤移植物的替代品。猪的小肠黏膜下层比猪的真皮层更适合用在表皮缺损的替换和修补。

五、会阴皮瓣

阴道前庭附近的横向收缩，或者阴道更远处的横向收缩可能都会导致性交困难或功能性阴道缩短。另外，炎症状态（如皮肤扁平苔藓、白塞病）可能会导致阴道闭塞。会阴皮瓣提供了一个大的带有血管的潜在组织来源，处理阴道紧缩或闭塞。

做一个切口，横贯整个阴道前庭和阴道瘢痕的纵轴（图 63-12）。分离这个区域，彻底打开紧缩。测量评估需要的皮瓣长度后，立刻制作一个铰链式的会阴皮瓣，位于大阴唇的侧面紧缩的一侧（图 63-13）。一个皮瓣的长度是皮瓣基底部宽度的几倍。皮下脂肪的一部分附带在皮瓣上，来提供血供，以及提供一个柔软的支撑，位于之前紧缩部位。皮瓣缝合进入阴道前庭内，用好的、可吸收的间断缝合线，并进行充分止血。一个引流管可以被放在皮瓣下面，通常 24~48 小时后取出（图 63-14）。

偶尔需要用双侧皮瓣（图 63-15）来充分地覆盖一个较大的的紧缩，或者一个完全闭合的阴道。可以调整阴道和前庭的直径和深度，使得没有任何紧缩带和瘢痕（图 63-16）。

图 63-17 显示一个因白塞病阴道闭塞的病例。之前的几个尝试治疗没有成功。在小心分离阴道后，4 点钟和 8 点钟位置做一无张力切口并测量，利用左边的会阴皮瓣（图 63-17A），缝合进入分离的区域（图 63-17B）。采用间断缝合皮瓣在此处，放置引流装置。然后测量右边，利用右边的会阴皮瓣（图 63-17C）。再次，间断缝合把皮瓣缝合到此处（图 63-17D）。Deaver 和直角 Heaney 拉钩被用来显露阴道顶端和缝合最接近的间断缝合线（图 63-17E）。腹股沟周围的皮肤分离后可行无张力缝合（把患者的下肢从截石位放下可能有助于此操作）。腹股沟的切口分两层闭合：第一层皮下间断缝合减小张力，第二层皮下缝合对合皮肤伤口（图 63-17F）。冰敷减轻肿胀，同时留置 Foley 导尿管。

六、腹部皮瓣

当其他更传统的方法失败，或者病情决定必须使用一个新的组织材料，可选腹部皮瓣。腹部皮瓣经常被使用在其他手术操作中，例如乳房重建，腹部皮瓣也同样可以用在妇科的重建手术中。垂直的腹直肌皮肌的皮瓣和平行腹直肌皮肌的皮瓣可以用于此前阴道紧缩术失败的患者，还可以用在具有妇科恶性疾病的患者身上。

图 63-18 展示说明一个垂直腹直肌皮肌的皮瓣的使用。这位患者在年轻时候进行了会阴横纹肌肉瘤根治性切除术。后来数次手术未能创建一个有功能的阴道。图 63-18A 显示一个多次手术后的会阴和一个 S 形重塑阴道，随着时间的推移，狭窄逐渐加重。（应用双侧的阴唇皮瓣和 Singapore 皮瓣手术失败）。计划手术切口位置的时候，术前做好标记（图 63-18B）。进行 S 形的阴道重塑，从顶端分离阴道（图 63-18C）。S 形重塑的阴道外翻（图 63-18D）并在会阴处离体（图 63-18E）。左边的腹直肌皮瓣、皮肤和脂肪组织（如垂直腹直肌皮肌的皮瓣）被分离（图 63-18F），满足上游的血供，同时提供下游的血供（如下游的上腹部动脉）。以螺旋方式放置皮瓣，用延迟可吸收线间断、连续缝合（图 63-18G 和图 63-18H），主要使用延迟可吸收线间断缝合至会阴上（重塑阴道的容积是重塑阴道过程中具有挑战性的一步）。修补筋膜的缺损可直接缝合，或者使用移植物闭合（图 63-18I）。

腹部皮瓣进行阴道重塑的优势包括尺寸大，血供丰富，一般不受组织来源的干扰，不需要术后扩张。缺点包括有部分移植皮瓣坏死的潜在可能，这可能需要进一步进行手术治疗和移植。另外，这些组织皮瓣往往体积较大（取决于患者的体型），插入膀胱和直肠之间，接近会阴较困难。

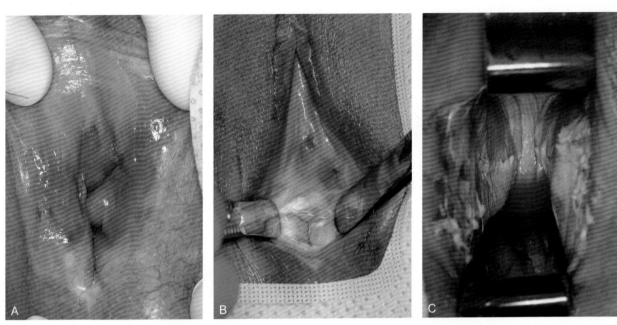

图 63-10　A. 该患者阴道完全闭塞，病因是潜在的扁平苔藓，因阴道紧缩行过 5 次手术；B. 在应用几个月的类固醇和甲氨蝶呤后，组织看起来有明显好转；C. 在组织分离 8 天后，放置了一个分开皮肤的移植物，如图所示为暂时移除阴道模具后，可以看到形成了令人满意的深度和直径

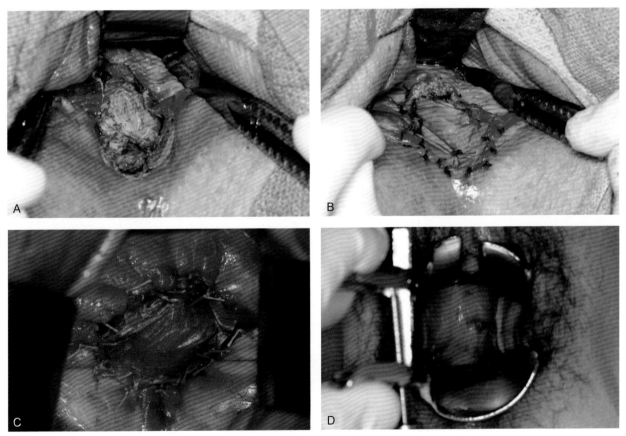

图 63-11　图片显示使用 4 层血管外基质材料 (Surgisis) 来替代表皮，在阴道和会阴重塑后。A. 因性交困难而行阴道网片切除后的阴道后壁外侧端和会阴体大的缺失；B. 移植补片缝合；C. 切除阴道顶端有疼痛感的瘢痕，缺陷用移植片补充；D. 6 周后的阴道顶端

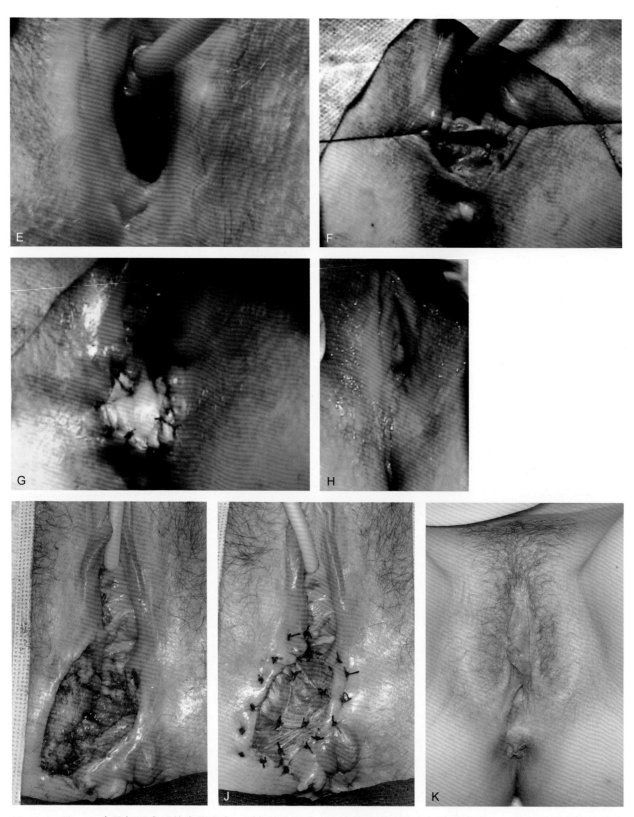

图 63-11 续   E. 会阴切开术后的会阴瘢痕，引起性交困难；F. 大的会阴缺陷在切除瘢痕后；G. 移植片缝合到此处来补上缺损；H. 手术后 6 周的会阴；I. 右前侧外阴切开；J. 局部覆盖移植补片；K. 手术后 9 周

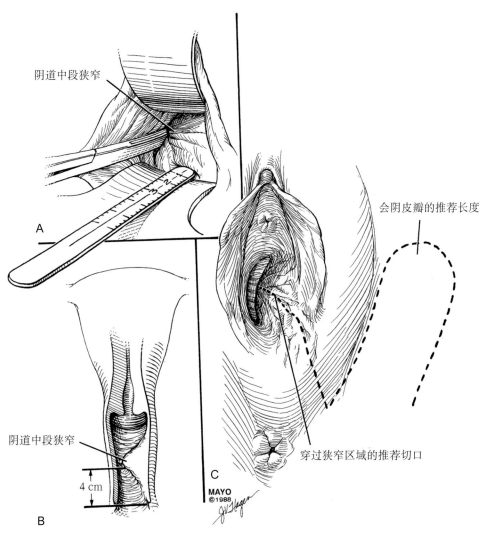

图 63-12　A. 用于确定狭窄区域需要一把尺和一个组织弯钳，并估算移植范围；B. 纵向视图中，一个狭窄的半阴道挛缩，显示出阴道上段和下段间厚的瘢痕和狭窄通道；C. 建议的切口和会阴皮瓣。从阴道进入切开，穿过缩窄部位。瘢痕被切开并完全被切除，周围的组织被充分的调动起来为阴道皮瓣做准备。阴道挛缩的大小和程度决定了所需会阴皮瓣的大小（改编自：Lee RA: Atlas of Gynecologic Surgery. Philadelphia, WB Saunders, 1992. 在梅奥基金会许可应用于医学教育和研究的情况下使用）

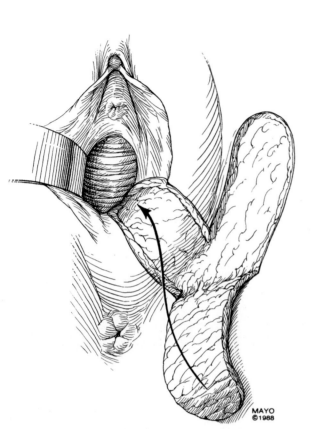

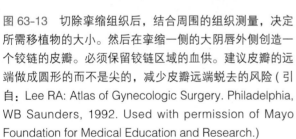

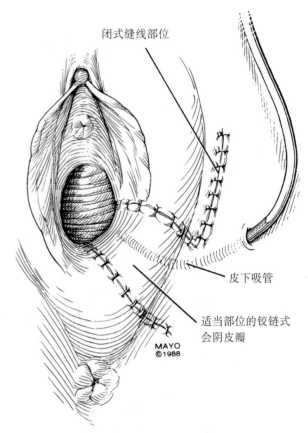

闭式缝线部位

皮下吸管

适当部位的铰链式
会阴皮瓣

图 63-13　切除挛缩组织后，结合周围的组织测量，决定
所需移植物的大小。然后在挛缩一侧的大阴唇外侧创造一
个铰链的皮瓣。必须保留铰链区域的血供。建议皮瓣的远
端做成圆形的而不是尖的，减少皮瓣远端蜕去的风险（引
自：Lee RA: Atlas of Gynecologic Surgery. Philadelphia,
WB Saunders, 1992. Used with permission of Mayo
Foundation for Medical Education and Research.)

图 63-14　将引流管放置在伤口床，横向向外延伸。将皮
瓣旋转后置于缺损部位，间断缝合。第一针将皮瓣固定在
阴道顶端，然后朝着阴道入口缝合，注意对称性。大阴
唇外侧的皮瓣在移动后要保证最终组织缝合后无张力（引
自：Lee RA: Atlas of Gynecologic Surgery. Philadelphia,
WB Saunders, 1992. Used with permission of Mayo
Foundation for Medical Education and Research.)

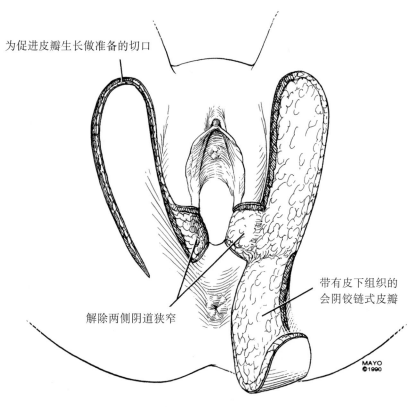

为促进皮瓣生长做准备的切口

带有皮下组织的
会阴铰链式皮瓣

解除两侧阴道狭窄

图 63-15　当遇到周围的组织收缩或阴道闭塞时，需要双侧的会阴皮瓣（改编自：Lee RA: Atlas of Gynecologic Surgery. Philadelphia, WB Saunders, 1992. 在梅奥基金会许可应用于医学教育和研究的情况下使用）

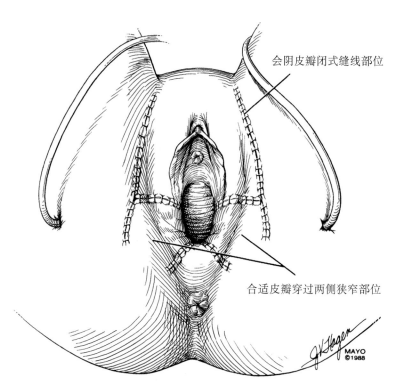

会阴皮瓣闭式缝线部位

合适皮瓣穿过两侧狭窄部位

图 63-16　双侧的会阴皮瓣能够形成一个有功能的阴道。需要认真止血。要确保移植物足够长及无张力缝合，建议获取的移植物约比阴道切口长 1 cm（改编自：Lee RA: Atlas of Gynecologic Surgery. Philadelphia, WB Saunders, 1992. 在梅奥基金会许可应用于医学教育和研究的情况下使用）

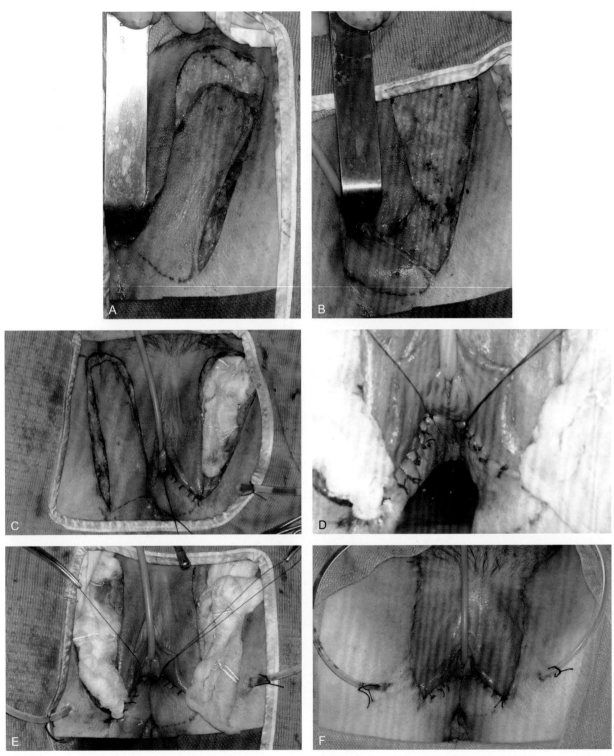

图 63-17　一名白塞病阴道闭塞患者的双侧会阴皮瓣。该患者之前进行了 2 次阴道分离术，但术后阴道很快再次紧缩。该患者目前白塞病病情已经充分控制，且患者需要一个有功能的阴道，加之多次手术失败，故建议使用双侧会阴皮瓣进行重建。A. 阴道切开完成后，测量所需移植片的大小。移动左侧会阴皮瓣，宽基底的铰链保证充分血供，皮瓣顶端为圆形。B. 将左侧会阴皮瓣旋转进入缺损部位，间断缝合。C. 左侧的会阴皮瓣缝合完成后，切开右侧皮瓣，进行对合，操作同左侧。D. 皮瓣间断缝合从阴道顶端开始向阴道口进行，保证对称和无张力。E. 缝合皮瓣后，移动大阴唇切口外侧的组织，通常外侧组织的移动范围要大于内侧组织，避免影响周围阴唇和会阴前庭组织。F. 第一层间断缝合对合外侧切口的皮下组织，这层缝合可以帮助减少皮肤对合时的张力。然后用延迟可吸收线皮内缝合皮肤。用 Foley 导尿管置于此处来排净膀胱，放置冰块减少水肿。会阴皮瓣的组织水肿并不少见，注意监测皮瓣缺血情况

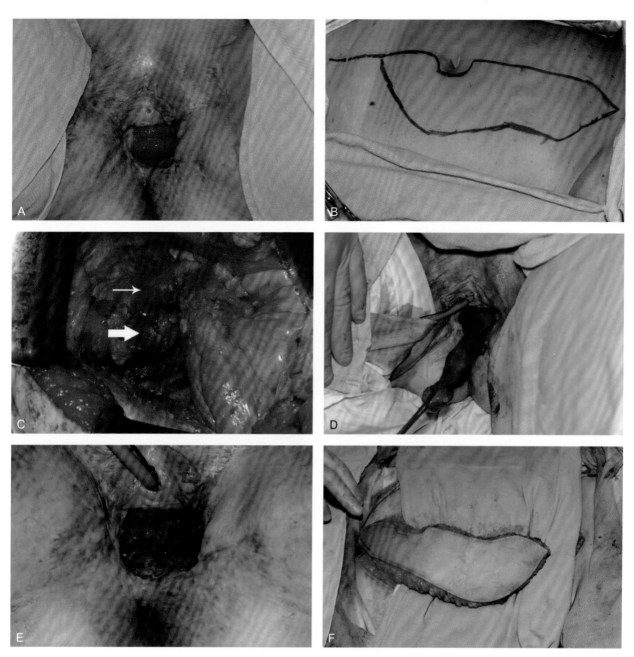

图 63-18　用垂直腹直肌肌皮的皮瓣行阴道重塑。该患者在年轻时行了会阴横纹肌肉瘤根治性切除，后盆腔放疗。阴道挛缩和阴道积血进行性加重。她最终进行了子宫切除术，双侧会阴皮瓣、双侧 Singapore 皮瓣重建，最终重建了一个 S 形阴道，而后发生了阴道紧缩。A. 会阴区显示之前手术和盆腔放疗后形成的大范围瘢痕，由于长时间放疗，S 形阴道的黏膜发红；B. 标记左腹直肌待后续取用；C. S 形新阴道中有一个透明的模具（粗箭头），阴道狭窄，移动至左侧盆壁，临近直肠（细箭头）；D. 在腹腔分离 S 形新阴道后，将其从阴道翻出并切除；E. 锐性分离、电凝，将 S 形阴道同膀胱、尿道和直肠上分离出来。术前放置左侧输尿管支架，帮助术中辨别左侧输尿管；F. 分离左侧垂直腹直肌肌皮皮瓣，阻断丰富的血供

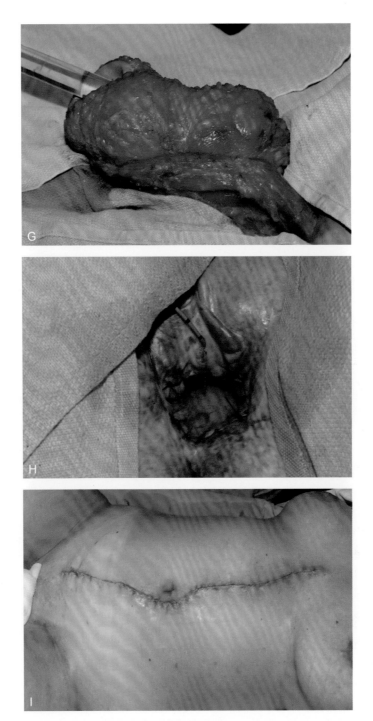

图 63-18 续 　G.垂直腹直肌肌皮的皮瓣以螺旋的方式卷起来重建一个阴道，皮肤边缘用可吸收线间断、连续缝合；H.垂直腹直肌肌皮的皮瓣阴道被旋转进入盆腔，用间断缝合线缝合到会阴；I.筋膜的边缘对合后，关闭皮肤，留下腹部一条垂直中线长瘢痕

（程文瑾　曹婷婷　安　方　译　孙秀丽　校）

第 64 章

阴道切除术

Michael S. Baggish

部分或全部阴道切除术主要用于阴道脱垂的治疗。在进行阴道切除术前需进行细胞学检查，除外阴道及相关的非典型或癌前病变。阴道上皮内瘤样病变或许与宫颈上皮内瘤样病变及外阴上皮内瘤样病变共存。事实上阴道切除术也可用于治疗尖锐湿疣。阴道切除术的治疗目的存在于两方面：①切除病灶；②保留结构功能。第二个目的意味着需要在术后保留阴道的柔顺性、适当的宽度及适当的长度。阴道切除术后导致阴道变形及性交困难的最重要的因素是瘢痕形成。正如第 50 章所提到的，阴道周围的器官在术后进一步贴近阴道黏膜 (2～4 mm)。阴道本身结构简单，其前后壁在体内相互紧贴并形成潜在的腔隙。阴道下段与外阴相邻，上段与子宫相续，与子宫的支持组织毗邻。阴道与肛提肌相接，并形成完整的结缔组织支撑盆底器官（盆膈）。周围松散的组织连接允许各个固定点的移动及弹性。在盆腔前方，阴道前壁、膀胱和尿道相邻。同样，在盆腔后方，直肠与阴道后壁相邻。按照组织结构共同的定义来看，阴道就是一个存在皱褶，少量肌肉组织，以及血供丰富的管腔。

上皮内瘤样病变是指阴道壁横断面上超过 1 mm 的宽度内缺乏腺体分布。更深地切除阴道来治疗疾病并不能增加治愈率，反而可能对术后功能的恢复产生不良影响。不幸的是，阴道上皮内瘤样病变的病灶通常是多部位的，然而，为了降低手术残留及术后复发的概率，在肉眼病灶边缘更远处切除是非常必要的。因此将阴道分为三段，并切除最少 1/3 段或最多的 3 段阴道，即全阴道切除。

一、手术切除

由于阴道血供丰富，尤其是尿道下方及阴道前庭，当切除该部分阴道组织时，会引起快速的出血。通常出血来源于组织结构内的血管窦或海绵状血管腔隙。这些部位的出血以局部缝合止血效果较好，而非填塞压迫。如果需要切除阴道黏膜下组织，那么需要在阴道手术前切除足够厚度的阴道壁组织（图 64-1）。经阴道手术前应该行阴道镜检查了解阴道壁及宫颈的情况，并绘制病损区域的范围（图 64-2A 和 B）。

1 ∶ 100 的生理盐水垂体后叶素液体注入阴道黏膜下，这样有利于止血和分清楚解剖层次（图 64-3A 和 B）。沿阴道横轴切开阴道前后壁黏膜，分别自阴道中线向两侧分离阴道壁黏膜下组织（图 64-4）。解剖显微镜（阴道镜）可以提供很好的光源，并且具有放大作用，可用于术中观察。史蒂文斯切腱剪适合做此类组织分离（图 64-5）。分离阴道侧壁至两侧凹槽，使阴道壁呈现为"H"形，剥离的前后阴道壁组织皮瓣分别位于左、右侧阴道壁。在左、右两侧侧沟之间为肛提肌组织。肌肉组织的表面覆盖脂肪组织，其内通过血管、淋巴管及神经。自肛提肌两侧盆壁附着处分离阴道壁前层（保留完好的黏膜下组织）（图 64-6）。分离的阴道前后壁在两侧阴道侧壁侧沟汇合，切除阴道壁（图 64-7 和图 64-8）。分离阴道穹窿时需小心勿损伤输尿管，输尿管位置毗邻阴道前穹窿及阴道前侧穹窿。

根据切除的阴道壁组织的大小，缝合阴道壁切缘，或者植入替代物。一般来说，如果大量切除阴道壁组织可能导致狭窄的话，可选择植入替代物。切除阴道壁后需要闭合阴道黏膜下组织，尤其是缝线张力大的时候。

通常选择臀部或大腿分层皮肤作为填充阴道的替代组织。需要测量阴道缺损区的大小以决定切取足够的移植物用以完成阴道切除术。使用盐水浸泡的海绵辊取下移植组织，然后生理盐水浸泡，覆盖于创面（图 64-9）。用 4-0 薇乔线缝合移植组织，创面用细网格纱布覆盖（图 64-10）。大腿或臀部的移植区创面使用聚氨酯敷料。显然，移植物移植入手术创面前需严密止血。同时手术创面尽量避免手术电刀止血，因为电刀加重局部组织损伤，增加组织感染风险。相反，出血区域应该反复冲洗干净并采用可吸收线缝合止血（比如 3-0 或 4-0 薇乔线）（图 64-11）。

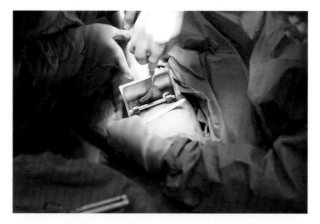

图 64-1　阴道上 1/3 及中 1/3 切除术或阴道部分切除术前准备，从大腿取分层皮肤作为移植物

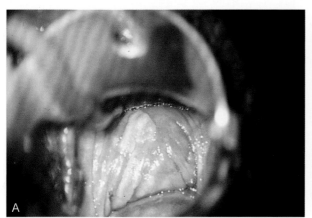

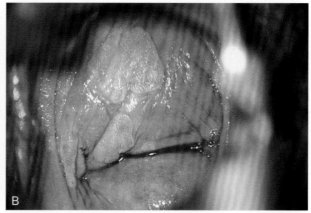

图 64-2　A. 阴道上皮内瘤变病变位于阴道前壁和侧壁，切除病变部位；B. 近距离观察 A 图所示的阴道内瘤样病变区域

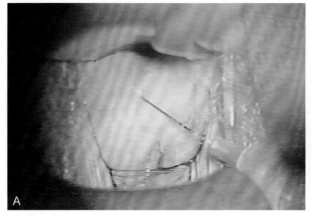

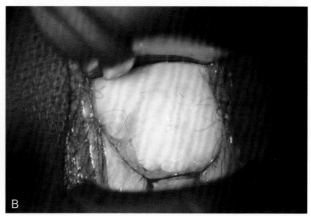

图 64-3　A. 1:100 的生理盐水垂体后叶素液体注入拟手术区域的阴道黏膜下。垂体后叶素能够减少局部出血，生理盐水有助于分清楚层次，确定阴道切除层次。B. 阴道黏膜下注入垂体后叶素后极度膨胀，同时能更清晰地显示病变部位，明确病变边缘

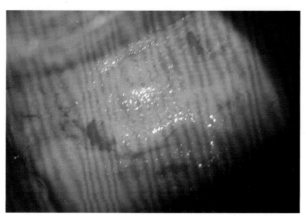

图 64-4 在肉眼病变区域外 3 mm 确定切除范围

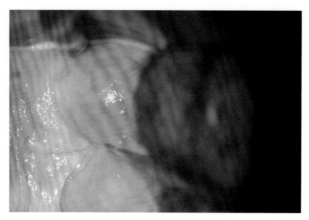

图 64-5 使用史蒂文斯切腱剪，在病变区域远端边缘外侧开始切除阴道壁组织，在解剖显微镜下进行分离

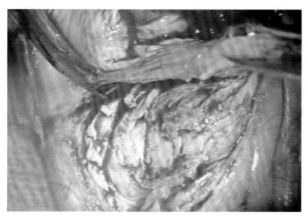

图 64-6 从阴道上皮基底层上方切除阴道上皮全层组织。事实上，由于阴道上皮脚会伸展入阴道上皮基底层，因此需要切除一部分阴道上皮基底层

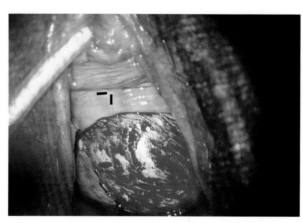

图 64-7 切除阴道前壁大部分组织后可见黏膜下组织。黑色标记指示位于膀胱颈（膀胱尿道连接部）下方的阴道前壁

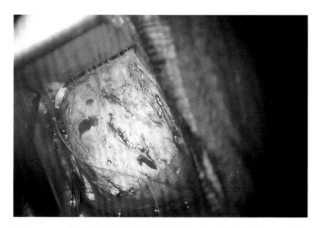

图 64-8 先缝合阴道侧壁以关闭切除后的缺损。因为缝合阴道前壁后会使阴道缩窄，失去缝合空间

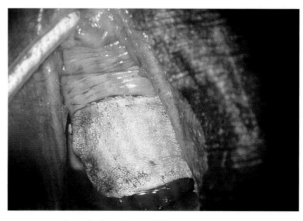

图 64-9 将分离皮瓣放置于缺损区，从头端膀胱尿道连接部至阴道前壁穹窿展开

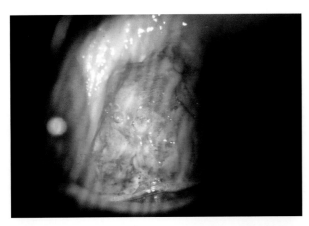

图 64-10 不要使用电刀止血，应采用 4-0 薇乔线缝合止血

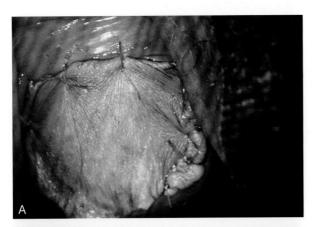

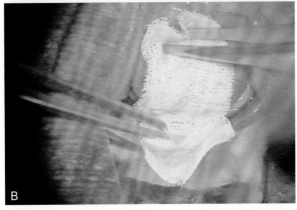

图 64-11 A. 将移植皮瓣伸展开缝合于止血彻底的阴道创面上；B. 细网格敷料覆盖于移植物表面

二、二氧化碳激光

唯一能用于治疗阴道疾病的激光是二氧化碳激光，通过显微镜和显微操作仪进行输出二氧化碳激光。该消融技术通过控制适当的激光斑块大小来避免切除过深导致穿透或穿孔，通过超速脉冲避免过度热传导。调整功率使激光束穿透深度不超过 1 mm。

典型的阴道上皮内瘤变表现为阴道黏膜局部呈现白色、扁平、疣状病损（图 64-12）。瘤变区域与正常组织分界清楚（可表现为多中心性）（图 64-13）。进行治疗前，需进行多点活检以明确病变性质为上皮内瘤变（如明确病变范围）。进行消融手术时，不能使用垂体后叶素。激光汽化区域要超过事先阴道镜描绘的病变边缘（图 64-14）。沿需切除阴道壁边界打出激光斑点，然后连接激光斑点，这样可以清楚地将需要汽化的区域定位（图 64-15）。下一步，将激光斑点直径扩大至 2.5 mm，在区域内阴道壁组织汽化（图 64-16）。功率设置范围在 15～40 W，具体设置参数取决于手术医生的技术，以及使用激光的经验。治疗目标是汽化组织深度不超过 1 mm。使用 4% 的醋酸冲洗创面（图 64-17）。如果需要汽化阴道穹隆，则需用钛钩拉起宫颈，以显露深处阴道壁（图 64-18A～C）。

对于既往子宫切除术的患者，其阴道壁上 1/3 阴道上皮内瘤变，那么阴道穹隆必须切除方能有效治疗疾病。阴道穹隆病变有发展成浸润性疾病的高风险。因此，在治疗前及手术中，尤其需要注意。穹隆和隧道必须多点活检和绘图。在治疗过程中，阴道穹隆深处（隧道）必须使用钛钩将其拉下，显露清楚后进行汽化（图 64-19A 和 B）。术后，阴道壁组织可能粘连，因此必须使用阴道膏剂涂抹以使其分离，可以每天 1 次或 2 次。可以使用磺胺类阴道膏剂或克林霉素磷酸酯阴道膏剂。

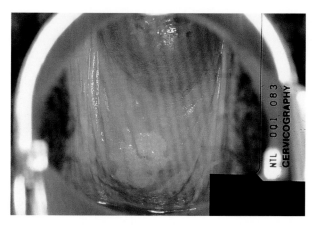

图 64-12　阴道后壁可见广泛的白色、尖锐湿疣病变，为阴道上皮内瘤变的典型表现

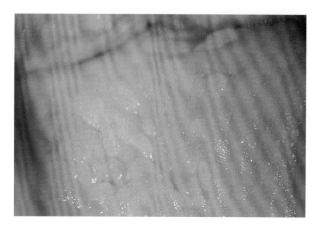

图 64-13　放大后的病变多中心特点

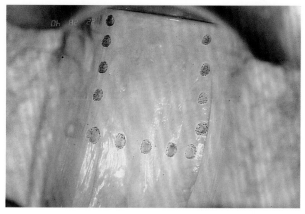

图 64-14　（手术显微镜放大 2 倍）降低二氧化碳激光密度，通过汽化斑点描绘病变边界

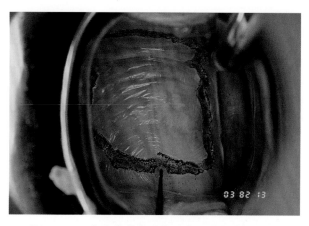

图 64-15　将汽化斑点连接成线，进行浅层切除

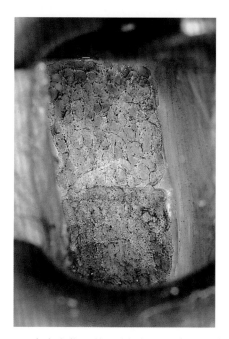

图 64-16　完全汽化阴道后壁组织，深度不超过 1 mm

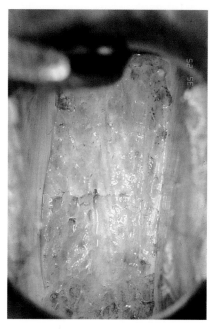

图 64-17　脉冲激光产生最少量的炭化组织。激光创面产生的碎片使用氯化钠溶液采集

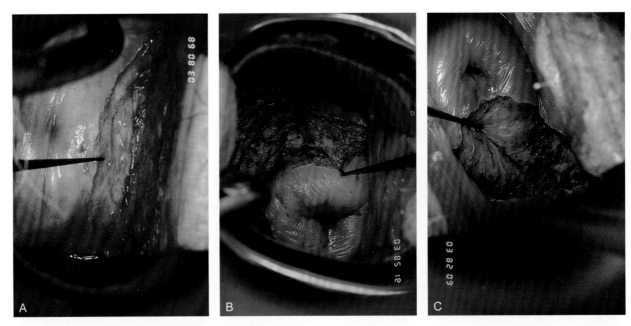

图 64-18　A. 使用钛钩牵拉宫颈显露阴道侧穹窿。汽化侧穹窿。B. 将宫颈向后下牵拉，显露阴道前穹窿，汽化前穹窿。C. 将宫劲向前下牵拉，显露阴道后穹窿，汽化后穹窿

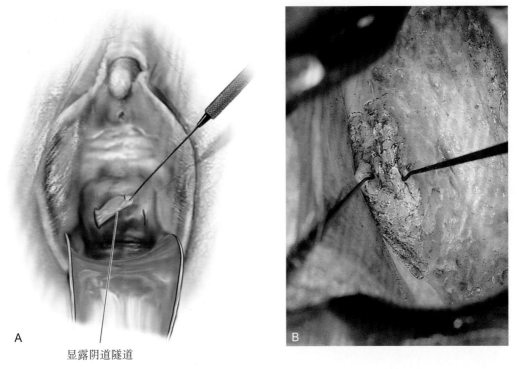

显露阴道隧道

图 64-19　A. 治疗子宫切除术后的阴道上皮内瘤变时显露阴道断端的隧道，并汽化隧道内阴道壁组织；B. 使用两个钛钩显露阴道壁隧道。隧道内阴道壁组织已被激光汽化

（曹婷婷　译　孙秀丽　王世军　校）

第十二部分

外阴及会阴部手术

第 65 章

外阴及会阴的解剖

Michael S. Baggish

女性的外生殖器与男性外生殖器在结构上是同源的。区别在于：前者未融合，而后者融合。

大阴唇与阴囊同源、小阴唇与阴茎和阴囊的中线同源。阴蒂头、阴蒂体、阴蒂脚与阴茎相应部分直接同源。阴蒂包皮与阴茎包皮起源相似。

大阴唇由皮肤及其附属器官（毛囊、皮脂腺及汗腺）组成，由皮下脂肪组织堆积在外阴两侧形成突起（图 65-1A 和 B，图 65-2）。随着年龄的增长，脂肪组织逐渐萎缩，大阴唇逐渐减小。阴部动脉浅支提供大阴唇血供。阴部神经、髂腹股沟神经、生殖股神经和股外侧皮神经支配相应部位（图 65-3A~E）。

小阴唇参与阴蒂系带和阴蒂包皮的构成（图 65-4A 和 B）。这些结构不含毛囊，但富含皮脂腺和汗腺。小阴唇中富含特异适应性大汗腺和顶浆腺体，这些腺体同样存在于会阴和肛周皮肤。

外阴前庭由阴蒂系带、小阴唇内侧、舟状窝及后联合构成（图 65-1B 至图 65-5A）。尿道外口和阴道开口于前庭。处女膜环组成阴道开口，同时参与前庭后部的构成（图 65-5B）。此外，若干黏液性腺体开口于前庭 [巴氏腺(前庭大腺)、前庭小腺、斯基恩管、尿道旁腺]。

外生殖器下方（尾部），介于肛门与大阴唇后联合和后联合之间（图 65-6）的平坦区域可认为是会阴部。"会阴"的另一种定义是从阴阜到肛门，以及臀部内侧和两股连接处的全部组织。肛周皮肤及肛门构成部分会阴，与外阴其他部分很相似（图 65-7）。

自阴阜沿顶端起，沿左（右）大阴唇间的间隙，至肛周皮肤前的会阴部，切除上层覆盖组织显露下层解剖结构。自中间向一侧切除上层覆盖组织，并向旁侧掀开（图 65-8）。大阴唇 95% 的皮下组织为脂肪，其中穿行浅层血管和神经（阴部及阴部内分支）（图 65-9）。大量压缩的脂肪组织局限于泌尿生殖膈菲薄的肌肉下。这就是 Colles 筋膜，用手指可以轻易地将其向上分离，越过耻骨联合及腹股沟韧带，到达前腹壁 Scarpa 筋膜。外阴皮肤下，处女膜环外侧的是球海绵体肌（图 65-10A 和 B）。同大多数解剖教科书中的示意图相比，活体解剖所见的此肌肉更加菲薄（图 65-11A~C）。会阴浅横肌（自球海绵体肌延续，终止于坐骨结节）也是如此（图 65-12A 和 B）。位于会阴浅横肌下方，其内多分隔，并且充满脂肪。坐骨直肠窝中央毗邻肛管及直肠（图 65-13A~F）。肛提肌下行并穿过坐骨直肠窝，到达肛门外括约肌和直肠（图 65-14A~C）。坐骨海绵体肌直接附着于坐骨前支，部分叠压在阴蒂脚上。与阴蒂脚相比，坐骨海绵体肌显得较小（图 65-15）。阴蒂脚、前庭球和阴蒂体由硬膜包裹。硬膜紧密附着在海绵体脉管结构上，构成生殖球、阴蒂和海绵体（图 65-16）。事实上，深层筋膜像是一个血管湖，上述海绵状血管结构是最明显的结构。由于静脉窦充满静脉血，海绵体结构呈淡蓝色（图 65-17A 和 B）。生殖球靠近阴道侧壁，其中密布海绵体和静脉窦，呈蜂窝状。肛提肌组成筋膜肌肉复合结构，位于生殖球侧界、耻骨与坐骨之间（图 65-18）。类似的，源于前庭球的海绵体组织呈雨伞样覆盖尿道（图 65-19A 和 B）。尿道、阴道和海绵体结构在尿道膀胱连接处紧密相邻（图 65-20）。

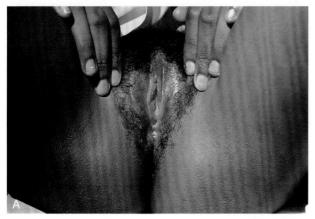

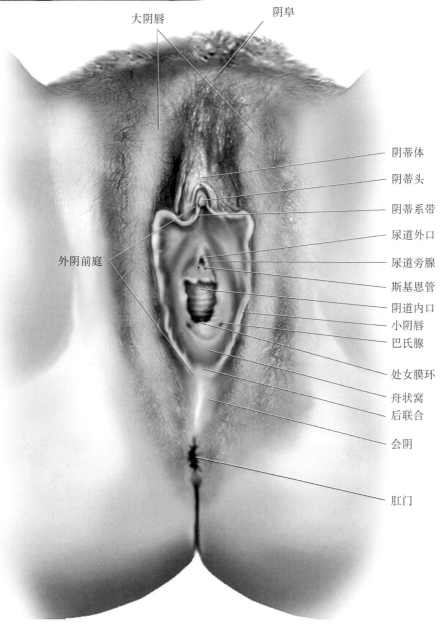

大阴唇　　　　阴阜

阴蒂体

阴蒂头

阴蒂系带

尿道外口

尿道旁腺

斯基恩管

阴道内口

小阴唇

巴氏腺

处女膜环

舟状窝

后联合

会阴

肛门

外阴前庭

图 65-1　A. 外阴两侧突起构成大阴唇。突起由脂肪沉淀在皮肤和 Colles 筋膜间形成。阴毛所覆盖的区域富含毛囊、皮脂腺及汗腺。B. 此全景图详细展示了外阴的外部，其组成包括：阴阜（前），大阴唇（中），会阴（后）。内部构成包括：小阴唇、前庭、处女膜环、阴蒂头、阴蒂脚。阴蒂体位于阴蒂头深面，借助韧带与耻骨联合相连

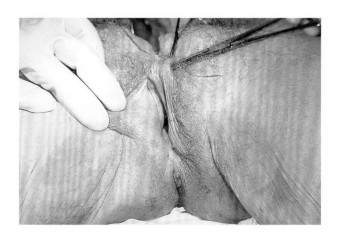

图 65-2　新鲜的尸体标本可见：绝经后脂肪组织转移和
退化，造成大阴唇萎缩

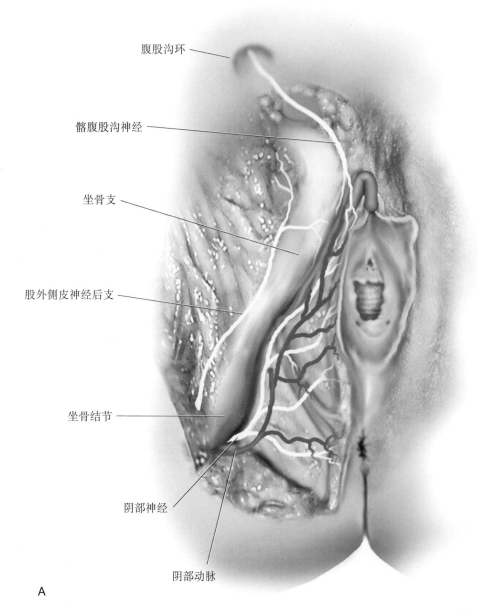

腹股沟环

髂腹股沟神经

坐骨支

股外侧皮神经后支

坐骨结节

阴部神经

阴部动脉

A

图 65-3　A. 外阴血供源于阴部内动脉（会阴支）。神经支配起自阴部神经，自阿尔克管，从坐骨结节下穿出。股外侧
皮神经后支、髂腹股沟神经及生殖股神经支配会阴相应部分

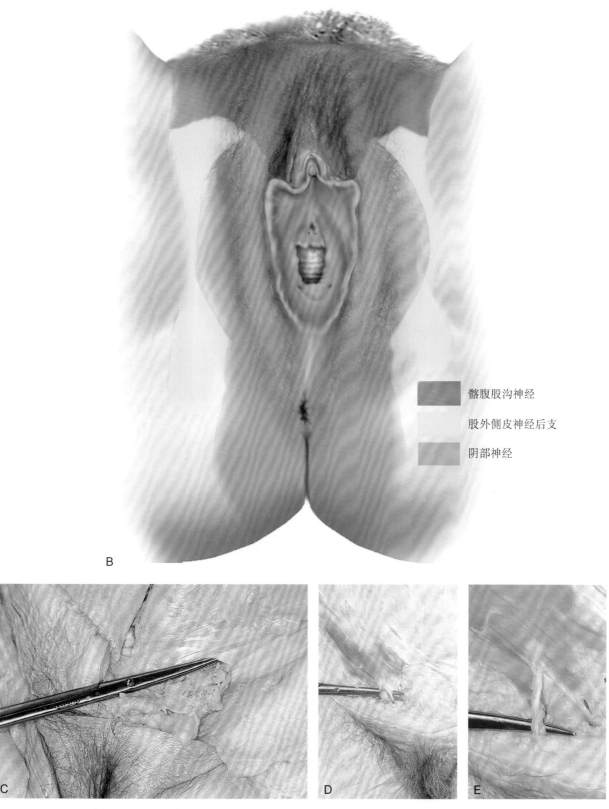

髂腹股沟神经

股外侧皮神经后支

阴部神经

图 65-3 续　B. 图中粉色区域（阴阜、大阴唇上部）由髂腹股沟神经和生殖股神经支配；黄色脚状区域由股外侧皮神经后支支配；外阴其余区域和会阴皮肤由阴部神经支配。C. 剪刀尖端所指部位为腹股沟外环。生殖股神经（生殖神经分支）和髂腹股沟神经与圆韧带伴行，穿行在脂肪中。圆韧带延伸至大阴唇。此图中腹股沟外环因脂肪从其中脱出而呈凸起状。D. 剪刀在圆韧带下方张开。圆韧带穿行于阴阜脂肪中，终止于大阴唇脂肪。E. 髂腹股沟神经可从圆韧带及其周围脂肪组织中游离。其神经分支支配阴阜皮肤和大阴唇上部

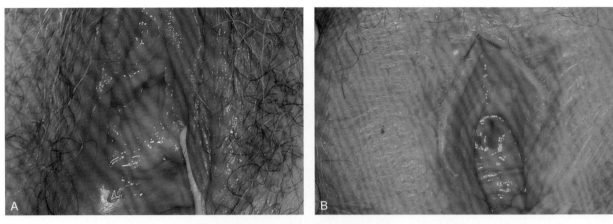

图 65-4　A. 小阴唇覆盖前庭。其表面皮肤细腻无毛，富含神经末梢和血供，与大阴唇相比对触觉更敏感。B. 小阴唇参与阴蒂系带和阴蒂脚的构成。阴唇汇合在阴蒂头下方（后方），构成前庭上界。注意尿道外口开口于前庭

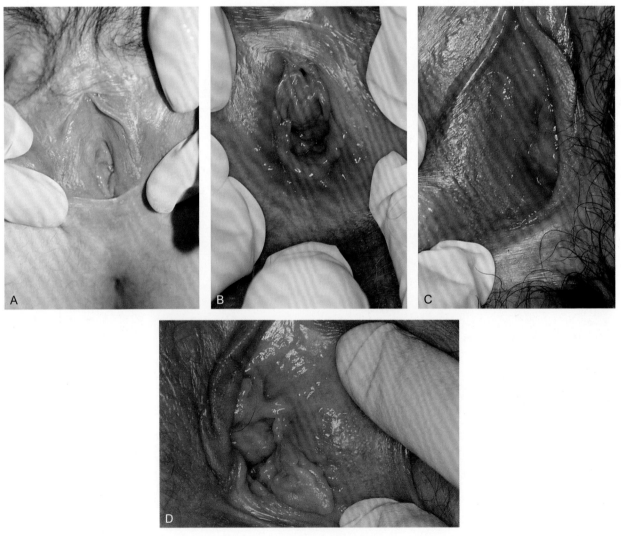

图 65-5　A. 前庭的前界为小阴唇汇合处和阴蒂包皮，侧界为小阴唇内侧面，后界为舟状窝，后联合（图 65-1B 中亦可见）；B. 处女膜环位于尿道旁区域的下方及舟状窝上方，成为前庭和阴道口的分界；C. 副尿道腺管口隆起于尿道开口两侧（图 65-1B 中亦可见）；D. 处女膜的下端侧方可见左侧巴氏腺开口。腺体距皮肤表面约 12 mm，在腺管开口后侧方

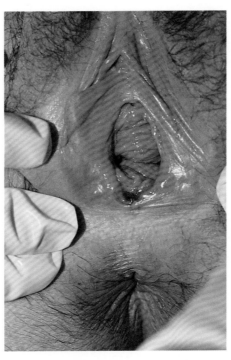

图 65-6 会阴是外阴的构成部分，位于后联合与肛周皮肤间。皮肤深处为"会阴体"和肛门外括约肌

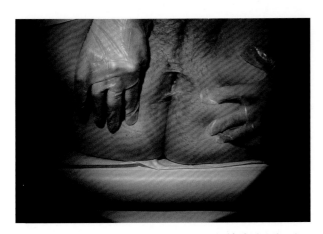

图 65-7 会阴皮肤紧邻肛门，如果不保持清洁和相对干燥，就容易被排泄物污染而引起炎症。此处皮肤色素沉着比周围皮肤重

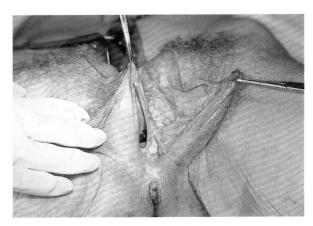

图 65-8 自左侧大阴唇皮肤切除上层覆盖结构。可见下方 95% 成分是脂肪，切口底部显而易见的白膜是 Colles 筋膜

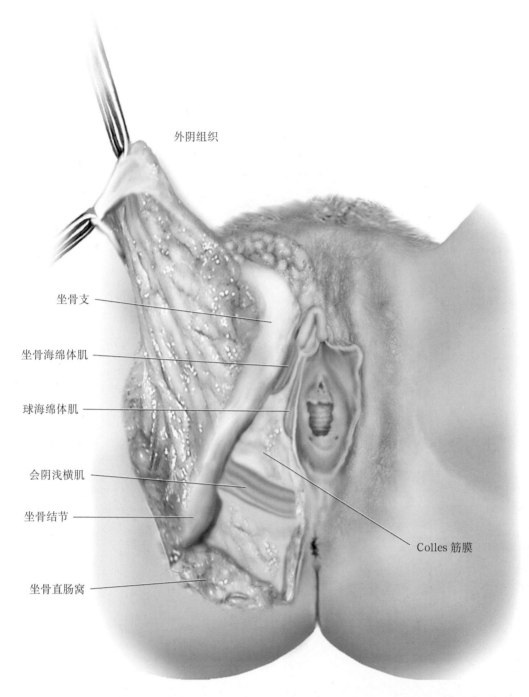

外阴组织

坐骨支

坐骨海绵体肌

球海绵体肌

会阴浅横肌

坐骨结节

坐骨直肠窝

Colles 筋膜

图 65-9　筋膜已从 3 块会阴浅表肌肉切除。在尸体解剖时发现这些肌肉结构十分菲薄，如图所示。在肌肉表面及肌肉之间是坚韧的 Colles 筋膜。有些研究者认为在 Colles 筋膜下方还存在其他筋膜，但作者并未发现其他独立完整的筋膜存在

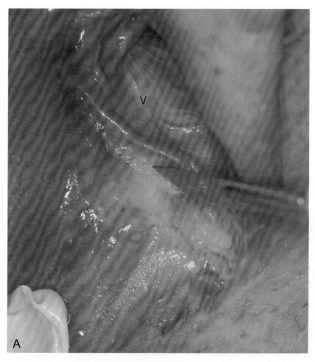

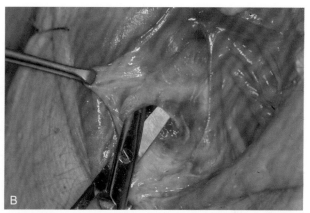

图 65-10　A. 紧邻处女膜环侧方做一切口。白色筋膜即为 Colles 筋膜，切口内侧为阴道 (V)；B. 切除 Colles 筋膜，游离球海绵体肌

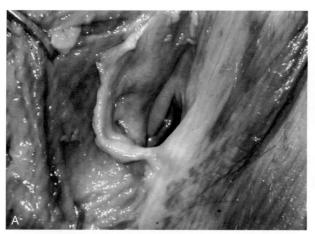

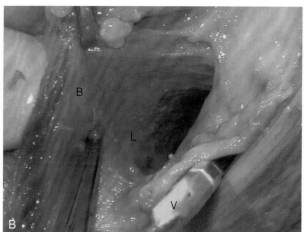

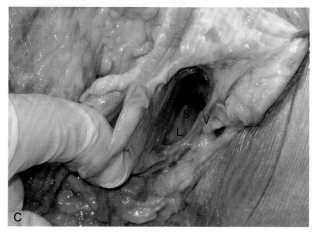

图 65-11　A. 两把 Allis 钳自两侧边缘固定球海绵体肌；B. 绿色手术刀柄置于阴道 (V) 内，剪刀所指之处为球海绵体肌 (B) 与深层的肛提肌 (L) 接合处。术者手指位于球海绵体肌后侧方；C. 术者手指位于右侧球海绵体肌的侧方。沿阴道壁 (V) 右侧向内游离间隙 (S)，以显露肛提肌 (L)

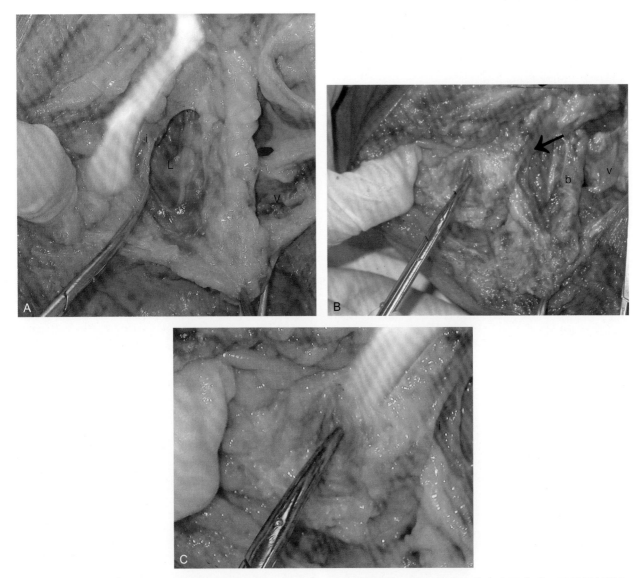

图 65-12　A. 剪刀所指之处为会阴浅横肌。坐骨海绵体肌 (i) 附着在耻骨弓和坐骨支。分离会阴薄膜，显露深部的肛提肌 (L)。阴道 (V) 已向前已经游离，在前壁造口。B. 剪刀所指之处为坐骨结节。箭头所指之处为坐骨海绵体肌，坐骨海绵体肌 (b) 位于阴道 (v) 右侧。C. 图片同 B，但进一步显露坐骨支。可见坐骨海绵体肌 (i) 附着在坐骨支

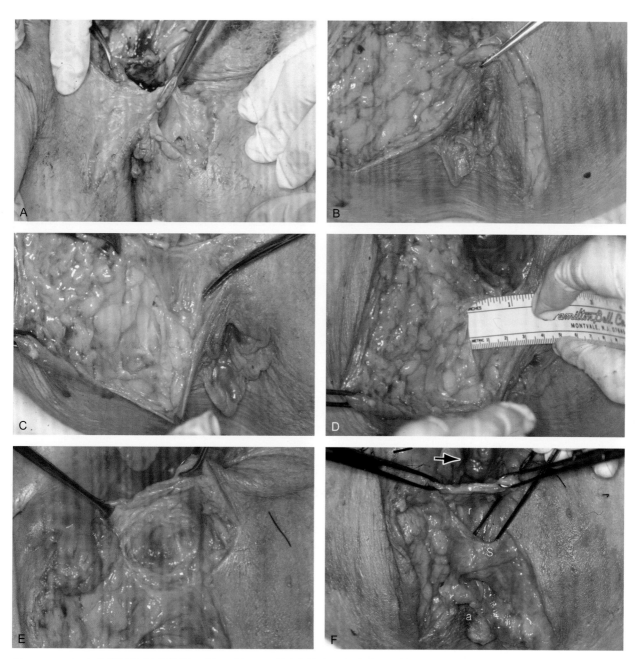

图 65-13　A. 在会阴及肛周皮肤做一倒 U 形切口，显露坐骨直肠窝脂肪；B. 放大 A 图，可见肛门括约肌位于肛周脂肪中，约 1 ft 宽；C. 镊子所指之处为粉红色肛门外括约肌右侧缘；D. 用直尺测量肛门外括约肌右侧宽度；E. 阴道后壁厚约 4 mm，已与直肠游离；F. 箭头所指之处为阴道。Allis 钳固定游离的阴道后壁。直肠 (r) 外壁构成肛门内括约肌结构，肛门外括约肌 (S) 已同直肠 (r) 部分分离。图片底缘可见肛门 (a) 开口

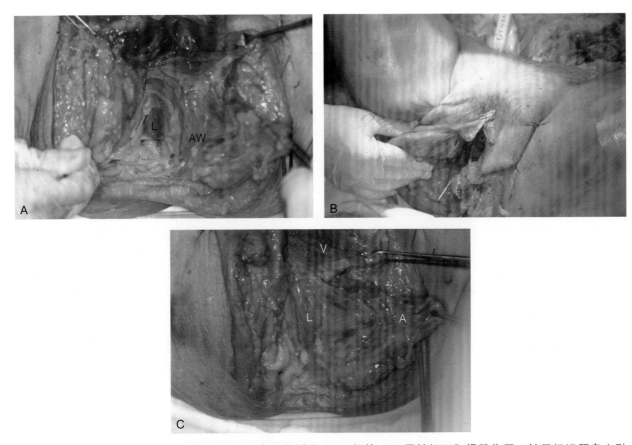

图 65-14　A. 肛提肌 (L) 与肛门括约肌和肛门直肠内侧壁 (AW) 相接；B. 用针标记肛提肌位置。针尾标记阴阜上耻骨后间隙。针尖固定于肛提肌与肛门直肠壁交界处，此处其与肛门外括约肌相交错；C. 合拢右侧肛提肌 (L)，上方的 Allis 钳固定阴道 (V) 后壁边缘，下方的 Allis 钳固定肛门 (A) 边缘

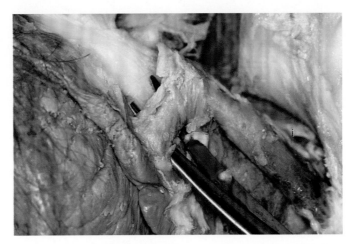

图 65-15　剪刀在阴蒂体下方撑开。左侧阴蒂附着在耻骨支，与坐骨海绵体肌 (i) 相比隆起更高

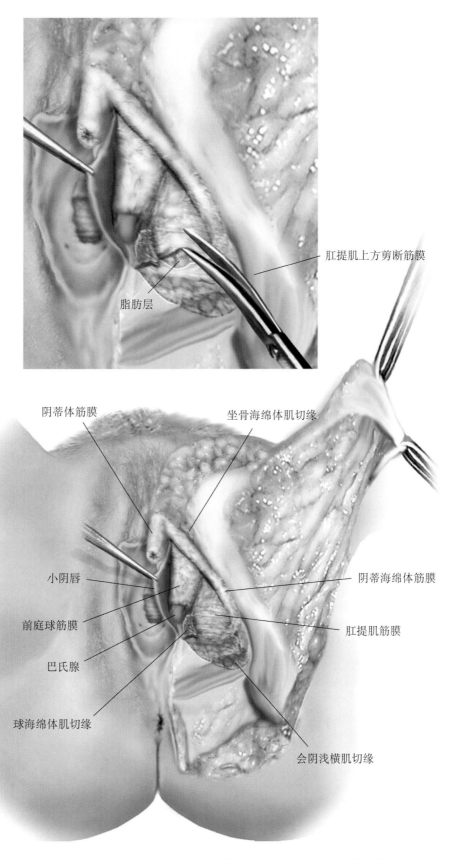

肛提肌上方剪断筋膜

脂肪层

阴蒂体筋膜

坐骨海绵体肌切缘

小阴唇

前庭球筋膜

巴氏腺

球海绵体肌切缘

阴蒂海绵体筋膜

肛提肌筋膜

会阴浅横肌切缘

图 65-16　会阴浅层肌肉和 Colles 筋膜下深层结构组成"血管湖"，是由覆盖着海绵体血管间隙表面的一层结实的结缔组织膜组成。这些结构包括：阴蒂脚、前庭球和阴蒂体。前庭球与尿道共壁（前壁及侧壁）。在前庭球和阴蒂脚间深层，以及两者之间的是覆盖在肛提肌表面的筋膜，在筋膜和肌肉间是一薄层脂肪

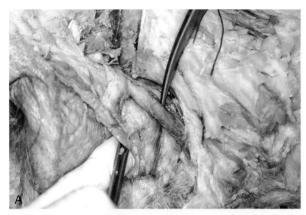

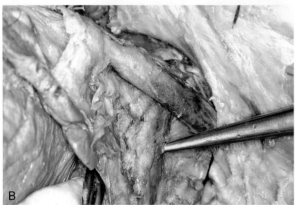

图 65-17　A. 从左阴蒂体（海绵体）剥离部分筋膜，因海绵体间隙充血，阴蒂体呈深蓝色；B. 剪刀所指之处为前庭球

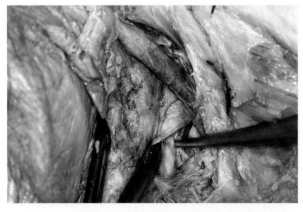

图 65-18　剪尖挑起肛提肌筋膜。假如剪刀继续上行，剪尖将进入耻骨后间隙

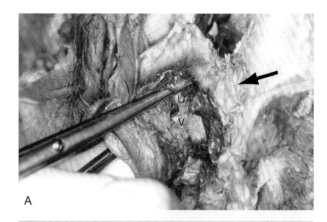

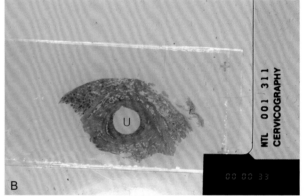

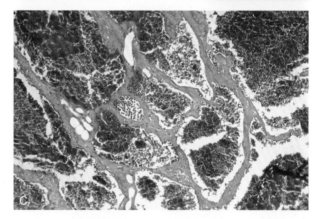

图 65-19　A. 术者手指伸入尸体的阴道内。尿道置入金属管，前庭球已用剪刀游离，打开尿道侧壁（U）。金属尿道下方，可见少许带着白手套（V）的手指。箭头所指之处为左侧阴蒂体和耻骨支。B. 显微切割可见：尿管位于由海绵体和前庭球充血间隙所构成的伞状结构之下（VVG染色）。尿管腔内标记"U"。C. 图 B 在高倍镜下所见（HE染色）

肛管开口于会阴下方。肛门（直肠）向上（向头侧）走行，自肛门括约肌和会阴水平起，行至舟状窝和阴道下部以下 3~4 mm。直肠位于会阴下部的后中线（图 65-20）。会阴、前庭皮肤和直肠之间间隙的大小取决于会阴体的发展、大小及其完整性及前方的肛门括约肌（图 65-21）。直肠与阴道仅相距几毫米，其平行于阴道向后方、头侧走行（图 65-22）。如果从下方向上小心切开、剥离阴道直肠隔，或者从上方分离直肠子宫间隙，可将阴道与直肠完全游离。

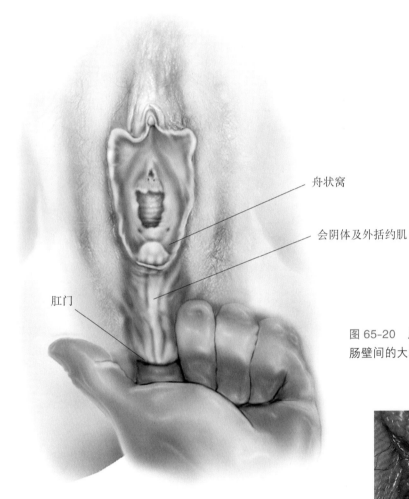

舟状窝

会阴体及外括约肌

肛门

图 65-20 肛门沿着阴道的轴向前延伸。会阴和肛直肠壁间的大块组织为肛门括约肌前部

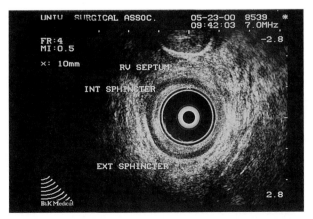

图 65-21 肛门超声显示肛门与其括约肌及阴道后壁的关系

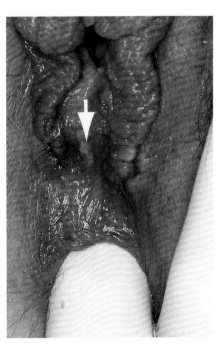

图 65-22 这位患者患肛门阴道窦，注意图中肛管的方向，白箭头标记下段的阴道后壁下段

本质上讲，外阴显微解剖学指特异性的表皮。上皮由复层和角化鳞状细胞组成。表皮与下层的间质相邻，具有真皮乳头的特征结构。真皮乳头包括向下陷入的手指型钉状体和向上延伸的真皮突起。在结缔组织组织间质中存在皮脂腺、普通汗腺、大汗腺，即顶浆分泌腺。毛囊和发干同皮脂腺十分接近，毛囊可能延伸（3～4 mm）至深层脂肪。真皮本身分为较小的乳头状真皮层和较大的网状真皮层（图 65-23）。

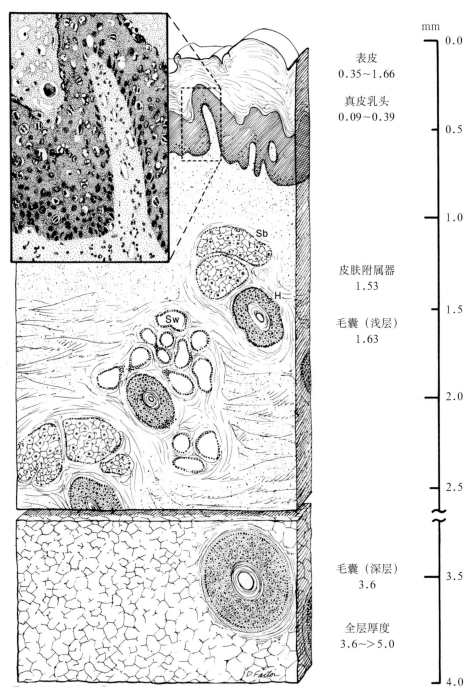

图 65-23 外阴皮肤截面显微解剖示意图。数据来自实体病理标本的显微检测。真皮乳头层直接位于上皮钉下层。真皮网状层可延伸至皮下组织。H. 毛囊或发干；Sb. 皮脂腺；Sw. 汗腺

（杨　帆　译　刘继红　校）

第66章

外阴疾病

Michael S. Baggish

与宫颈和阴道不同，在外阴疾病的诊断方面，细胞学的作用很小。因为外阴部位是清楚可见的，而且在阴道镜的帮助下可以轻易放大观察，可疑病变的部位与周围正常皮肤的肉眼表现不同。外阴疾病的诊断通常靠组织活检来确定。

一、胚胎性病变

图 66-1 显示了一个常见的位于大阴唇侧后方的乳头状质软的病变。切除活检显示该病变为残留的胚胎乳线。图 66-2 很好地显示了小阴唇内侧的 Hart 线。

二、感染

（一）寄生虫感染

外阴的阴虱感染是通过与感染的性器官紧密接触而传播的。症状为阴毛覆盖区域的严重瘙痒。在阴道镜下可见虫卵或活动的虱子（图 66-3）。

（二）细菌感染

急性外阴炎由几种细菌引起。弥漫性红斑形成是由于血管异型，表现为小的点状血管（图 66-4A 和 B）。这种特征性表现是由肠道菌引起，如肠球菌、大肠埃希菌、支原体及脲原体。另一种表现为大的、浅表的鸟眼样溃疡，多由混合的革兰阳性菌引起，如链球菌和葡萄球菌（图 66-4C 和 D）。阴道镜可见溃疡周围聚集的白色上皮。这种病变引起疼痛、瘙痒及干燥感和肿胀感（图 66-4E）。

（三）真菌感染

真菌性外阴炎可引起广泛的弥漫性红斑、与病程相关的表皮剥脱及毛囊炎（图 66-5A~C）。在真菌或细菌急性感染期，可见外阴呈火红样表现（图 66-5D）。真菌型外阴炎以瘙痒为主要症状起病，逐渐发展为烧灼样疼痛。长期真菌感染会导致表皮剥脱（图 66-5E 和 F）。

（四）病毒感染

三种病毒可感染外阴部。传染性软疣不会发生在阴道及宫颈。发生部位包括阴阜、阴唇、会阴、大腿及臀部，表现为严重的瘙痒。在阴道镜下，病变表现为直径为 1~3 mm 蜡滴样丘疹（图 66-6A）。进一步放大（×10~×16），可见中央部分凹陷呈脐状（图 66-6B）。活检可见特征性的生发层的大的、红染的包涵体（图 66-6C 和 D）。

单纯疱疹外阴炎起病表现为疱疹，最初引起瘙痒（图 66-7A 和 B）。在初期，于阴唇、前庭或会阴部可见成簇的病变（图 66-7C）。这些水疱充满了单纯疱疹病毒，水疱破裂可导致周围上皮感染（图 66-7D 和 E）。疾病的下一阶段表现为许多小的鸟眼样溃疡。阴道镜下，这些溃疡周围为明红色边缘，中间为纤维蛋白（图 66-7F 和 G）。显微镜下，可见大的核内的病毒包涵体（图 66-7H）。主要表现为严重的疼痛，通常需要住院治疗及强力的镇痛药物，如吗啡。腹股沟淋巴结通常肿大，可触及。在初次发作后，疾病会反复发作。复发的阴道镜表现与之前相似，但病变数目较前变少，发作时间缩短，疼痛减轻。组织活检、培养和（或）中和抗体检验可协助诊断。

尖锐湿疣可见于宫颈及阴道。外阴病变表现与之前相似。由于对周围皮肤的播散作用，疣样病变在外阴两侧呈对称性分布（图 66-8A～C）。感染的发展和严重程度与患者的免疫反应呈比例。在免疫缺陷患者中，如糖尿病患者、妊娠期或正在使用免疫抑制药物的患者，疣样病变表现尤为明显（图 66-8D 和 E）。患者的典型症状通常表现为瘙痒、轻度疼痛或不适感及分泌物异味。分泌物与表面细菌感染有关。在阴道镜下，可见明显的乳头瘤样增生（图 66-8F 和 G）。人乳头瘤病毒 DNA 分型通常为 6 型和 11 型。在此病期，病变及其周围正常皮肤内含有大量的病毒颗粒。组织病理学检查显示典型的乳头瘤病、棘皮症、角化不全或角化过度的三联征（图 66-8H）。病变活检是必需的，因为可能会同时存在上皮内病变。这时病毒 DNA 分型通常会发现 HPV16 型（图 66-8I）。

（五）螺旋体感染

任何性传播疾病的患者应同时检测梅毒，并建议行 HIV 检测。原发性梅毒的血清学检测仅有 50% 阳性率。阴道镜检查在诊断方面有帮助。原发性梅毒可在外阴任何部位引起硬下疳或无痛性溃疡（图 66-9A）。放大镜下，梅毒病灶比单纯疱疹溃疡要大。结构上，周围为丘状的上皮边界。溃疡中央的分泌物置于玻片上。覆上盖玻片，在暗视野显微镜下，分泌物内可见螺旋体。也可选择银染活检标本，也可以见到螺旋体。

继发性梅毒通常在性病研究实验室的检测或快速血清反应检测中呈阳性结果。外阴可能会布满扁平状疣，亦称扁平湿疣（图 66-9B）。这些疣与尖锐湿疣外观差别很大。银染活检标本可以见到螺旋体。

（六）其他性病感染

其他不常见的性病感染可导致溃疡性、赘生物样病变。其中两种病变与外阴浸润癌相关。

软下疳可引起与原发性梅毒相似的溃疡。但是，软下疳的病变边缘锐利，有触痛。这种病变由杜克嗜血杆菌引起。由于自发播散，通常可见多个溃疡样病变（图 66-10A）。

腹股沟肉芽肿是一种少见病变，通常发生于热带，见于由西印度群岛移居美国的人群中。这种病变特征变现为扩大性的溃疡，以肉芽肿性的中心以及丘状凸起的边缘组成（图 66-10B）。必须行活检以排除同时存在的鳞状细胞癌（图 66-10C）。该种病变由多诺万细菌引起。革兰染色在巨噬细胞内可见典型的多诺万小体（图 66-10D 和 E）。

腹股沟淋巴肉芽肿或称性淋巴肉芽肿，是一种外阴的侵蚀性的溃疡性病变（图 66-10F）。特征性表现为腹股沟淋巴结炎的形成（图 66-10G 和 H）和象皮肿、瘘管形成、直肠狭窄引起的外阴畸形（图 66-10I）。如同腹股沟肉芽肿，这种病变与浸润性鳞状细胞癌有关（图 66-10J）。腹股沟淋巴肉芽肿由沙眼衣原体引起。弗雷试验（类似于结核菌素皮肤试验）在腹股沟淋巴肉芽肿患者中为阳性。

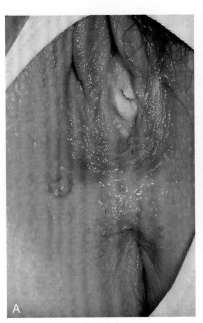
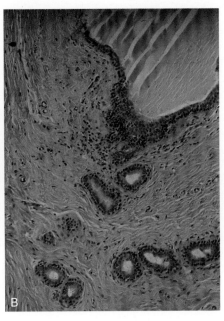

图 66-1　A. 大腿与外阴间可见有色素沉着的乳头状组织。这是残留的胚胎乳线。B. 组织活检可见附属乳头。组织中包含大汗腺及导管，它们通常见于胸部腹壁侧的乳腺组织内

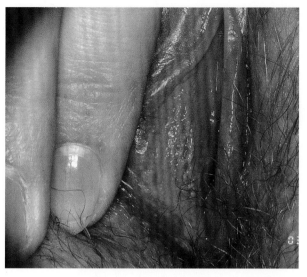

图 66-2　在小阴唇中线处可见一边缘锐利、不规则线条。这条齿状线叫作 Hart 线，为小阴唇与前庭的分界线

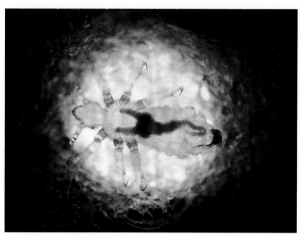

图 66-3　在阴毛上可见一个小的、移动的白色小点。放大后显示为阴虱

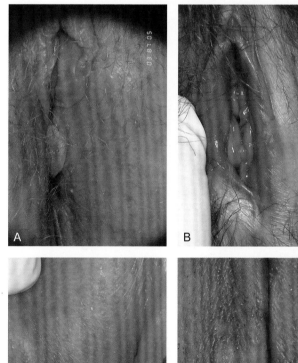

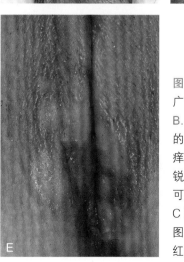

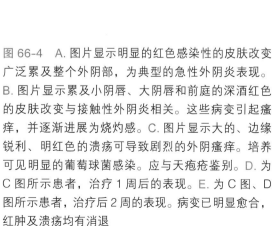

图 66-4　A. 图片显示明显的红色感染性的皮肤改变广泛累及整个外阴部，为典型的急性外阴炎表现。B. 图片显示累及小阴唇、大阴唇和前庭的深酒红色的皮肤改变与接触性外阴炎相关。这些病变引起瘙痒，并逐渐进展为烧灼感。C. 图片显示大的、边缘锐利、明红色的溃疡可导致剧烈的外阴瘙痒。培养可见明显的葡萄球菌感染。应与天疱疮鉴别。D. 为 C 图所示患者，治疗 1 周后的表现。E. 为 C 图、D 图所示患者，治疗后 2 周的表现。病变已明显愈合，红肿及溃疡均有消退

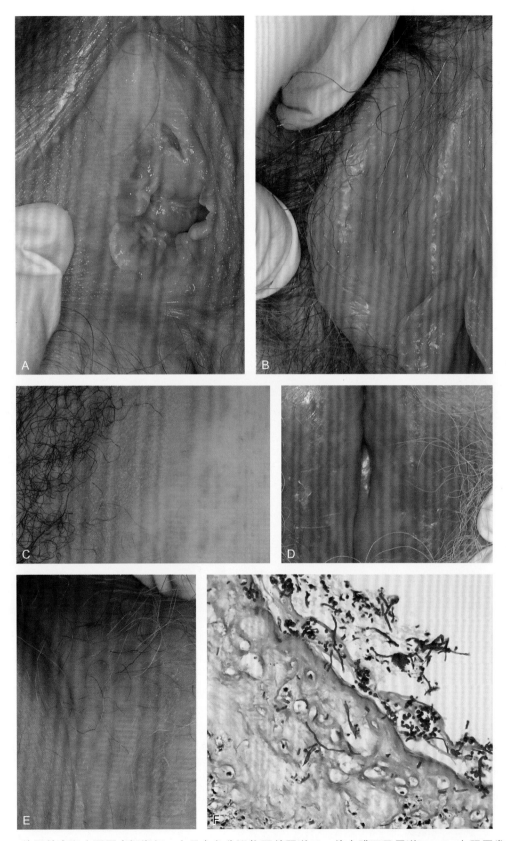

图 66-5　A. 外阴前庭和小阴唇中间潮红。大量白色分泌物覆盖阴道口、处女膜环及尿道口。B. 大阴唇发炎。毛囊周围变红。在真菌性或细菌性外阴炎是可见毛囊炎。C. 毛囊炎和红斑相关皮肤剥脱是慢性真菌感染的特征性表现。D. 急性真菌性外阴炎导致瘙痒及烧灼不适感。E. 皮肤开裂及剥脱性病变应刮取组织置于真菌培养基，以明确诊断。F. 外阴活检可诊断真菌性外阴炎。过碘酸雪夫染色后可于角质层见真菌菌丝

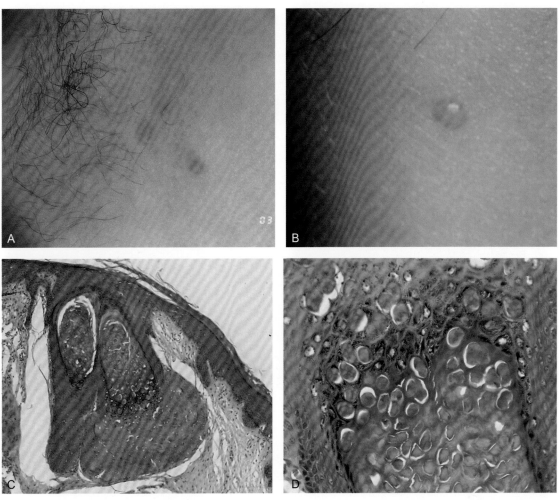

图 66-6　A. 多发粉色丘疹累及阴阜及附近大腿内侧皮肤。B. 阴道镜放大可见图 A 中病变为蜡滴样、脐状表现，与传染性软疣相符。C. HE 染色显示表皮内大的软疣体或病毒包涵体。D. 进一步放大图 C，可见嗜酸性的病毒包涵体，可诊断传染性软疣

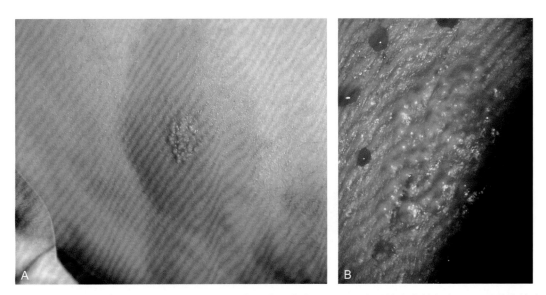

图 66-7　A. 外阴早期的单纯疱疹病毒感染表现为水疱形成。水疱周围可见广泛的炎症性红斑。B. 阴道镜放大下的病毒性水疱

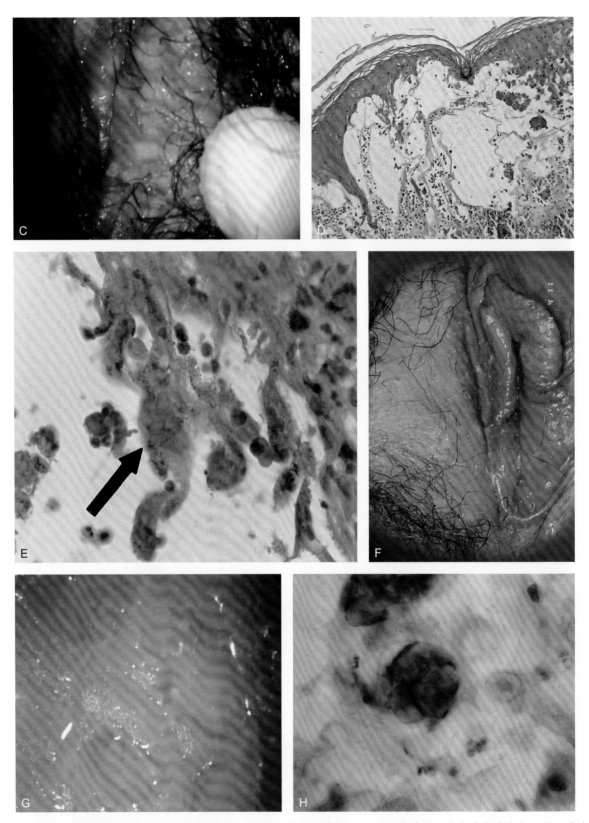

图 66-7 续　C. 单纯疱疹病毒感染相关的多发性、各阶段的外阴溃疡。D. 外阴皮肤单纯疱疹病毒感染相关的细胞病理学改变，可见细胞破坏（右侧）和急性炎症反应（底部）。E. 放大图 D 可见多核细胞及其内的病毒包涵体（箭头所示）。F. 阴唇、前庭及会阴部的急性单纯疱疹病毒感染。典型的疱疹性溃疡，边界为红色，中央为黄色（纤维蛋白）。G. 在阴道镜放大下可见图 C 中单纯疱疹性溃疡的边界锐利、色红。H. 疱疹性溃疡中刷取的细胞，可见一形状怪异、增大的细胞内含有 4 个细胞核，核内可见病毒包涵体

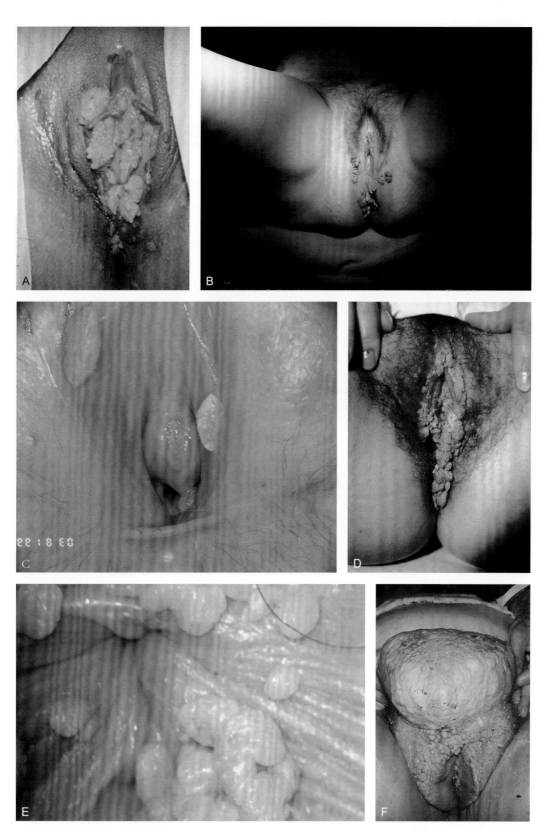

图 66-8　A. 双侧小阴唇中间充满了尖锐湿疣。外阴其他部位亦可见卫星病灶。B. 一位女性已患有外阴和肛周湿疣 9 年。在她丈夫的压力下，她要求切除这些病灶。C. 湿疣可累及周围区域，如尿道、阴道、肛门。D. 由于妊娠期免疫抑制，可发生巨大的尖锐湿疣。此患者现妊娠 24 周，外阴已经长满了湿疣。E. 如发现肛周湿疣，即可确定在肛门内亦有湿疣出现。肛窥联合肠镜可协助诊断直肠或肛门湿疣。F. 这种非典型的巨大疣状病变提示为疣状癌。该巨大肿块应锐性切除多点活检

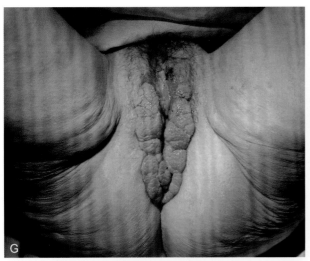

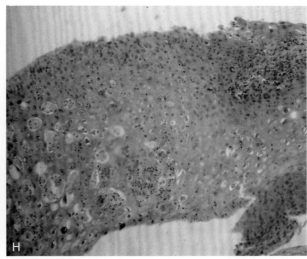

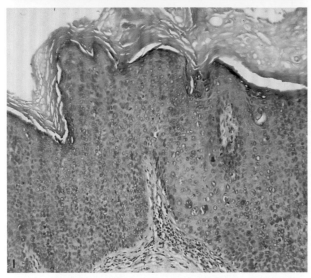

图66-8续　G.图片显示大阴唇牛肉样红色湿疣样病变为原位癌和不典型湿疣样改变,并有挖空细胞形成。H.此玻片中上皮表现为棘皮征、角化不全及大量挖空细胞。上皮内可见急性炎症细胞浸润。I.图片显示在湿疣样改变中出现原位癌。该标本取自图G中患者外阴病变。可见典型的尖锐湿疣表现,包括乳头瘤样病变、棘皮征及过度角化或角化不全,同时有细胞不典型病变(左侧)

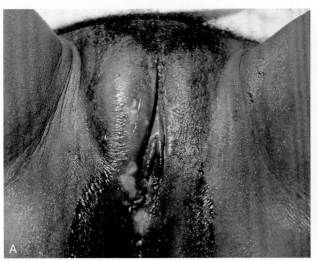

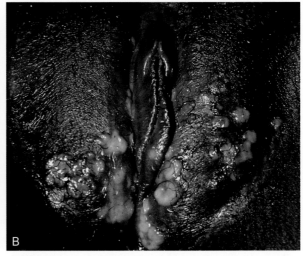

图66-9　A.该患者表现为不规则溃疡、外阴肿胀及单侧腹股沟淋巴结肿大。鉴别诊断应考虑原发性梅毒。对该硬下疳的暗视野显微镜检查证实有螺旋体存在。B.这种扁平疣状的病变符合扁平湿疣或者继发性梅毒。病变处充满了螺旋体。梅毒血清学试验阳性

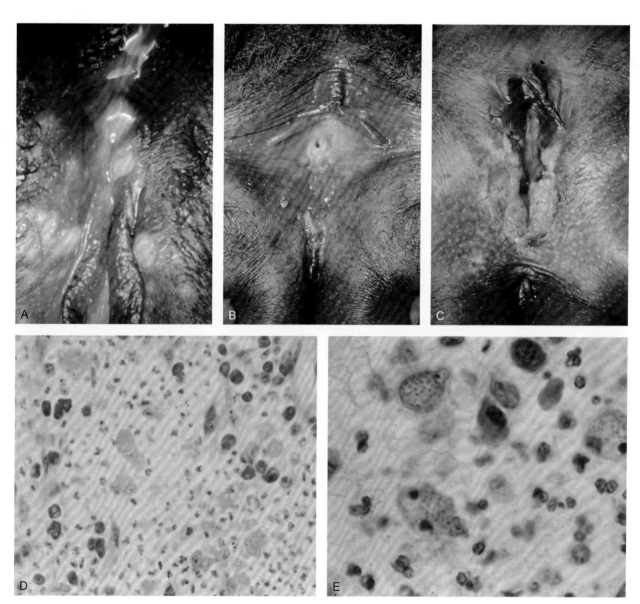

图 66-10　A. 多发的软下疳样溃疡须与单纯疱疹和梅毒引起的溃疡鉴别。软下疳样溃疡导致的不适可能与腹股沟淋巴结病变有关。诊断需由溃疡中培养出杜克嗜血杆菌。B. 腹股沟肉芽肿可出现溃烂、菜花样病变。必要时需行多点活检以排除浸润癌。浸润性鳞状细胞癌可与腹股沟肉芽肿同时存在或继发于腹股沟肉芽肿。C. 图片显示慢性腹股沟肉芽肿。D. 在腹股沟肉芽肿，G 染色可于巨噬细胞内见多诺万小体。E. 放大图 D 可见大的细胞内包含红染的多诺万小体（红点）

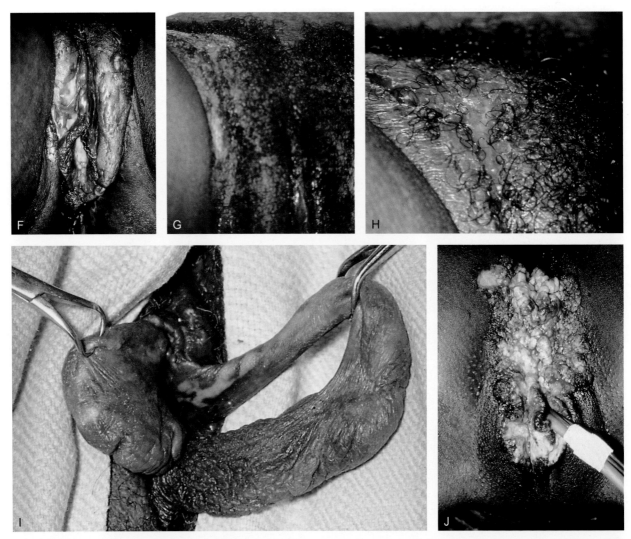

图 66-10 续   F. 性病淋巴肉芽肿，或称腹股沟淋巴肉芽肿，导致外阴无痛性溃疡。在右侧大阴唇可见巨大溃疡，左侧大阴唇可见一稍小病变。G. 性病淋巴肉芽肿也可导致腹股沟淋巴结增大，形成溃疡及引流脓液（淋巴结炎）。H. 放大图 G，显示性病淋巴肉芽肿相关性淋巴结炎。I. 慢性期的特变是外阴畸形，包括穿孔、象皮肿及系统性后遗症，如直肠狭窄。J. 浸润性鳞状细胞癌可与性病淋巴肉芽肿同时存在

三、非感染性炎症病变

非感染性炎症病变包括接触性皮炎、湿疹和外阴前庭炎（图 66-11A～C）。外阴前庭炎表现为位于巴氏腺导管开口的正上方或周围的局灶性红斑，在处女膜环的后侧方（5 点钟和 7 点钟方向）。阴道镜下可见血管异型，表现为大的点状血管（图66-11D 和 E）。患者首发症状为瘙痒，并进展为前庭部烧灼样不适感，主要表现为生硬、干燥、易激惹。起初，疼痛主要有性行为时摩擦处女膜环引起。由穿着紧身牛仔裤或连裤袜、擦拭外阴，以及性交时牵拉巴氏腺是主要引起疼痛的原因。前庭部活检并不能帮助诊断，通常仅提示慢性炎症。

接触性皮炎与接触化学品、药品或化妆品有关，引起瘙痒、易激惹和红斑。去除有毒物质后出现非特异性红斑（图 66-11F 和 G）。

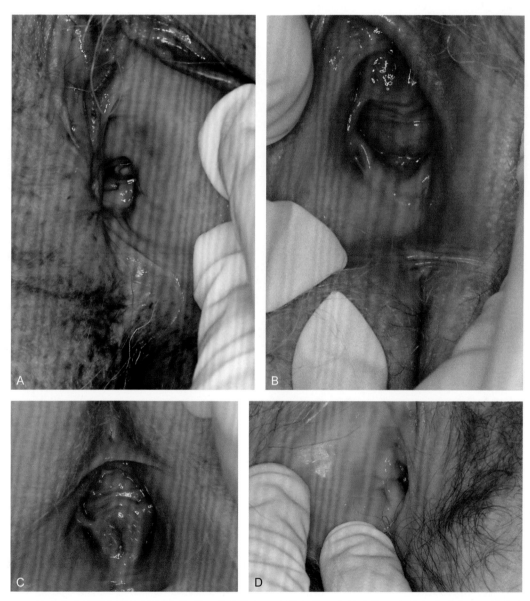

图 66-11　A. 该患者出现进行性加重的烧灼感，前庭发红、皮肤变薄。牵拉皮肤可出现皮肤裂缝。这种病变可由阴道除臭剂过敏或接触性前庭炎引起。B. 外阴前庭炎综合征导致红斑和烧灼样不适。巴氏腺开口附近的红斑最为严重。C. 前庭部位的其他黏液腺可出现功能异常，累及尿道旁和 Skene 导管。此图可见非常明显的尿道旁红斑。D. 放大视图显示右侧巴氏腺，可见红斑。使用棉签轻触之即出现明显疼痛，疼痛评分 10/10

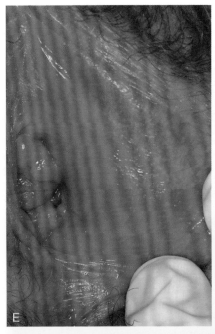
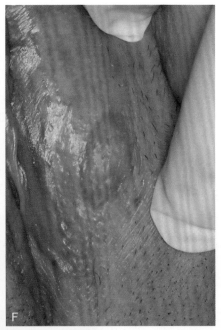

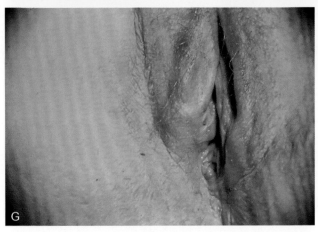

图 66-11 续　E. 巴氏腺导管区域的血管异型是外阴前庭炎综合征均有的表现。F. 切除活检时，可见该病变仅表现为慢性表皮下的炎症。此患者因阴道排液每日使用卫生巾，从而出现此病变。G. 图示红肿的外阴符合接触性外阴炎。此例患者是由于使用了新款的厕纸而患病

四、苔藓样硬化疾病

外阴最常见的苔藓样病变是萎缩性硬化性苔藓，以前也称硬化性萎缩性苔藓。尽管其病因不明，患者会出现严重的瘙痒，通常夜间更剧烈。此病引起基质炎症，表现为外阴不可避免的融合（图 66-12A）。大阴唇可与小阴唇几乎完全粘连（图 66-12B）。阴蒂系带通常完全破坏，阴蒂包皮粘连于阴蒂头上（图 66-12C）。阴道镜下可见外阴异常苍白，特别是阴蒂周围和阴裂（图 66-12D 和 E），亦可累及会阴部、后联合和肛周皮肤。受累皮肤增厚、弹性差（图 66-12F）。当皮肤的牵拉较大时，受累皮肤会开裂，形成疼痛性的裂缝。该病自然病程会导致外阴的严重萎缩及阴道口闭合（图 66-12G）。皮肤瘢痕形成导致会阴部色白、褶皱（图 66-12H）。这种皮肤改变又称为卷烟纸样皮肤，可于阴道镜检查（×10）时观察到（图 66-12B）。阴蒂部瘢痕形成导致阴蒂包皮过长（图 66-12C）。

显微镜下，硬化性苔藓的的表现是确定性的。乳突真皮层完全胶原化或瘢痕形成。表皮层菲薄，仅含 5～6 层细胞。基底层破裂：基底细胞线破裂扭曲。部分区域可见过度角化，而同时其他区域可见明显的角化不足（图 66-12I）。

扁平苔藓可导致剧烈疼痛和功能障碍（图 66-13A）。前庭和整个阴道的表皮层可被破坏，从而使下层的真皮连同其神经血管裸露在外（图 66-13B）。阴道镜检查可见一层菲薄的鳞状上皮化生，试图形成裸露的基质床（图 66-13C）。基质处于急

性炎症期。网状结构被破坏，修复机制缺失。由于此病疼痛感极强，任何东西触碰阴道都会引发评分 10/10 的疼痛。此病因尚不清楚，但和硬化性苔藓相似，有特征性的自身免疫功能失调。类似的斑点状病变可见于口腔，尤其是在颊黏膜。

显微镜下，可见溃疡或坏死及炎症细胞急性间质浸润（图 66-13D 和 E）。网状组织的染色可见网状组织形成缺陷。

慢性单纯性苔藓与硬化性苔藓相反。与萎缩不同，可见外阴皮肤出现慢性炎症和极度增厚的白色过度角化区（图 66-14A 和 B）。外阴皮肤增厚，但不是因为皮肤瘢痕形成。

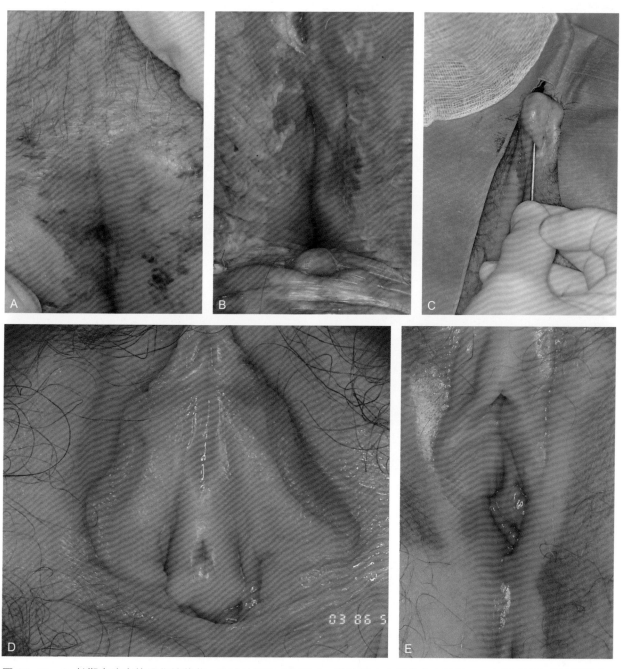

图 66-12 A. 长期未治疗的硬化性苔藓，导致外阴的广泛融合。前庭缩小为铅笔大小的开口。由于尿液聚积于阴道内，该患者有漏尿症状。B. 可见硬化性苔藓的部分特征表现：白斑（苔藓状硬化斑），菲薄、萎缩的皮肤，以及卷烟纸样皮肤改变（褶皱）。C. 阴蒂包皮内部和周围的炎症性瘢痕可封闭阴蒂。阴蒂包皮过长可出现肿胀，有时会导致包皮内感染。图中细探针置于过长的阴蒂包皮下。D. 硬化性苔藓可发生于任何年龄组。此例患者 24 岁，出现外阴白斑，诊断为硬化性苔藓。E. 此例患者活检证实为硬化性苔藓和白癜风。后联合部位可见皮肤裂痕

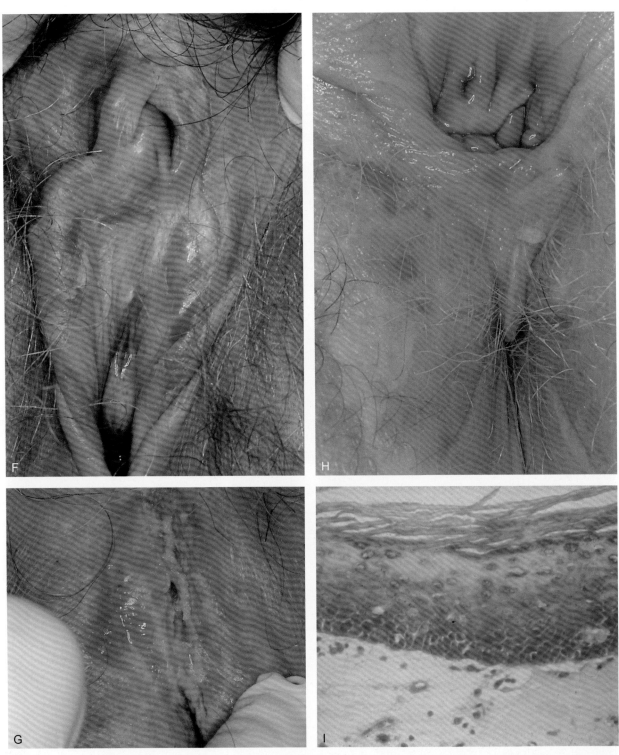

图 66-12 续 F. 此例患者患有严重的硬化性苔藓，并有剧烈瘙痒症状。导致她搔抓外阴部，以夜间严重，搔抓导致了溃疡形成及浅表的细菌感染。G. 放大图 F 可见溃疡形成、皮肤裂痕，以及炎症性瘢痕性组织的撕裂。皮肤裂开的主要原因是皮肤弹性不足。H. 硬化性苔藓可累及会阴部、肛周皮肤，以及前庭部、阴唇、阴蒂和阴蒂周围组织。I. 硬化性苔藓的诊断可通过直接活检确定。镜下诊断条件包括外阴表皮变薄和萎缩，裂痕，基底细胞层杂乱，下方真皮层胶原化，以及过度角化

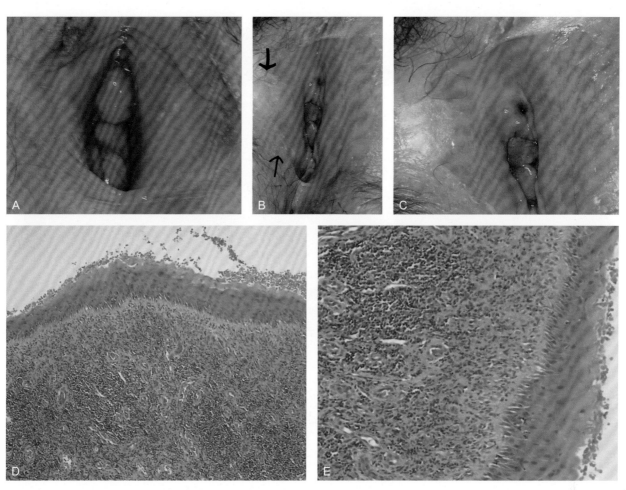

图 66-13　A. 外阴部可见前庭弥漫性变红。阴道下段表现类似，患者主诉疼痛。鉴别诊断时首先应考虑扁平苔藓。B. 此例患者为糜烂性扁平苔藓，表面的上皮菲薄或缺失。在患者右侧（箭头所示），可见形成一层菲薄的化生上皮。C. 放大图 B 所示的外阴部，可见坏死区和薄层鳞状上皮化生区之间有鲜明的对比。D. 扁平苔藓的镜下部分可见上皮层菲薄和严重的炎症反应。E. 糜烂性扁平苔藓导致上皮层缺失或显著变薄。下方的乳头状真皮层及网状真皮层可见严重的单核细胞炎症反应。真皮层内的网状结构被破坏

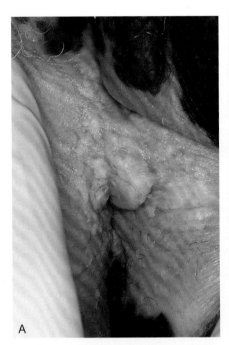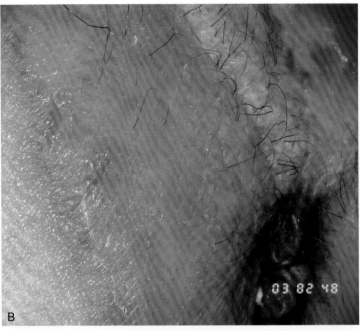

图 66-14　A.广泛的过度角化病灶引起的瘙痒，是慢性单纯性苔藓特征性表现。肛周及会阴皮肤亦可见白癜风病变。B.图中可见会阴周围皮肤改变表现为裂痕。鉴别诊断包括硬化性苔藓和单纯性苔藓。此例活检结果提示为单纯性苔藓

慢性单纯性苔藓特征表现为剧烈瘙痒。搔抓导致继发细菌感染。显微镜下，可见增厚的角质层和一定程度的棘皮征。增厚的过度角化区域的皮肤中可见正常外观皮肤。

五、增生性外阴炎

可为典型性增生或不典型增生。典型性增生与慢性单纯性苔藓有很多共同特征，而不典型增生与外阴上皮内病变类似（图 66-15A 和 B）。两者主要不同在于钉突内的细胞排列和分化程度（图 66-15C~E）。

六、囊性病

外阴部位最常见的囊肿是包涵囊肿，或称皮脂腺囊肿，由一个或多个皮脂腺导管阻塞导致。这些囊肿通常形成大小阴唇部位的触痛结节。感染可导致小脓肿形成（图 66-16A）。

在前庭部位，最常见的囊肿为巴氏腺囊肿。阻塞的导管感染后形成巴氏腺脓肿（图 66-16B 和 C）。

福克斯 - 福带斯病导致阴阜及大阴唇部位出现小的囊肿，并伴有剧烈瘙痒。瘙痒可引发继发溃疡形成。该病是由于大汗腺导管阻塞引起（图 66-16D）。

淋巴管瘤是一种不常见的囊性病变，主要累及大阴唇，出现微囊肿的聚集（图 66-16E~G）。显微镜下见皮下淋巴管扩张可确诊诊断。

七、大疱 - 溃疡性病变，结核病变

白塞病是一种以痛性水疱起病的复发性疾病，易被误诊为疱疹（图 66-17A）。此病出现的水疱通常较疱疹的水疱明显偏大。很快出现坏死，随后出现痛性溃疡（图 66-17B~D）。类似的，在患者口腔中，尤其颊黏膜上，可见稍小的口疮性溃疡（图 66-17E）。

尽管在美国，外阴部位的结核病十分少见，但在发展中国家，结核仍是一个威胁公众健康的问题。此病的特征性表现为大块的溃疡和干酪样坏死（图 66-18A）。在美国较常见的是肉状瘤病，引起斑块和浅表溃疡（图 66-18B）。组织病理学检查可见肉芽肿形成，并可见朗汉斯巨细胞（图 66-18C）。

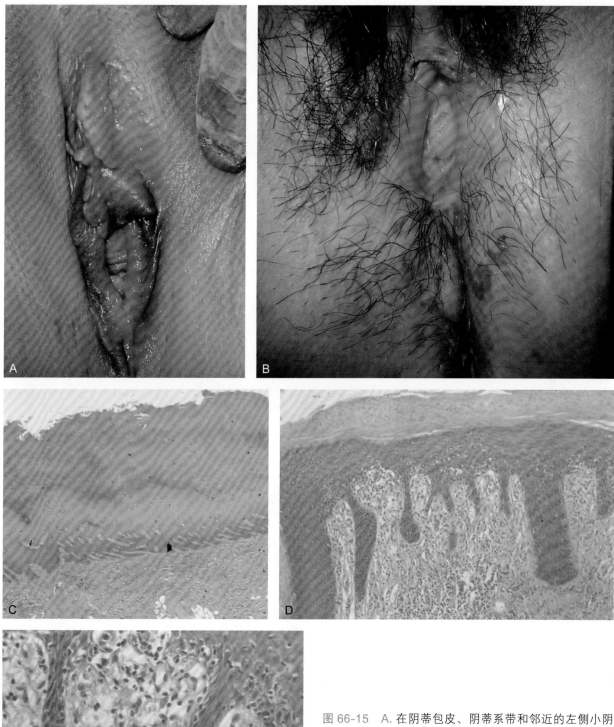

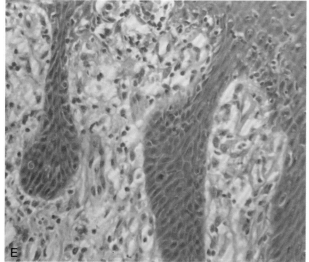

图 66-15　A. 在阴蒂包皮、阴蒂系带和邻近的左侧小阴唇上部可见皮肤异常增厚、变白或过度角化。B. 小阴唇下部、会阴、肛周皮肤可见变白。会阴和肛周皮肤见散在的黑色素改变，提示外阴上皮内病变。此例活检仅见典型增生性外阴炎。C. 图 B 患者的活检标本镜下可见过度角化。下方的表皮层见棘细胞层增生，而无异型性。钉突未见异常细胞。诊断为增生性外阴炎。D. 外阴鳞状上皮增生的镜下所见与慢性单纯性苔藓表现相同。包括过度角化、棘皮征及慢性轻度皮内炎症。E. 高倍镜下（×100），表皮钉突的下层细胞中可见少量异型细胞

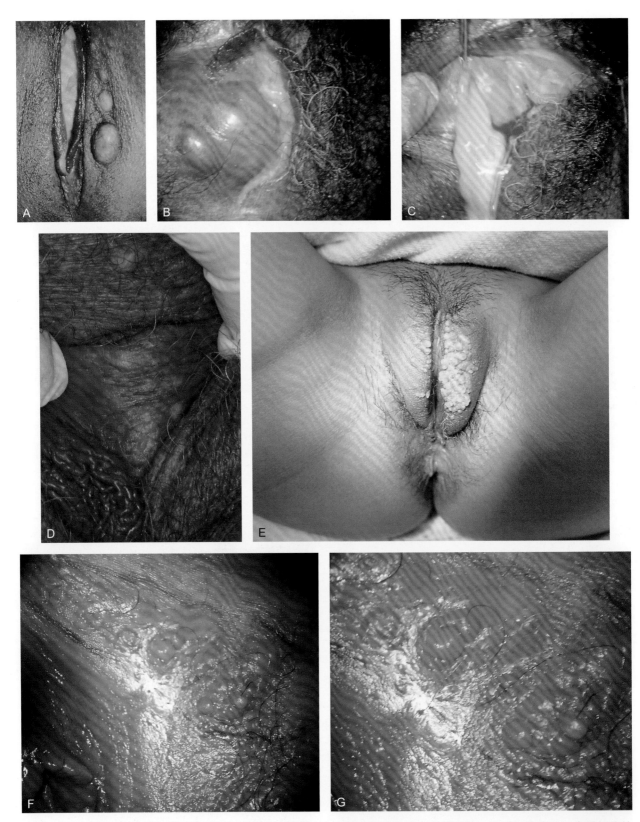

图 66-16　A. 图片显示的左侧大阴唇的三个囊肿是典型的上皮包涵囊肿或称皮脂腺囊肿。通过切除病变行病理切片检查确诊。B. 右侧前庭下部的巨大囊肿行病变引起阴唇肿胀。此病变是由巴氏腺导管阻塞引起。C. 切开图 B 所示囊肿，可见巴氏腺脓肿。D. 过度角化可阻塞汗腺导管。福克斯 - 福带斯病可导致阴阜及阴唇部位的剧烈瘙痒。图中的小型溃疡是由搔抓导致的。E. 在大阴唇上可见许多小水疱。在此例患者，淋巴管瘤被误诊为尖锐湿疣（比较图 66-16E~G 和图 66-8E）。F. 大阴唇上可见水疱。G. 放大图 F，可见由皮下淋巴血管扩张引起的圆形水疱

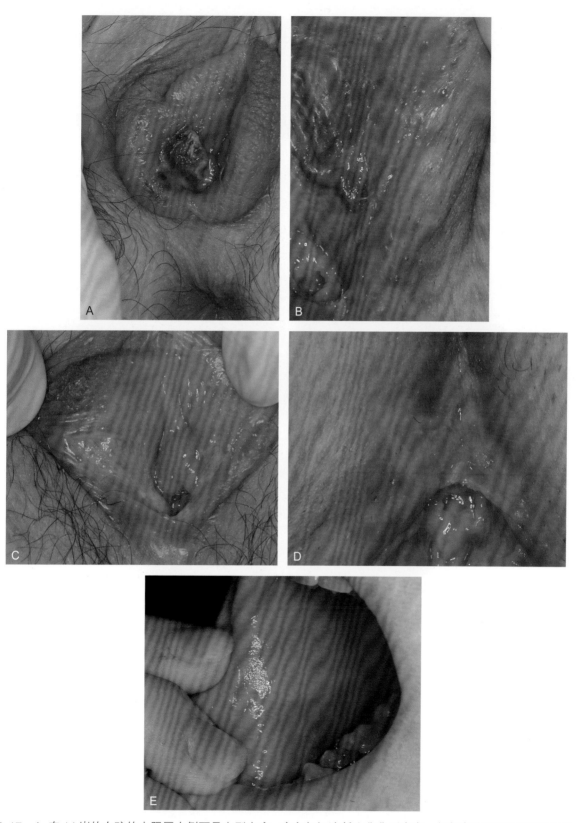

图 66-17　A. 在 14 岁的女孩的小阴唇内侧可见大型水疱。病变起初诊断为非典型疱疹。水疱破裂后形成坏死性肿块，后更正诊断为白塞病。B. 图 A 病变治疗 5 天后表现，给予口服泼尼松，局部海盐坐浴、烧伤宁软膏外涂。溃疡表面皮肤缺损与正常皮肤间可见明显的分界。坏死组织消失，创面明显愈合。C. 在尿道与阴蒂间可见大型的溃疡。病变亦累及阴蒂系带，诊断为白塞病。D. 放大 C 图，72 小时后创面愈合。E. 白塞病患者的口腔颊黏膜可见溃疡。白塞病患者应行口腔及眼科检查

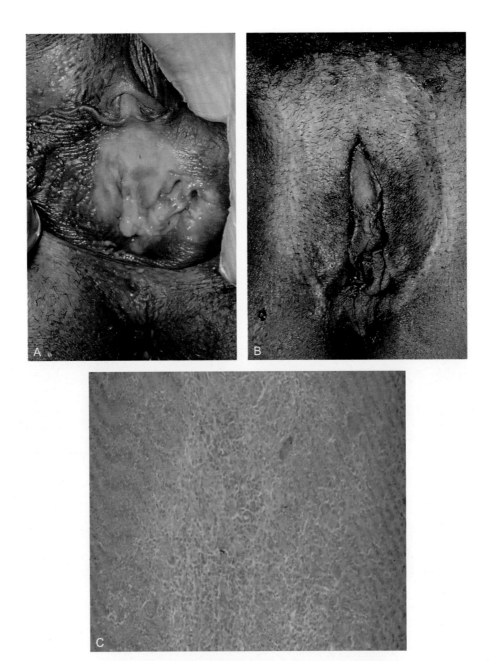

图 66-18　A. 引流瘘管分泌物培养和溃疡性病变的活检结果提示外阴结核；B. 该病变活检见肉芽肿样病，很有可能为肉状瘤病，培养结果分枝杆菌阴性；C. 图 A 中病变的活检结果，见干酪样坏死和朗格汉斯巨细胞。镜下诊断为肉芽肿样外阴炎和外阴结核

八、上皮内病变和浸润癌

（一）大体所见

　　与宫颈和阴道上皮内病变相同，外阴上皮内病变（VIN）根据轻中重度分为 VIN1 至 VIN3 级。VIN3 级、原位癌、鲍文病是同一疾病的不同称呼。最常见的外阴上皮内病变是 VIN3 级或原位癌。外阴上皮内病变容易被误诊为许多良性病变，最常被误认为尖锐湿疣（图 66-19A）。阴道镜检查可见提示上皮内病变的特征性表现（图 66-19B 和 C）。

　　VIN 可不伴有任何症状，亦可伴有慢性瘙痒。由于很多时候外阴瘙痒被认为是真菌感染的表现，多数的有瘙痒症状的患者未经检查或培养确诊即接受治疗，导致病情延误。

　　VIN 通常表现为扁平的疣状病变（图 66-19D）。黑色素沉积提示肿瘤形成（图 66-19E 和 F）。

阴道镜检查见凸起的鹅卵石样表现，这也是疣类病变的特征表现（图 66-19G）。异常血管征不常见。涂抹 3% 醋酸溶液病变部位呈白色改变。和阴道内病变相同，VIN 为多灶性病变，在凸起的肿瘤性病变之间可见正常皮肤（图 66-19H 和 I）。当角化不全（而不是角化过度）时，可出现平整的红色病变（图 66-19J）。与正常皮肤相比，病灶色素沉积程度不同时，提示肿瘤形成，医生应详细记录病灶位置、形状、大小及病灶的重心（图 66-19K）。

外阴派杰病是原位癌的一种表现。它并不是鳞状上皮病变，而是大汗腺的异型增生。派杰病引发特征性的红色病变（图 66-19L 和 M）。受累外阴皮肤表现为粗糙、不规则、生硬（图 66-19N 和 O）。

（二）镜下所见

外阴上皮内病变时，上皮细胞成熟过程改变。棘细胞层的细胞成熟增加，形成深而大的钉突（图 66-19P）。细胞分裂增多，尤其是钉突部位。核物质增多，由于核染质的量及倍数增多，导致核物质染色加深（图 66-19Q 和 R）。上皮层深部的细胞角质化是恶性角化病的常见形态（图 66-19S）。

VIN3 级可见圆形小体。这类细胞的特点是透明的细胞质中含有圆形、黑色的细胞核（图 66-19T）。这些细胞外观类似一个个小型靶标。相比正常的、异型增生的上皮，该病变是的上皮明显增厚。在基底细胞层可见色素沉积的深色线条（图 66-19U）。上方的上皮层或是增厚的角质层，或是角化不足（图 66-19V）。

派杰病特征是可见大的透明细胞浸润各个上皮内的细胞层（图 66-19W 和 X）。表皮最上层可见角化不足。黏蛋白卡红染色可协助分别派杰细胞。派杰病随时间可进展为浸润性生长（图 66-19Y）。

真皮层，尤其是皮肤附属器，必须仔细检查，因 38% 的病例可见异型上皮浸润（图 66-19Y）。

对于 50 岁以上的患者，皮肤附属器受累的比例近 50%（图 66-19Z）。因皮肤附属器可延伸至网状真皮层甚至皮下脂肪层，在制订治疗方案时，必须考虑到这些部位异型细胞的浸润。受损上皮的修复再生由未受损的皮肤附属器开始。受累的皮肤附属器可导致持续性病变。故这些皮肤附属器在 VIN 的角色与宫颈腺体在 CIN 的角色相同。

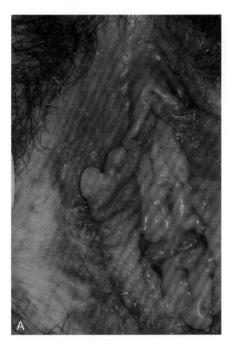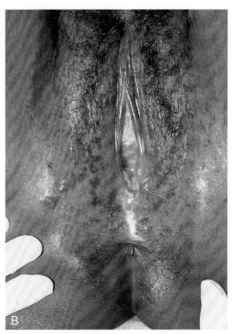

图 66-19　A. 在阴裂中可见色素改变。右侧小阴唇有 2 个疣状病变。小阴唇活检结果提示原位癌，而阴裂部位活检未见病变。B. 深色、扁平的疣状病变由大阴唇下部延伸至前庭。多点外阴活检提示原位癌

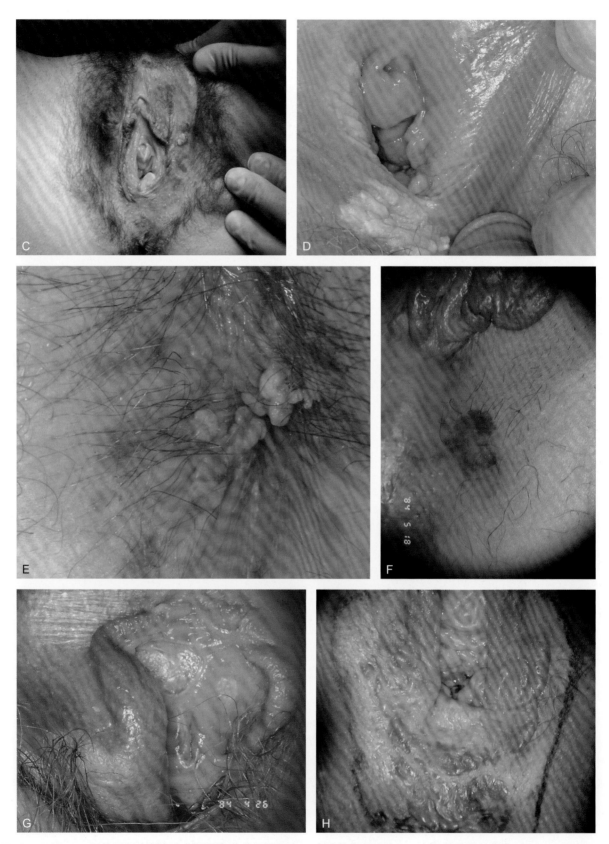

图 66-19 续 C. 图片显示右侧和左侧阴唇部位均可见深色、扁平的疣状病变。6 个部位的活检提示 VIN2~3 级。D. 图片显示前庭内和阴唇系带后方的明显过度角化的白色区域，部位活检提示原位癌。E. 图片显示肛周皮肤深色疣状病变，活检为原位癌。F. 深色的会阴部位病变为原位癌。G. 右侧小阴唇和前庭部位的扁平的白色疣状病变为原位癌。H. 该绝经后患者有严重瘙痒症状，她的阴唇下部、会阴和肛周皮肤可见凸起的深色的多中心病变。活检提示 VIN2~3 级

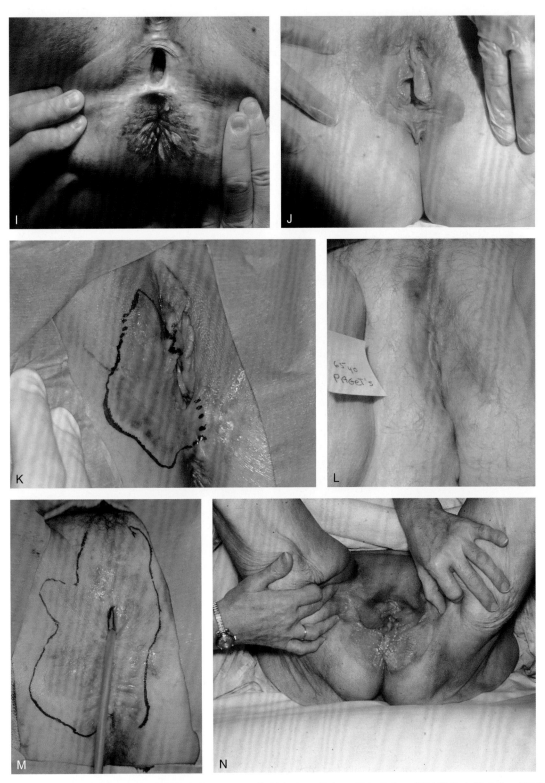

图 66-19 续　I. 图中患者有肛周皮肤瘙痒症状，可见凸起的红色、棕色、黑色病变，提示其为瘤样病变。肛周病灶多点活检提示原位癌。该患者诊断 VIN3 级，接受了外阴切除术。J. 图中患者有瘙痒及外阴不适感，可见红色病变累及会阴、阴唇系带后方和肛周皮肤。这类病变提示为角化不足或派杰病。活检提示为原位癌，皮肤上层可见角化不足。K. 如记号笔所示，病变累及右侧大阴唇下部、会阴，并延伸过中线累及左侧会阴。该病变的特点是周边深棕色色素沉积和鲜红色的角化不足的皮肤改变。活检提示原位癌。L. 图示持续存在于大阴唇上部、小阴唇及阴蒂周围组织红色病变，活检提示外阴派杰病。M. 外阴复发性派杰病。该患者接受了外阴切除术和植皮术。N. 严重的派杰病，由阴唇下部、会阴部延伸至双侧臀部

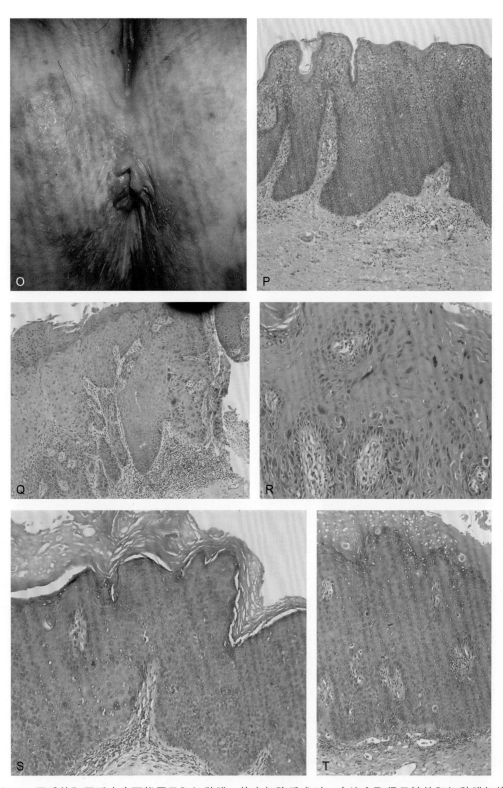

图 66-19 续　O. 严重的肛周派杰病可能累及肛门黏膜，故在切除手术时一定注意取得足够的肛门黏膜切缘。P. 低倍镜视野下（×2）的 VIN3 级。上皮全层可见细胞组织紊乱，成熟细胞缺失。细胞数量增多，包含许多深染细胞和外形怪异的角化不足细胞。Q. 显微镜下（×4）的 VIN3 级，可见增大的多形细胞。细胞核同样增大并富含核染质。角化不全提示非典型成熟。R. 图 Q 患者另一部位活检切片，镜下见类似的细胞改变，提示 VIN3 级。S. 显微镜下（×4）可见图示瘤样病变本质为湿疣。组织学检查可见原位癌或鲍文病。在上皮层可见个别角质细胞，角质层增厚或角化过度。T. 显微镜下（×4）另一个湿疣样病变，提示明确的原位癌。小细胞透明的细胞质内含深色、富核染质的细胞核，称为圆形小体。这种细胞多见于鲍文病

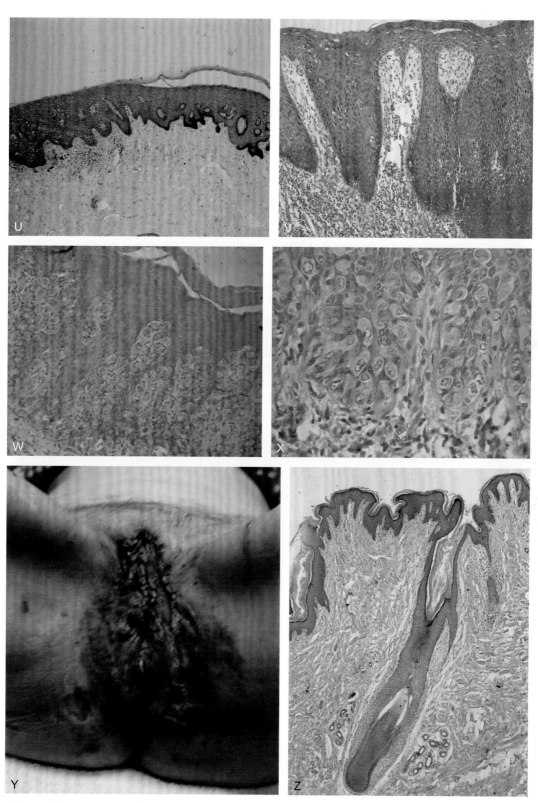

图 66-19 续　U. 此图显示深色上皮细胞在正常上皮与异型增生上皮间形成一条明确的界线。V. 厚度增加是在上皮内病变时正常上皮变为异型上皮时最开始的表现。受累上皮通常是正常外阴上皮厚度的 3 倍以上。W. 派杰病的镜下诊断依据是可见由基底区域出现的大的透明细向上扩散至棘细胞层。X. 高倍镜视野下 (×16) 可见外阴上皮内透明的派杰细胞。此肿瘤起源于大汗腺细胞，通常为原位癌。Y. 这张阴道镜图片见广泛的红色病灶已占据整个外阴部。活检提示浸润性外阴派杰病。Z. 至少 38% 的 VIN 病例通过直接扩散累及皮肤附属器。在此例中，病变累及毛囊。皮肤附属器受累是治疗后疾病持续存在或复发的重要因素

九、外阴浸润癌

外阴浸润癌通常起源于鳞状细胞。腺癌较少见，可能起源于汗腺或巴氏腺。尿道旁腺癌偶见。

出现大的真菌样生长或溃疡性病变时应考虑浸润癌（图 66-20A 和 B）。有些病变较隐匿（图 66-20C）。如怀疑肿瘤应立即行活检。诊断必须通过直接组织活检确定（图 66-20D 和 E）。

外阴部发生恶性黑色素瘤的概率较高（图 66-20F）。痣应予以切除病送组织病理学检查（图 66-20G 和 H）。任何可疑的病变都应取活检，因为这个部位可能发生黑色素瘤（图 66-20I 和 J）。显微镜下，浸润癌的特征是细胞巢状或成列浸润外阴间质（图 66-20K 和 L）。偶尔可见由周围（如巴氏腺）或远处原发病灶转移至外阴皮肤的腺癌（图 66-20M 和 N）。

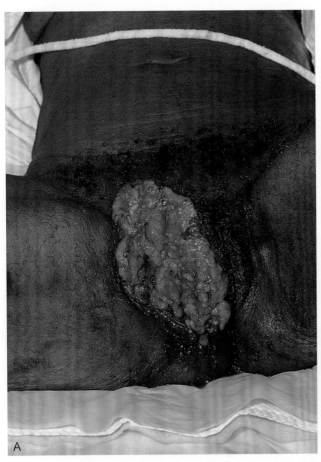
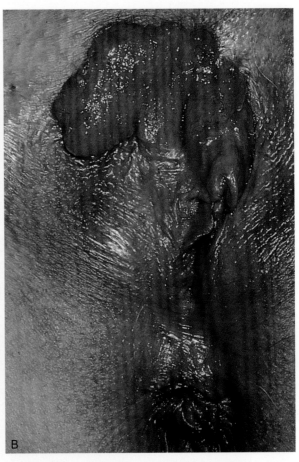

图 66-20　A. 图片显示真菌样生长的肿瘤累及整个右侧外阴并延伸至腹股沟。活检证实为浸润性鳞状细胞癌。B. 图片显示红色肉芽样病变累及右侧大阴唇和阴蒂包皮。多点活检提示为浸润性鳞状细胞癌

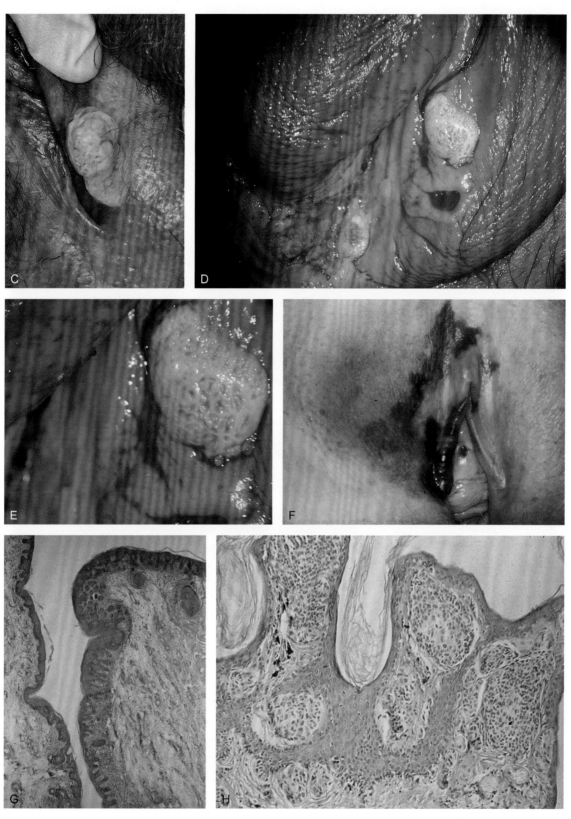

图 66-20 续　C. 该患者之前诊断为尖锐湿疣，但左侧大阴唇下部的突出白色病灶不是典型的良性疣的表现。活检提示浸润性鳞状细胞癌（过度角化型）。D. 该患者在 1 年时间内接受了会阴和前庭的病变的多次活检。病理学检查一直提示为良性的尖锐湿疣。E. 放大图 D，该患者接受了足够广泛及深度的切除活检，病理学检查提示浸润性鳞状细胞癌。F. 图示黑色病变考虑为外阴恶性黑色素瘤。切除活检确定诊断。G. 镜下见痣细胞和浸润性黑色素瘤。H. 在进展为黑色素瘤（F）之前，该患者曾行外阴的"痣"切除术，病理切片见交界痣细胞

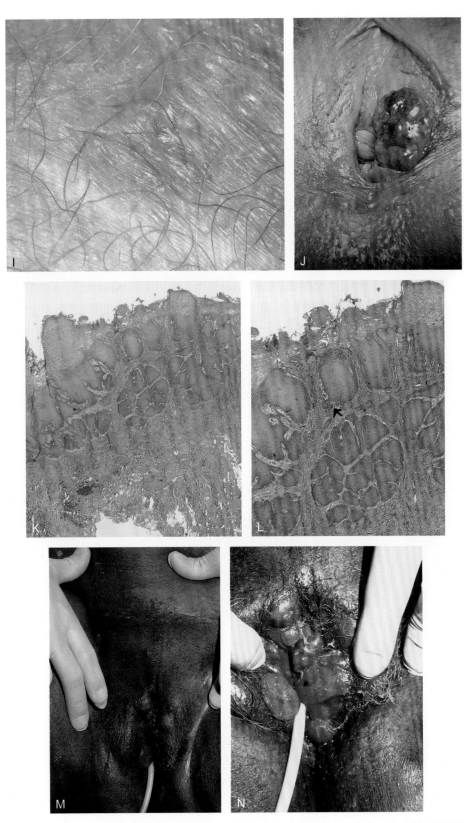

图 66-20 续 I. 图片显示平凡无奇的外阴病变切除后见无色素性黑色素瘤细胞，病变为无色素性恶性黑色素瘤。J. 图片显示前庭部位的溃疡性病变，活检提示无色素性恶性黑色素瘤。K. 在外阴间质内可见数簇异型鳞状细胞。符合浸润性鳞状细胞癌。L. 放大图 K 所见，表面溃疡形成覆盖了浸润癌。发展为浸润癌的最早征象是恶性上皮细胞突破钉突底部（箭头所示）。M. 这些鲜红色盘状病变多为恶性。活检提示为腺癌，原发病灶在胃肠道。N. 放大图 M，可见转移瘤侵犯前庭大部

十、血管病变

外阴静脉曲张表现因严重程度不同而不同（图 66-21A）。可导致皮下或表面血管扩张并呈蓝色。

外阴血管瘤导致表面血管呈紫绀样变色（图 66-21B～D）。因大出血可能，此类病变活检不应在门诊进行。外阴上小的散在丘疹可由被鳞状上皮黏膜包围的微小扩张血管形成。这种病变被称为血管角质瘤（图 66-21E）。

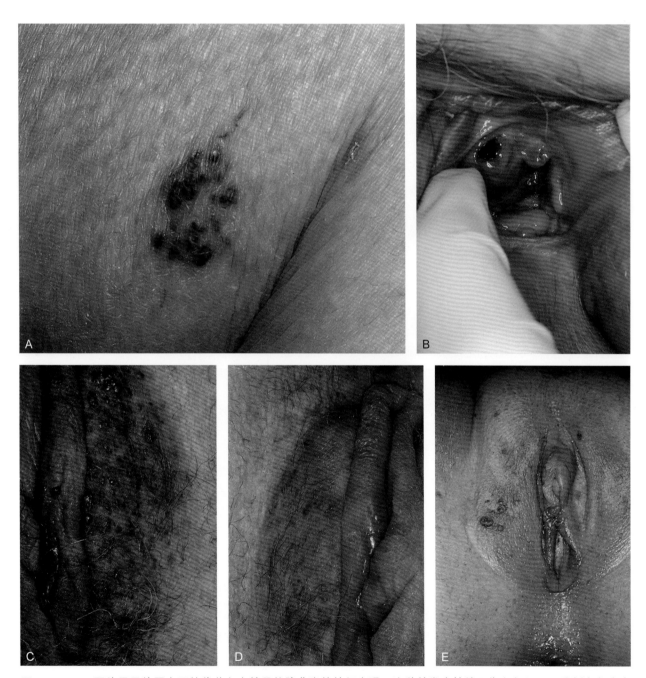

图 66-21　A. 图片显示外阴表面的紫蓝色血管是静脉曲张的特征表现。这种单发病灶并无临床意义。B. 此例老年患者有间断性的阴道和外阴出血。这些尿道、尿道旁、前庭和阴道的病变是血管畸形的特征表现。整个阴道下段前壁均扩张并呈发绀样表现。C. 此例患者的外阴病变是天生的。除了外观问题，患者症状还表现为表面脆弱血管的破裂出血。诊断为外阴血管瘤。D. 图 C 所示患者接受 3 个疗程 hexascan 的激光治疗后。曲张的血管已消失，皮肤无瘢痕形成。E. 图片显示小的表面血管为血管角质瘤

十一、活检技巧

皮肤打孔器是用于外阴部位活检的一个很方便的工具，可以获得满意的组织供病理学检查（图 66-22）。活检部位皮肤使用碘伏消毒，1% 利多卡因局部麻醉，术者用手指展平皮肤。用力打孔后向右然后向左扭转 2～3 次。移开打孔器后，可见其切开一盘状组织，与周围皮肤分离。用组织镊提起该盘状组织，剪断底部的脂肪。固定标本后，3-0 可吸收线缝合皮肤创面。

打孔活检钳亦是可用于外阴活检的一个令人满意的工具（图 66-23）。这种方法的好处是工具简单。准备工作和麻醉与使用皮肤打孔器相同。无须使用组织镊，活检钳钳夹组织的同时切除组织。获得标本后立即固定。然后用棉签蘸取孟塞尔溶液置于活检创面止血。

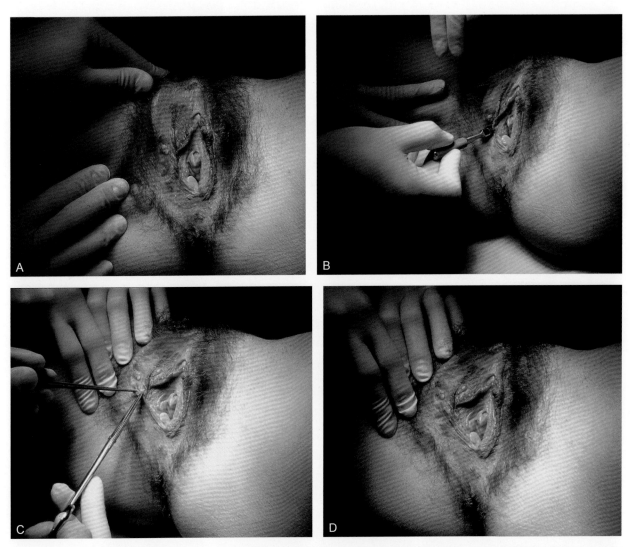

图 66-22　A. 展平显露外阴后可于阴裂、小阴唇和会阴部见到许多深色的乳头瘤状病灶；B. 使用皮肤打孔器于皮肤打孔并扭转 2 次；C. 用组织镊提起切开的盘状组织，并使用剪刀剪断其基底部；D. 使用 3-0 可吸收线缝合该小圆形创面

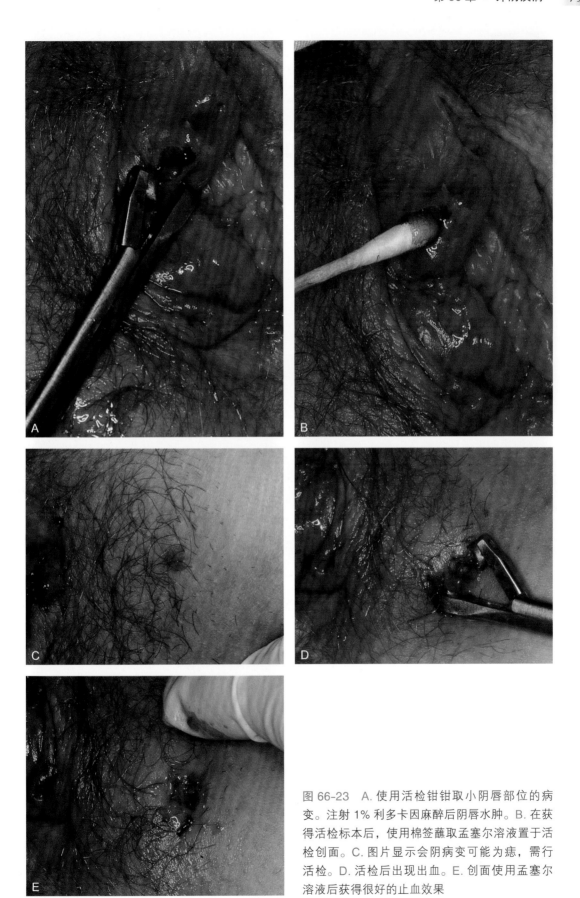

图 66-23　A. 使用活检钳钳取小阴唇部位的病变。注射 1% 利多卡因麻醉后阴唇水肿。B. 在获得活检标本后，使用棉签蘸取孟塞尔溶液置于活检创面。C. 图片显示会阴病变可能为痣，需行活检。D. 活检后出现出血。E. 创面使用孟塞尔溶液后获得很好的止血效果

（杨　帆　译　刘继红　校）

第67章

前庭大腺囊肿和脓肿

Michael S. Baggish

妇科医生通常将巴氏腺阻塞诊断为巴氏腺囊肿。梗阻常出现在表面（前庭），腺体持续分泌黏液，导致封闭的导管逐渐扩张。最终，扩张成球形的导管会在前庭区紧邻处女膜环后侧方边界处形成隆起（图67-1A）。在隆起表面施压，患者会有感觉，有时甚至感到疼痛（图67-1B）。如果囊肿通过阴道和直肠受累，黏液性囊肿可能发生感染，导致巴氏腺脓肿。这种疾病可表现为蜂窝织炎、红斑和发热。

巴氏腺囊肿和脓肿治疗首选引流术。为防止切开的囊壁粘连闭合，通常行囊肿开窗术，取大切口，并敞开1~2周。可以采用多种术式，如造口术、置入引流条，置入Word导管等。最简单的方法往往是最佳的治疗方法（图67-2A~C）。

患者麻醉方式可以选择全身麻醉、区域麻醉或者局部麻醉。采用0号可吸收线缝合2~3针将患侧小阴唇与股部褶皱固定，防止小阴唇遮挡。在囊肿隆起处垂直切开，将引流液送培养。切除囊壁及周围皮肤，以扩大开口（图67-3A~E）。采用3-0二恶烷酮线（PDS线）或可吸收线锁边缝合闭合切缘。采用3-0铬肠线或普通肠线将小引流管固定在囊腔（图67-4）。告知患者术后1~2周每天2次盐水盆浴（如速溶海盐，每次2杯），盆浴后清水冲洗，用电吹风低温吹干或者轻轻用毛巾擦干。

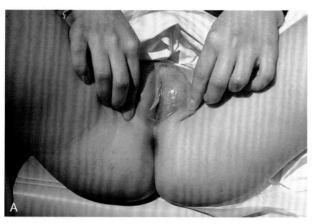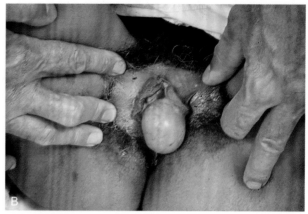

图 67-1　A. 梗阻的巴氏腺管在前庭形成隆起，引起患者不适。此例患者无感染证据。B. 图中所见为斯基恩腺阻塞所致的继发性囊肿

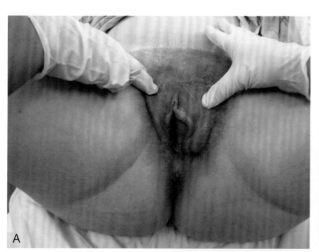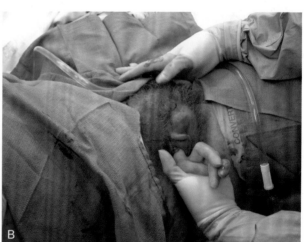

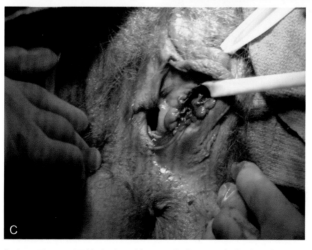

图 67-2　A. 此患者外阴肿物疼痛入院，口服抗生素无效，既往有巴氏腺囊肿反复发作病史。此图可见左侧外阴巨大隆起，蜂窝织炎侵及阴阜。B. 在肿物正中最低处切开放置引流管。术者手指插入脓腔，破坏所有分隔，以保证充分引流（注意：手指探查部位达阴阜下部）。C. 切除直径为 2 cm 的圆形皮肤，沿其周长采用 0 号可吸收线平针缝合，再放置 0.5 ft 的烟卷式贯穿引流

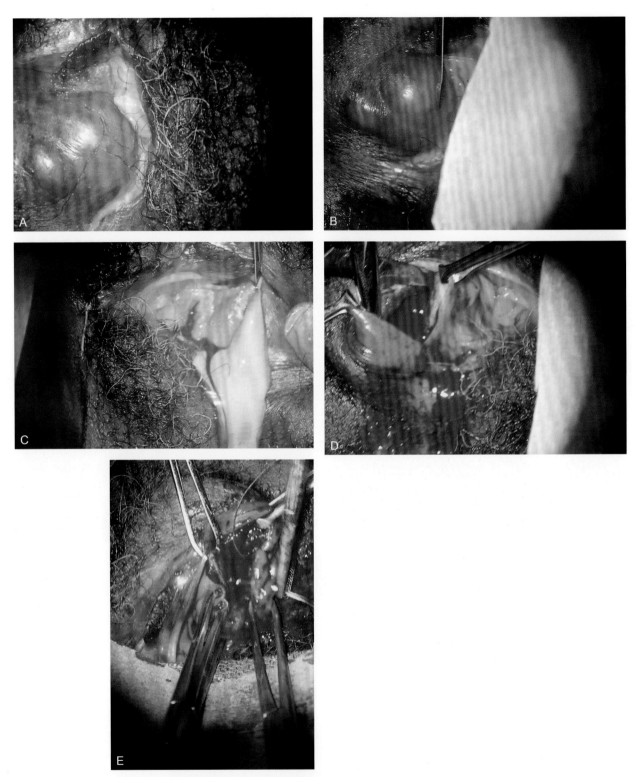

图 67-3 A. 另一名患者巨大巴氏腺脓肿的患者，脓肿导致外阴变形；B. 可见刀尖准备自正中切开皮肤和穿破脓腔；C. 脓液自引流口涌出；D. 将剪刀置入脓腔，撑开剪刀，破坏脓腔内分隔；E. 0 号可吸收线缝合切口边缘

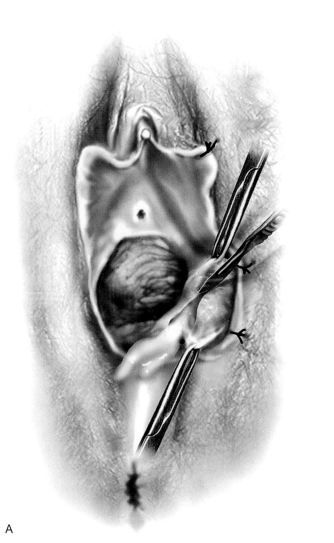

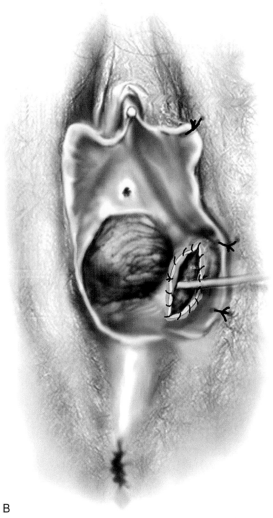

A   B

图 67-4　A 和 B. 用 0 号可吸收线将患侧小阴唇固定，以充分显露术野。垂直切开囊肿，用镊子和 Allis 钳提起切缘，用手术刀或 Stevens 剪刀将皮肤及部分囊壁广泛切除。沿切缘用 3-0 可吸收线或者 PDS 线连续缝合 1 周。切口置入引流管，用 3-0 铬肠线固定。这样就完成了"造口术"

（杨　帆　译　刘继红　校）

第 **68** 章

外阴前庭炎综合征（外阴疼痛）的手术治疗

Michael S. Baggish

外阴前庭炎综合征是一种病因不明的疾病，可以引起红斑，感觉过敏，严重的有轻压痛等不适，大多数位于巴氏腺周边或巴氏腺下。尽管外阴其他黏液性腺体（即尿道旁腺和前庭小腺）对接触也很敏感，但主要症状和体征同巴氏腺相关(图 68-1A~C)。患者会主诉性生活时或性生活后外阴有烧灼痛，以致不愿性交。所有患者确诊后，应当行 2~4 个月非手术治疗。如果经非手术治疗后，症状未能缓解或红斑、轻压痛体征未减轻，那么可建议患者接受手术治疗（图 68-1D）。

外阴前庭炎综合征的手术治疗有两种选择。首选的最简单术式为单纯前庭切除术或前庭切除术 + 尿道旁腺切除术和阴道前移术。手术切除炎性组织，深至 Colles 筋膜、Hart 线边缘，以及 1 cm 左右的阴道下部。此术式的优点在于手术时间短（≤1.5 h），并且术后阴部神经痛发病率低（图 68-2A~E）。

另一种术式为广泛性切除，包括巴氏腺切除、前庭切除术和阴道前移术。这种术式需要 2.5 小时，并且术后阴部神经痛发病率为 15%~20%。适用于：前庭炎严重的患者、单纯前庭切除术后复发性囊肿的患者，以及单纯前庭切除术失败的病例。

通过上述手术治疗可以消除 90% 的性交痛。此外，前庭疼痛不会复发。两种术式均采用中到低膀胱截石位。显微镜下手术更加有效，值得推广。

一、单纯前庭切除术

手术的最初步骤与巴氏腺切除术相同。

0 号可吸收线固定阴唇显露前庭，用 25 号注射器将 1∶100 血管加压素注射到前庭皮下（图 68-3A 和 B）。

显微操作器可以在显微镜下发出二氧化碳激光束。在病灶周围的 300 mm 范围内，激光控制器发出激光形成 1~1.5 mm 的点，激光束强度是 12 W。激光束延 U 形的切口方向打点，再切除前庭皮肤，连点成线形成切口（图 68-4A 和 B）。

接下来，采用史蒂文森腱切断术，锐性切除前庭及其相连的 Colles 筋膜（图 68-5）。切除 0.5~1 cm 阴道下部（包括处女膜环）。采用 3-0 可吸收线打褶缝合筋膜，以止血和闭合切口（图 68-6A）。然后，采用 3-0 可吸收线间断缝合皮肤。从美容角度看，手术效果佳。同时，将阴道口重塑，宽度可达两指（2.5~4 cm），以便于性交（图 68-6B）。

二、广泛性前庭切除术

这种术式比较复杂。初始切口入路与单纯前庭切除术相同（图 68-7A 和 B）。再将一把蚊式钳平行于阴道外壁插入，距阴道口 2 cm 处形成间隙（图 68-7C）。

然后，将蚊式钳继续向侧方探入 1~1.5 cm，在坐骨直肠窝脂肪内分离出一个间隙间隙（图 68-7D）。这两个间隙明显不同。中间间隙位于前庭球和阴道壁窦道上面。侧方隙内含有少量动静脉，大部分为脂肪组织。在这个层次，可以看到球海绵体肌（图 68-8）。海绵球体肌下即为巴氏腺（图 68-9）。分离巴氏腺周边肌肉、脂肪及结缔组织后，放大镜下可以看到腺体小叶和纹理（图 68-9B 和 C）。用蚊式钳将巴氏腺前后游离（图 68-10）。切除巴氏腺，用 4-0 可吸收线缝扎残端。缝扎所有血管，术野内充分止血冲洗（图 68-11A 和 B）。原本腺体占据的空间位于前庭皮下 1～1.5 cm，腺体切除后，用 3-0 可吸收线间断缝无效腔。将两指置于肛管内，确定其与手术区域的相对位置，避免损伤。然后切除前庭皮肤（图 68-12A～C），上拉阴道覆盖切口，将其横向与周围会阴皮肤缝合（图 68-13）。以上所有操作实际上是为了扩大阴道口。

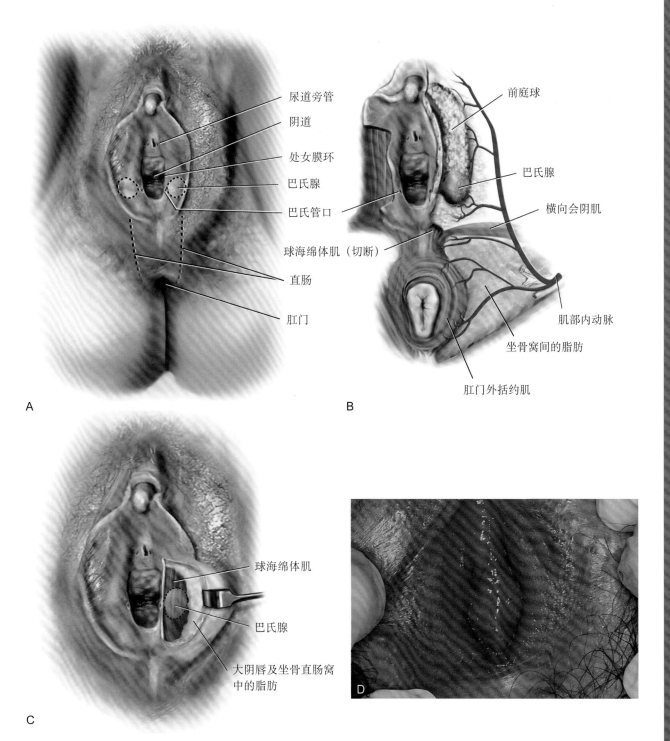

图 68-1　A. 图片显示前庭和巴氏腺的解剖，也显示了尿道旁腺管与尿道关系。注意肛管与前庭及阴道下段的关系。B. 左侧前庭深层和右侧前庭浅层。切除左侧球海绵体肌，可见动脉血供源于阴部内动脉。阴部血管、阴部神经相伴行，于坐骨结节内侧（即从后侧方）进入会阴。C. 球海绵体肌覆盖巴氏腺，腺体外侧是大阴唇和坐骨直肠窝脂肪组织。D. 一位患有外阴前庭炎综合征的女性患者术前前庭的外观，注意巴氏腺管周围的红斑及血管扩张（点状）

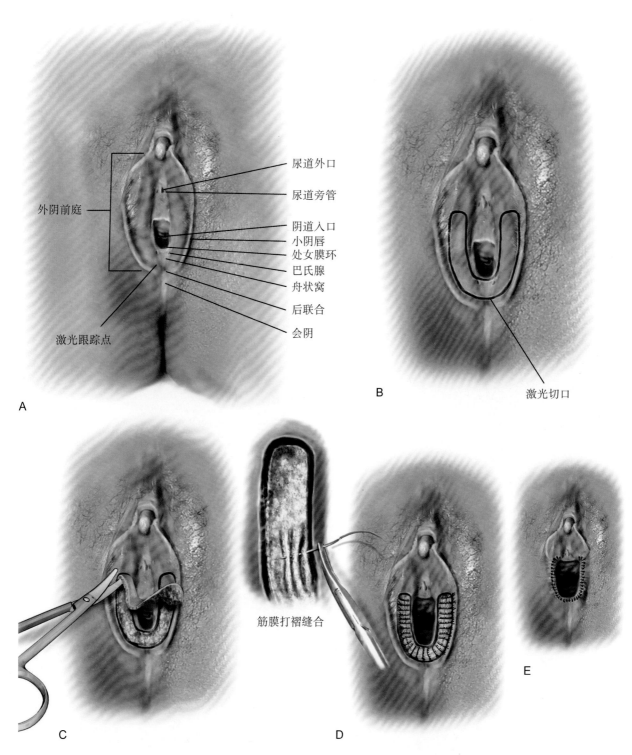

尿道外口

尿道旁管

阴道入口

小阴唇

处女膜环

巴氏腺

舟状窝

后联合

会阴

外阴前庭

激光跟踪点

A

激光切口

B

筋膜打褶缝合

C

D

E

图 68-2　图片显示单纯前庭切除术。A. 首先二氧化碳激光标记 U 形切口边界；B. 高聚焦激光束将各个点连接，加深切口；C. 用剪刀剪除皮肤和部分 Colles 筋膜，将标本送病理；D. 将筋膜打褶缝合，以止血和闭合切口；E. 最后间断缝合皮肤，前移阴道及加宽阴道口

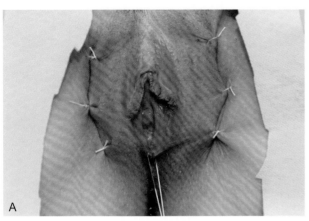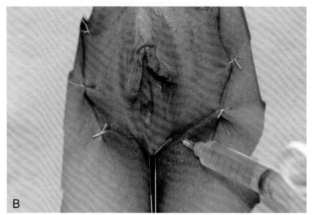

图 68-3　A.向后缝合固定大阴唇显露前庭，用线向尾端牵引舟状窝；B.皮下注射 1:100 血管加压素以协助止血，同时具有吸收二氧化碳激光产生的热量的作用

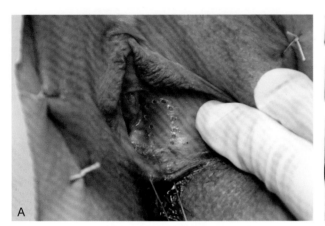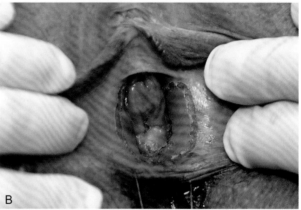

图 68-4　A.二氧化碳激光在前庭连续打点，标记切口边界；B.连接各点加深切口，完整切口为 U 形

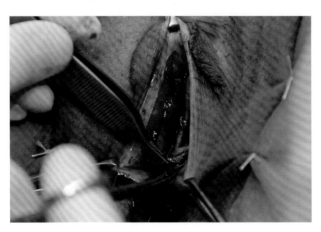

图 68-5　切除前庭和 Colles 筋膜边缘 3 mm 组织

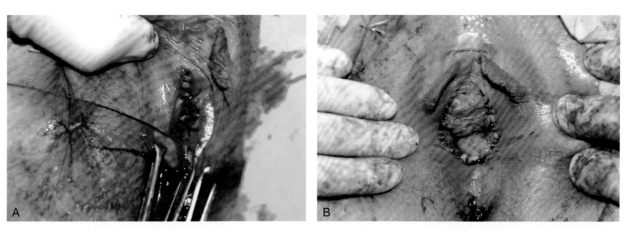

图 68-6　A.打褶缝合 Colles 筋膜，此方法需将阴道牵拉至切口远端边缘；B.缝合皮肤，前移阴道，并扩大阴道口

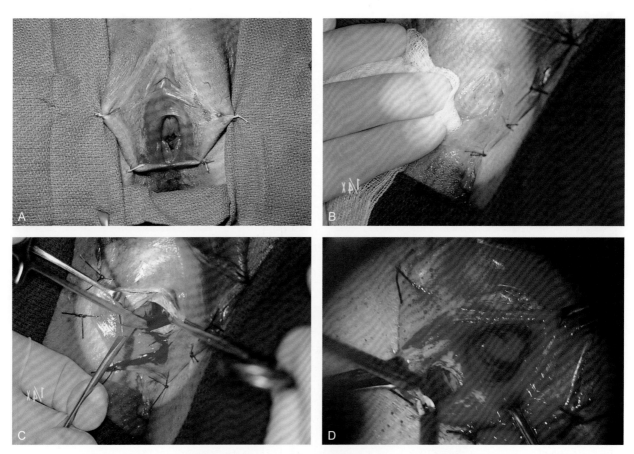

图 68-7　A.缝合固定阴唇以持续性显露前庭；B.在右侧巴氏腺管开口后上、下方，以及侧方，做 2 cm 无血切口；C.用蚊式钳游离前庭球、巴氏腺及阴道内壁。前庭球可能会出血；D.在前庭球和巴氏腺侧方分离第二个间隙，深入大阴唇和坐骨直肠窝脂肪

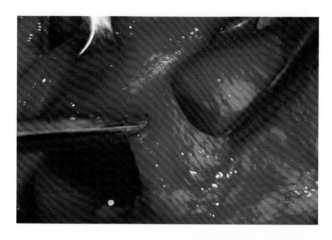

图 68-8　在巴氏腺上方用血管钳钳起球海绵体肌

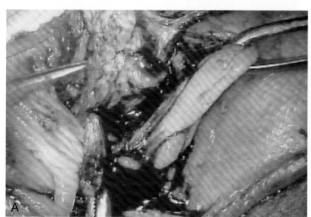

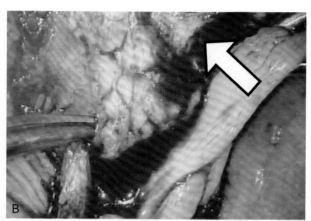

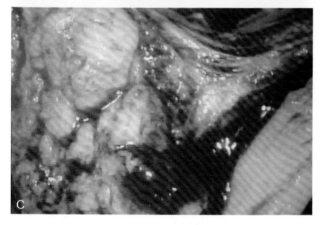

图 68-9　A. 分叶状的巴氏腺附着在球海绵体肌上，剪刀所指之处为腺体；B. 图 A 的高倍镜下表现。箭头所指之处为球海绵体肌，剪刀所指之处为腺体；C. 图 B 进一步放大，可见巴氏腺明显的分叶状

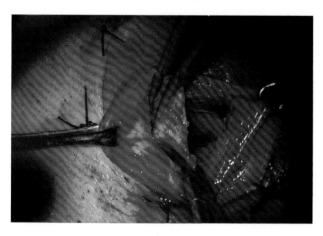

图 68-10　腺体在上下两钳之间游离，用 Allis 钳牵拉切口侧缘以充分显露术野。其内，用 Allis 钳牵拉阴道

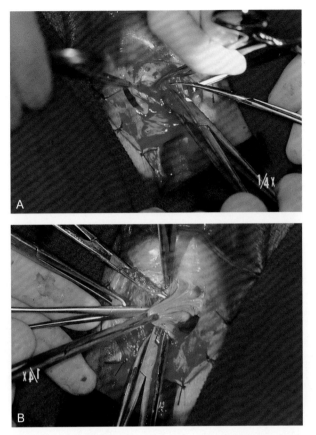

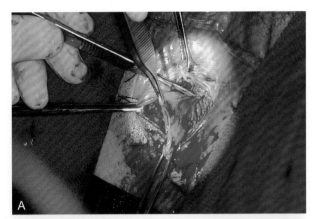

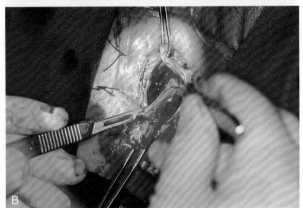

图 68-11　A. 用 Stevens 剪刀将巴氏腺从周围组织中剪除；B. 从右侧将巴氏腺切除，用 4-0 可吸收线缝合残缘。用 Allis 钳将右侧阴道壁拉向尾端

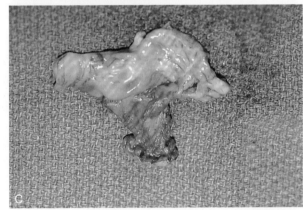

图 68-12　A. 用手术刀切除阴道下段、处女膜和前庭中央；B. 切除前庭侧部（紧邻大阴唇）；C. 将切除的前庭组织和巴氏腺分开送检

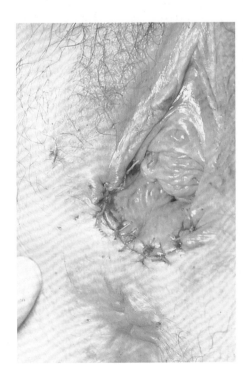

图 68-13　双侧缝合创口，将阴道前拉，扩大阴道口

（杨　帆　译　刘继红　校）

第69章

广泛切除术与皮肤移植

Michael S. Baggish

外阴上皮内瘤变(Vulvar intraepithelial neoplasia, VIN)的治疗取决于病程进展范围。当 VIN 病变为局部病变时,扩大的局部切除术是能够达到治愈目的的最简单、对功能影响最小的治疗方法。1000 例病理确诊的外阴原位癌(CIS)病例研究数据如下:① 38%VIN 患者病变侵及皮肤附属结构(如皮脂腺、毛囊和汗腺),并且 60% 患者年龄＞50 岁;②阴毛覆盖区域皮肤附属结构平均深度达(1.53 ± 0.77)mm;③在小阴唇,病变细胞侵犯皮脂腺平均深度为 1.0 mm;④在阴毛覆盖区域最深的受累皮肤附属结构可达 3 mm。因此,治疗所需的切除深度如下:大阴唇、会阴和肛周皮肤为 2.3 mm;小阴唇和阴蒂周围皮肤不超过 1 mm;周边边界为 3.0 mm。

锐性切除可以借助传统工具(如手术刀、剪刀),或超脉冲二氧化碳激光。外阴手术治疗的基本原则是要减少能量设备(如电凝)导致的深度组织失活。切除组织后,应当用充足的时间和精力止血。用止血钳钳夹出血血管,4-0 可吸收线缝扎(图 69-1 至图 69-4)。止血完成后,用温盐水冲洗手术部位。闭合切口时最好能做到在一期无张力缝合。如果为了闭合切口过紧拉伸皮肤,有可能造成切缘坏死和分离。如果切口张力过大,也可能因为术后不可避免的组织水肿导致切口裂开。

如果无法做到一期缝合或切口张力过大,则应考虑手术部位行皮肤移植(图 69-5A 至图 69-12B),包括带蒂移植或游离皮瓣移植(图 69-13)。带蒂移植的关键是保证充足的血供。因此,术者必须明确血管来源及其走行,避免切断血管。其次,移植的长度应当接近基底宽度的 1/2(也就是说,若移植高度为 3 cm,则蒂的宽度应为 6 cm)(图 69-14 至图 69-20)。对于较小区域(即宽 2 cm,长 4 cm),可以从下腹部全层移植(图 69-11)。去除皮瓣所有脂肪,缝合到切口。最后,对大切口,则应于术前从股部或臀部获取断层皮瓣,将其缝合至切口,准确的讲,这是大面积皮肤缺损最佳的治疗方法。所有的皮肤移植都应平均分布组织张力(图 69-21)。

需行大范围深层次切除术,或者既往医源性伤疤造成外阴和阴道血供受损,或者大块组织缺失者,可考虑肌皮移植。这类移植提供组织结构和血供。移植可采用内侧的股薄肌(图 71-7),此部分肌肉通过从股到会阴或阴道的通道走行(图 69-22 至图 69-24)。

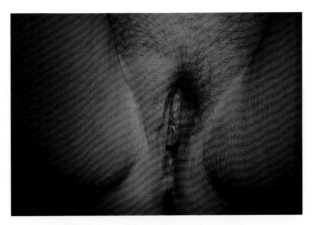

图 69-1　病变累及整个右侧大阴唇

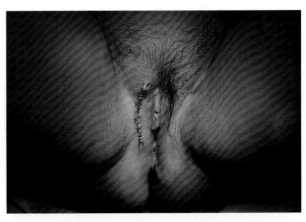

图 69-2　患侧阴唇已经切除，并且切除范围足够。切口缝合后，外阴裂皮肤与阴唇侧切缘皮肤自然合拢

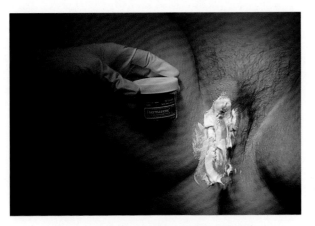

图 69-3　术后切口涂抹大量烧伤宁乳膏

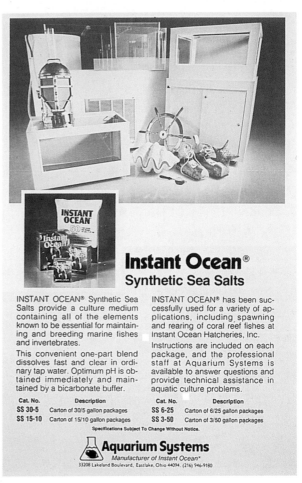

图 69-4　外阴术后恢复阶段，建议每日行海盐盆浴

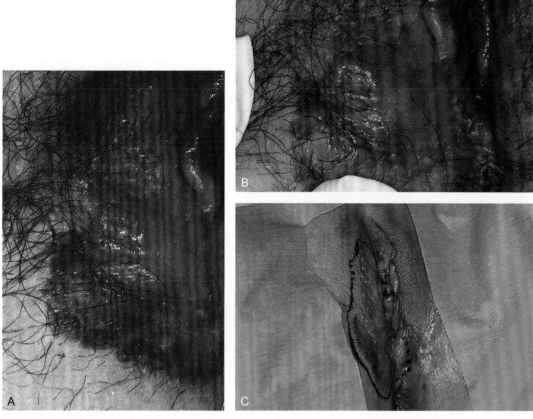

图 69-5　A.此患者右侧前庭、小阴唇、大阴唇有广泛的原位癌。注意大阴唇下部新近的活检创口。B.另一角度可见红色和棕黑色原位癌隆起病灶。C.在手术台上，用消毒笔标记切除范围

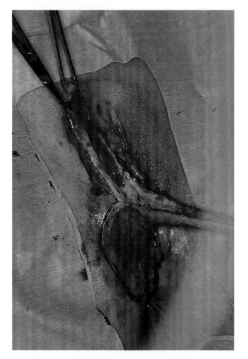

图 69-6　整块切除含有原位癌病灶的皮肤。应做全层切除（即深达含皮下脂肪层）

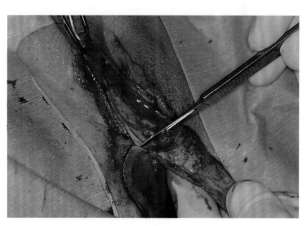

图 69-7　使用蚊式钳和 3-0 或 4-0 聚二噁烷酮线或可吸收线止血。术者将皮肤向下拉直，同时用示指在切除线上将皮肤上推，即可达到合适切除深度

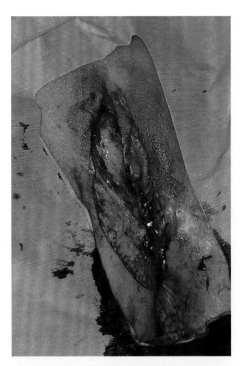

图 69-8　切除全部右侧外阴，仅保留部分右侧小阴唇（包括阴蒂及阴蒂脚）

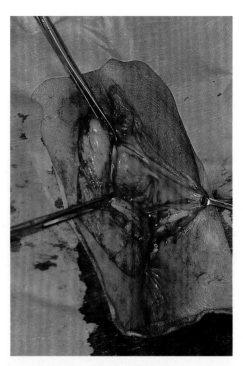

图 69-9　Allis 钳钳夹右侧前庭残端边缘，以及上部和左侧所有前庭组织

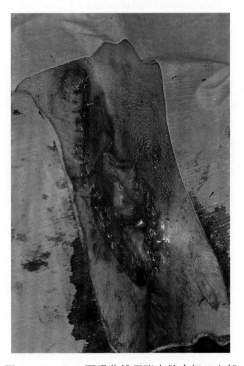

图 69-10　3-0 可吸收线无张力缝合切口上部

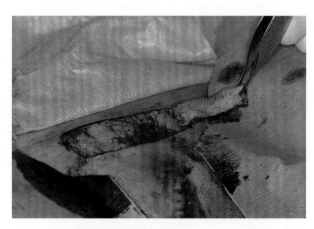

图 69-11　根据切除外阴的切口大小，从下腹壁切取皮瓣。仔细脱脂，保湿并且放置在消毒海绵上备用

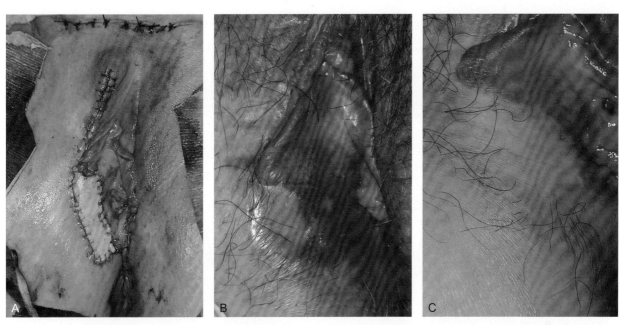

图 69-12　A. 原位癌右侧外阴广泛切除后，将图 69-11 所示移植组织缝合在切除位置，以覆盖外阴缺损；B. 图 A 术后 1 年，可见仅有 1/3 小阴唇残留；C. 移植部位术后 1 年近距离所见

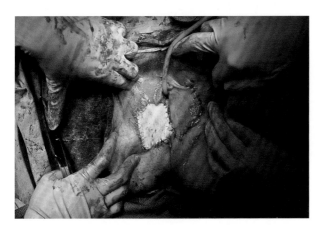

图 69-13　另一位外阴原位癌患者行"双侧外阴组织广泛切除术"，右侧可行游离皮瓣移植，左侧需行带蒂移植

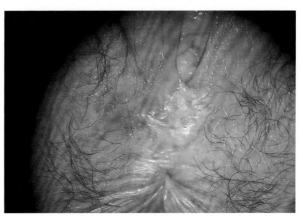

图 69-14　此患者活检病理示会阴及肛周皮肤原位癌

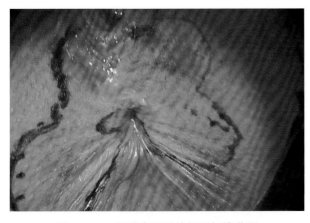

图 69-15　用消毒记号笔标记切除范围

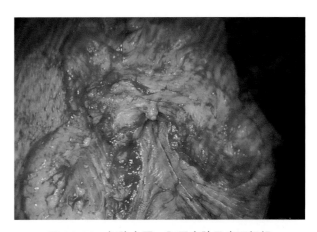

图 69-16　切除会阴、肛周皮肤及皮下组织

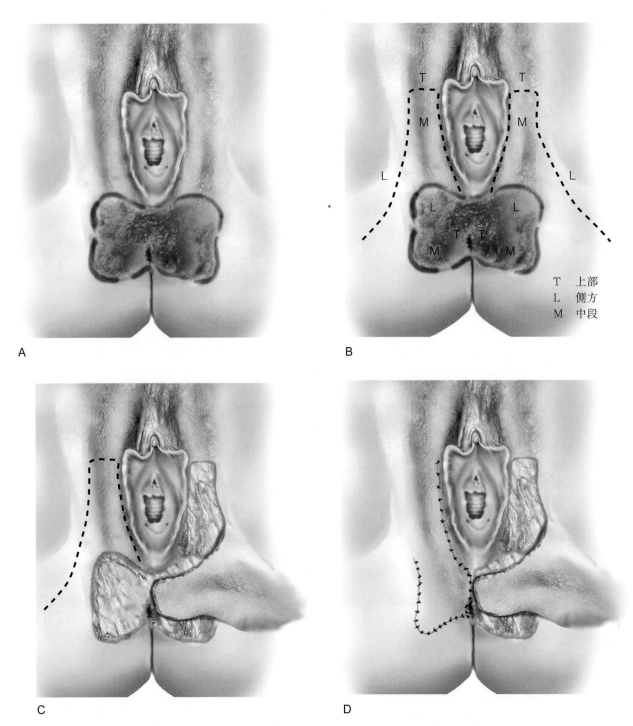

A

B

T   上部
L   侧方
M   中段

C

D

图 69-17   A. 会阴和肛周缺损明显可见，全层切除如图 69-16 所示；B. 标记出宽基底的带蒂皮瓣。切下带蒂皮瓣，并将之与下层皮瓣游离，向后方和中间旋转；C. 左侧皮瓣旋转至正确位置；D. 将右侧移植组织旋转，并用 3-0 可吸收线缝合至正确位置。缝合右侧供体部位，左侧移植部位未缝合

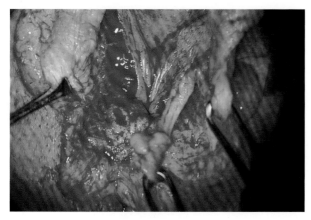

图 69-18　Allis 钳钳夹会阴移植组织，以易于旋转覆盖创口

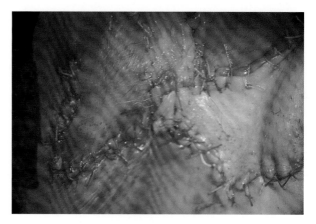

图 69-19　将移植皮瓣旋转至正确部位，缝合、保护创口

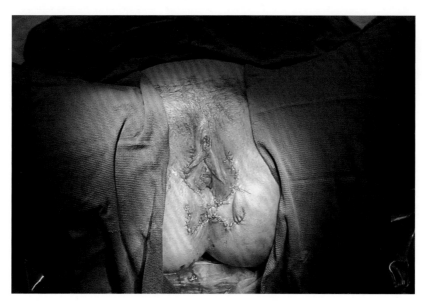

图 69-20　双侧带蒂皮瓣移植，缝合并完全覆盖创口。移植组织远端边缘与肛门黏膜层缝合

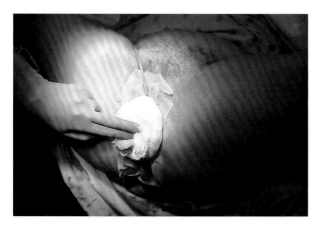

图 69-21　术后用常温盐水彻底冲洗术野，用干仿纱布覆盖伤口后加压包扎。膀胱留置一根 Foley 导尿管

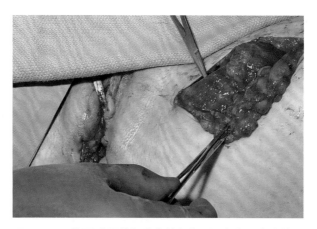

图 69-22　外阴或阴道切除大块组织后，考虑肌皮移植。此图可见，保护股薄肌及后方其血供

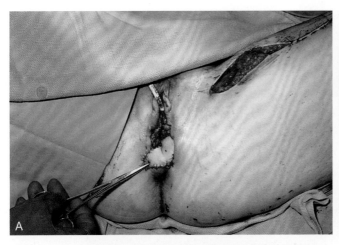
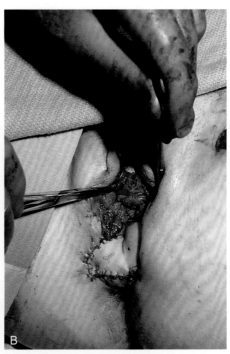

图 69-23　A. 股薄肌连同覆盖的皮肤及皮下组织组成带蒂移植组织。旋转移植组织，通过股至阴唇通道覆盖创口。采用多普勒超声确定移植组织血供充足后，将移植组织缝合。B. 图 A 中的创口已经闭合

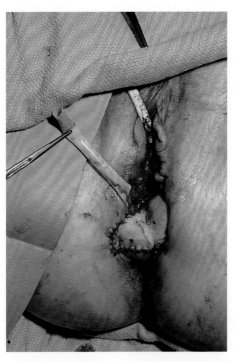

图 69-24　阴道中留置引流条。阴道左壁和会阴由肌皮移植组织替代和修复

（杨　帆　译　刘继红　校）

第 70 章

激光切除和消融术

Michael S. Baggish

　　尽管二氧化碳激光消融术对于外阴上皮内瘤变而言是一种有效、快捷、性价比高的治疗方法，但这种方法存在一个明显的缺陷：无法获取组织标本用于病理检查；因此，无法得到切缘与疾病严重程度的信息。若要获得组织学标本，激光切除术比消融术更佳。

一、薄层激光切除术

　　薄层激光具有以下 3 个优点：①不需要缝合和移植；②愈合快且无明显瘢痕；③可获得病理诊断标本。

　　术前应标记病变范围。类似冷刀切除，患者首先摆好体位（图 70-1），准备好高脉冲二氧化碳激光及显微操作器，用激光打点标记切除范围（图 70-2）。用激光打点划分边界，激光强度设置在 8～12W，再连点成线形成示踪切口。接下来，皮下注射 1 : 100 血管加压素，完全覆盖病变区域，并且浸润至皮下（图 70-3）。然后，将激光强度增至 15～20W，集中光束，沿示踪切口加深切缘，越过真皮乳头层直至网状组织层，形成一个平行皮肤表面的平面（图 70-4）。为保持水平平面并有利于切割，切除的皮肤应始终保持张力（图 70-5）。小血管出血可用 4-0 或 5-0 可吸收线直接缝扎（图 70-6）。为了减少组织损伤，应避免使用血管钳。

　　固定切除标本，送病理检查（图 70-7，图 70-8A 和 B）。术后，每天 2 次盐水（速溶海盐）盆浴，创口每天 3 次涂抹烧伤宁乳膏，或者用乌拉坦包扎（图 70-9A 和 B），4～6 周可完全愈合（图 70-10A 和 B）。

二、激光消融术

　　二氧化碳激光消融术与切除术所用设备相同相同（即将阴毛覆盖区域、会阴和前庭处深 2.3 mm，距病变边缘小于 3 mm 的皮肤消融）（图 70-11 至图 70-16）。对于小阴唇，阴蒂周围的病变消融深度不应超过 1 mm，同样，为减少复发，要求有足够的切除宽度（图 70-17 和图 70-18）。激光消融术前应广泛活检，以确定病变切除范围，目的在于：①确定病变不是浸润性癌；②预测病变累及范围和消融范围。患者麻醉效果好，术前准备完善，铺完手术巾后，标记病变的内侧和外侧缘（图 70-19 和图 70-20）。将激光强度调至 20W，再将激光束散焦形成直径 2 mm 的点（图 70-21 至图 70-22）。与用记号笔标记边缘一样，用激光束多次打点，然后连点成线，可以形成清晰的消融界线（图 70-23 至图 70-24）。将激光强度调至 30～40 W，可将整个区域以均匀的 2 mm 的深度消融（注意：热损伤的消融深度为 0.5～1.5 mm）（图 70-25 至图 70-27）。消融术完成后，清理所有烧焦组织，用烧伤宁乳膏覆盖创口。术后每天 3 次盐水盆浴，然后涂抹烧伤宁乳膏（图 70-28）。

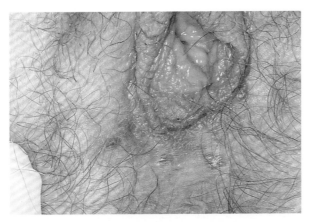

图 70-1 在后联合、会阴和大阴唇下部可看到外阴上皮内瘤变特征性的隆起色素沉着样病变

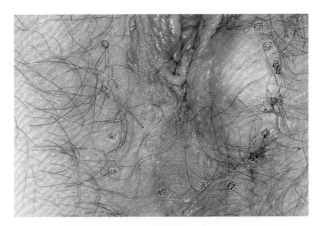

图 70-2 用高脉冲二氧化碳激光打点，标记薄层切除区域，点直径 1.5 mm，激光强度 20 W

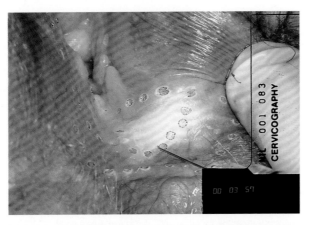

图 70-3 皮下注射 1:100 血管加压素，可达到两个目的：止血和隔热水垫

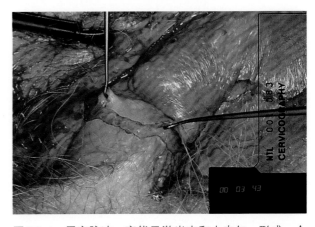

图 70-4 用高脉冲、高能量激光束和小皮勾，形成一个皮内浅切口

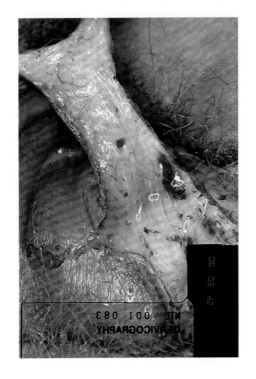

图 70-5 图片显示激光切除术所获得的组织瓣。术野止血佳，可见切除的粉红色皮肤及下层的真皮。由于高脉冲的激光束和皮内的液体，热损伤很少

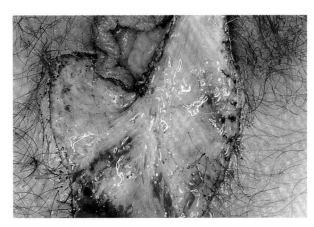

图 70-6 激光切除"蝶形"的区域，即将完成。左侧牵拉着的皮肤即将被切除

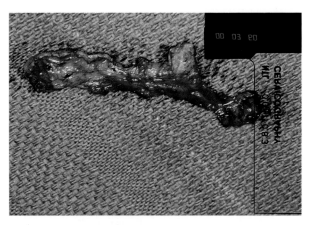

图 70-7 切除标本送病理检查。术者将能够确认有无浸润、切除的深度及切缘情况

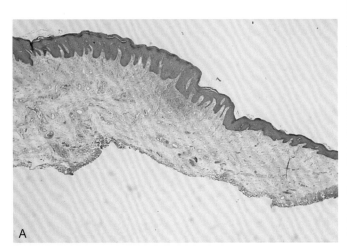

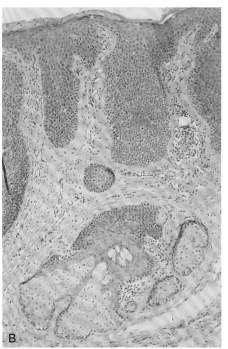

图 70-8 A. 显微切割（2 倍放大）可见薄层组织标本保存完好，没有细胞变形；B. 图 A 高倍显微镜下可见病变侵及下方的皮脂腺（HE 染色）

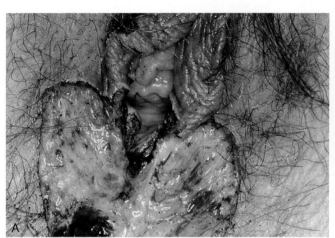
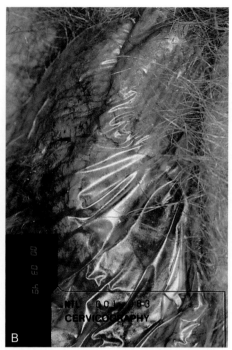

图 70-9　A. 上皮内瘤变组织已经完全切除（皮内切割），用生理盐水彻底冲洗创口；B. 创口覆盖乌拉坦

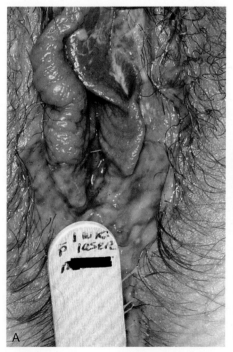
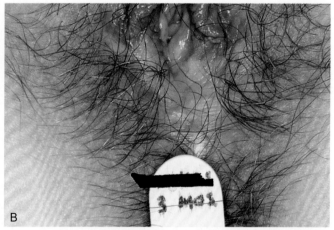

图 70-10　A. 术后 1 周可见切口干洁，愈合良好；B. 术后 3 个月，切口完全愈合，无瘢痕组织形成，并且未见病变持续存在的证据

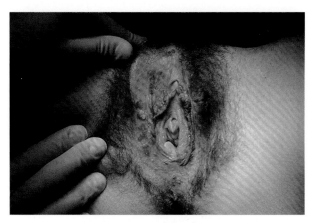

图 70-11 可见外阴广泛多发原位癌。病变范围已先行多点活检并且标记。注意黑色湿疣样病变

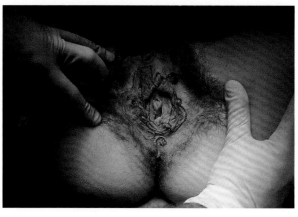

图 70-12 二氧化碳激光束标记消融治疗范围，在显微镜和显微操作器控制下行激光消融术。消融术深至真皮网状层，但不到脂肪层

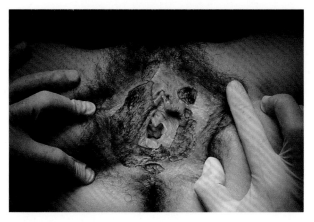

图 70-13 消融术已完成，阴毛覆盖处切除深度为 2 mm，无阴毛覆盖处较浅 (深度为 1 mm)

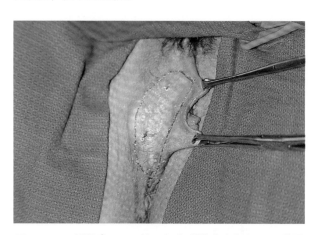

图 70-14 用强度 20 W 的二氧化碳激光束标记 VIN 范围

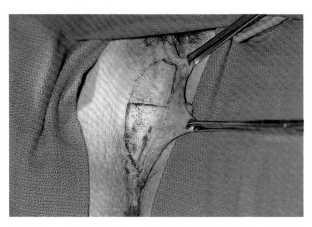

图 70-15 用直径为 2 mm 的激光点完成消融，消融深度均为 2 mm

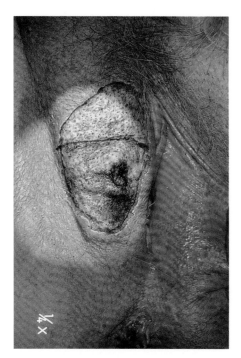

图 70-16 消融完成后，用消毒水或者生理盐水冲洗切口，以去除烧灼物

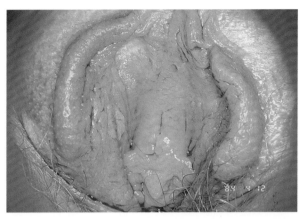

图 70-17　前庭和小阴唇处可见典型的扁平疣状原位癌

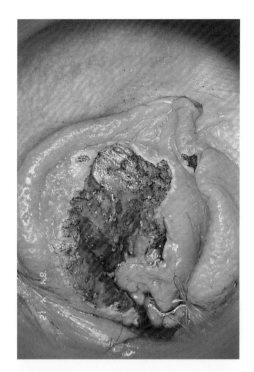

图 70-18　完成深度为 1 mm 的二氧化碳激光消融术

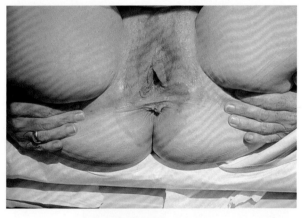

图 70-19　此患者原位癌的角化不全病灶（红色）位于左侧大阴唇、会阴和近端臀部皮肤

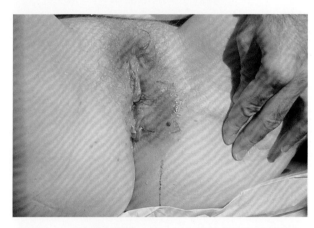

图 70-20　局部麻醉后，用二氧化碳激光标记示踪切口

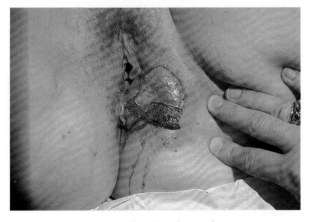

图 70-21　标记区域行消融术（深度小于 2 mm）

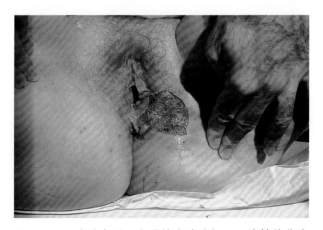

图 70-22　消融术后，生理盐水冲洗切口，涂抹烧伤宁乳膏

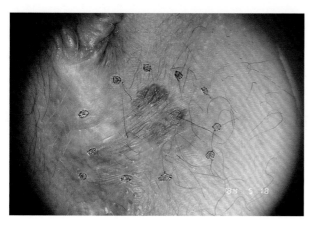

图 70-23　前庭皮肤典型的局灶丘疹样原位癌伴色素沉着。病变切除范围由二氧化碳激光标记。切缘距病灶 3 mm

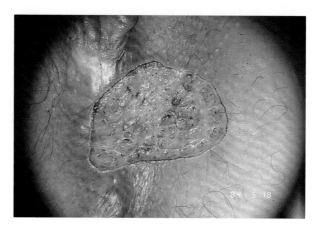

图 70-24　消融完成后，冲洗烧灼物

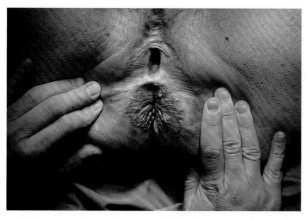

图 70-25　此患者既往因外阴原位癌行"单纯"外阴切除术。目前肛门和肛周皮肤可见弥散复发病灶

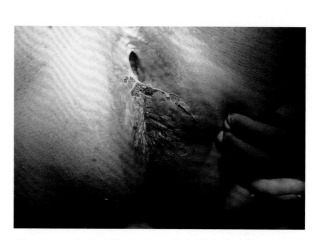

图 70-26　全身麻醉后，标记将行激光消融的肛周原位癌病灶

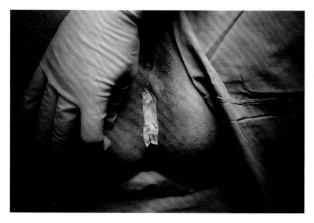

图 70-27　消融深度为 1.5~2.0 mm，用干仿纱布覆盖切口

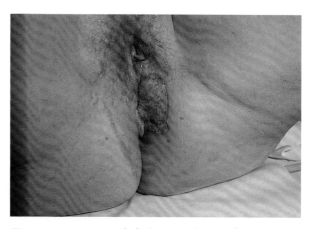

图 70-28　图 70-19 患者术后 1 周复诊，切口清洁，深层组织和周围皮肤附属结构开始愈合

（杨　帆　译　刘继红　校）

第71章

腹股沟和股三角的解剖

Michael S. Baggish

施行外阴切除术前,掌握腹股沟解剖必不可少。外阴淋巴回流至腹股沟浅淋巴结、股淋巴结和髂外淋巴结。要显露此区域,需在股部平行于腹股沟韧带下方做一切口(图71-1A)。在髂前上棘处做第二切口与第一切口相交,并向下延伸至股三角顶点,将切开皮瓣由中线翻开(图71-1B)。

股三角外界为缝匠肌,内界为耻骨肌和长收肌(图71-2A)。大隐静脉在上述内侧肌肉上方的脂肪内侧上行(图71-2A)。大隐静脉穿过覆盖卵圆窝和股动脉、股静脉的筛筋膜,并在筋膜下汇入股静脉(图71-2B和C)。股静脉位于其筋膜腔内。诸多小静脉属支汇入股静脉,小动脉分支来源于股动脉:①旋髂浅血管;②腹壁浅血管;③阴部外浅血管(图71-2D)。股管位于股静脉正中稍后方,即耻骨内侧潜在的间隙中(图71-3A)。股管内可能含有髂外淋巴结链中最低的淋巴结,柯氏淋巴结(图71-3B和C)。股动脉位于股静脉外侧,也在其独立的筋膜腔内,伴行股静脉向尾部和深部下行(图71-4A和B)。位于最外侧也由筋膜包裹的是股神经。股神经在股部发出多条分支,分散成神经纤维(图71-5A和B)。股神经在会阴手术摆体位摆放下肢时容易损伤(图71-5C)。腹股沟韧带的方向与股神经垂直,在其上方越过,这也是股神经最易显露位置。因此,腹股沟韧带压力过大可压迫其下方的股神经,以致麻痹。此外,将大腿固定在高截石位也易损伤股神经(图71-5D)。这种过度拉伸造成的损伤多发生于腰丛附近,此处闭孔神经在股神经和腰骶干间汇入腰丛(图71-5E)。闭孔神经和相对浅表的生殖股神经走行于腰大肌中,因此与股神经相比,闭孔神经和生殖股神经更容易因肌肉收缩造成损伤(图71-5D)。

最外侧为缝匠肌,缝匠肌和腹股沟韧带一同起源于髂前上棘(图71-6A和B)。外阴根治性切除术和腹股沟淋巴结清扫术后,可移植缝匠肌以覆盖暴露的股血管(图71-6C)。

股薄肌位于股三角内侧(位于大隐静脉内侧深处),可用于外阴或阴道肌皮移植(图71-7A~C)。

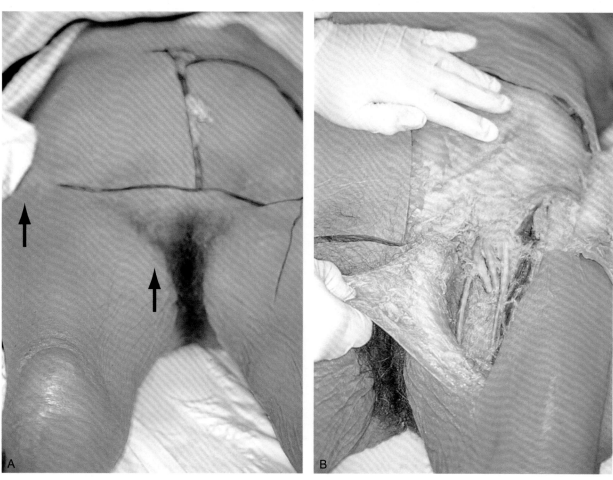

图 71-1　A. 腹股沟区域和股三角位于腹股沟韧带尾侧。第一个切口位于股部，平行于腹股沟韧带下方（两箭头间）。B. 第二切口和第一切口交叉（图 A）于髂前上棘，向下延伸至股三角顶点，将切开的皮肤及皮下组织由中线翻开

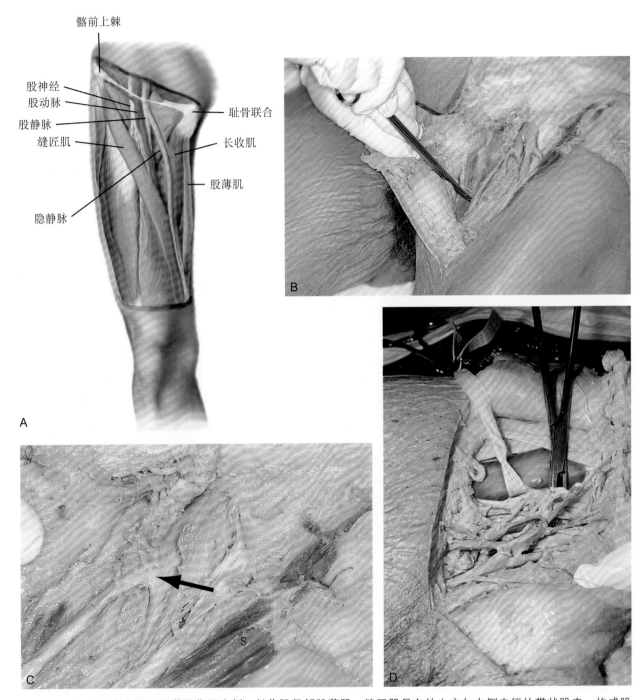

图 71-2　A. 股三角全图。股薄肌位于内侧，长收肌紧邻股薄肌。缝匠肌是自外上方向内侧走行的带状肌肉，构成股三角外侧界。股直肌位于缝匠肌后方。B. 显露大隐静脉（剪刀位于大隐静脉下）。该静脉从股内侧区域起，在脂肪表面，向着腹股沟韧带下方中点的方向延伸。C. 大隐静脉穿过筛筋膜，汇入股静脉（箭头标记处）的近距离图像。股三角外侧界可见缝匠肌 (S)。D. 若干小静脉、股静脉和大隐静脉的汇合处汇入。包括腹壁浅静脉、阴部外浅静脉和旋髂浅静脉，在缝匠肌周围呈脐型。术者手指位于耻骨结节上（即腹股沟韧带中部）

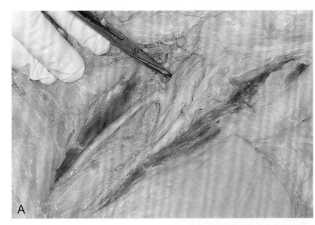 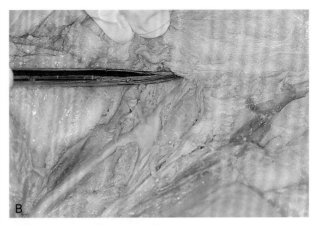

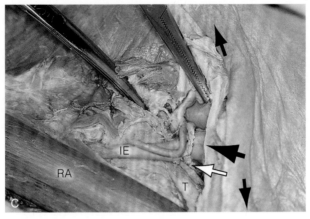

图 71-3　A. 用剪刀分离股静脉内侧的间隙，这是股管。B. 剪刀位于耻骨和腔隙韧带外侧，腹股沟韧带末段下方，股静脉内侧。剪刀插入的是股管。股管是形成股疝的潜在间隙。C. 分离腹股沟韧带上方，小箭头标记腹股沟韧带。图片左下角可见左腹直肌 (RA) 内侧缘，Kocher 钳指向髂外动脉，所指处正好位于其穿过腹股沟韧带处的头侧。髂外静脉位于动脉内侧（大黑色箭头标记）。腹壁下静脉 (IE) 跨过股静脉，向头侧和内侧走行，直达腹直肌外侧缘。这些结构上覆盖的淡蓝色组织为腹横筋膜 (T)。白箭头所指之处为髂外淋巴结链中最低的淋巴结，柯氏淋巴结，位于股管上部（头侧）

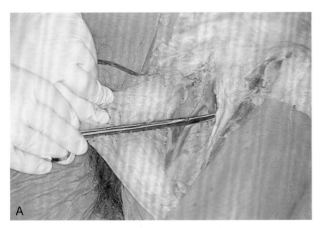 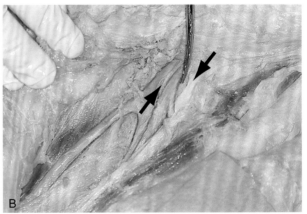

图 71-4　A. 剪刀位于股动脉下方；B. 探头指向股动脉。股动脉位于其独立的筋膜腔内，通过坚韧的结缔组织（筋膜）与股静脉隔离

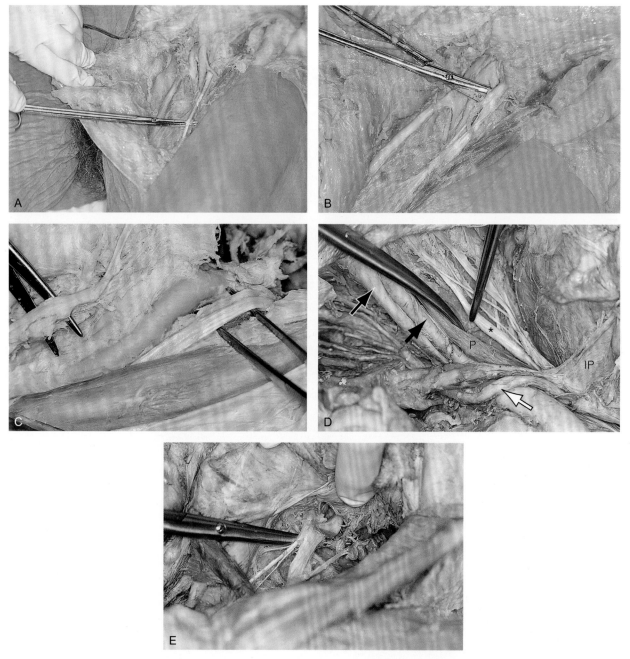

图 71-5　A. 股神经位于股动脉外侧。剪尖位于股神经主干下方。B. 股神经在腹股沟韧带下方穿出，剪刀在穿出点的下方撑开。缝匠肌位于股神经外侧。当四肢严重屈曲时，腹股沟韧带对股神经造成的压迫可致股神经麻痹。C. 股三角上部近距离图示。剪刀在大隐静脉下撑开，镊子在股神经主干的下方张开。镊柄于缝匠肌上。D. 此图为经腹解剖图，显示股神经上部走行。切除腰大肌 (P) 前部，弯剪用下压低腰大肌 (P) 内侧部。镊尖指向股神经 (*)，股神经包埋于腰大肌中。骨盆漏斗韧带 (IP) 和输尿管 (白色箭头) 越过髂总动脉。髂外动脉 (小箭头) 及其下方的髂外静脉 (白边小箭头)位于收缩的肌肉内侧。髂外静脉下方是分离的闭孔窝。E. 盆腔深处骶骨上方，股神经和闭孔神经汇入腰骶干。剪刀位于神经丛下方

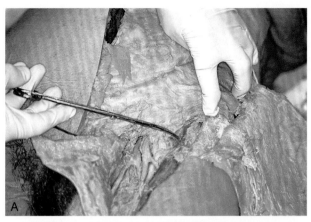

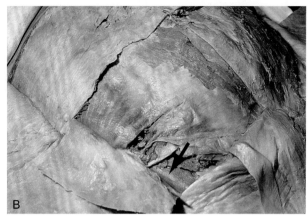

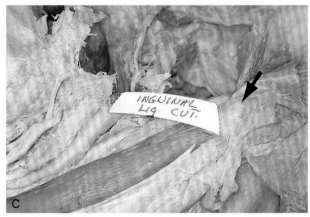

图 71-6　A. 剪刀位于缝匠肌上，术者手指指向缝匠肌起点髂前上棘；B. 图中可见缝匠肌上部（箭头所指之处），注意其与前腹壁肌肉关系；C. 缝匠肌与髂前上棘近距离图。腹股沟韧带已经切除

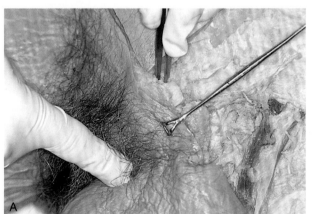

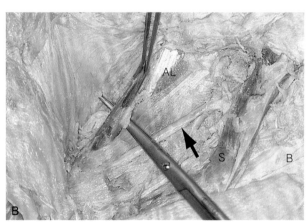

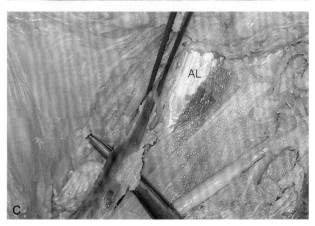

图 71-7　A. 钳夹阴阜上切缘，术者手指指向大腿内侧和股薄肌。B. 显露大腿内侧菲薄的股薄肌。剪刀跨过大隐静脉。AL. 长收肌；S. 移植过来的缝匠肌（自髂前上棘分离，缝合至腹股沟韧带）；B. 缝匠肌原位；箭头所指之处，大隐静脉。C. 股薄肌放大图。股薄肌起于耻骨联合和耻骨下方，止于胫骨内侧面。长收肌（AL）位于股薄肌旁

（杨　帆　译　刘继红　校）

第72章

外阴切除术

Michael S. Baggish

一、单纯外阴切除术

不论何种外阴切除术都不是简单的手术，都破坏了女性重要的解剖结构，从心理学角度来看，严重损害女性的自尊心。在解剖学和心理学中，外阴是女性生殖系统完整的组成部分之一，失去外阴会严重影响日常功能。外阴切除术只能作为外阴局部扩大切除术、激光切除术或激光电凝术不可行时，或者上述方法愈后与外阴切除术相近时才考虑的最后选择。外阴皮肤切除术是改良的简单外阴切除术，切除深度较浅。由于切除范围包括了黏膜层，而黏膜层的厚度厚薄不一（阴毛所覆盖区域），平均厚度为 0.35~1.6 mm [平均值为 (0.93±0.37) mm]，因此外阴内瘤变深部切除时难以切除均匀。附属组织的深度范围为 0.43~3.6 mm [平均深度为 (1.53±0.77) mm]。2~3 mm 的切除深度可去除95% 皮肤及其附属器官，从而达到治疗目的。除了浸润癌手术，目前还未见切除深度 > 5 mm 的报道。

患者摆放截石位（非高截石位）（图 72-1）。完成术前准备后，用记号笔标记切口范围（图 72-2）。切口范围自阴阜下方至大阴唇外侧 3 mm（从阴唇侧方的褶皱起）。延续切口至大阴唇最低处，经会阴至对侧，两侧范围对称，最终回到阴阜起点（图 72-3）。沿切缘浅层注射 1∶100 血管加压素。切口达脂肪层，深度为 4~5 mm（距表皮）（图 72-4 A~C）。如果阴蒂和小阴唇未累及，则应当保留。同样，若前庭未累及，也应当保留。用裂层植皮覆盖切除大阴唇和会阴所致的缺口，并且加压敷裹。

如果小阴唇、前庭和阴蒂均受上皮内瘤变累及，则应切除。切除深度不超过 Colles 筋膜（图 72-5）。切除顺序自上而下，由外及内

（图 72-6 至图 72-8A）。阴蒂体应当保留。如果阴蒂脚和阴蒂头受累，并且活检确诊原位癌，那么阴蒂头，鞘膜和系带应连同小阴唇一并切除。阴蒂体绝对不能外置替代移除的腺体。将所有的出血血管钳夹，3-0 可吸收线缝扎止血（图 72-8B）。此区域禁止电凝和电切，因其可致组织失活和增加坏死性筋膜炎的危险。切口至阴道外缘，不应进一步切除阴道（图 72-9）。切除标本（图 72-10）。

如果切口可不借助缝线张力而自然合拢，这是最好的闭合方式。否则应使裂层植皮覆盖缺口，内侧与阴道外缘缝合，外侧与残留的外阴和会阴皮肤缝合（图 72-11A~F）。注意改变尿道走行。很明显，在外阴切除术中处理会阴部时，术者的操作都在肛门外括约肌、会阴肌和肛提肌的浅层。若术中有这些肌肉显露，则手术显露的深度过深了。

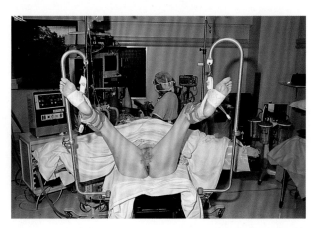

图 72-1　患者呈截石体位，双下肢由气压靴固定。双下肢轻度外展、弯曲，双腿均不使用支撑蹬。患者臀部紧贴手术台

实际操作中，创口难以完全覆盖。初步愈合时期应当每天 3 次，以及卧床时在手术部位涂抹烧伤宁乳膏。若使用裂皮移植，应加压覆盖含有细孔干仿纱布及无菌纱布垫（4 in×4 in），保留 1 周（图 72-12）。无法避免的，要在膀胱内留置 Foley 导尿管 1 根（图 72-13）。

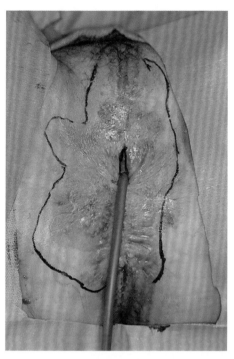

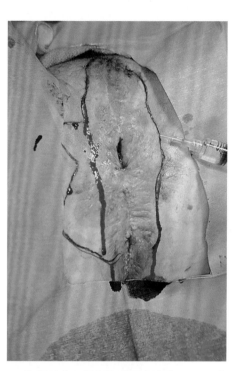

图 72-2　外阴已被前次手术破坏并结疤，入口皱缩。外阴可见 Paget 病特有的红色表现，术前活检已明确诊断。消毒记号笔标记切除范围

图 72-3　使用手术刀沿标记范围轻轻切开，再次明确切除范围，皮下注射 1:100 血管加压素

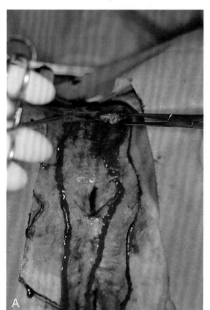
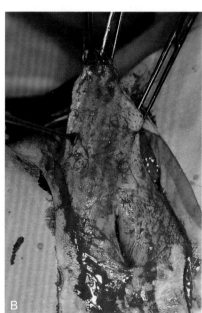
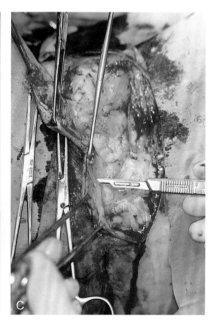

图 72-4　A. 在 12 点钟方向，手术刀局部深切至皮下脂肪。用 Allis 钳钳夹标本边缘向外并轻度向下牵引，制造张力。B. 很快地切除组织，用蚊式钳止血。仔细检查切口缘。C. 切除组织深度为 4~5 mm。牵引力和反牵引力对于确保切除组织的厚度均匀至关重要

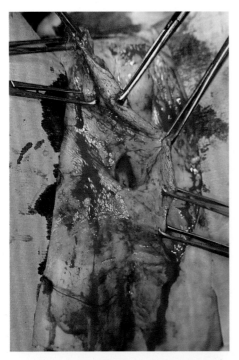

图 72-5   外阴上半部分与下层结缔组织完全分离

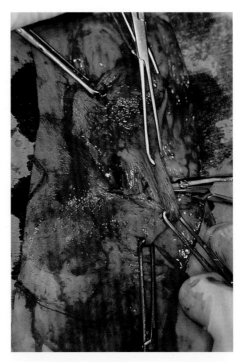

图 72-6   沿阴道外口做圆形切口，在距阴道外口 5mm 处将前庭一并切除

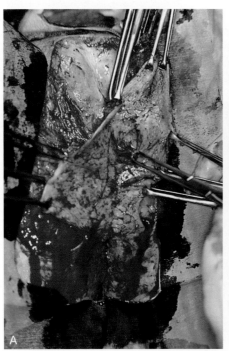
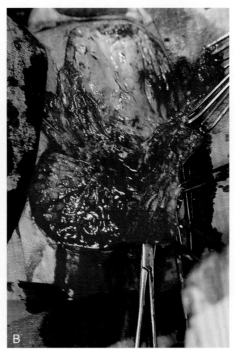

图 72-7   A. 外阴右下部分离至肛门边缘水平；B. 外阴左下部分离至肛门水平

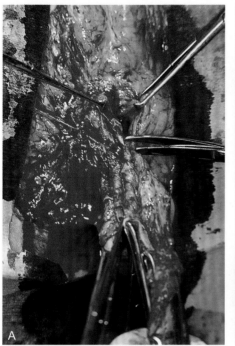
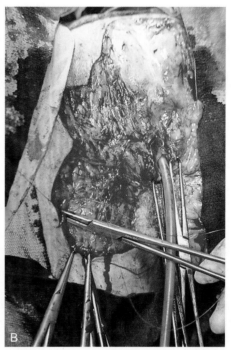

图 72-8 A.切除阴道和外阴最后连接部分；B.移除标本，3-0 可吸收线 (8 字缝合) 缝扎创面止血

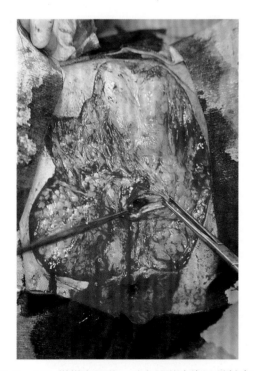

图 72-9 Allis 钳钳夹阴道，对合阴道边缘以判断残端是否足够

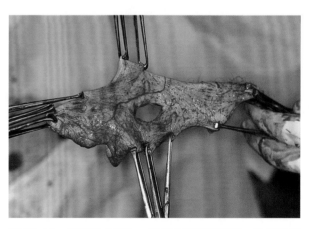

图 72-10 标记标本方向，将标本送病理检查。作者习惯将标本浸泡在盐水海绵中，迅速转移到大体病理实验室

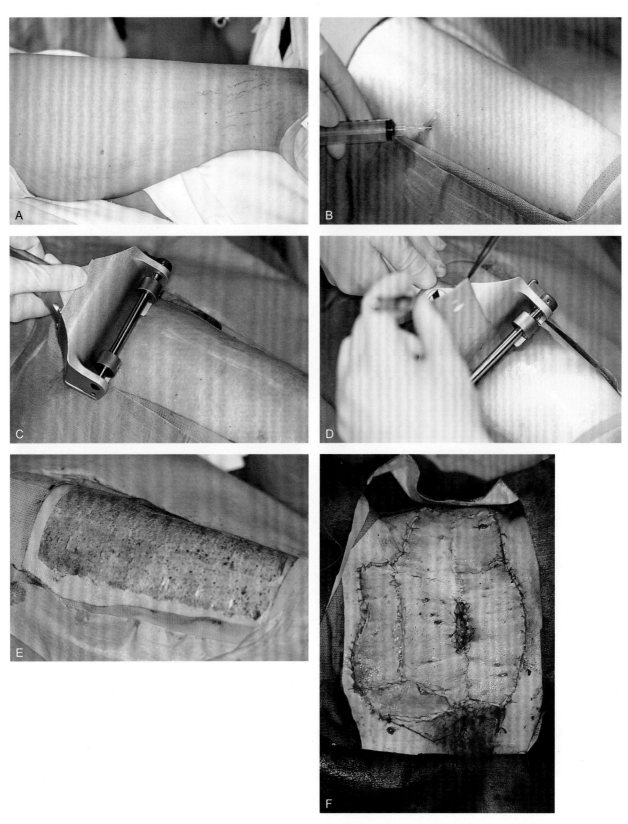

图 72-11 A. 若准备植皮，应在患者取截石位前，在大腿取皮。B. 备皮，用 22 号针头和 10 ml 注射器将消毒盐水注入皮下。C. 拉平皮肤，将皮刀置于带取皮肤的上缘。根据皮肤的厚度选择合适的刀片。D. 切割皮肤时，助手用镊子拉紧移植皮肤上缘。E. 供皮部位止血，涂抹乌拉坦，直至完全分解。F. 此病例外阴切除范围很大，需用 3-0 和 4-0 可吸收线将 4 块移植皮肤缝合，才能够覆盖切口缺损。移植皮肤边缘缝合到阴道、会阴和肛门边缘

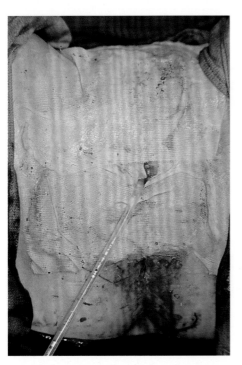

图 72-12 膀胱放置 Foley 导尿管，移植皮肤上敷盖细孔干仿纱布

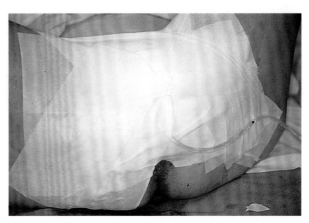

图 72-13 多块无菌纱布 (4 in × 4 in) 均匀加压覆盖在移植处，至少保持 1 周

二、广泛外阴切除术

广泛外阴切除术，通常联合双侧腹股沟淋巴结清扫术，适用于外阴浸润癌治疗（图 72-14A ~ C）。此手术的原则是深入切除肿瘤，切缘距病灶足够远，将切除范围扩展至阴道和肛门黏膜层。同时行腹股沟浅淋巴结和股深淋巴结大块清扫。对于肿瘤体积较大者，髂淋巴结也应当清扫。

患者体位固定于 Allen 腿和脚支持物，体位类似于腹腔镜体位（图 72-15）。下肢肢固定于气压靴。术前 1 小时预防性使用抗生素。用记号笔标记切除范围（图 72-16A 和 B）。紧邻耻骨联合上方做横切口，向上弯延至髂前上棘（即平行于腹股沟韧带）（图 72-16C）。然后，向内下方延续切口至腹股沟韧带股侧，再跨越股三角到达阴阜（图 72-17A）。接下来与单纯外阴切除术相同（即在大阴唇外侧、会阴和肛周皮肤周围做弧形切口）。切口内边界为前庭内处女环（图 72-17B）。

从下腹部开始深部切除，延续到股三角。清扫含有浅表淋巴结的脂肪组织，以及覆盖腹直肌和外斜肌的筋膜脂肪，显露腹股沟韧带（图 72-18）。显露缝匠肌筋膜和缝匠肌，向下（尾侧）分离含有淋巴结的组织，直至下方的缝匠肌筋膜（图 72-19A）。继续向大隐静脉方向，向内侧清扫淋巴结。依次从脂肪、淋巴结和结缔组织中分离出股神经、股动脉、大隐静脉上段（图 72-22）。显露并切除覆盖卵圆窝的筛筋膜。在大隐静脉和股静脉汇合点上方离断大隐静脉（图 72-19B）。在股三角的下端（定点）处再次结断大隐静脉，因为此节段大隐静脉包裹于淋巴结和脂肪组织中。遇到股动脉分支和股静脉属支时，就将其钳夹，切断，并用 3-0 可吸收线缝扎。若要清扫盆腔深部淋巴结，应在此处切除腹股沟韧带，定位髂血管，并与行根治性子宫切除术一样清扫淋巴结（第 12 章，图 72-20A 和 B）。上述步骤完成后，用 0 号可吸收线缝合腹股沟韧带上（外斜肌腱膜水平）的切口（图 72-21）。不论是否清扫深部淋巴结，最低的髂外淋巴结应当切除并送检。所示为柯氏淋巴结（图 72-22）。

现在，股血管已完全显露（图 72-23），必须移植缝匠肌将其覆盖，可起到少量保护作用（图 72-24A）。自髂前上棘缝匠肌起点开始，用 Mayo 弯剪可以轻易地将其分离。接下来，将缝匠肌游离 2 ~ 3in，向内侧覆盖股血管（图 72-24B ~ D）。用 0 号可吸收线或 PDS 线将缝匠肌游离端缝至腹股沟韧带（图 72-24E 和 F，图 72-20A）。

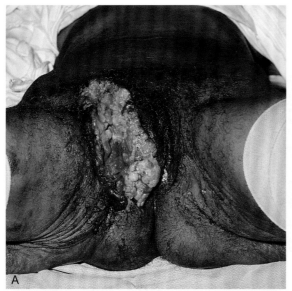

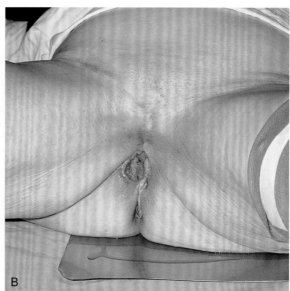

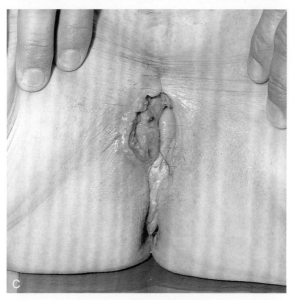

图 72-14　A. 大块蕈样肿物破坏整个右侧大阴唇，并且向外侧侵犯下肢（股部），向下侵入坐骨直肠窝。病变活检病理示：浸润性鳞状细胞癌。B. 此图所示病变与图 72-14A 相比虽然较小，但仍是很大的恶性肿瘤，侵犯右侧外阴和阴蒂。阴蒂需整体切除。C. 图 72-14B 的放大图，可见病变超越中线，侵犯左侧外阴

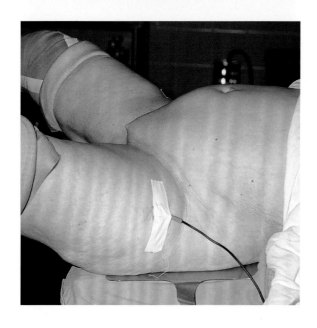

图 72-15　患者体位为经腹和经会阴联合方式。下肢置于 Allen 支撑蹬中，腿部包裹气压靴

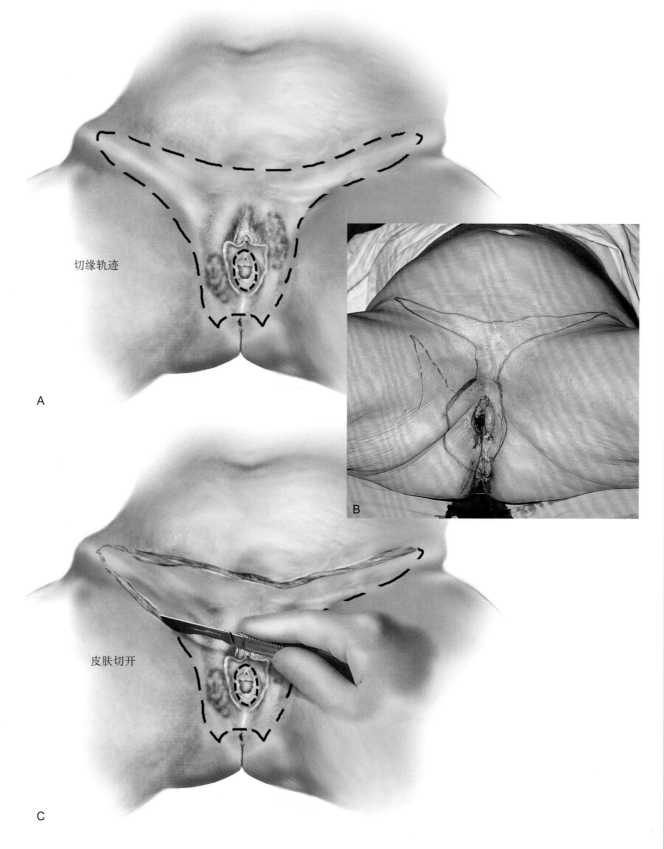

图 72-16　A. 消毒记号笔标记切除范围；B. 切口自腹股沟韧带到髂前上棘，切缘大范围包围外阴，尤其是在肉眼可见的病灶处；C. 沿先前标记范围，手术刀自皮肤切入脂肪。图中可见切除进行到腹股沟

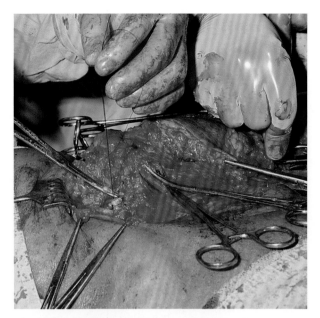

图72-18   分离和清扫下侧和内侧的浅表和深部淋巴结。用扁桃体钳钳夹股动脉小分支和股静脉属支，用3-0可吸收线缝扎血管

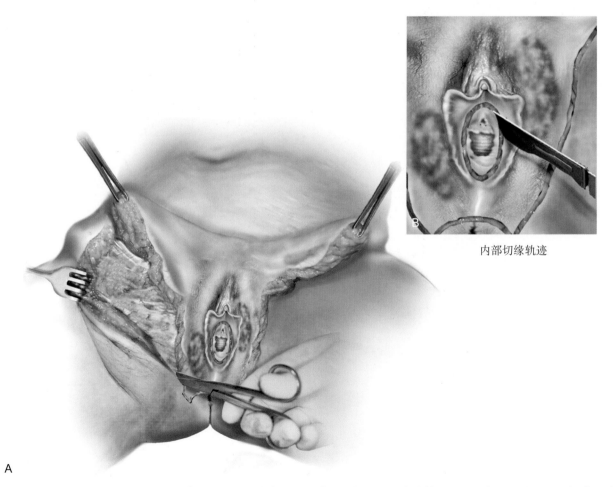

内部切缘轨迹

A

图 72-17   A. 自外向内切除腹股沟脂肪。大隐静脉位于此，并向尾部走行到达筛筋膜和卵圆窝。此处可见股静脉，清扫股血管上和股血管间所有淋巴组织。B. 方便时，用手术刀做浅层切割分离外阴与前庭或外阴与阴道之间的分界

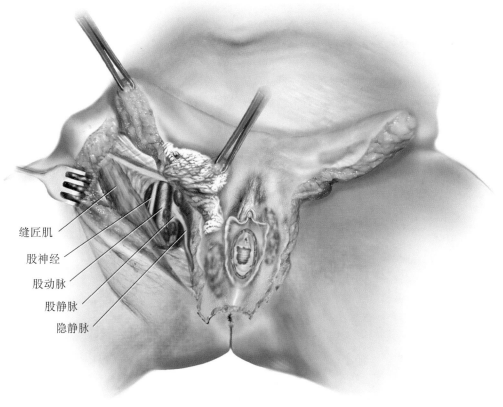

A

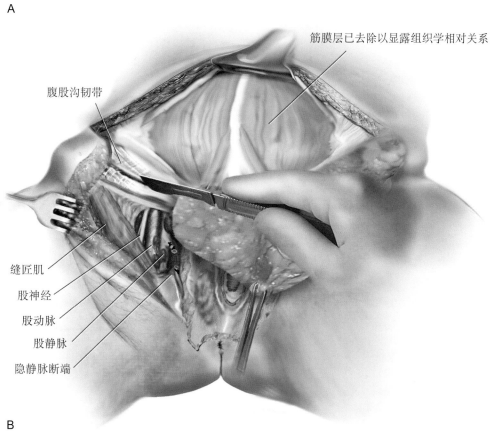

B

图 72-19　A. 缝匠肌、股神经、股动脉和股静脉清晰可见。其强韧的筋膜鞘已去除。B. 在股三角下部钳夹大隐静脉，在其汇入股静脉处切除此段大隐静脉及其周围脂肪。在此位置钳夹大隐静脉，用 3-0 可吸收线双重缝扎并切断

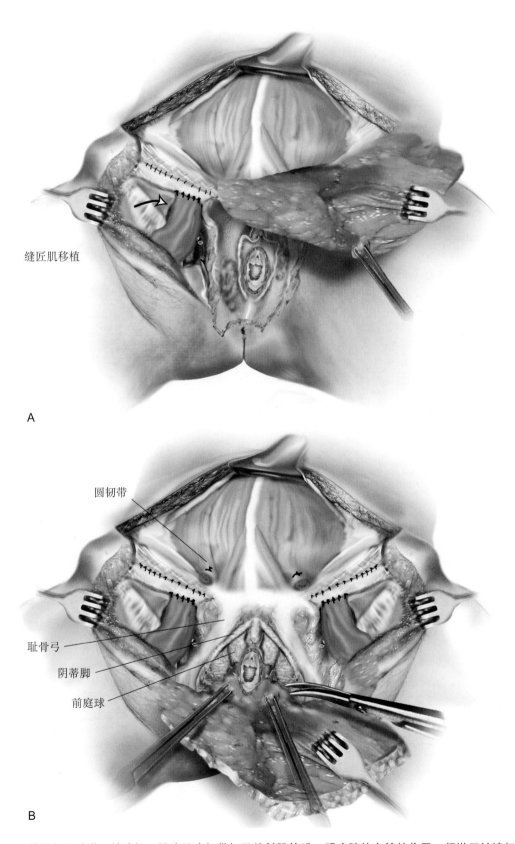

缝匠肌移植

A

圆韧带

耻骨弓

阴蒂脚

前庭球

B

图 72-20　A. 若要行盆腔淋巴结清扫，沿腹股沟韧带切开外斜肌筋膜。明确髂外血管的位置，行淋巴结清扫术。B. 缝合腹股沟韧带，缝匠肌已被移植。Colles 筋膜已被切除，显露出"血管湖"（阴蒂海绵体、阴蒂体、前庭球）上的厚膜。此图显示从前庭残留处分离外阴

切除外阴时要注意完整（图 72-20 至图 72-25）。切口自阴阜浅层向两侧延伸。自耻骨联合游离和切除阴阜脂肪和阴蒂悬韧带（图 72-20B）。避免损伤尿道、阴蒂脚或前庭球。外阴切除的深层层面是覆盖阴蒂海绵体、前庭球、提肌筋膜和阴蒂体的筋膜（图 72-25）。需切除球海绵体肌，坐骨海绵体肌，会阴浅横肌和 Colles 筋膜（图 72-26A～C）。小部分阴蒂体和腺体也要切除。要保证尿道和阴道下部完整。因此，内侧切口应沿阴道外口呈近圆形，其上界在尿道之上，介于尿道和阴蒂头间（图 72-25 至图 72-27）。

最后，自前庭或阴道分离外阴（图 72-25），将会阴随之一并切除，应避免损伤肛门括约肌和肛提肌。这部分切除时，应游离和切断阴部血管。充分止血后，用 3-0 可吸收线缝扎这些血管。之后，即可关闭切口。标记标本方向，浸于盐水海绵中，完整送至病理检查（图 72-28）。如果张力不大，切口可行一期闭合。但张力过大时，不应一期闭合切口，缝合口有张力会导致切口开裂，并借助肉芽组织愈合（第二选择）。这种延迟愈合不是最佳选择，并且会延长住院时间（图 72-29）。

沿 Scarpa 筋膜平面钝性游离腹壁至脐部水平，同时沿前腹壁向下牵拉，可使腹壁移动

（图 72-30）。如果外阴切口不能完全闭合，应行皮肤移植。将 Jackson-Pratt 引流管置于腹股沟皮瓣下，用 3-0 可吸收线将其固定于皮肤，外接引流袋（图 72-31）。皮下组织用 3-0 可吸收线于引流管上方间断缝合。用 3-0 丝线或 PDS 线间断缝合皮肤。用 3-0 可吸收线将前庭与会阴残端皮肤缝合。术后下肢应抬起下肢，以有利于淋巴引流（用弹力带或者弹力袜包裹下肢）。若行皮肤移植应当加压包扎。导尿管外接引流袋，以监测尿量。

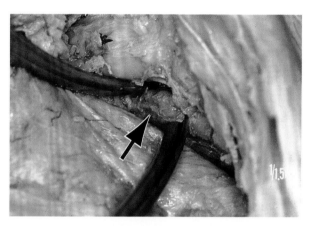

图 72-22　箭头所指之处为柯氏淋巴结，钳夹此淋巴结下极。此处也是股管上部。剪刀位于股静脉（呈淡蓝色）下

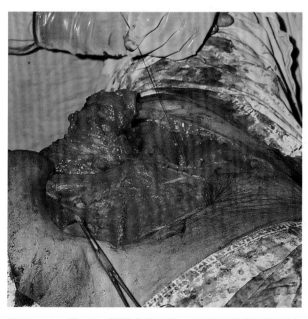

图 72-21　用 Allis 钳钳夹缝匠肌。可见深部淋巴结已完全清扫，腹股沟韧带已缝合

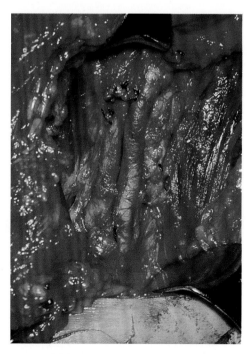

图 72-23　显露游离的股血管，由于没有脂肪和筋膜保护，易受损伤。此图中缝匠肌位于血管右侧

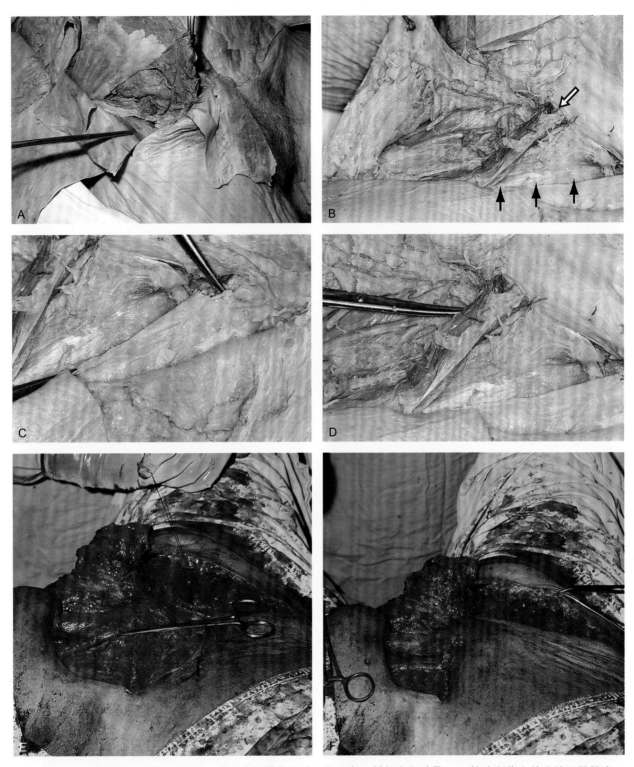

图 72-24　A. 器械所指之处为缝匠肌。腹股沟韧带位于缝匠肌上方，斜行走向耻骨。B. 箭头所指之处为缝匠肌肌床，缝匠肌自髂前上棘切断，并移至股血管上方，覆盖血管。C. 缝匠肌原位位于两器械之间。上方剪刀指向肌肉与髂前上棘离断处。D. 放大观察缝匠肌转移并覆盖股血管。将肌肉切缘缝至腹股沟韧带。E. 将缝匠肌从其肌床和髂前上棘接点游离，用血管钳向内牵拉缝匠肌。F. 将缝匠肌缝合至腹股沟韧带

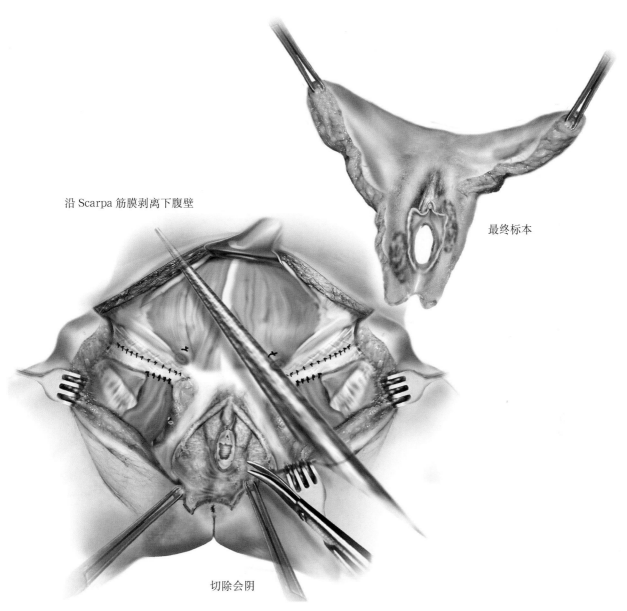

沿 Scarpa 筋膜剥离下腹壁

最终标本

切除会阴

图 72-25 标本已被切除。为便于皮肤闭合,可在 Scarpa 筋膜上方游离下腹壁。移动下腹壁,使腹股沟切缘和外阴皮肤切缘靠近

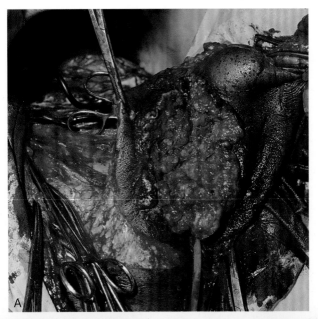

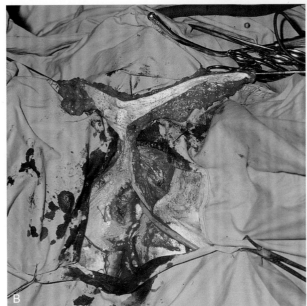

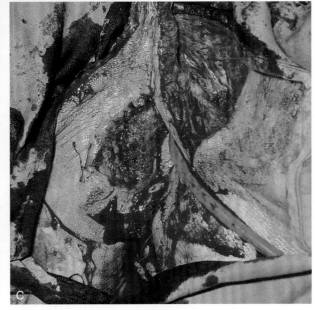

图 72-26　A. 图片显示将外阴与其下方连结组织分离，并与前庭（或阴道）分离的最后步骤；B. 提起组织标本以定向。将外阴与会阴皮肤和结缔组织分离；C. 图片显示外阴切除术的最后步骤。外阴已从上方和侧方分离

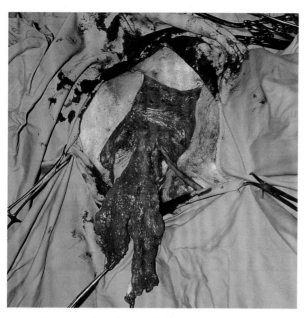

图 72-27　标本借助一小块组织悬挂在会阴上

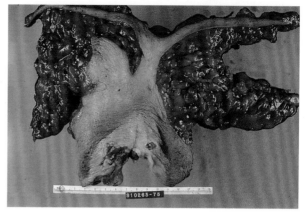

图 72-28　外阴已广泛切除。标本附着着含有淋巴结的脂肪，将其完整送病理检查

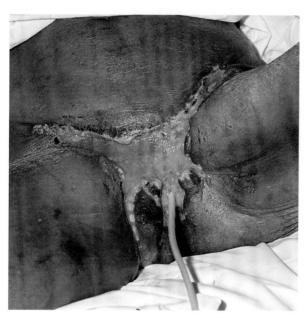

图 72-29　若切口在张力下闭合，切口边缘易裂开，导致愈合延迟

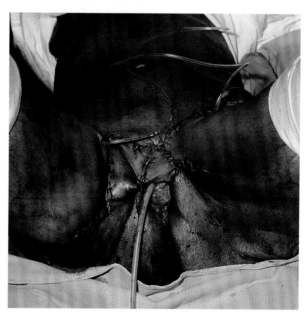

图 72-30　缝合切缘，阴道边缘缝合至会阴和股部皮肤边缘

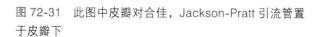

图 72-31　此图中皮瓣对合佳，Jackson-Pratt 引流管置于皮瓣下

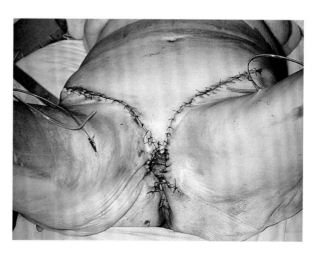

（杨　帆　译　刘继红　校）

第 73 章

根治性外阴切除术和"隧道"式腹股沟淋巴结切除

Helmut F. Schellhas

"隧道"式腹股沟逆行大块切除始于阴唇 - 股部褶皱之处 (图 73-1A)。此术式采用传统的切口，如德克萨斯长牛角式切口(Texas Longhorn)(图 73-1B)，或者分离式次广泛腹股沟切口 (图 73-1C)。这种术式有助于保留腹股沟皮肤层、避免腹股沟切口感染和腿部淋巴水肿。以作者的经验，手术时间和住院时间可大大缩短。

因为卵圆窝、大隐静脉和股静脉汇入点紧邻阴唇 - 股部褶皱，此法很容易接近外阴前哨淋巴结。掀起阴唇 - 股部褶皱处皮瓣 (图 73-2)，锐性和钝性分离相结合，延伸切口至卵圆窝 (图 73-3)。充分显露后，从卵圆窝中清扫腹股沟前哨淋巴结 (图 73-4)。

图 73-5 显示经典的整块切除的广泛外阴切除术联合双侧腹股沟淋巴结清扫术。先用薄纱覆盖肿瘤。广泛外阴切除术的切口的起点在前面。掀起皮瓣 (图 73-6)，锐性和钝性分离相结合，延伸切口

(图 73-7)，用 Deaver 拉钩显露术野。可用电刀横断血管 (图 73-8)。跨越股三角，自外向内分离脂肪层 (图 73-9)。

图片显示了手术术野。尽管腹股沟无切口，为了测量皮瓣厚度，仍要显露腹股沟皮肤 (图 73-10)。从耻骨和腹股沟韧带上方迅速分离标本 (图 73-11)。在充分显露的情况下，用经典术式细致分离股三角上的脂肪垫 (图 73-12)。切除腹股沟管可以保证足够的手术切除范围 (图 73-13)。

术野应严密闭合 (图 73-14)，只放置一根伤口引流管。术者加固缝合腹股沟至筋膜下层，并使用术后加压包扎。

由于加压包扎没有覆盖下层潜在的切口，因此，切口不会污染，可固定 1 周，1 周后在治疗室换药 (图 73-15)。术后，闭合的切口可以涂抹抗生素软膏。

"隧道"式腹股沟淋巴结切除术主要用于 T_1 和 T_2 病变。此术式可避免腹股沟切口并发症。

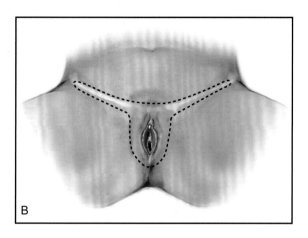

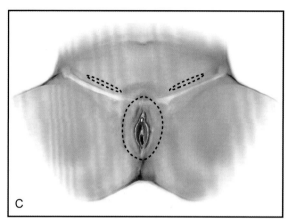

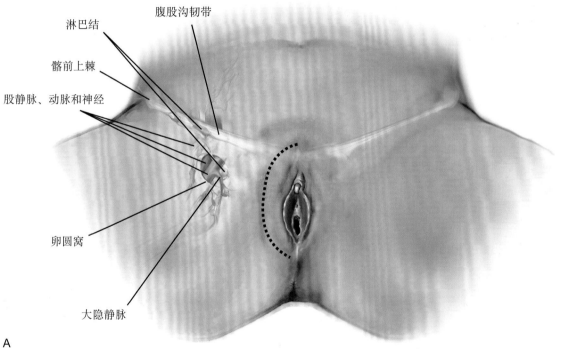

图 73-1 图片显示广泛外阴切除术和腹股沟淋巴结清扫术不同切口的方式。A. 根治性外阴切除的侧方切口位于阴唇 – 股部褶皱，沿此切口向上分离腹股沟韧带和耻骨，可用于制作股三角上方的皮瓣；B. 独立德克萨斯长牛角式 (Texas Longhorn) 切口，与传统蝴蝶式切口相比，保留更多皮肤；C. 传统的三切口术式，使腹股沟淋巴结切除更易进行 (图 73-1B)，但不能整块切除

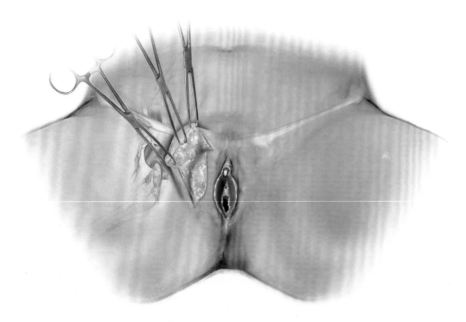

图 73-2 提起腹股沟处皮瓣，以便于清扫淋巴结

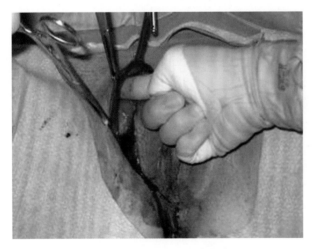

图 73-3 用手指进一步分离皮瓣

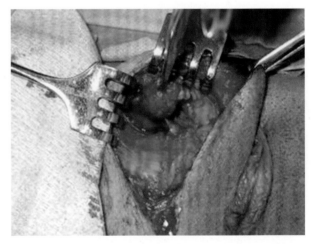

图 73-4 此患者仅行前哨淋巴结活检，显露卵圆窝，切除淋巴结

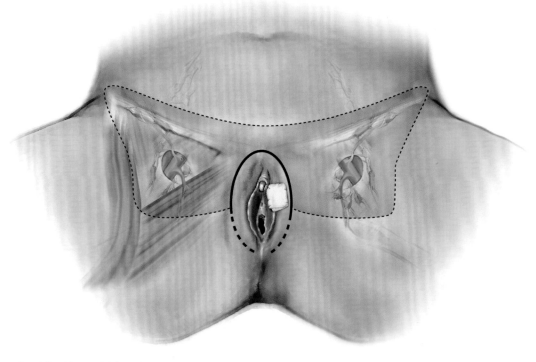

图 73-5　图中阴影区域为双侧腹股沟切除范围。用纱布覆盖外阴病变。最初，只利用广泛外阴切除术切口的上部，以延伸腹股沟皮瓣

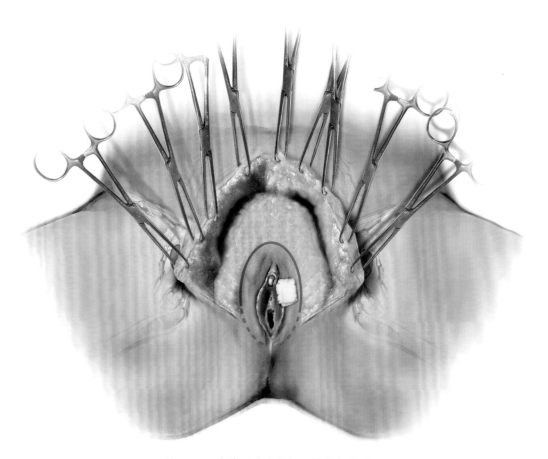

图 73-6　由腹股沟上份切开并提起皮瓣

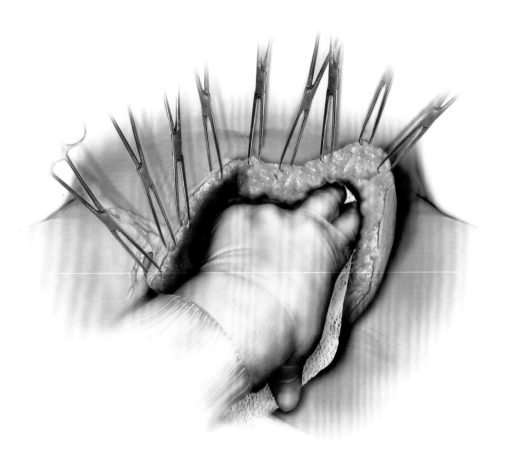

图 73-7　充分分离后可提起更多的皮瓣，使用干纱布，更容易推离脂肪组织

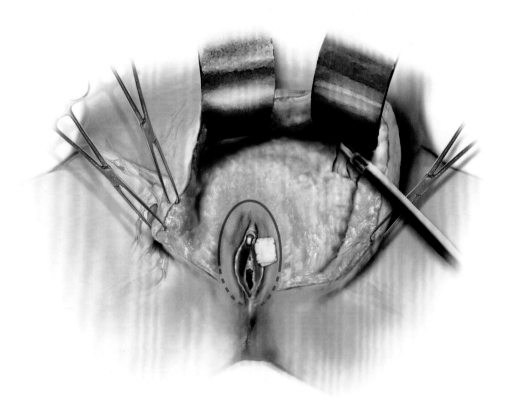

图 73-8　提起双侧皮瓣，用电刀横断、电凝血管

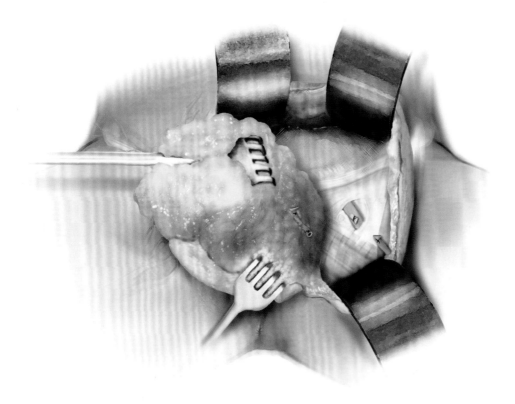

图 73-9 由外向内分离股三角区上方的脂肪层。在卵圆窝离断大隐静脉

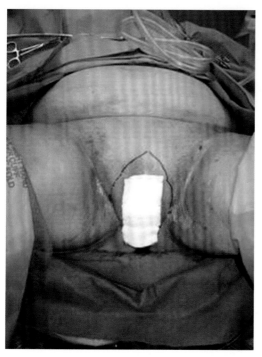

图 73-10 手术前的一例患者。用纱布覆盖肿瘤

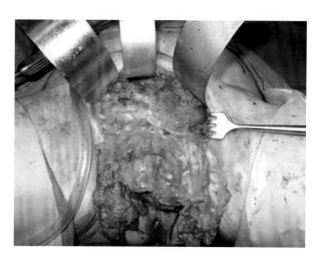

图 73-11 在下部腹壁筋膜的上方整块切除标本

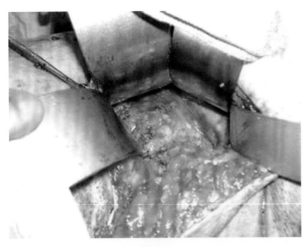

图 73-12　离断大隐静脉后暴露股三角及股静脉

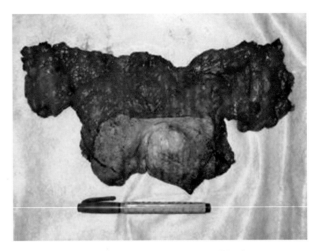

图 73-13　广泛外阴切除术的标本

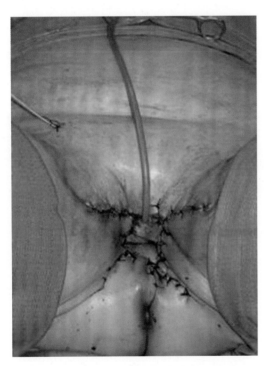

图 73-14　闭合切口，放置一根引流管引流双侧腹股沟

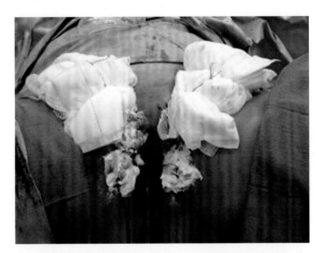

图 73-15　双侧腹股沟加压包扎，褥式缝合加固至筋膜下层，切口涂抹抗生素软膏

（杨　帆　译　刘继红　校）

第 74 章

外阴血肿

Michael S. Baggish

多种原因可引起外阴血肿，如外阴侧切、创伤性产钳助产，治疗性外阴或阴道下段注射、外阴手术、外阴创伤。

无论是何种病因，最终的表现都是在皮下淤积大量血液，典型的是沿 Colles 筋膜或在其下方出现血液淤积（图 74-1）。若合并前面所提到的因素可能造成结构破坏，从而在 Colles 筋膜和肛提肌周围筋膜之间形成血肿。这些空洞状结构（阴蒂、前庭球和阴道前庭、球海绵体）会长期流血而不停止，表现为持续缓慢渗血。

血肿对会阴皮肤的压力会影响其血供，引起实际的坏死。因此，当这种情况发生时，必须引流血肿以解除压力。在情况未进展至必须手术治疗之前，可通过及时局部应用冰袋，以及体位引流来控制出血。在最初 6～8 小时后，应用温生理盐水盆浴对患者有益（图 74-2A 和 B）。

在血肿最悬垂部分切一小口进行引流。切开后，切口边缘应用 3-0Vicryl 线连续缝合。每 3～4 小时压迫血肿 1 次，促进引流（图 74-3）。

只有作为最后的补救方法时才需要进行探查以定位出血部位，因为在大量凝血块和组织水肿中寻找出血的血管是非常困难的。

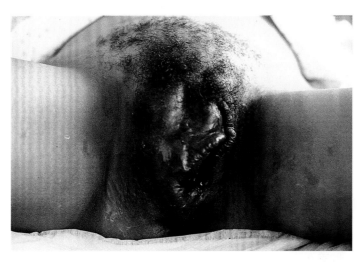

图 74-1　巨大外阴血肿。注意血液已分成多个部分，累积到右侧小阴唇、大阴唇、会阴体和阴阜。血液已经沿 Colles 筋膜上方扩展

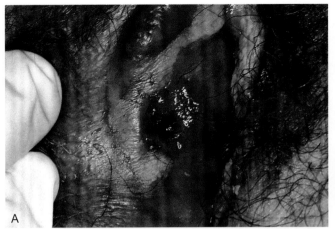
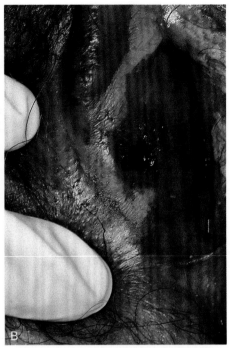

图 74-2　A. 该血肿由在前庭 27 号针头注射后发生。出血造成前庭、会阴体和大阴唇的明显血肿。注意引流位置在右侧前庭较低部位。B. 引流部位的放大图像。引流后 72 小时已拔除 Penrose 引流管。患者被收入院并插管 24 小时。出院回家时要求她每天进行 3 次盐水盆浴

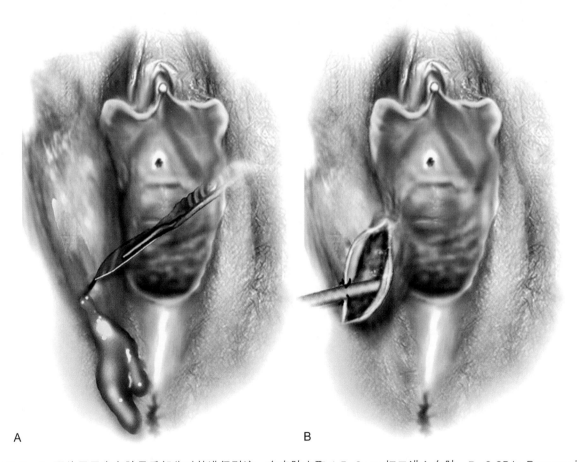

图 74-3　A. 图片显示在血肿悬垂部分对其进行引流，在皮肤上取 1.5~2 cm 切口进入血肿；B. 0.25 in Penrose 引流管置入该部位，用 3-0 含铬肠线将血肿边缘缝合至皮肤边缘。在引流管末端放置一个大的安全别针

（杨　帆　译　刘继红　校）

第 75 章

纠正阴蒂包皮过长矫形术

Michael S. Baggish

严重阴蒂包皮过长是长期、控制不良的外阴硬化萎缩性苔藓疾病的终末期表现（图 75-1A 和 B）。在这种情况下，阴唇系带和阴蒂帽的皮肤由于炎症而融合，进而形成瘢痕（图 75-1C）。这引起持续、严重的瘙痒及疼痛。由于引流很差，阴垢存积造成脓肿形成。手术目的是切除瘢痕组织并保留阴蒂。没有必要切除阴蒂，也不应该切除阴蒂。

用手术显微镜（阴道镜）进行检查会发现在阴蒂套有一个小开口或阴蒂头完全闭锁（图 75-1D）。确定开口位置有助于手术医生能在阴蒂附近放入探针（图 75-2）。整个手术应在阴道镜监视下进行。用 27 号针头，穿透曾经是阴蒂套的组织块在阴蒂两侧注射 1：100 后叶加压素（图 75-3）。用刀在可触及的阴蒂一侧切开，切口应选在瘢痕组织最少的一侧（图 75-4A）。

从侧面向中央进行切开（图 75-4B）。用 Allis 血管钳钳夹皮肤边缘。Stevens 剪刀是用来整齐修剪和从瘢痕组织将阴蒂体分离出来的理想工具（图 75-5）。从前面和后面分离瘢痕以完全游离阴蒂（图 75-6）。然后，从阴蒂头将阴蒂套和残留的阴唇系带切除（图 75-7）。阴唇系带与阴蒂头连接处血管丰富，必须钳夹、切断，用 4-0 或 5-0 Vicryl 线缝合（图 75-8）。完成这步后，整个阴蒂套复合体就被切除。出血的血管用 5-0 Vicryl 线缝合。当所有瘢痕组织被切除后，将阴蒂放于皮下组织下方的止血区，然后用 4-0 Vicryl 缝合（图 75-9）。用 3-0 或 4-0 Vicryl 缝合线将皮肤间断缝合。用无菌水清洗伤口，晾干，表面涂抹银磺胺嘧啶软膏（Silvadene）（图 75-10）。

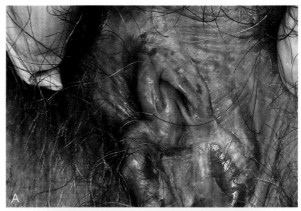

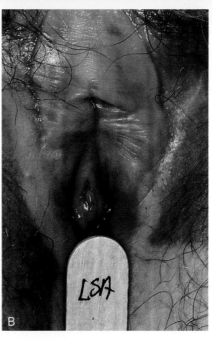

图 75-1　A. 严重的外阴硬化萎缩性苔藓 (LSA) 引起严重瘙痒。患者抓挠造成皮肤擦伤。外阴皮肤灰白是 LSA 的特点。注意阴唇融合，阴蒂帽融合，以及外阴皮肤皱褶。在这例早期患者，阴蒂相对游离。B. 这例较严重的 LSA 显示阴蒂融合，阴唇融合和阴蒂硬化

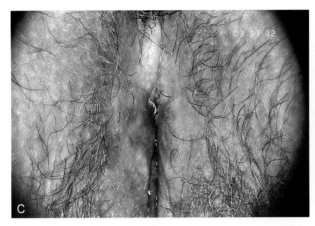
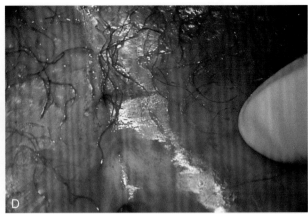

图 75-1　C.阴蒂套和阴唇系带完全融合。阴蒂与阴蒂套紧密结合，并与阴蒂头粘连。患者有阴蒂部位疼痛性肿胀。D.阴蒂包皮过长的阴道镜图像显示有一个小口。开口部位与阴唇系带和阴蒂头连接处的部位相一致

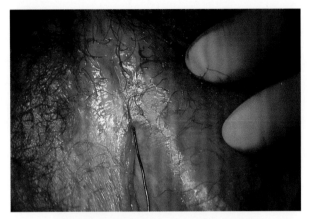
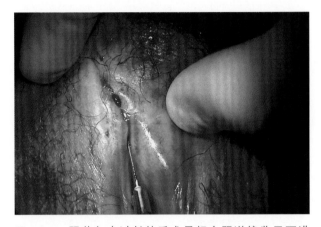

图 75-2　泪腺探针置入开口内（图 75-1D），用来扩张并探测阴蒂头和阴蒂帽内层之间的粘连。探针也用以作为方向标志

图 75-3　阴蒂包皮过长的手术最好在阴道镜监示下进行。通过在图 75-1D 中看到的开口插入 27 号针头。在阴蒂套内注射 1：100 后叶加压素。而且，在可触及的阴道体两侧注射后叶加压素

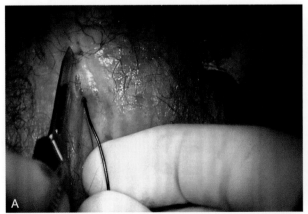
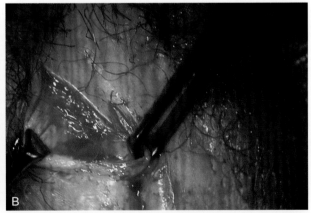

图 75-4　A.用手术刀从皮肤向 Colles 筋膜水平切开。这一切口与阴蒂体平行但位于其侧面。应注意避免切入比 Colles 筋膜更深的层次。从这一平面看阴蒂海绵体位于 Colles 筋膜下。B.伤口边缘用 Allis 血管钳钳夹。用蚊式钳和 Stevens 剪刀从侧面向中央进行切开

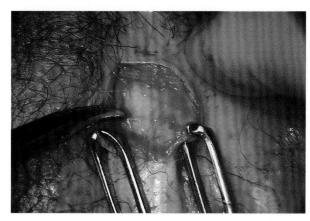

图 75-5　会阴体的定位。从周围瘢痕结缔组织和阴蒂套中将阴蒂全长完全游离

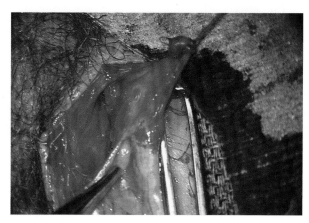

图 75-6　从阴蒂体根部向阴蒂头末端进行切开。切除全部瘢痕组织

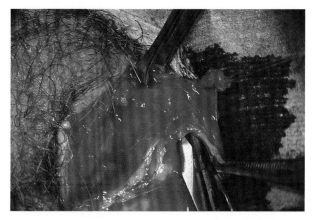

图 75-7　定位阴蒂系带并将它从阴蒂头分离。用 Stevens 剪刀进行切开。在该图片中，左侧系带边缘用止血钳夹住。Stevens 剪刀的尖端在系带和阴蒂头之间分离出间隙。用 Allis 血管钳在阴蒂体正上方钳夹组织

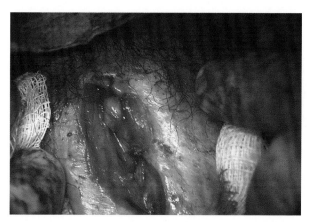

图 75-8　用 5-0 Vicryl 线缝合系膜切缘。游离的阴蒂头清晰可见

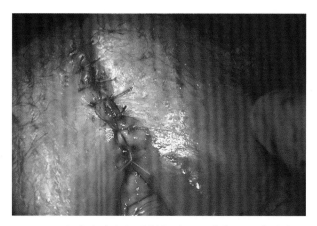

图 75-9　所有瘢痕组织均被切除。阴蒂位于正常的皮下组织和 Colles 筋膜之间。阴蒂未被切开或损伤。皮下层用 4-0 Vicryl 线间断缝合。皮肤层用 3-0 或 4-0 Vicryl 线无张力缝合

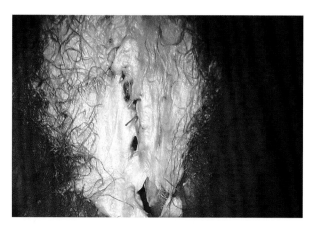

图 75-10　切口用生理盐水或无菌水清洗，然后涂抹 Silvadene 软膏。每天在睡眠时间应用 3 次

（祝洪澜　译　魏丽惠　校）

第 76 章

处女膜切开术（处女膜切除术）

Michael S. Baggish

处女膜切除术更准确的应被称为"部分处女膜切除术"或"处女膜切开术"。该手术主要用于减轻无性生活女性初次性交时的不适感，或减轻性活跃女性的性交痛。处女膜是阴道性交的收缩点，其扩张或撕裂通常是造成性行为不适感的主要原因。

患者麻醉后，取膀胱截石位，消毒后铺巾。用 Adson-Brown 钳在 1 点钟处轻柔钳夹处女膜，并用 Allis 钳在 5 点钟处钳夹。应小心钳夹处女膜，尤其要注意避免因过分牵拉造成撕裂。用 27 号针头在阴道前庭侧方与处女膜附着处皮下注射 1：100 后叶加压素（图 76-1A）。并注射至左侧全部处女膜。用 Adson-Brown 钳钳夹处女膜边缘，从上方牵拉。用 15 号手术刀将处女膜从阴道和前庭游离，留 2～3 mm 边缘，从 1 点钟处恰好切到 5 点钟下方（图 76-1B）。3-0 Vicryl 缝合线将阴道切缘间断缝合至前庭边缘（图 76-1C）。下一步，Allis 钳在 11 点钟和 7 点钟处钳夹右侧处女膜，手术步骤同前。术者将两个手指放入阴道检查阴道口的松紧。进入两个手指应该无阻力，阴道口应能容纳两个手指而无明显压力。最好将 5 点钟至 7 点钟之间和尿道下方的小部分处女膜保持原样。为保险，术后 6 周复查后给患者放入阴道模具。开始先放入小号或中号模具。模具用水性身体润滑剂（Astroglide）完全润滑，并插入阴道。要求患者在医生监视下取出并放入模具以确保其掌握正确方法。然后指导患者每天放入模具 2 次，每次 10 分钟（仰卧位），同时放松模具周围的盆腔肌肉。2 周后，患者试用大号模具（为勃起阴茎的平均大小）。患者继续进行放松练习。2 周后，患者应确信她能进行正常性交而且性交对她是舒适的。在开始正常性交的至少 30 天内，每次性生活均应使用润滑剂（即蜜月中和蜜月后）。

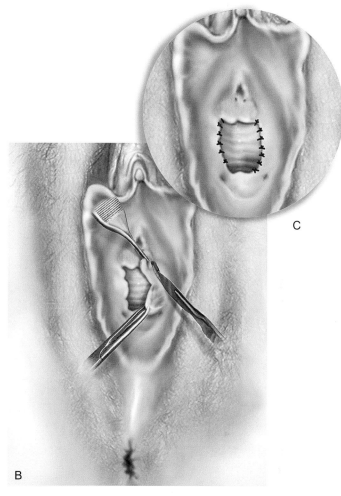

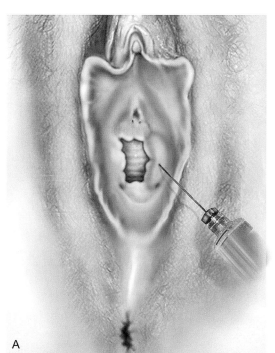

图 76-1　A. 开始，用 10ml 注射器和 1.5 in 27 号针头，1∶100 后叶加压素 (20 U/ml) 在紧邻处女膜侧方注射，从 5 点钟进针经皮下向 1 点钟处注射。注射后形成的局部水肿围绕前庭和阴道组织。B. 在 1 点钟处用 Adson-Brown 钳钳夹处女膜。处女膜下部用 Allis 钳在 5 点钟处钳夹。垂直切开处女膜，留出前庭（外侧）缘和阴道（内侧）缘。C. 3-0 或 4-0Vicryl 缝合线间断缝合阴道和前庭边缘。处女膜右侧部分采用相同的手术方法。无菌生理盐水冲洗切口，观察切口确保完全止血

（祝洪澜　译　魏丽惠　校）

第 77 章

会阴重建术（会阴缝合术）

Michael S. Baggish

会阴重建术适用于任何原因导致的性交困难，包括硬化性苔藓继发瘢痕形成、分娩裂伤、会阴切开术缝合过紧、会阴切开术延裂继发瘢痕形成、继发感染、缝合继发炎症、会阴修补失败、会阴外伤、局部血供差继发溃疡形成、电刀、烧灼或化学损伤继发的瘢痕形成、慢性感染及会阴萎缩等（图 77-1 至图 77-3）。

尽管长期以来认为收紧会阴和阴道口能够改善女性性感受，但同时也可能导致性交困难。前面章节已经介绍了外阴及阴道的解剖结构，但这里应考虑以下几点。第一，肛提肌并不跨越阴道后壁中线。这些肌肉于前庭球下方从侧方进入阴道壁下段。肛提肌从侧面进入，并与前端肛门括约肌相连接。第二，会阴体浅层的肌肉很薄弱，并不能给会阴体足够的支撑。这些结构由肛门外括约肌和肛提肌的前部组成。第三，除肛门外括约肌表面覆盖 Colles 筋膜外，会阴体外并不存在其他明确定义的筋膜层组织。第四，将两侧肌肉组织向阴道后壁下段中线牵拉缝合，形成驼峰样皱褶；此外，大量可吸收线缝合局部组织产生炎症反应，减少覆盖上皮的局部血供，从而导致大量瘢痕形成。由于正常解剖结构的改变，这些因素均可导致性交疼痛，手术中均应避免。第五，如果患者没有症状，不推荐手术治疗。即便检查者认为女性的会阴形态异常，也不成为手术的指征。同理，不能因患者的伴侣认为"阴道更紧缩"会增加性生活的愉悦感而对患者进行手术治疗。会阴重建手术的原则是解除性交困难，缓解瘢痕形成，保留或重建正常的会阴解剖结构并恢复生理功能是会阴手术的目的。

当患者阴道前庭及阴道下段局部存在感觉过度敏感或疼痛激惹时，需手术切除。阴道萎缩患者需在术前给予局部或全身雌激素至少 1~2 个月。局部雄激素应用对于改善局部上皮的营养无明显作用。此外，一些硬化性苔藓患者局部应用雄激素可能引起烧灼感。

患者于术时采取膀胱截石位，消毒铺巾。按照记号笔描绘的范围切除阴道、前庭及会阴（图 77-4A 和 B）。切除会阴组织之前，术者需用艾丽丝钳检查阴道的移动度。由于需要切除阴道组织，因此术者需要估计剩余阴道组织与会阴边缘的距离，以避免缝线张力过大。当标记好后，使用 27 号针将 1∶100 稀释的垂体后叶素生理盐水液注入阴道黏膜下。15 号手术刀横向切开阴道后壁。横向切口形成三角形的底边（图 77-4B 和图 77-5）。以会阴体中点向三角形底边做等距离连线，为三角形的左右侧边，术前将三角形三边画好。用 Allis 钳和 Adson-Brown 钳牵拉切除三角形内的皮肤及黏膜（图 77-6）。用 Steven 或 Metzenbaum 剪刀剪除皮肤黏膜（图 77-4B 和图 77-7）。切除位于肛门与阴道之间前庭和会阴体下的筋膜层，彻底分离三角形内皮肤及黏膜，包括瘢痕，同时切除（图 77-8）。术者换手套进行肛诊，确定肛门和直肠的位置及与切除平面的关系。切除组织固定后送病理检查。钳夹阴道壁下的筋膜切缘并向上提拉，将 5~10 ml 垂体后叶素生理盐水注入此切缘（图 77-9）。用 Stevens 剪刀游离阴道壁黏膜下组织 5~10 mm（图 77-10）。3-0 薇乔线间断横向缝合会阴皮肤下筋膜组织。文氏钳钳夹出血点，用 4-0 薇乔线缝扎。拉下阴道壁组织与会阴皮肤边缘均处于无张力状态（图 77-11）。3-0 薇乔线沿着三角形底线间断横向缝合阴道黏膜与会阴皮肤（图 77-12A~D）。生理盐水冲洗创面。将示指和中指放入阴道口检查，可容两指松为合适的（图 77-13）。创面覆盖磺胺嘧啶银。最后肛诊检查直肠的完整性。术后，患者每日生理盐水坐浴，一日 3 次及睡前涂抹磺胺嘧啶银。

术后患者需服用大便软化剂，以避免患者便秘导致屏气用力。术后 6 周内阴道内不用填塞或扩张。手术切除瘢痕组织，切除血供差的皮肤，扩张阴道口。

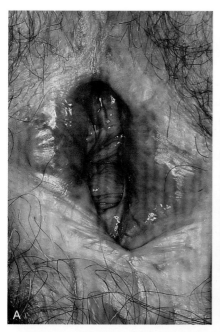
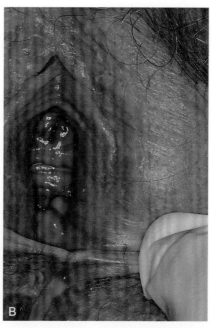

图 77-1 A. 严重和治疗不足硬化性苔藓导致局部皮肤增厚和外阴瘢痕形成，失去弹性；B. 随后给予患者地塞米松皮下注射治疗（第 79 章）。然而，会阴后联合和会阴体形成永久瘢痕，导致明显的性交困难

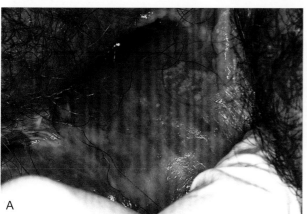
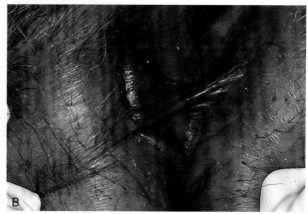

图 77-2 A. 舟状窝和阴道前庭后部形成的慢性溃疡。该患者既往曾因复发性溃疡进行切除和激光治疗。局部血供差，继发外阴萎缩。B. 继发于创伤所致的瘢痕。局部皮肤拉伸时，皮肤因丧失弹性而形成皲裂

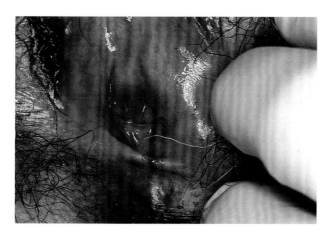

图 77-3 妇科检查时萎缩外阴与会阴后联合撕裂

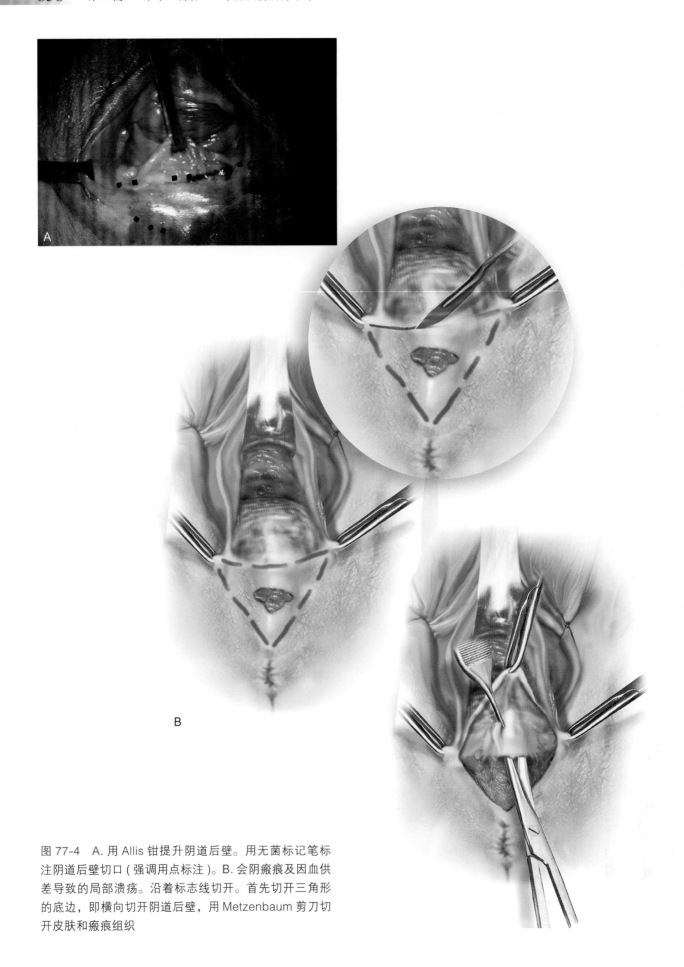

图 77-4　A. 用 Allis 钳提升阴道后壁。用无菌标记笔标
注阴道后壁切口（强调用点标注）。B. 会阴瘢痕及因血供
差导致的局部溃疡。沿着标志线切开。首先切开三角形
的底边，即横向切开阴道后壁，用 Metzenbaum 剪刀切
开皮肤和瘢痕组织

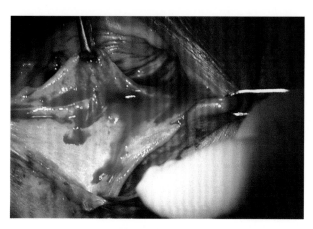

图 77-5　切开阴道后壁下段。切除前，阴道后壁黏膜下注入 1:100 垂体后叶素生理盐水

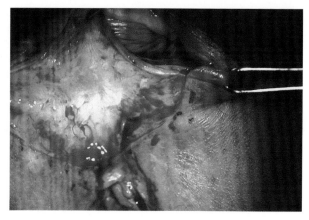

图 77-6　自位于会阴的三角形顶点开始，向上方锐性分离皮肤及其下方的结缔组织

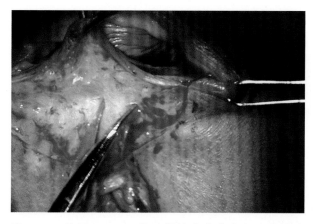

图 77-7　使用 Stevens 剪刀锐性分离瘢痕和周围结缔组织

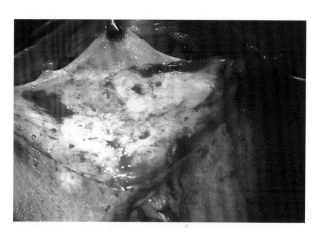

图 77-8　切除三角形标记范围内的皮肤、结缔组织、坚硬的瘢痕。确切止血。4-0 薇乔线缝扎出血点

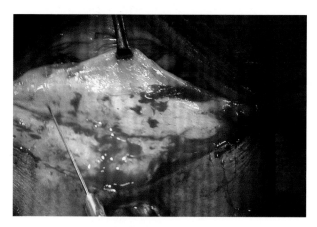

图 77-9　将 1:100 的垂体后叶素生理盐水 (10 ml) 注入阴道后壁切缘上方的阴道黏膜下组织内

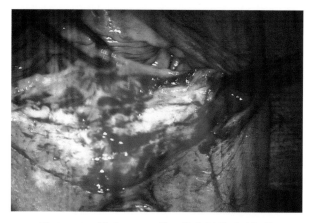

图 77-10　用 Stevens 剪刀分离阴道后壁切缘

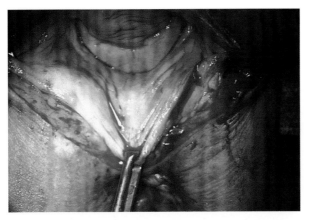

图 77-11 使用艾丽丝钳向下牵拉阴道后壁切缘中点，判断游离的阴道后壁组织是否可达到会阴。使游离的阴道后壁保持无张力状态

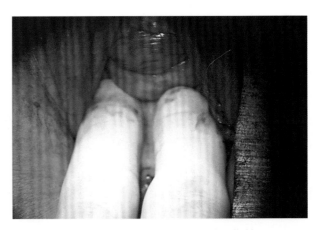

图 77-13 术后检查阴道口的可容性

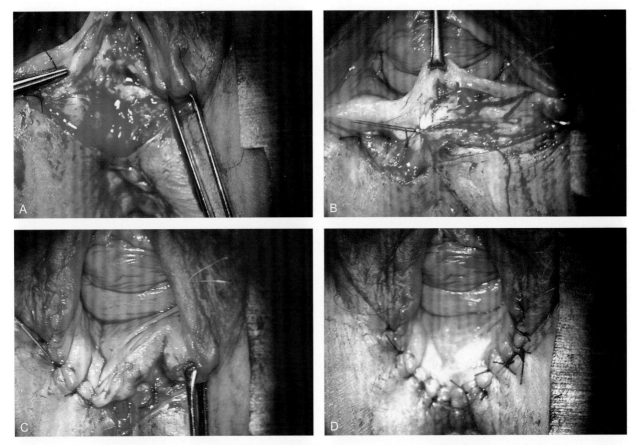

图 77-12 A. 3-0 薇乔线间断横向缝合会阴筋膜和阴道黏膜下组织。B. 阴道及会阴筋膜层缝合完成（自右向左，横向，端端缝合）。创面用生理盐水冲洗。C. 缝合阴道黏膜切缘和会阴皮肤切缘。同样采用横向间断无张力缝合。D. 最后，缝合缺损区后形成光滑平整的阴道口，血供良好（通过移植阴道壁组织）

（李静然 苗娅莉 译 魏丽惠 校）

第 **78** 章

腹股沟良性病变和 Nuck 管

Michael S. Baggish

一、汗腺炎和其他腹股沟病变

妇科医生最常遇到的病变是腹股沟淋巴结肿大，通常继发于外阴或下肢的淋巴回流受阻，很少需要手术治疗。然而，腹股沟出现肿大且孤立的肿块，尤其是无明确诱因者，需要探查或切除活检。鉴别诊断包括肿大的淋巴结、肌瘤和股疝。因此，需要了解股三角的解剖结构。外阴或腹股沟引流静脉窦可能与外阴的各种疾病相关。可以通过活检进行诊断（图 78-1A～D）。显然，首先应排除性传播疾病，可以进行血液检查、抹片、打孔活检。梅毒、性病性淋巴肉芽肿、腹股沟淋巴肉芽肿等可能导致腹股沟淋巴结肿大及局部窦道排脓。可以采用药物治疗。肺结核也可能与外阴淋巴和腹股沟静脉窦引流相关。再者，明确诊断需进行切除性

活检，可取一部分组织送细菌培养，剩余部分组织送常规病理和抗酸染色。最后，大汗腺感染（化脓性汗腺炎）可导致腹股沟和外阴的持续慢性排脓（图 78-2A～C）。此外，该疾病也可见于腋窝。病变的汗腺可能侵及黏膜下深层间质及脂肪组织。其治疗通常包括抗生素治疗、类视黄醇和（或）手术治疗。手术治疗需广泛切除受累的外阴及腹股沟组织（图 78-3A 和 B）。术后初期创面可保持显露状态。这种情况切口愈合属于二期愈合（图 78-3C～H）。手术切口开始可覆盖湿 - 干敷料。长期看，患者应每日盐水盆浴 3 次，创面涂抹磺胺嘧啶银软膏，并保持创面显露。另外，如果切缘张力较小，切除部位可以自行生长闭合（图 78-4A～I）。患者应该服用抗生素（培养结果回报之后），并局部坐浴每天 2～3 次。

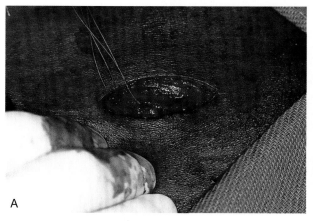

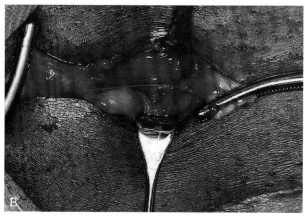

图 78-1　A. 该患者左侧腹股沟区直径 3cm 痛性实性病变，质地硬。检查发现并非外阴或下肢病变导致的淋巴结肿大。有探查指征，沿腹股沟于病变上方做 3~4 cm 切口。B. 切开达脂肪层。文氏钳钳夹出血点，3-0 薇乔线缝扎止血。静脉拉钩显露术野

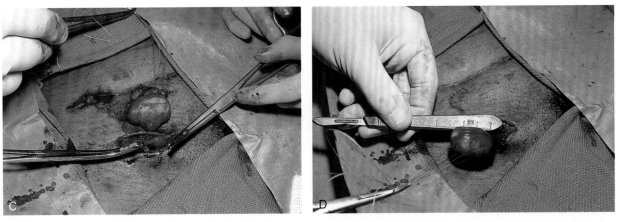

图78-1 续 C. 肿块是孤立的，用 Metzenbaum 剪刀剪除肿物。蚊式钳钳夹肿物基底部，可见肿物并非肿大淋巴结而是肌瘤。D. 肌瘤直径 2.5 cm，病理证实为良性。切口 3-0 或 4-0 薇乔线间断分层缝合

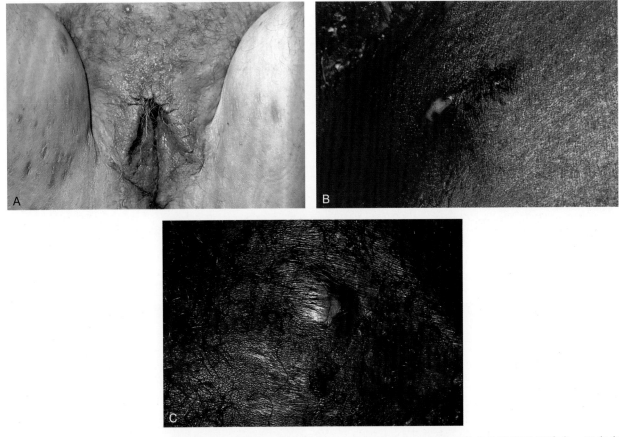

图78-2 A. 该患者患有复发性脓肿及阴阜和腹股沟窦道排脓。结合病史及临床表现，考虑为浸润性汗腺炎。阴阜病灶深楔形切除活检病理确诊。B. 另一腹股沟汗腺炎患者局部病灶放大照片。可见脓液沿探针自深部窦道流出。C. 后一患者腹股沟区病灶局部，皮肤表面可见脓疱，提示下方窦道，并可见即将破溃和排脓

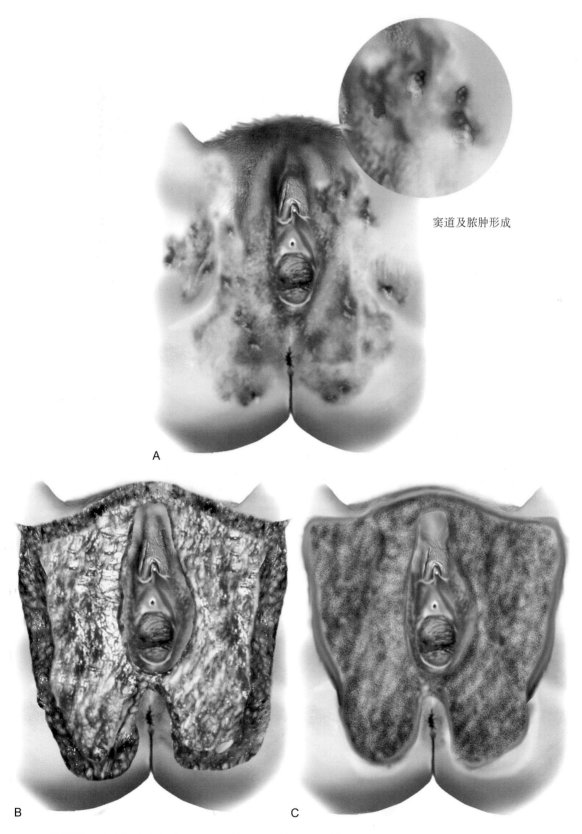

窦道及脓肿形成

A

B

C

图 78-3 A. 化脓性汗腺炎切除病变范围必须足够大和足够深。B. 整个感染区域包括阴阜及腹股沟必须切开,切开范围包括皮下组织浅层,并整体切除。切除不彻底容易复发。C. 术后需仔细处理切口。由于无法移植替代物,因此切口必须从基底向上以肉芽组织方式生长。所有患者应于术前 1 小时开始应用抗生素。术后服用口服克林霉素 1 周(300 mg,每 6 小时 1 次)

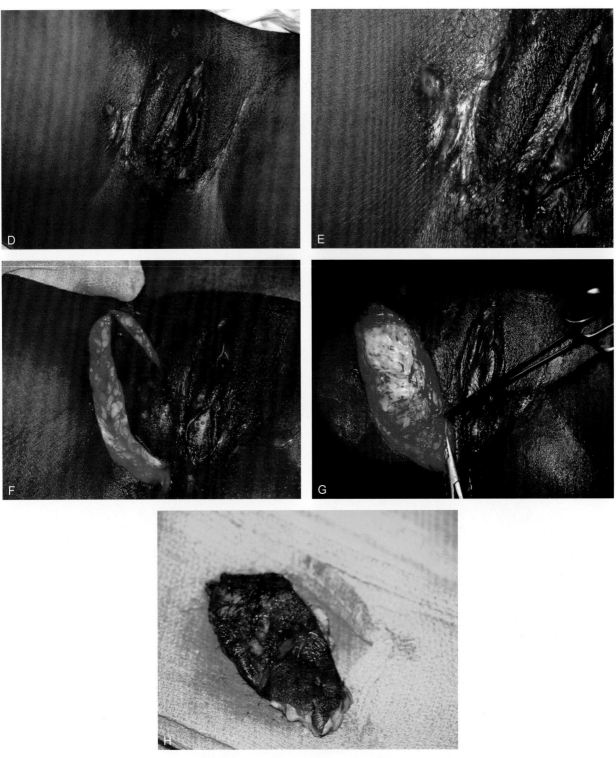

图 78-3 续　D. 该患者表现为阴唇、阴阜和腹股沟窦道慢性排脓。E. 近观脓疱、开放的病变和裂开。F. 切开右侧腹股沟，延长至右侧大阴唇下半部。G. 完整切除窦道及下方汗腺。H. 切除组织的大体标本

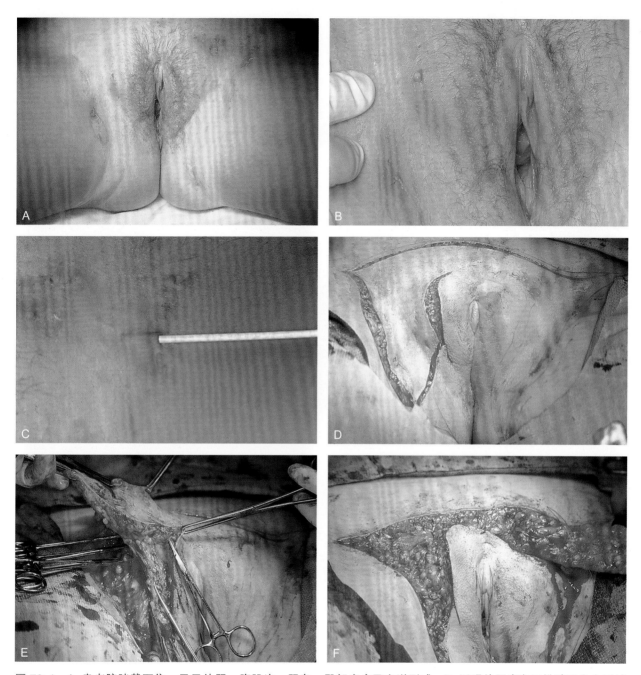

图 78-4　A. 患者膀胱截石位，显示外阴、腹股沟、阴阜、臀部瘢痕及窦道形成。B. 近观外阴病变区排脓及愈合区域的瘢痕形成。细菌培养金黄色葡萄球菌阳性。C. 棉棒放入排脓的窦道。D. 治疗方案为深且广泛切除感染病灶。手术刀在拟保留组织外缘切开皮肤。E. 从右侧腹股沟开始切除，从侧面向中间依次切除。F. 已经切除患者右侧病变。保留未感染组织

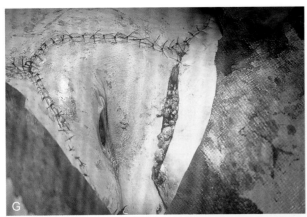
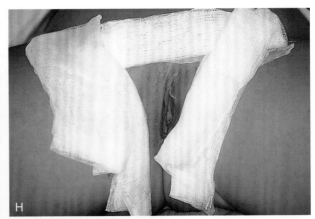

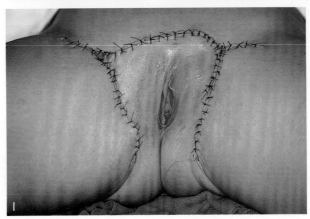

图 78-4 续　G. 在无张力状态下进行切口缝合。H. 伤口依次覆盖干燥的细网格纱布、无菌纱布。I. 手术切除完成，所有病变组织均切除足够深，并送病理检查

二、Nuck 管病变

单侧大阴唇肿胀可能由多种非外科疾病引起。许多非外科疾病并不伴随局部炎症或轻度疼痛。几种常见的非外科疾病应该考虑：Nuck 管囊肿、Nuck 管疝、子宫肌瘤和起源于 Nuck 管及周围结构的脂肪瘤。透光试验有助于术前鉴别肿块为囊性还是实性。垂直切开大阴唇，探查疝囊、移除疝内容物，并修补缺损（图 78-5A）。切口应选择在病变的侧面或中间。切开至皮下组织后，0 号薇乔线缝合局部一针作为牵引，或者用艾丽丝钳钳夹肿物的上缘或下缘。充分分离肿物的前缘和侧缘（图 78-5B）。钳夹血管，3-0 或 4-0 薇乔线缝扎。然后，打开疝囊的中间、后侧及下面。小心打开疝囊，并确定疝内容物是否有小肠。如果疝内容物为固体（如肌瘤），单纯切除（图 78-5C）。如果疝内容是囊性，需分离至疝囊最上缘，整个疝囊肿块切除后，以 3-0 尼龙线荷包缝合关闭疝囊开口。最后用 3-0 薇乔线分层缝合切口（图 78-5D 和 E）。皮肤切口同样用 3-0 薇乔线缝合，并用无粘性敷料加压包扎。

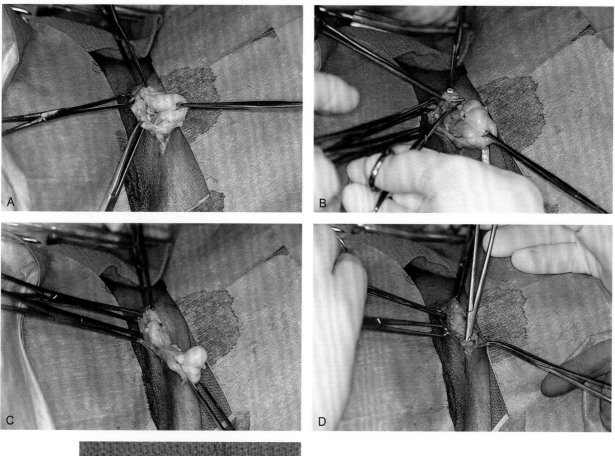

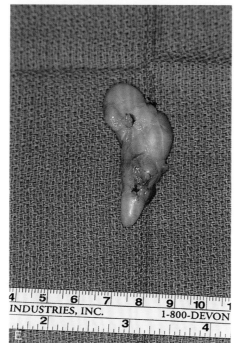

图 78-5　A. 大阴唇上端深部肿物、质地软。垂直切开肿物表面皮肤至脂肪层。切缘用 0 号薇乔线或 Allis 钳牵拉。一把 Allis 钳钳夹肿物上端，牵引肿物。病变并非囊性，而是脂肪瘤。B. 扁桃体钳牵拉周围组织并缝扎，用 Metzerbaum 剪刀锐性分离肿物。C. 肿物从切口取出。仔细探查有无小肠。D. 3-0 薇乔线缝合脂肪层和皮肤。E. 脂肪瘤送病理检查证实为良性

（李静然　苗娅莉　译　魏丽惠　校）

第 79 章

其他外阴良性病变的手术

Michael S. Baggish

一、包涵囊肿

表皮包涵囊肿是皮脂腺囊肿的别称。在有毛发和皮脂腺分布的地方常见（图 79-1）。它们能导致肿胀并且触诊时疼痛。如果继发感染，会相继出现蜂窝织炎，可以形成真正的脓肿。囊肿的形成是存在于皮肤表面下方皮脂腺或毛囊导管堵塞的结果。当导管堵塞后，腺体分泌的脂肪和脱落的鳞状细胞延伸到导管内，最终形成囊肿（图 79-2）。

包涵囊肿的初始治疗是局部湿热敷以促进分泌物的液化和堵塞导管的引流，然后消除囊肿。对于复发性、持续性或增大的囊肿，需要手术切除治疗。

1 cm 及更小的囊肿，在围绕囊肿的皮肤上做椭圆形切口。切口的深度达囊肿，边缘向内达囊肿下方。要做到整体切除，包括皮肤、皮下组织、囊壁和内容物完整切除。

大于 1 cm 的囊肿采用囊肿上方直线切口，达到表皮下方囊壁（图 79-3）。皮肤缘用 Adson-Brown 钳向上牵拉，用 Stevens 剪刀将囊肿壁从皮肤边缘剥离。用 Allis 钳抓住皮瓣边缘牵引，继续用 Stevens 剪刀锐性分离，彻底分离出囊肿范围（图 79-4）。不要钳夹囊肿以免破裂导致内容物漏出，这会增加完整切除囊肿的难度（图 79-5）。当囊肿完全游离后，就可以切除了。修剪多余的皮肤，用 3-0 Vicryl 线分层缝合伤口（图 79-6）。

二、汗腺腺瘤

这是良性的汗腺肿瘤，在外阴皮肤表面形成光滑、隆起的实性结节（图 79-7）。它看起来像实性皮脂腺囊肿。这种肿瘤很小（即 < 1 cm）。切除病变时，沿着肿物周围 2~3 mm 做椭圆形切口，扩大切口深度达皮下组织。用 Allis 钳抓住皮肤和肿瘤，用 Stevens 剪刀分离。沿肿瘤基底部、在皮下脂肪外游离，将小肿物连同周围组织整体切除。组织病理学上，低倍镜下肿瘤的表现貌似不良，因为有腺体的复杂性（图 79-8）。然而，高倍镜下细胞和细胞核则呈现明显良性表现（图 79-9）。

三、阴唇融合

此病通常出现在极年轻的女性（初潮前女孩）（图 79-10A）或老年人。当融合坚固后，很难通过外用雌激素获得缓解。通常需要外科手术分离。必须准确辨别融合线。可以借助小型放大镜或手术显微镜来辨别。将小探棒放入阴唇融合后形成的袋内（即探棒放在融合的阴唇后方）。将探棒向外露方向施压、牵拉阴唇表面，这有利于鉴别最初的融合点。用 15 号刀片在探棒表面形成张力的皮肤上切开深达探棒（图 79-10B）。将阴唇分开后，用 4-0 聚二氧六环酮线将两个切缘分别连续缝合（图 79-10C）。在缝线上涂抹雌激素，术后及恢复期每天重复 2~3 次。

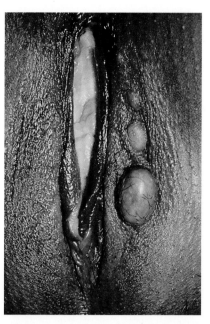

图 79-1 外阴（右侧大阴唇）阴毛覆盖的区域有 3 个皮脂腺囊肿。这些常见囊肿可以通过在囊肿基底部做椭圆形切口很容易地切除，切口边缘要深达皮下组织。用 3-0 Vicryl 线间断缝合 2~3 针关闭伤口

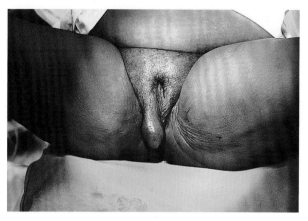

图 79-2 这个大囊肿剧烈疼痛并且迅速增大。鉴别诊断包括 Nuck 管内的小肠疝或脂肪，以及皮脂腺大囊肿（包涵囊肿）

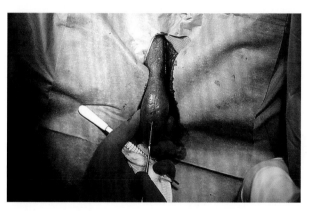

图 79-3 在囊肿表面行纵切口，然后扩大切口到肿物上方和大阴唇下极

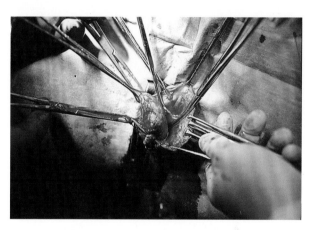

图 79-4 用 Stevens 剪刀将肿物从皮肤切缘游离出来，形成皮瓣。用 Allis 钳牵拉皮肤边缘的皮瓣形成张力。囊肿的基底部从结缔组织中分离出来。随后用扁桃体钳钳夹止血

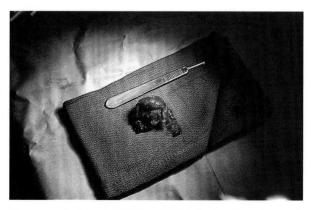

图 79-5 完整切除的囊肿。从漏出物难闻的气味，大体上诊断为皮脂腺囊肿。囊肿固定后送病理

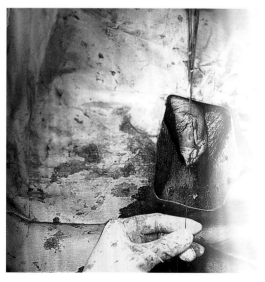

图 79-6 伤口用 3-0 Vicryl 线分层间断缝合

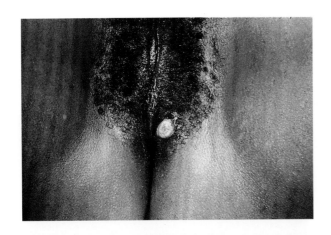

图 79-7　汗腺腺瘤是实性、隆起的外阴汗腺来源的肿瘤。病变新鲜而且边缘清楚。这种病无痛性。病变切除的方法参照皮脂腺囊肿切除

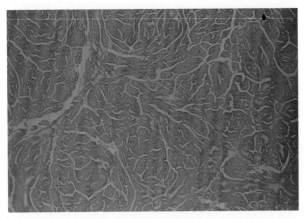

图 79-8　低倍镜下显示腺体复杂性增生和异型性，显示或多或少有恶性表现

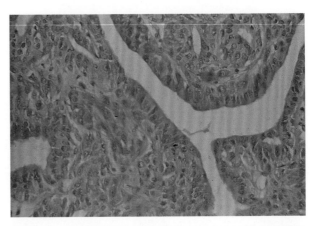

图 79-9　高倍镜研究显示腺体排列有序和正常细胞学形态。诊断是良性汗腺腺瘤

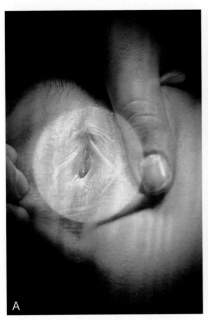
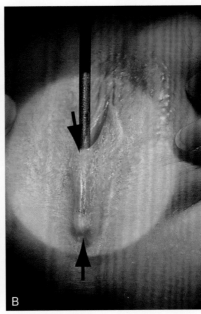
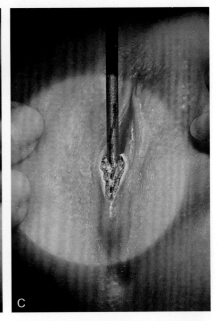

图 79-10　A. 青春期女孩小阴唇融合。B. 在阴唇融合形成的口袋内放入探棒。箭头显示在探棒表面行切口的方向（即将探棒用作支架）。C. 用二氧化碳激光做了切口；当然，也可以用手术刀做相同切口。用 4-0 聚二氧六环酮线缝合切缘。伤口外用雌激素避免切缘粘连

四、外阴病变引流

很多不同的疾病需要外阴病变引流，包括性病和窦道（图79-11）。首先诊断可能存在困难，非手术措施包括对引流物进行一系列微生物培养（包括真菌）。引流点的勘察采用泪腺探针，来确定通道是否存在、走向如何。如果确认有通道，影像学检查有利于确定是否存在瘘管。这种情况下，患者应该安排荧光内镜检查。用小号血管内导丝插入窦道开口，经操控进入通道。注射水溶性染料，用实时荧光内镜检查，以确定是否与小肠相通或存在其他结构。

如果排除瘘管，同时微生物培养阴性，就要进行宽而深的病灶切除（图79-12）。患者在全身麻醉下采用截石位，做皮肤准备，遮盖手术野。用记号笔标示切口界线。用15号手术刀沿记号浅浅切开，进一步深入到脂肪，切缘用Allis钳牵引保持张力。病变边界的所有边缘都采用楔形切口，然后切除肿物。组织样本放入无菌器具以作培养。病理切片可以申请特殊染色，如吉姆萨、银染、抗酸染色、真菌染色。发展中国家来的移民做伤口引流术时，还要高度怀疑结核（图79-13至图79-15）。

如果初始探针检查发现窦道与胃肠道相通（如肛门），在手术前患者一定要做肠道准备（图79-16）。作者推荐如下：

1．术前3天：开始少渣饮食。

2．术前2天：开始全流食。

3．术前1天：清水流食，服药包括：11AM、12PM和6PM口服新霉素1g；11AM、12PM和6PM口服甲硝唑500mg；2.5盎司磷酸盐苏打加4盎司水混合（7杯，柠檬水或清水），然后在1PM前再喝8杯清水；8AM开始，每6小时口服胃复安10mg（共4片）。患者麻醉后采用膀胱截石位，进行皮肤和阴道准备，遮盖手术视野。窦道内放入探针，在皮肤上用记号笔标示出窦道的走向（图79-17）。在标记外缘5mm切开，切口深度达可触及的探针，然后楔形切到窦道的下方。完整切除整个窦道（图79-18）。用Allis钳抓住肛门括约肌的边缘，肛门黏膜用2-0铬肠线间断修补（图79-19）。用5-6根3-0薇乔线从下到上修补括约肌（图79-20）。在括约肌上方、脂肪下方（即Colles筋膜上方）留置Penrose引流管。用3-0薇乔线间断缝合脂肪（图79-21）。最后用3-0薇乔

线缝合皮肤。Penrose引流管的末端可以放置一个大的安全钉，引流管的边缘与皮肤用3-0铬肠线缝合固定（图79-22）。在术后恢复期卧床时，每天3次在伤口涂抹银磺胺嘧啶软膏。Crohn病或许存在皮肤外阴瘘管。这种情况下，或许有多个通道，伤口不良的风险很高。术前应该咨询胃肠科医师，即使手术完成了，也要制订术后治疗计划。

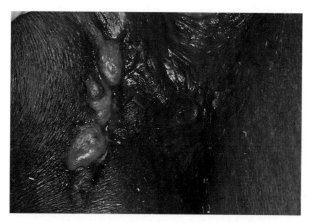

图79-11 这名埃塞俄比亚妇女外阴呈现菌样病变，所有培养都阴性

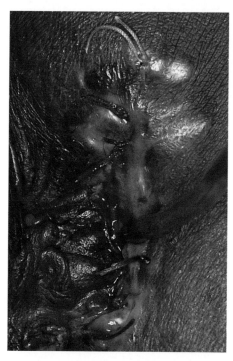

图79-12 深楔形活检切除皮肤病变并扩展皮下脂肪层。有一个深达8cm的瘘管，与结肠平行。将导管插入管道行荧光内镜染色研究，显示与大肠小肠不相通

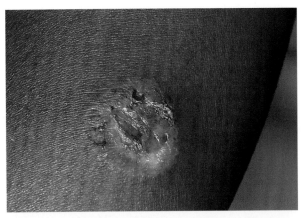

图 79-13　结核菌素试验显示 2 cm 的硬结，最终溃疡

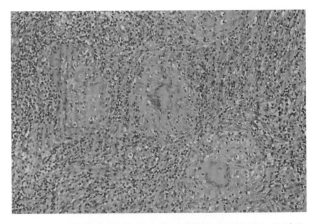

图 79-14　楔形切除活检病灶显微镜切片显示肉芽肿和 Langerhans 巨细胞

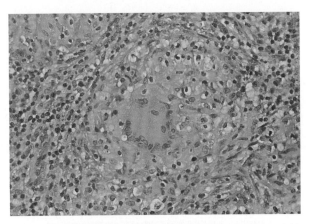

图 79-15　高倍镜显示肉芽肿内的巨细胞。注意细胞核周围的排列。患者接受了抗结核药物治疗

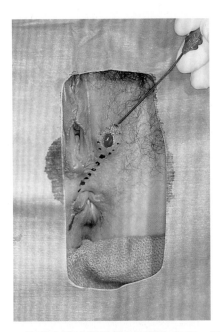

图 79-16　外阴窦道在探针指示下通向肛门，记号笔点标示出窦道的方向

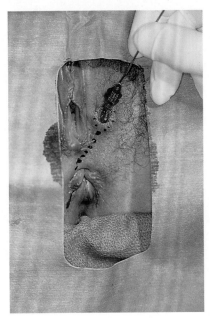

图 79-17　泪腺探针从大阴唇上粗糙的窦道开口放入，探针指向肛门

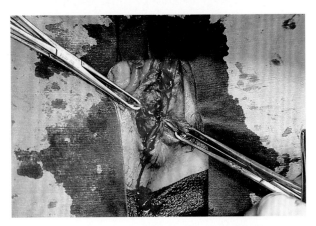

图 79-18　在探针上方做初始切口，继续分离到肛门外括约肌，切除整个窦道。用 Allis 钳抓住肛门边缘。用另一把 Allis 钳抓住外阴皮肤的边缘做反向牵拉

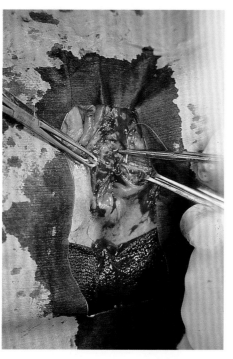

图 79-19 肛门黏膜用 2-0 或 3-0 铬肠线间断缝合修补

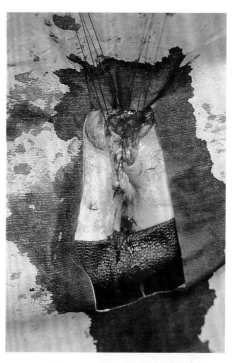

图 79-20 肛门括约肌用 3-0 薇乔线缝合修补，要从括约肌的最下方缝合到最上方

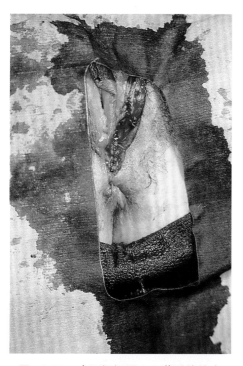

图 79-21 皮下组织用 3-0 薇乔线缝合

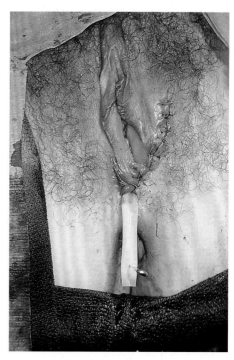

图 79-22 在脂肪下、括约肌上的 Colles 筋膜层放置引流。用 3-0 肠线把引流管的边缘缝合固定在皮肤上。注意贯穿 Penrose 引流放置大安全钉

五、外阴血管瘤和静脉曲张

先天性血管瘤和获得性静脉曲张给患者带来的问题不仅是不美观，而且容易出血、即使受到轻微外伤（图 79-23）。这种病的最佳治疗是用特定波长的激光进行光疗（图 79-24A 和 B）。计算机控制的扫描仪偶联 KTP 激光是这种手术的理想仪器，因为这个激光的波长（523nm）与血红蛋白的吸收广谱相近（图 79-25）。同样，氩气激光也适用。扫描仪自动在皮肤上使用激光能量（4 W），

短时（30～60 ms）数百次脉冲（图 79-26）。这样，仅有最小面积皮肤受到影响。事实上，白种人的皮肤反射激光能量。因为特定吸收波段与血红蛋白一致，扩张的血管选择性吸收激光后血液凝固，然后缓慢地管腔闭合。结局包括去除了令人不悦的血管和美容的效果，仅有轻微不适、恢复迅速、风险低、住院时间短（图 79-27）。所有病例都可以全身麻醉或局部注射麻醉。术后，患者应该外阴涂抹 Silvadene 或其他合适的外用药膏以保护皮肤和湿度。治疗可以分次（即数月内治疗 3～4 次）。激光治疗的间隔期最好是 1 个月。

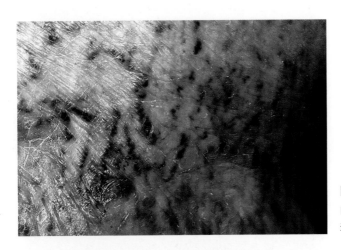

图 79-23　外阴皮肤放大显示大范围的静脉曲张。这种疾病是由于多次分娩时会阴侧切和家族性倾向导致

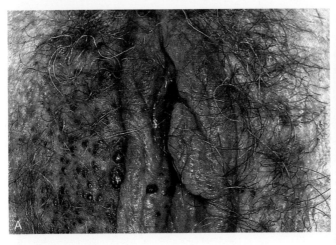

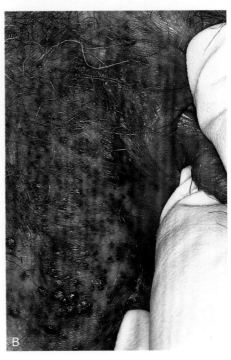

图 79-24　A. 这名年轻女性受到已经累及小阴唇、大阴唇和前庭的先天性外阴血管瘤的折磨。薄壁血管经常破裂，导致严重的外阴出血。B. 只有大阴唇受累。注意图片上部葡萄串样聚集的血管

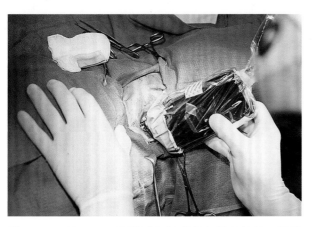

图 79-25 KTP-532 型激光与计算机扫描仪连接。手持件控制快门。手持件尾部连接无菌石英镜头，可以压在皮肤上。激光设定传输多重脉冲，间歇 40~60 毫秒。石英镜头在病灶上不断移动。该病例的患者在局部麻醉下分 3 次治疗

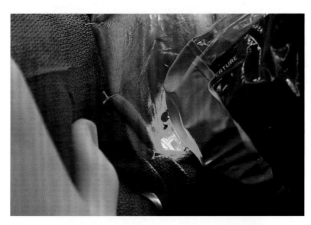

图 79-26 KTP-532 型激光 Hexascan 图像凝固系统传输强的纯绿光到血管瘤。波长与血红蛋白的吸收光谱一致。因此，血液特定地吸收激光，而周围皮肤反射这种光

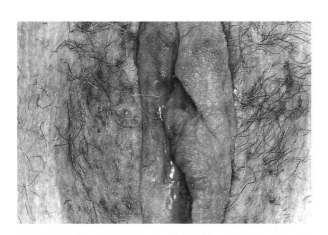

图 79-27 与图 79-24(治疗前) 比较，这是治疗后的照片。血管完全被消除了，皮肤没有损伤、没有瘢痕。注意有毛发生长

六、淋巴管瘤

淋巴管瘤通常表现为单侧大阴唇弥漫性肿胀（图 79-28）。外阴皮肤包含了大量水泡样表皮病变，其实是皮下增宽的淋巴系统（图 79-29）。被误诊为尖锐湿疣并不少见。这种病变造成地图样区域不适，而且明显不美观。治疗方法是切除大阴唇。患者取膀胱截石位，消毒准备铺巾。用记号笔标示出阴唇界线。沿皮肤边缘切开，深达 Colles 筋膜层。在阴唇背面用 Allis 钳牵拉保持张力，钳夹阴部内动脉分支并用 3-0 或 4-0 薇乔线缝合结扎。切除阴唇后会出血，伤口用 3-0 薇乔线分层缝合。皮肤用 3-0 薇乔线间断缝合或皮下连续缝合（图 79-30 和图 79-31）。伤口会愈合很好，仅有极小的变形（图 79-32 和图 79-33）。

七、尖锐湿疣

这是非常常见的性传播疾病病毒感染。这种性病疣是人类乳头瘤病毒 6 型和 11 型感染造成的。虽然这些病毒类型具有低度恶性潜能，在进行手术治疗前要取若干疣进行活检送病理检查。在轻型感染患者考虑手术切除前，应该尝试进行保守性的局部治疗。如果简单的非手术治疗措施失败，就有指征在全身麻醉下手术。严重、弥漫播散的疣体对单一措施反应不好（图 79-34）。同样，大量、弥漫播散的生殖道疣对干扰素治疗的反应率也差。小病灶直接在疣体注射干扰素疗效满意，但是对中、重度患者来讲是不切实际的，而且太昂贵。测定血清绒毛膜促性腺激素以排除妊娠。应该检测其他性病感染（如人免疫缺陷病毒、梅毒、淋病和衣原体）（图 79-35 和图 79-36）。如果存在上述疾病，也要治疗。手术前，扁平湿疣或外阴原位癌在乍看起来容易与尖锐湿疣混淆。医生在手术时要做好适当预防工作，防止经蒸气、血液或体液污染自己。对于显而易见的尖锐湿疣感染可以采用二氧化碳激光汽化治疗，随后 3~6 个月采用干扰素系统治疗。每周 3 次皮下注射（自己注射）干扰素 100 万 U（图 79-37）。患者全身麻醉下采用膀胱截石位，消毒铺巾（图 79-38A 和 B）。二氧化碳激光与手术显微镜连接，由微控制器控制。术者根据技术和经验设定功率范围在 20~60 W。启动喷火设定在 2~3 mm 点状直径，把激光打到木质舌状压板上。

显微镜物镜与激光镜头连接，焦距 300 mm。起始功率下调到 20 W（即功率密度 500 W/cm²），将整个汽化治疗的术野边界切开。所有的疣体和周围皮肤被汽化，限度是深度不超过周围正常皮肤表面（图 79-38C 和 D）。将激光功率降到 5～10 W，可以简单地把周围上皮变白（轻微凝固），标示出一个 2～3 mm 的绒状边缘（图 79-39）。进行激光窥器（配有排烟吸引器）检查并通过点状汽化清除阴道和宫颈的疣体（图 79-40A）。用小号激光窥器放入肛门以显露肛门的湿疣（图 79-40B）。同样用 20 W

功率汽化（图 79-40C）。当汽化结束，焦痂用无菌水冲走，伤口涂抹 Silvadene 膏（图 79-41）。其他部位的皮肤病变仔细进行评估（图 79-42）。术后患者要每天 3 次用盐水桶浸浴，伤口每天 3 次涂抹 Silvadene 膏，卧床时伤口也要涂抹药膏（图 79-43）。患者要经常接受检查，以确保伤口清洁和适当愈合。如果阴道有病灶创面，要每天涂抹 2 次克林霉素药膏（图 79-44）。某些特定情况下，可以用尿烷敷料以加快愈合和减轻术后疼痛（图 79-45）。

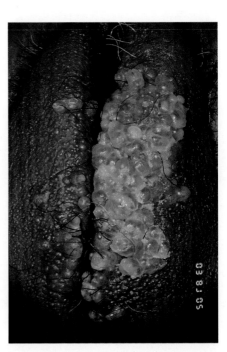

图 79-29　阴道镜近距离放大显示病变由多个水泡状特征的淋巴管瘤组成。该病变扩展深达阴唇的脂肪垫内

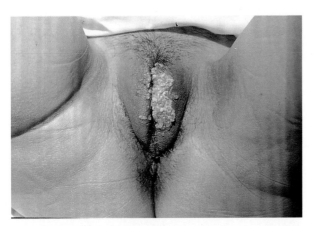

图 79-28　这个印度妇女主诉生殖道"疣"。显然左侧大阴唇上的病变是一种血管瘤，而非疣

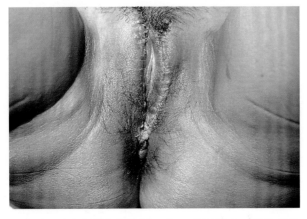

图 79-30　左侧阴唇被切除，切口分层缝合。皮肤用单根 3-0 滑线缝合

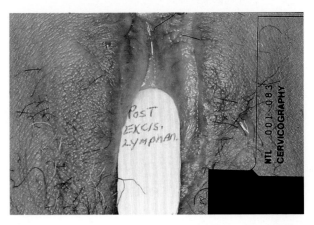

图 79-31　术后 6 周显示已经愈合的切口，外观美观

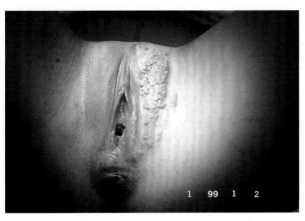

图 79-32　该白种人妇女的淋巴管瘤的分布与图 79-28 的患者几乎一样

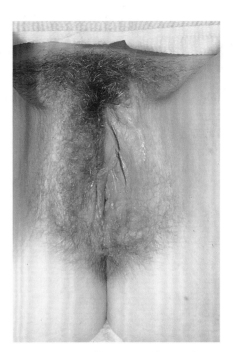

图 79-33　术后 2 个月的结果也很满意。宽而深的切口确保边缘切净，彻底根除血管瘤

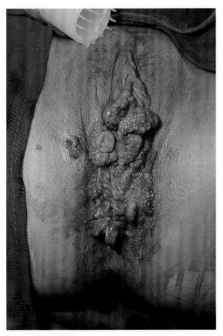

图 79-34　图片显示严重的、弥漫播散的生殖道疣（尖锐湿疣），对局部治疗不太可能有反应

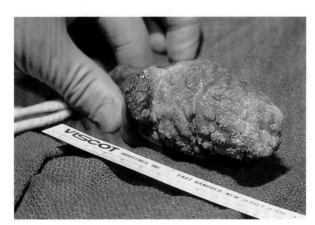

图 79-35　该男性阴茎布满湿疣。这种程度的人乳头瘤病毒感感染必须引起妇科肿瘤医师的警觉。该患者艾滋病毒阳性，在二氧化碳激光治疗 6 个月后死亡

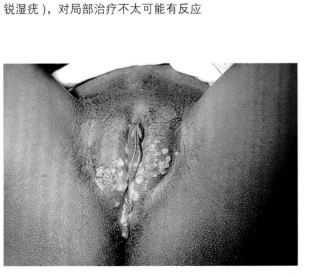

图 79-36　虽然有很多疣，但外观比尖锐湿疣要平。实际上是扁平湿疣。血清检查梅毒阳性，活检结果是组织充满梅毒螺旋体

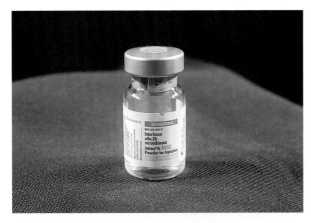

图 79-37　α-干扰素用于预防湿疣复发。在二氧化碳激光清除尖锐湿疣后立即注射 1 次。随后的 6 个月内每周 3 次皮下注射 100 万 U

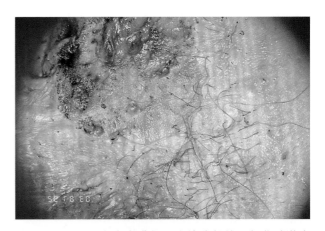

图 79-39　另一名患者进行了连续波长的二氧化碳激光汽化治疗。注意有焦痂和间质热损伤产物。周围白色区域已经被刷洗过。这种降低功率的技术仅仅把周围表皮凝固，类似激光皮肤磨削术

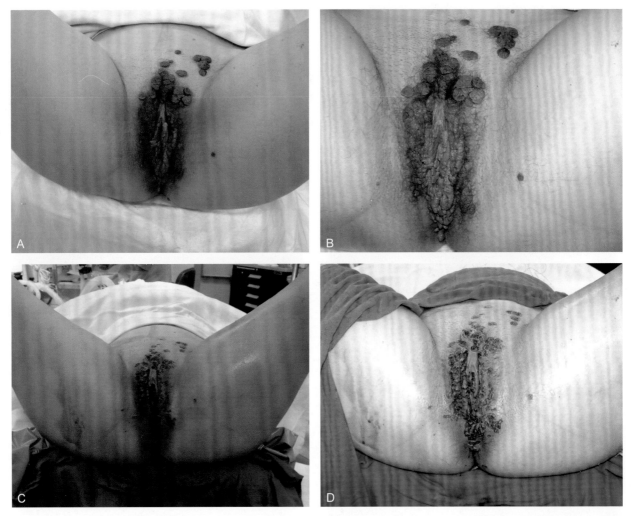

图 79-38　A.该胰岛素依赖的糖尿病患者患有弥漫湿疣，局部治疗失败。B.湿疣主要分布在阴唇间沟，双侧均侵犯。C.患者全身麻醉下进行了二氧化碳激光治疗。湿疣很小心地被汽化到周围皮肤表面水平，而未过深。D.湿疣被连接有手术显微镜的超脉冲二氧化碳激光汽化。注意没有焦痂，下方间质显示为明亮粉红色外观。这表明最小的热传导和同样正常的下方真皮

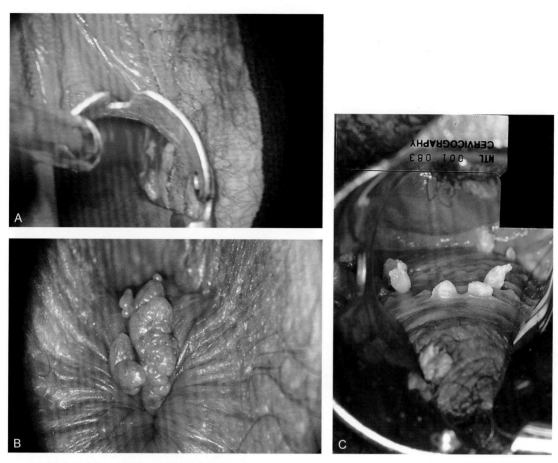

图 79-40　A. 激光窥器放入阴道。左侧阴道壁的湿疣被汽化。B. 当外阴有明显的尖锐湿疣时，肛门周围也常有湿疣。肛周存在湿疣时，也要检查肛门和直肠有无湿疣。C. 一个薄而窄的窥器放入直肠，可见肠黏膜上有大量湿疣，这些必须被汽化

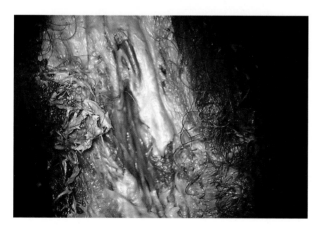

图 79-41　激光汽化治疗后，切口涂抹 Silvadene 膏。这种治疗要持续到完全愈合

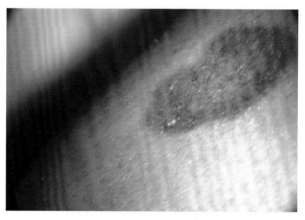

图 79-42　该治疗尖锐湿疣的糖尿病妇女（图 79-4A~D）前臂的病变是进行性坏死的一个区域

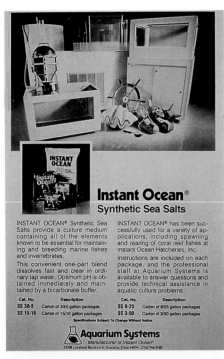

图 79-43　接受了二氧化碳激光治疗的每位患者都要在指导下用盐水浴桶，每天 2~3 次。把 2 杯速溶海盐放入浴桶，调至合适水温。浸泡 10 分钟后，用干净水冲洗，干燥切口，然后在切口上涂抹大量 Silvadene 药膏

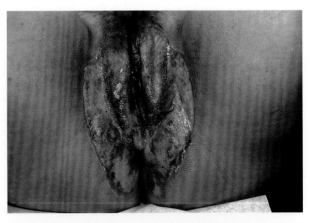

图 79-44　这是在图 79-34 中显示接受了大面积激光汽化治疗的患者。术后 2 周，外阴开始再上皮化

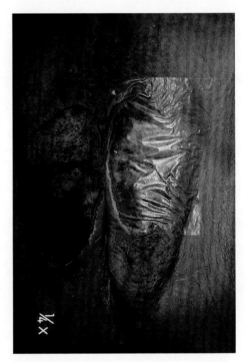

图 79-45　另一种选择是，外阴使用尿烷敷料。这极大减轻了术后不适

（李　艺　译　魏丽惠　校）

第 80 章

治疗性注射

Michael S. Baggish

外阴注射的两个主要类别是减轻营养不良性疾病相关的虚弱症状，包括以下：①注射酒精缓解瘙痒症（无痛）；②注射地塞米松缓解慢性炎症疾病（如藓状硬化）、缓解慢性疼痛（阴部神经痛）。

一、酒精注射

慢性瘙痒症对局部用药（类固醇激素）或维生素 A 没反应，就是酒精注射的适应征（图 80-1）。规范注射以抑制神经是控制外阴瘙痒非手术治疗方法失败的需要。应告知患者这种疗法的并发症是神经病，表现为烧灼痛。注射过量的酒精，或注射到表皮下都会引起组织蜕皮和坏死性筋膜炎的可能。

患者采用全身麻醉，膀胱截石位。治疗区域划分成网格状，交叉间距 1 cm。整个区域也许很大（如包括整个外阴）或者局限于单侧。外阴消毒后用六氯酚或聚乙烯吡啶酮画出网格。最方便的工具是无菌记号笔（图 80-2）。1 ml 注射器连接 27 号针头用于注射。把纯酒精吸到注射器内。在每一个交叉线上，把 0.1 ml 酒精注射到皮下脂肪（图 80-3）。注射酒精破坏了皮下的阴部神经分支，使外阴被麻醉。患者感觉外阴麻木。

二、地塞米松注射

现在治疗藓状硬化相关的瘙痒是把 2 mg 地塞米松用 0.25% 布比卡因稀释到 10 ml。连续注射能抑制藓状硬化相关的炎症反应和继发瘢痕形成的进展。注射由每周 1 次，逐渐改为 2 周 1 次，然后 1 个月。

注射前 30 分钟用 EMLA 膏消毒备皮（图 80-4）。这能有效地麻醉皮肤，最大限度地降低针尖扎入的不适。用 10 ml 注射器连接 1.5in 27 号针头或短的 30 号针头。针头的选择依据疾病的分布情况。皮肤消毒准备好，针头沿着阴唇间沟直接注射到皮内（酒精注射与此相反，是注射到皮下组织内）。2 mg 地塞米松混合物注射到外阴两侧（图 80-5A 和 B）。针头扎入病灶中心组织，缓慢推出针头的过程中注射药物（图 80-6A～D）。

阴部神经痛表现为烧灼样、黏性或锐痛，几乎是持续性，并不局限在前庭。当坐下时疼痛加剧。这种疾病多见于 50 岁或年龄更大的患者，也可能是外阴前庭炎综合征手术后的结果。把地塞米松注射到阴部神经分支的特定区域，与足部注射抗炎药以缓解 Morton 神经瘤类似。大多数外阴神经痛的患者能准确指出感觉过敏和疼痛易激的区域。将地塞米松和 0.25% 布比卡因混合物注射到这些区域，就像前述治疗藓样硬化那样。把 10 ml 药物注射到特定部位（如阴蒂疼痛的靶点是阴蒂下方）。把手指放在阴道内有助于引导针头注射到特定部位。注射后，因为内含长效局部麻醉药，患者应该立即疼痛缓解。为了缓解疼痛，可以间隔 1 个月、2 个月或 3 个月重复注射。

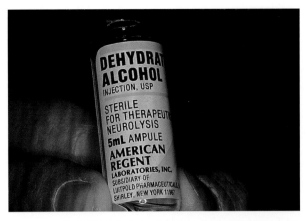

图 80-1   外阴慢性瘙痒症对局部和全身药物治疗没效果，或许酒精注射能缓解。纯酒精是这种疗法的唯一合适的药物

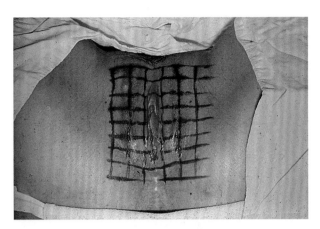

图 80-2   术野消毒铺巾后，用无菌记号笔在外阴画出网格，交叉线的间距 1 cm

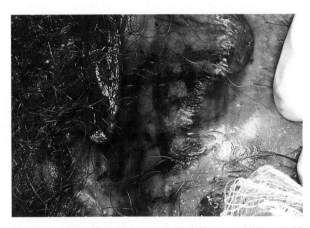

图 80-3   把酒精吸到 1 ml TB 针连接 27 号针头，注射到每一个交叉点。每个点皮下注射 0.1 ml，不要注射到皮内以免造成组织蜕皮

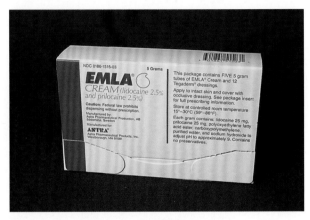

图 80-4   在注射前 30 分钟外阴皮肤涂抹 EMLA 药膏。这是最有效的局部麻醉方法。使用 EMLA 后 80%~90% 的患者能改善外阴针刺的不适感

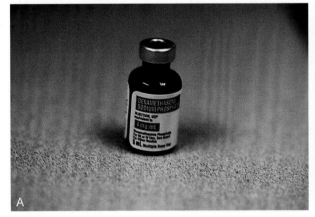

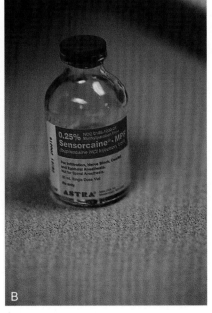

图 80-5   A. 地塞米松是非常有效的抗炎制剂。是治疗藓样硬化和阴部神经痛的药物选择。每侧外阴连续注射 2 mg。B. 0.25% 布比卡因是与地塞米松联合应用的很好药物。通常，用 10 ml 布比卡因稀释地塞米松。注射部位能缓解疼痛持续 4~5 小时

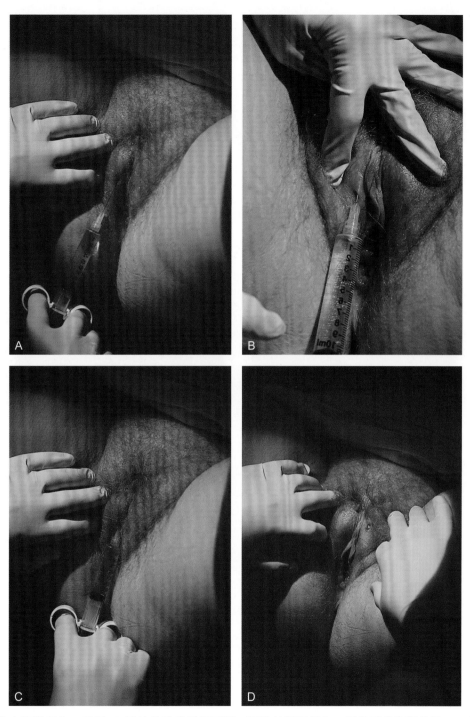

图 80-6　A.治疗藓样硬化，采用 27 号针头瞄准受累区域，通常是阴唇间沟，阴蒂系带和阴蒂帽。B.针头扎入病灶中心的皮内。C.当针头拔出时，缓慢推注药物。对侧也同样治疗。D.双侧都完成了注射。当注射液吸收后阴唇的肿胀也随之消退

（李　艺　译　王建六　校）

第 81 章

会阴侧切术

Michael S. Baggish

在美国，早产或足月分娩时以往都常规进行会阴侧切。近来，这种手术的益处受到质疑。3 级或 4 级裂伤的风险显著增高，特别是会阴正中切与未侧切比较。没有肯定的结论表明常规会阴侧切（非选择性）能降低以后盆底功能异常的风险。大量证据表明，选择性会阴侧切是有益的，能避免肛门括约肌损伤，减少以后的盆底问题。最近的报道倾向于会阴正中旁切开优于正中切开，因为能降低 3、4 级裂伤的风险。虽然进行会阴侧切是"手术"，对这种操作的历史最好的描述是曲折的，它的修补最慷慨的描述都是非正式的。对这种操作而言，每一种手术应该遵循的戒律都适用。后者包括解剖知识、无菌技术、小心加持组织、锐性细致的损伤性分离、控制出血、避免组织失去活力及解剖生理功能重建。

医生在任何情况下的目标应该是进行侧切以实施简单、无创的分娩，同时将 3、4 级裂伤的风险降至最低。有目的地进行正中切并导致直肠裂伤是一种奇怪的实践，应该被归入历史档案。

一、会阴旁正中切开术

这种操作是沿着右侧或左侧阴道下段切开（在处女膜环水平），贯彻前庭，贯穿大阴唇最低的边缘，即会阴联合，直到坐骨直肠窝。手术包括了许多前述结构的一部分。切口方向是与中线成 45°~50°，包括了所以前述的结构（图 81-1）。球海绵体肌下端的一部分经常被切断，如果延长切口，则会阴横肌也将被切断（图 81-2）。在妊娠期，所有这些结构都血供丰富。切断了皮下组织内的血管、筋膜和肌肉会导致迅速出血，因此需要钳夹结扎，避免中度或更严重的失血。

会阴侧切通常使用剪刀。术者的手指插到阴道／前庭与胎头之间，以保护后者避免损伤。

如果按照前述操作指南正确切开，将能避免损伤肛门括约肌和直肠。切口方向远离那些结构。

当胎儿娩出后等待胎盘剥离的时候，用腹部垫加压填塞切口。出血的血管要钳夹，3-0 薇乔线缝合结扎。切断的球海绵体肌边缘用 Allis 钳确认。会阴横肌水平的筋膜边缘也用 Allis 钳确认。当胎盘娩出后，用 2-0 或 3-0 薇乔线缝合切口的肌肉和筋膜，3-0 薇乔线关闭 Colles 筋膜和皮下组织，3-0 薇乔线缝合皮肤（图 81-3 和图 81-4）。

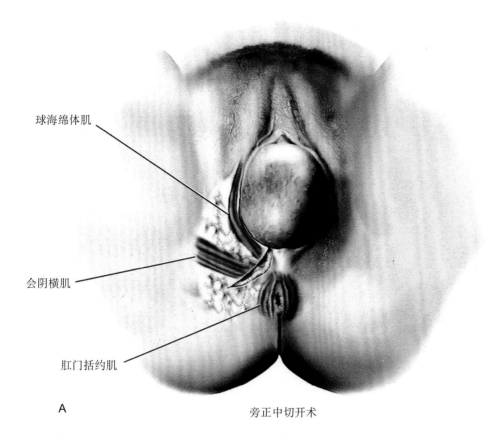

球海绵体肌

会阴横肌

肛门括约肌

A 旁正中切开术

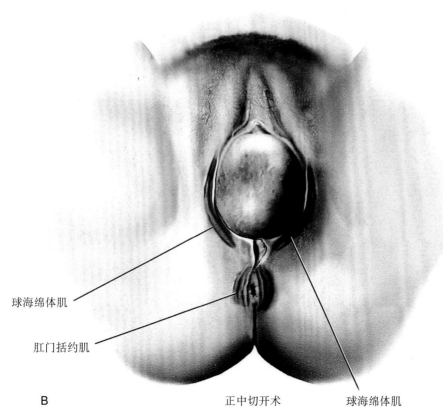

球海绵体肌

肛门括约肌

B 正中切开术 球海绵体肌

图 81-1 图片显示分娩时可能采用的两种会阴切开的类型。会阴主要肌肉已经标示出来。A. 旁正中切开术；B. 正中切开术

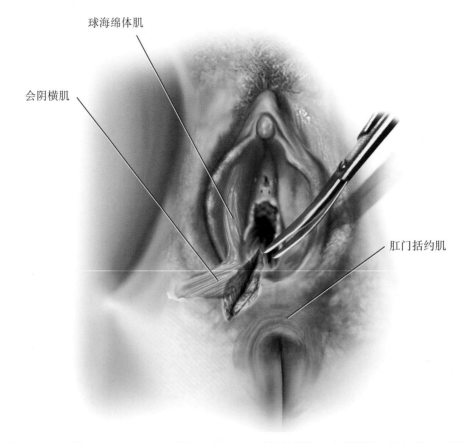

球海绵体肌

会阴横肌

肛门括约肌

图 81-2　右侧会阴旁正中侧切术。图标显示在此切口方向下，球海绵体肌和会阴横肌已被切断。如果切口延长，会指向坐骨直肠窝，但不会到肛门外括约肌

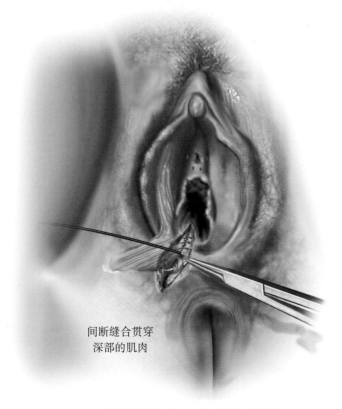

间断缝合贯穿
深部的肌肉

图 81-3　切断的肌肉用 2-0 薇乔线间断缝合

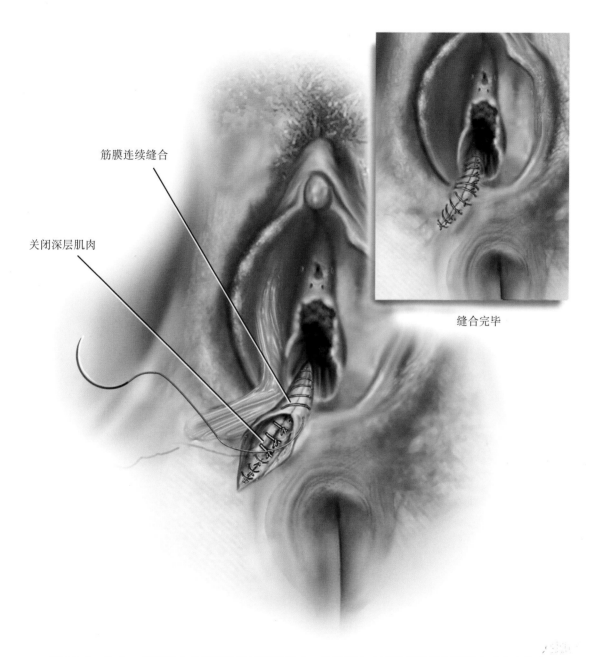

筋膜连续缝合

关闭深层肌肉

缝合完毕

图 81-4　Colles 筋膜用 3-0 薇乔线滑线连续缝合。皮肤用 3-0 薇乔线滑线间断缝合或皮内缝合

二、正中切开术

在处女膜上方进行阴道后下壁正中切口，沿着前庭到舟状窝水平，切到后系带和会阴前庭交界处（图 81-1）。如前所述，连续切开到"会阴体"，这在旧版解剖书和图谱上描述为多个肌肉的巨大中心末端形成的特定结构（"腱"）。事实上，无论是固定的或新鲜的尸解标本都不能显示这个特定的中心腱或中心体。这些解剖表明外括约肌和一些会阴深层的肛提肌结构来自皮下、表层脂肪和 Colles 筋膜。不可避免地，正中切开术会切断部分肛门外括约肌。如果这种破坏局限于少数纤维，对最终功能影响很小。如果大量外括约肌被切断、回缩，无法识别残留端，这些患者会出现肛门括约肌失控的表现，如很难控制排气和漏便。如果 50% 或更多括约肌被切断，患者会出现中重度的便失禁。括约肌完全被切断会造成严重便失禁。

最后，会阴正中切开术造成切断括约肌并延及直肠前壁的风险更高，因为在正中切开时胎头压迫阴道的力量能直接传递到此处而且不可控，自然矢量直接指向外括约肌和肛门直肠。

三、III 度裂伤的修补

为了成功修补这种损伤，医生必须全面掌握会阴解剖知识。体内的肛门外括约肌是一束宽但是相对薄弱的结构。内括约肌实际上是肛门水平的直肠肌肉外层的一部分，以及直肠最低处的一部分。解剖分离肛门括约肌表明外括约肌的平均宽度是 1 in。

修补前一定要做至关重要的检查。用蚊式钳止血，用 3-0 薇乔线缝合结扎。彻底地检查伤口以判定括约肌损伤的程度，确保肛门或直肠黏膜没有被贯穿或损伤。

下一步，用多把 Allis 钳抓持回缩的外括约肌边缘（图 81-5）。检查者要戴双层手套，把示指放入直肠，同时助手用 Allis 钳制造反向张力。当助手以交叉方式牵拉移动 Allis 钳时，检查者应该感

觉到括约肌收紧。移动肛门内的手指，缝合括约肌（图 81-6）。虽然有些医生喜欢褥式缝合，作者还是用 3-0 薇乔线做简单宽大咬合式缝合。完全的括约肌撕裂缝合 5~6 针（图 81-6）。括约肌修补后，术者的手指从肛门退出，摘掉第一层手套并弃去。用 3-0 薇乔线间断缝合 Colles 筋膜。用 3-0 或 4-0 薇乔线连续缝合脂肪组织，再用 3-0 薇乔线间断缝合皮肤（图 81-7）。也可以用皮内缝合皮肤。

术后，直肠内不放任何东西。术后不推荐使用灌肠剂、不要插入栓剂，避免大便变形。患者在指导下服用 1oz 矿物油每天 1 次或 100 mg 多库酯钠和 1 袋鼠李蒽酚（泻药）每天 2 次，以及每天做 1~2 次盐水浴，伤口涂抹 Silvadene 膏每天 2~3 次。患者每天至少喝 4~6 杯水，而且要食用高纤维饮食和水果。

四、IV 度裂伤的修补

会阴出现 IV 度裂伤显著增加了瘘管形成的风险。要做精准细致的修补以避免并发症。

像 III 度裂伤一样，全面彻底地术前检查是成功修补的必要步骤（图 81-8）。开始检查前要彻底止血。精细钳夹和缝合是止血的最好办法，还可以避免组织失去活力。用 Babcock 钳抓起肛门直肠黏膜的破口，从肛门边缘开始向上延续到与完整直肠黏膜交界处。用 2-0 或 3-0 铬肠线在此处缝合直肠壁作为标志点。

下一步，直肠用 2-0 铬肠线连续或间断缝合修补。每一针都要贯穿直肠壁全层、线结向下拉（图 81-9）。当直肠壁完全修补后，用 Allis 钳抓持外括约肌，如前所述用 3-0 薇乔线修补（图 81-10）。最后，用 3-0 薇乔线缝合 Colles 筋膜、脂肪层和皮肤。最后做肛门指检再次确认修补完成。

术后，直肠内不放任何东西。不使用灌肠剂或栓剂。大便软化剂和高纤维饮食如前所述。作者建议患者每天口服 1oz 矿物油。此外，注射环丙沙星 500 mg 每天 2 次，共 7 天。患者每天还要做 10 分钟盐水浴，用 Phisohex 清洁会阴和肛周，伤口涂抹 Sildene 或 Cleocin 膏每天 3 次。

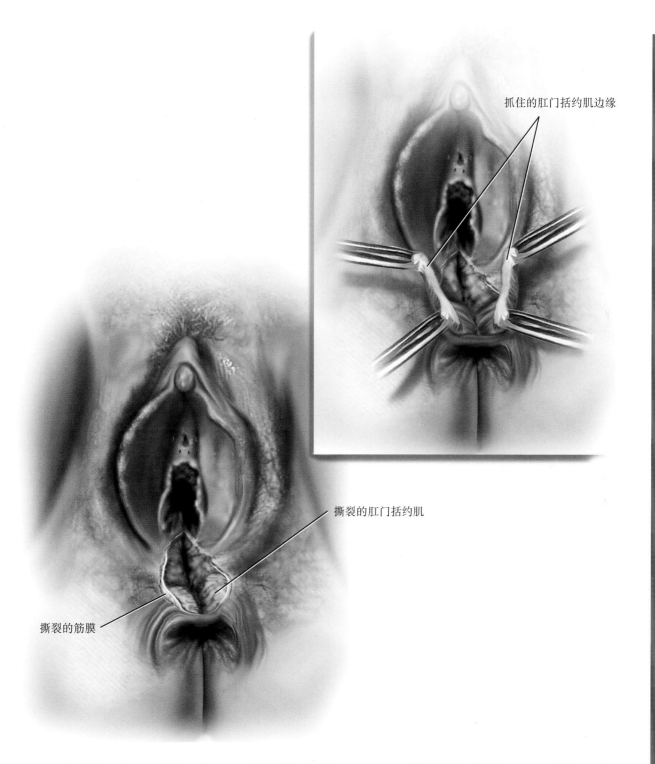

抓住的肛门括约肌边缘

撕裂的肛门括约肌

撕裂的筋膜

图 81-5　在这张图片上，正中切开术延及肛门外括约肌。插图显示用 Allis 钳抓持损伤的括约肌上、下边缘。注意肛门黏膜是完整的

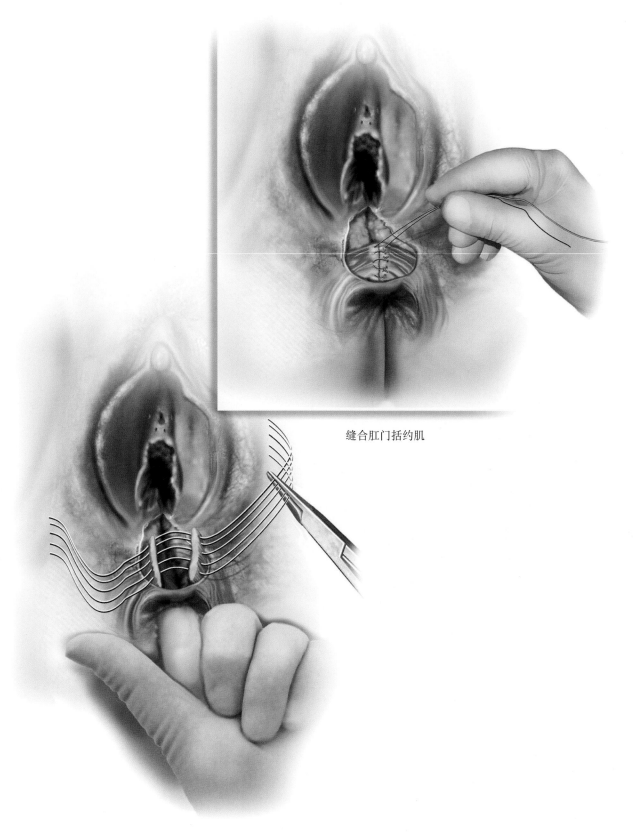

缝合肛门括约肌

图81-6 戴手套的手指放在直肠内指示，用2-0或3-0薇乔线间断缝合断裂面的整个宽度（该病例显示括约肌全部撕裂）。通常需要缝合5~6针。缝线打结后，直肠内的手指能感觉到括约肌收紧。这种检查可以避免校正过度

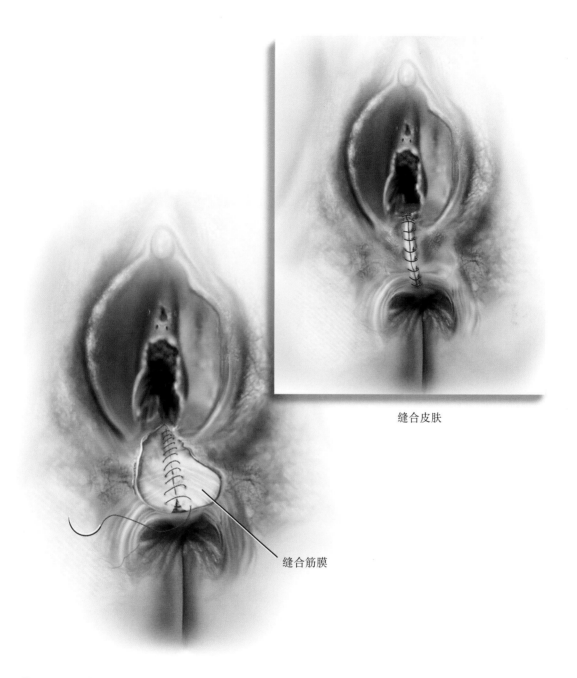

缝合皮肤

缝合筋膜

图 81-7 筋膜用 3-0 薇乔线连续缝合，阴道、前庭和会阴皮肤用 3-0 薇乔线连续或间断缝合。也可以用 3-0 或 4-0 薇乔线连续皮内缝合 (图 81-10)

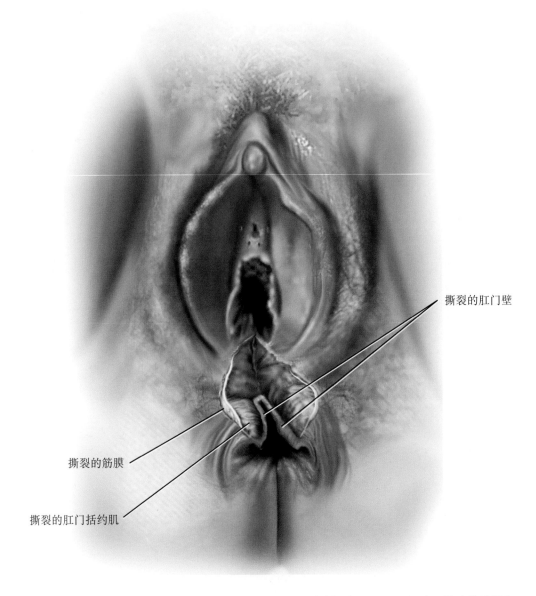

撕裂的肛门壁

撕裂的筋膜

撕裂的肛门括约肌

图 81-8   图片显示会阴彻底裂伤。前部的肛门括约肌被完全离断，切口延及肛门壁，导致黏膜损伤

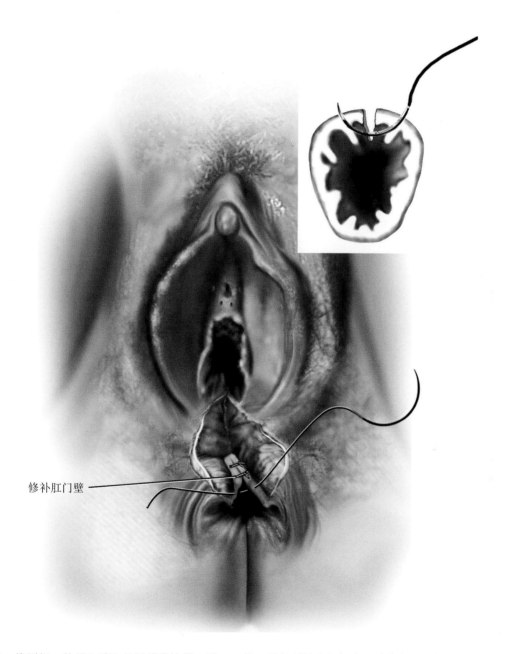

修补肛门壁

图 81-9　找到切口的最上端和最下端的边缘，用 2-0 铬肠线间断缝合肛门直肠壁的全层。切口缝线要无张力

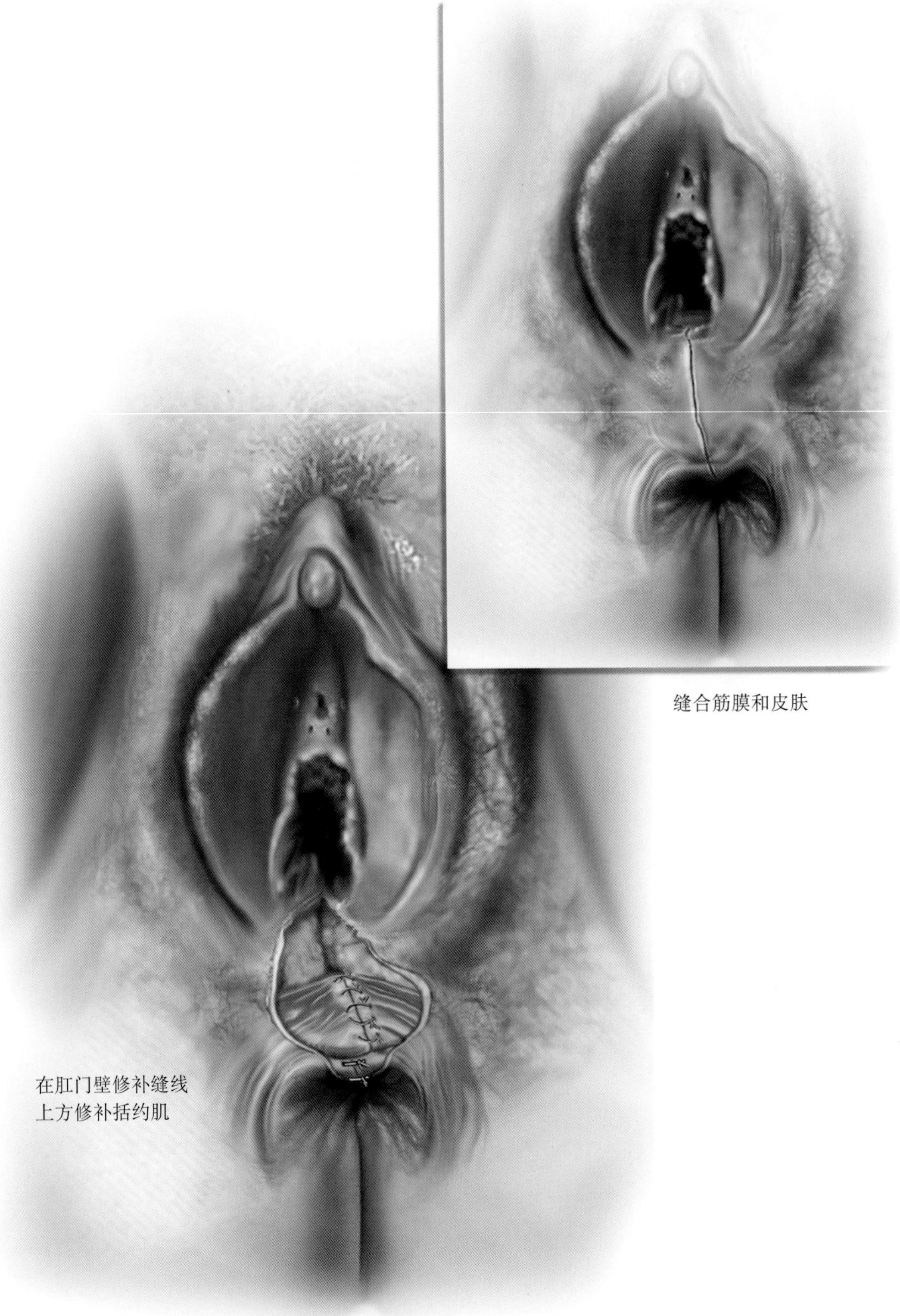

缝合筋膜和皮肤

在肛门壁修补缝线
上方修补括约肌

图 81-10 肛门括约肌的修补如图 81-6 所述。虽然肛门修补后就不需要把手指放在直肠内指示了，但仍然要注意在修补括约肌时不要与肛门修补的缝线重叠

（李 艺 译 王建六 校）